J. Gölz, C. Mayr, G. Bauer (Hrsg.)
HIV und AIDS

Unter Mitarbeit von

Klaus Bröker
Rita Bunikowski
Christine Christmann
Armin Goetzenich
Ilse Grosch-Wörner
Peter Kaulen
Heribert Knechten
Agnes Runde
Axel Schäfer
Gabriele Wilke

Herausgegeben von
J. Gölz, C. Mayr, G. Bauer

HIV und AIDS

Behandlung · Beratung · Betreuung

Mit einem Geleitwort
von Rita Süssmuth

Mit 68 Abbildungen und Tabellen

Urban & Schwarzenberg
München - Wien - Baltimore

Anschriften der Herausgeber:

Dr. med. Gerd Bauer	Dr. med. Jörg Gölz	Dr. med. Christoph Mayr
Kaiserdamm 24	Kantstr. 33	Mehlitzstr. 3
W-1000 Berlin 19	W-1000 Berlin 12	W-1000 Berlin 31

Lektorat: Dr. med. Thomas Hopfe, München
Redaktion: Petra Münzel M.A., München
Herstellung: Christine Zschorn, München

Die Deutsche Bibliothek – CIP-Einheitsaufnahme

HIV und AIDS: Behandlung – Beratung – Betreuung; mit Tabellen/J. Gölz ... (Hrsg.). – München; Wien; Baltimore: Urban und Schwarzenberg, 1993
ISBN 3-541-12261-7
NE: Gölz, Jörg [Hrsg.]

Satz: Christine Zschorn, München
Druck : Chemnitzer Verlag und Druck GmbH, Zwickau

ISBN 3-541-12261-7

Für Martina, Andreas, Martin

Geleitwort

AIDS ist aus den Sensationsmeldungen der Medien weitgehend verschwunden. Unsere schnellebige Zeit steht in der Gefahr, immer nur Sensationswellen wahrzunehmen, die anschließend sehr schnell wieder abebben und die wirkliche Not in Vergessenheit geraten lassen. Gleichzeitig steigt die Zahl der Infizierten und der AIDS-Kranken.

AIDS ist und bleibt eine Herausforderung, die nicht nur den Ärztinnen und Ärzten ein hohes Maß an Einfühlungsvermögen in die Not und in die Situation der HIV-Infizierten und AIDS-Kranken abverlangt.

Die medizinische Versorgung findet immer noch in einer Art von Ghettosituation statt, die dadurch entsteht, daß AIDS-Patienten auf Distanz und Ablehnung stoßen, auch in Arztpraxen. Das geschieht nicht selten aus der Angst heraus, andere Patienten zu verlieren. Außerdem reagieren Ärztinnen und Ärzte oft mit Unsicherheit auf den schwierigen Alltag der Kranken und ihre psychische Situation.

Das von Dr. med. Gerd Bauer, Dr. med. Jörg Gölz und Dr. med. Christoph Mayr herausgegebene Buch „HIV und AIDS" will unter der Mitarbeit zahlreicher Fachleute an der Praxis orientierte Informationen vermitteln. Es will den niedergelassenen Ärztinnen und Ärzten helfen, den HIV-infizierten Patienten so lange wie möglich eine Versorgung in der vertrauten hausärztlichen Atmosphäre zu ermöglichen.

Neben medizinfachlichen Informationen vermittelt das Buch auch wichtige Hinweise zu sozial- und arztrechtlichen Fragen und zu psychologischen Problemen der Patienten, mit denen Ärztinnen und Ärzte konfrontiert werden.

Die AIDS-Forschung hat in den letzten Jahren wichtige Fortschritte erzielt und Hervorragendes geleistet. Die Not und der Druck der Bedrohung für die Menschheit haben Kräfte und Initiativen freigemacht, die in der Wissenschaft kreativ umgesetzt worden sind.

Dennoch fordert die Krankheit den Ärztinnen und Ärzten mehr ab als eine auf das Medizinische begrenzte Behandlung. Ich wünsche diesem Buch, daß es einen Beitrag dazu leisten kann, Ärztinnen und Ärzten in ihrer Arbeit zu helfen, den Kranken die bestmögliche Behandlung zu ermöglichen.

Frühjahr 1993

Prof. Dr. Rita Süssmuth
Präsidentin des Deutschen Bundestages

Vorwort

Die HIV-Erkrankung ist zu einer der größten Herausforderungen der Menschheit geworden. Seitdem die ersten Patienten sich mit Zeichen dieser Immunkrankheit in ärztliche Behandlung begeben haben, sind nunmehr elf Jahre vergangen. In dieser Zeit wurde die medizinische Wissenschaft und Forschung revolutioniert, das wachsende Wissen und die zunehmende Erfahrung haben sie zu einer bestens erforschten Erkrankung werden lassen. Die HIV-Erkrankung zeigt sich heute therapeutisch gut beeinflußbar, Heilungsmöglichkeiten aber bestehen weiterhin nicht.

Die zunehmende Zahl HIV-infizierter Patienten und die bessere Kenntnis des Krankheitsbilds haben zu einer Trendwende im medizinischen Versorgungssystem geführt. Neben den Schwerpunktpraxen und den spezialisierten Klinikeinheiten wird in zunehmendem Maß der niedergelassene Kollege mit der HIV-Erkrankung konfrontiert. Die Vielgestaltigkeit der Krankheit erfordert ein multi- bzw. interdisziplinäres Vorgehen. Alle medizinischen Fachbereiche sind hier angesprochen. Dieses Buch wendet sich an niedergelassene Ärzte, die in ihrer täglichen Arbeit mit der Betreuung und Versorgung von HIV- und AIDS-Patienten befaßt sind, aber auch an jene, die sich zukünftig der Thematik öffnen wollen. Vor allem praktische Ärzte und Ärzte für Allgemeinmedizin, Internisten, Gynäkologen und Kinderärzte werden mit der Basisversorgung der HIV-Patienten konfrontiert sein. Mitunter ist es für den niedergelassenen Arzt nicht einfach, in kurzer Zeit ausreichend Erfahrungen mit einer komplexen Krankheit wie der HIV-Erkrankung zu sammeln. Auch mit den Lebenswelten der Hauptbetroffenen – homosexuellen Männern und Drogenabhängigen – sind viele Kollegen primär wenig vertraut.

Die Autoren wollen mit diesem Buch dazu beitragen, Informationslücken im praktischen Alltag zu schließen und bestehende Barrieren abzubauen. Aufbau und Themenwahl sind auf die Bedürfnisse und Fragestellungen des niedergelassenen Arztes abgestimmt.

Dieses Buch ist von vielen Menschen geprägt und unterstützt worden. Insbesondere danken wir Herrn Dr. med. Cord Ebeling und Herrn Dr. med. Thomas Hopfe für die Mithilfe bei der Konzeption des Buches, ebenso Frau Petra Münzel als Lektorin für die vertrauensvolle und herzliche Zusammenarbeit. Dem Verlag Urban & Schwarzenberg danken wir für die Offenheit diesem Vorhaben gegenüber. Wertvolle Hinweise verdanken wir Herrn Dr. med. Walter Heise sowie Herrn Dr. med. Keikawus Arasteh, der uns zudem großzügig Bildmaterial zur Verfügung stellte. Für die prompte und professionelle Textverarbeitung und -gestaltung danken wir Frau Susanne Werner, Frau Andrea Bryant und Herrn Carsten Schwalenberg. Herrn Dr. med. Matthias Wienold danken wir ausdrücklich für die Überlassung der wertvollen Adressenübersicht im Anhang des Buchs.

Möge es zum Wohle unserer Patienten viele Leser finden.

Frühjahr 1993

Jörg Gölz
Christoph Mayr
Gerd Bauer

Inhalt

Mitautoren

Dr. med. Gerd Bauer
Kaiserdamm 24
W–1000 Berlin 19

Diplom-Psychologe Klaus Bröker
Gustav-Müller-Str. 18
W–1000 Berlin 62

Dr. Rita Bunikowski
Universitätsklinikum Rudolf Virchow
Standort Charlottenburg
Kinderklinik und Poliklinik (WE 16)
Kaiserin-Auguste-Viktoria-Haus
Heubnerweg 6
W–1000 Berlin 19

Diplom-Pädagogin Christine Christmann
Bernhardstr. 2
1000 Berlin 31

Dr. med. Jörg Gölz
Kantstr. 33
W–1000 Berlin 12

Armin Goetzenich M.A.
Referent der
DAGNÄ e.V.

Privatdozentin Dr. med. Ilse Grosch-Wörner
Universitätsklinikum Rudolf Virchow
Standort Charlottenburg
Kinderklinik und Poliklinik (WE 16)
Kaiserin-Auguste-Viktoria-Haus
Heubnerweg 6
W–1000 Berlin 19

Dr. med. Dr. rer. nat. Peter Kaulen
Drake Str. 32
W–1000 Berlin 45

Dr. med. Heribert Knechten
Praxiszentrum
Blondelstr. 9
W–5100 Aachen

Dr. med. Christoph Mayr
Mehlitzstr. 3
W–1000 Berlin 31

Agnes Runde
Universitätsklinikum Rudolf Virchow
Standort Charlottenburg
Kinderklinik und Poliklinik (WE 16)
Kaiserin-Auguste-Viktoria-Haus
Heubnerweg 6
W–1000 Berlin 19

Dr. med. Dr. rer. nat. Axel Schäfer
Universitätsklinikum Rudolf Virchow
Frauenklinik
Pulsstr. 4
W–1000 Berlin 19

Gabriele Wilke
Universitätsklinikum Rudolf Virchow
Standort Charlottenburg
Kinderklinik und Poliklinik (WE 16)
Kaiserin-Auguste-Viktoria-Haus
Heubnerweg 6
W–1000 Berlin 19

1 Szenen aus dem Alltag

Gerd Bauer, Jörg Gölz, Christoph Mayr

AIDS lauert überall

Wenige Monate nach Öffnung der Mauer reist ein 37jähriger Mann extra aus Leipzig nach Berlin und stellt sich in einer HIV-Schwerpunktpraxis vor. Er zeigt auf einen verschorften, gelb-weißlichen Belag an der rechten Zungenseite und fragt besorgt, ob das der Anfang einer AIDS-Erkrankung sei.

Anamnestisch ist zu erfahren, daß er sich vor vier Tagen beim Genuß einer zu heißen Curry-Wurst aus Versehen in den Zungenrand gebissen hatte. Er selbst habe aufgrund des weißlichen Belags jetzt die Befürchtung, daß er sich über die Wurst angesteckt habe.

Nicht anfassen

Eine Infektionsabteilung in einem großstädtischen Krankenhaus hat seit 1985 zunehmend HIV-Infizierte zu versorgen. Mehrere Schwestern wollen sich daraufhin auf andere Stationen versetzen lassen.

Im Gespräch stellt sich heraus, daß ihre Ehemänner angedroht hatten, nicht mehr mit ihnen zu schlafen, wenn sie weiterhin HIV-infizierte Patienten versorgten.

Unangenehmes lieber per Post

Ein 20jähriger Mann wird von seiner neuen Freundin in die Praxis gebracht, damit festgestellt werde, ob er HIV-infiziert sei.

Anamnestisch ergibt sich keinerlei Risiko für eine Infektion. Folgendes war vorausgegangen: Vor einem halben Jahr war er bei seinem Hausarzt wegen einer schlecht heilenden Platzwunde am Schienbein in Behandlung gewesen. Ohne Wissen des Patienten hatte der Hausarzt bei einer Blutentnahme den HIV-Test durchgeführt. Das Ergebnis war positiv. Ein Bestätigungstest wurde nicht durchgeführt. Dieser Befund war dem Patienten vom Arzt kommentarlos per Brief zugesandt worden. Dabei erfuhr der Patient überhaupt erst, daß er getestet worden war. In einer Panikreaktion verbrannte er den Brief und ließ sich auch nicht mehr bei dem Arzt sehen. Er verdrängte den ganzen Vorgang für längere Zeit und hatte ihn erst jetzt wieder seiner neuen Freundin bei einem Gespräch über AIDS erzählt.
Ein erneuter Test fällt negativ aus.

Lieber Brustkrebs als AIDS

Eine 26jährige Patientin weiß seit über einem Jahr, daß sie HIV-infiziert ist. Ihr Informationsstand über Verlauf und Symptome der HIV-Infektion ist gut. Wegen neu aufgetretener Lymphknotenschwellungen unter der rechten Axilla sucht sie einen Gynäkologen auf. Dort teilt sie nichts über ihren positiven HIV-Test mit und läßt ein vollständiges Tumor-Suchprogramm über sich ergehen. Erst als das mit negativem Ergebnis abgeschlossen ist, stellt sie sich in einer HIV-Schwerpunktpraxis vor.

Auf ihr ungewöhnliches Verhalten angesprochen, spekuliert sie: „Ein Brusttumor wäre mir lieber, der könnte eventuell geheilt werden."

Ohne Diagnostik keine Krankheit

Dr. A. ist Oberarzt in einer internistischen Klinik. Er kündigt seine Stelle, um seinen AIDS-kranken Freund zu pflegen.

Nach dessen Tod beginnt er wieder zu arbeiten. Er kommt regelmäßig zu Gesprächen in die Schwerpunktpraxis, will aber keine Kontrolluntersuchungen durchführen lassen, da er von seiner HIV-Infektion nichts Nachteiliges spüre. Auch bei zunehmend schwindender körperlicher Leistungsfähigkeit und immer häufigeren Krankschreibungen lehnt er Untersuchungen ab. Als er schließlich doch einer Blutabnahme zustimmt, zeigt sich ein desolater Immunstatus. Der Beginn mit den vorgeschlagenen therapeutischen und prophylaktischen Maßnahmen wird von Mal zu Mal hinausgezögert. Schließlich stirbt er an einer Lungenentzündung.

Leben nach dem Tod

Ein 30jähriger, ehemals drogenabhängiger Patient in einem fortgeschrittenen Stadium seiner HIV-Infektion kommt mit seiner 25jährigen Freundin in die Sprechstunde.

Beider Wunsch ist ein gemeinsames Kind, ohne daß die Freundin dabei das Risiko einer Infektion eingeht. Ihre Frage zielt darauf ab, ob man den Samen so vom infektionsträchtigen Sekret trennen könne, daß damit eine gefahrlose Befruchtung hergestellt werden könne. Als Motiv gibt der Mann an, daß er noch vor seinem Tod in seinem Kind ein Weiterleben sehen kann, und die Frau möchte nach seinem Tod „ein Stück von ihm lebendig" haben.

Die Macht der Medizin

Bei einem 32jährigen Patienten im Endstadium (Zustand nach zerebraler Toxoplasmose, Zustand nach Entfernung eines Non-Hodgkin-Lymphoms im Kleinhirn) sind alle Medikamente abgesetzt worden, nachdem vor zwei Wochen zusätzlich ein inoperabler Tumor am Mageneingang entdeckt wurde.

Sein Betreuer begleitet ihn in die Praxis. Er hat eine drei Seiten lange Liste mit Medikamenten mitgebracht, die ihm ein Freund auf einem AIDS-Kongreß in seinem Auftrag zusammengestellt hat. Er möchte jetzt en détail die für ihn nützlichen neuen Medikamente verordnet haben.

Der Abschied

Ein 32jähriger homosexueller Mann, HIV-infiziert, wird seit zwei Jahren von seinem Hausarzt betreut. Er hatte schon mehrere opportunistische Infektionen überstanden.

Aufgrund einer rezidivierenden Staphylokokken-Sepsis wird der Patient wieder stationär aufgenommen. Im Laufe der Therapie entwickelt sich bei dem Patienten ein paralytischer Ileus, der sich schwer beeinflussen läßt. Der Patient meldet sich telephonisch bei seinem Hausarzt, informiert ihn über seine infauste Situation und teilt ihm mit, daß er ab jetzt jede weitere Therapie ablehne. Er bedankt sich beim Hausarzt für die gute und partnerschaftliche Behandlung der letzten Jahre. Er wolle nicht mehr weiterkämpfen, er fühle, daß es nun gut sei. 20 Stunden nach diesem Telefonat stirbt er.

Beschränkung der Leiden

Herr C., Computerspezialist, ohne festen Partner lebend, aber mit stabilem Freundeskreis, hat sich schon 1984, kurz nach Einführung des Tests, untersuchen lassen. Der Test war positiv. Nach seinen Angaben hat sich sein Leben dadurch kaum verändert. Von der Infektion will er sowenig wie möglich wissen, deshalb lehnt er jegliche Kontrolluntersuchung ab.

Nach einer plötzlich aufgetretenen Pneumocystis-carinii-Pneumonie, die therapeutisch gut beherrschbar ist, kommt er zu regelmäßigen Kontrollen und unterzieht sich einer antiretroviralen Therapie und der PcP-Prophylaxe. Als bei einer augenärztlichen Routinekontrolle eine Zytomegalie-Retinitis festgestellt wird, begeht Herr C. Suizid.

Der Wert des Lebens

Herr Z., ein 31jähriger Kunsthistoriker, lebt seit fünf Jahren mit dem positiven Testergebnis. Er interessiert sich für alle Forschungsergebnisse, die die HIV-Infektion betreffen und nimmt auch alle therapeutischen und prophylaktischen Angebote wahr. In vielen Gesprächen äußert er, sobald er an einer unbehandelbaren Komplikation erkranke und körperlich verfalle, werde er sich umbringen. Dazu sei er auch Mitglied der „Deutschen Gesellschaft für humanes Sterben" geworden.

Im folgenden Jahr entwickelt sich bei Herrn Z. das Vollbild der Erkrankung. Es treten vielfältige Komplikationen auf, unter anderem ein entstellendes Kaposi-Sarkom des Gesichts und eine distal betonte Polyneuropathie mit Beinparesen. Dennoch bewegt sich Herr Z. mühsam mit zwei Krücken fort. Er kämpft entgegen seiner früheren Absicht gegen jede neue Komplikation an, er fordert jedes neue Medikament. Er stirbt schließlich im Wasting-Syndrom an einer Sepsis.

Das vergessene Vorleben

Eine 27jährige Journalistik-Studentin stellt sich in einer HIV-Schwerpunktpraxis vor. Zuvor ist sie wegen rezidivierender Fieberschübe bis 40 °C stationär aufgenommen worden. Ursache ist eine Salmonellen-Sepsis. Augrund dieser Diagnose wird ein HIV-Test vorgenommen. Er fällt positiv aus.

Anamnestisch läßt sich als einziges Risiko ein Jahre zurückliegendes, flüchtiges Verhältnis zu einem Mann finden, von dem später bekannt wurde, daß er Drogenprobleme hatte. Jetzt lebt sie seit fünf Jahren mit einem Freund in einer monogamen Beziehung. Während dieser Zeit haben sie ungeschützten Verkehr gehabt. Der Freund unterzieht sich daraufhin einem HIV-Test, der – auch nach halbjähriger Wiederholung – negativ ist.

Bei der Patientin liegt aufgrund der klinisch-immunologischen Kriterien bei der Erstuntersuchung das Vollbild AIDS vor.

Die Macht der Gedanken

Eine 35jährige Frau läßt sich im Rahmen ihrer dritten Schwangerschaft routinemäßig auf HIV testen. Das Ergebnis ist positiv. Anschließend entwickelt sie zervikale und axilläre Lymphknotenschwellungen, Fieberschübe, Nachtschweiß, Gewichtsverlust von 7 kg in vier Wochen. Dann stellt sie sich erneut vor.

Anamnestisch kann nach ausführlicher Befragung keine Infektionssituation eruiert werden. Daraufhin durchgeführte erneute Tests liefern zweimal ein negatives Ergebnis. Nachforschungen im Labor bringen eine Verwechslung der ersten – positiven – Serumprobe zu Tage. Die Patientin ist drei Tage nach Mitteilung dieses Sachverhalts symptomfrei.

Der Versuch, dem anderen gleich zu sein

Der Universitätsdozent Dr. D. und der französische Lehrer E. leben seit über zehn Jahren zusammen. Beide sind HIV-infiziert. Dr. D. befindet sich in einem fortgeschrittenen Krankheitsstadium. Die Schmerzen seiner Polyneuropathie sind nur mit Opiaten beherrschbar. Herr E. besitzt noch einen nahezu normalen Immunstatus. Dennoch klagt er ständig über die gleichen Beschwerden, die jeweils bei seinem Freund im Vordergrund stehen. Es entsteht ein zunehmender Partnerschaftskonflikt: E. wirft Dr. D. dessen zunehmenden Opiat-Gebrauch vor, und Dr. D. kritisiert an seinem Freund die beständige Imitation seiner Symptome. Der Konflikt steigert sich so, daß E. seine Lehrertätigkeit in Berlin aufgibt und zu seiner Familie nach Frankreich zurückkehrt.

Wenige Tage darauf stirbt Dr. D.

Von nichts kommt nichts

Während ihrer zweiten Schwangerschaft hat eine 26jährige Patientin häufig Infektionen. Nach der Entbindung treten Mundsoor und eine aplastische Anämie auf. Der daraufhin durchgeführte Test ist positiv.

Anamnestisch ergibt sich, daß einer ihrer früheren Männer wegen Hämophilie Faktor-VIII-Präparate erhalten hat. Ihr Ehemann ist ebenfalls positiv, beide Kinder sind negativ.

In der Praxis ihres Arztes fühlt sie sich zunehmend unwohl. Dort werden

Blutentnahmen mit auffälligen Vorsichtsmaßnahmen durchgeführt, die Laborantin sagt zur neuen Mitarbeiterin: „Das ist Frau Z., Sie wissen schon“. Auch anderen Patienten fällt das ungewöhnliche Verhalten des Personals auf. Sie hört schließlich, wie andere Patienten über sie tuscheln: „Die arme Frau hat zwei Kinder und ist AIDS-krank. Na ja, von ungefähr kommt so etwas ja nicht“ und ähnliches mehr.

Es gibt Dinge, die man nicht verzeihen kann

Ein 26jähriger homosexueller Mann liegt mit multiplen, nicht mehr beherrschbaren Infektionen zu Hause im Sterben. Der behandelnde Arzt hat deshalb die Eltern auf deren Wunsch benachrichtigt. Sie sind aus einem anderen Bundesland angereist.

Bei seinem letzten Hausbesuch findet der Arzt eine weinende Mutter und einen räsonierenden Vater vor, der seinem Sohn Vorwürfe wegen dessen Homosexualität macht. Er läßt sich auch auf ziemlich scharfe Intervention von seiten des Arztes nicht von seinen Vorwürfen abbringen. Der Vater wird daraufhin aus dem Zimmer genommen. Der Sohn stirbt eine Stunde später in den Armen seiner Mutter.

Das Geheimnis

Herr B. ist ein korrekter, leitender Bankangestellter. Mit Ehefrau und zwölfjährigem Sohn bewohnt er ein Einfamilienhaus in gutbürgerlicher Umgebung.

Plötzlich tritt bei Herrn B. eine schwere Pneumonie auf, die zur stationären Aufnahme führt. Dabei stellt sich eine AIDS-definierende Erkrankung der Lunge heraus. Dadurch erfährt die Frau zum erstenmal von der Bisexualität ihres Mannes. Vor dem Sohn, den Freunden in der Nachbarschaft und den Arbeitskollegen wird die Diagnose verheimlicht. Herr B. erholt sich und geht wieder arbeiten.

Ein Jahr später erkrankt er an einer generalisierten Kryptokokkose und einer atypischen Mykobakteriose. Die Ehefrau pflegt ihren Mann bis zum Tod. Außer ihr weiß niemand von der Ursache der Erkrankung.

Das letzte Weihnachten

Ein 37jähriger Bauingenieur aus einer streng katholischen norddeutschen Kleinstadt lebt seit vielen Jahren mit seinem Freund in Berlin. Er ist im Endstadium der Erkrankung.

Als sich das letzte Weihnachten in seinem Leben nähert, fährt er nochmals zu seinen Eltern. Sie sollen nichts von seiner Homosexualität erfahren. Die auffällige Kachexie wird mit einer schweren Magenerkrankung erklärt. So verbringt er unter gespenstischen Umständen den Weihnachtsabend im Kreis der Familie.

Als er Anfang Januar stirbt, ruft einer seiner Brüder den behandelnden Arzt an, mit der Bitte, ob man auf dem Leichenschau-Schein nicht die wahre Todesursache verschleiern könne.

Liebe und Tod

Ein 22jähriger homosexueller Stricher stellt sich mit akut aufgetretenen Allgemeinbeschwerden und Halsschmerzen vor. Bei der körperlichen Untersuchung findet sich eine generalisierte Lymphknotenschwellung sowie Mundsoor.

Im Gespräch berichtet er, daß er seit vier Jahren als Stricher arbeite und sich immer mit Kondomen geschützt habe. Dann habe er vor drei Monaten einen etwa gleichaltrigen Freund getroffen. Es sei für ihn die Liebe auf den ersten Blick gewesen. Der Freund habe ihm recht schnell seine HIV-Infektion offenbart. Um diesen Freund nicht zu verlieren, habe er selbst sich auch als HIV-positiv ausgegeben und beim Intimkontakt auf das Kondom verzichtet. Der durchgeführte HIV-Test fällt positiv aus.

Die Beziehung scheitert ein Vierteljahr später.

2 Dimension einer Krankheit

Christoph Mayr

Die Beschäftigung mit der HIV-Erkrankung erfordert die Öffnung gegenüber einem vielschichtigen Phänomen. An der HIV-Erkrankung entzünden sich seit nunmehr zwölf Jahren kontroverse Diskussionen, weit über den medizinisch-wissenschaftlichen Betrieb hinaus. Ihr Einfluß hat nahezu jeden gesellschaftlichen Bereich erfaßt. Die entstandenen Emotionen weisen auf die enormen soziokulturellen und psychosexuellen Dimensionen dieser Krankheit hin. Der Begriff AIDS (acquired immunodeficiency syndrome) hat weit mehr zum Inhalt als nur die Abkürzung einer neuen Erkrankung [5].

Es fällt anfangs schwer, sich dem Szenario dieser Krankheit zu nähern, ohne sich durch die Wahl der Worte oder Fakten auf versachlichende oder dramatisierende Weise wieder vom Kern der Problematik zu entfernen. Die HIV-Erkrankung berührt in ihren Auswirkungen nicht nur das Individuum allein, sondern auch dessen Partnerschaft und Familie, das öffentliche Leben, die Schule, das Gesundheitssystem, die Wirtschaft, die Justiz.

Der derzeitige Kenntnisstand über diese Erkrankung hat die medizinische Wissenschaft und ihre angrenzenden Gebiete in Forschung und Praxis revolutioniert und das Gesundheitswesen global geprägt. Gleichzeitig scheint es, als verweise das Phänomen AIDS den Menschen in seine Schranken zurück, als konfrontiere es ihn mit sich selbst, mit seiner Endlichkeit und Ohnmacht. Damit ist nicht nur die bisher fehlende Heilungsmöglichkeit gemeint – diese fehlt für viele andere Erkrankungen auch –, sondern der individuelle und soziale Verarbeitungsprozeß einer Erkrankung, die jeden von uns betreffen kann.

Der heutige Wissensstand sagt uns, daß die HIV-Erkrankung eine übertragbare Viruserkrankung ist, hervorgerufen durch das HIV (human immunodeficiency virus) aus der Familie der Retroviren. Zusammen mit vielen Mechanismen und Kofaktoren führt sie nach jahrelangem, klinisch stummem Verlauf zu einem allmählichen Zusammenbruch der körpereigenen Immunabwehr. Die Infektion ist bisher weder durch Impfung vermeidbar, noch durch kausale Therapien heilbar. Es bestehen allerdings zahlreiche Ansätze der Behandlungsmöglichkeiten mit dem Ziel der Lebensverlängerung und Verbesserung der Lebensqualität. Daneben erweist sich die Akutbehandlung opportunistischer Infektionen bzw. deren Prophylaxe oftmals als erfolgreich bzw. erfolgversprechend. AIDS, das Spätstadium der HIV-Erkrankung, ist nach bisherigen Beobachtungen dennoch eine stets tödlich verlaufende Erkrankung.

Unsere Beobachtung und Erfahrung zeigt uns: Die HIV-Infektion wird durch Intimkontakt und durch die Inokulation infizierten Bluts übertragen. Sie betrifft in den Industrieländern überwiegend junge Menschen, darunter vornehmlich homosexuelle Männer und i.v.-Drogenabhängige. Gleichzeitig lehrt uns aber die Epidemiologie, daß jeder Mensch potentiell gefährdet ist.

Diese Fakten verweisen auf die besonderen Implikationen von AIDS. Der Umstand der sexuellen Übertragbarkeit suggeriert eine kausale Nähe von Sexualität, Krankheit und Tod. Diese Verknüpfung führt zu den mystischen Vorstellungen, die sich um diese Krankheit ranken. Es ergibt sich eine Unmittelbarkeit von Angst, Aggression, Wut und Trauer, Ablehnung und Abwehr, die alle vereint.

Im folgenden wird versucht, zu beschreiben, was diese Infektionskrankheit in besonderer Weise kennzeichnet. Es geschieht mit dem Wunsch, dem interessierten Kollegen in der Praxis Erfahrungen und Beobachtungen mitzuteilen, die in mehrjähriger Tätigkeit mit HIV-Infizierten und AIDS-Kranken gewonnen wurden. Es soll das Spannungsfeld aufgezeigt werden, in dem sich die Arbeit mit HIV-Patienten bewegt.

2.1 Tödliche Erkrankung junger Menschen

Christoph Mayr

Die HIV-Infektion betrifft überwiegend junge Menschen. Wie den Zahlen des Bundesgesundheitsamts vom August 1992 zu entnehmen ist, sind am häufigsten Menschen zwischen dem 20. und 40. Lebensjahr betroffen. In den Metropolen der Vereinigten Staaten – vor allem in New York, Los Angeles und San Francisco – ist AIDS bei den 20- bis 30jährigen Frauen und 30- bis 40jährigen Männern Todesursache Nummer eins. Die soziale und familiäre Bedrohung wird an den vielen frühen Vollwaisen in den HIV-Endemiegebieten Ugandas und Kenias sichtbar.

Die innerseelische Verarbeitung der HIV-Infektion entspricht beim Betroffenen einem längeren schmerzhaften Prozeß. Er ist vergleichbar jenem, der auf die Diagnose eines unheilbaren Tumorleidens folgt. Dieser Weg ist durch unterschiedliche Reaktionen und Emotionen gekennzeichnet, die als Anpassungs- und Bewältigungsprozeß des Patienten zu verstehen sind. In unterschiedlichem Maße und wechselnder Folge zeigen sich beim Patienten:

- Verleugnungstendenzen
- Depression und Trauerreaktionen
- Aggression und Wut
- Gefühle der Ohnmacht und des „Feilschens“

Im günstigsten Fall wird er das Leiden als reales Schicksal akzeptieren. Das Gelingen dieses aktiven und kreativen Prozesses wird entscheidend beeinflußt vom Verhalten des sozialen Umfelds, im besonderen des Familien- und Freundeskreises sowie vom medizinischen Versorgungssystem.

Im Gegensatz zu manch anderen tödlichen Erkrankungen spielt sich der Verarbeitungsprozeß in einem anderen Kontext ab: Mit dem positiven HIV-Testergebnis, also lange vor dem Ausbruch der Erkrankung, erlebt der Betroffene eine Situation der Lebensbedrohung, die einem Schockerlebnis entspricht. Für die eigene Zukunft ist die Diagnose einem Damoklesschwert vergleichbar. In der oftmals acht bis zehn Jahre währenden symptomfreien Phase ist der Patient mehr mit der angstvollen Erwartung drohender Ereignisse als mit realer körperlicher Beeinträchtigung beschäftigt. Nicht selten sprechen die Patienten von sich als „lebenden Toten" oder „tickender Zeitbombe". Bisweilen fühlen sie sich – paradoxerweise – mit dem Auftreten der ersten opportunistischen Infektion erleichtert und „vom Warten erlöst". Während beim Krebsleiden im Anschluß an die Therapie das symptomfreie Intervall mit den Jahren eher die Hoffnung nährt, den Tumor besiegt zu haben (s. Begriff der Fünf-Jahres- und Zehn-Jahres-Heilung), zeigen sich viele HIV-Patienten, meist umringt von Leidensgenossen, nach vielen symptomfreien Jahren vermehrt beunruhigt.

Zudem erschwert die HIV-Erkrankung als polymorphes Krankheitsgeschehen – infolge der mannigfach drohenden Begleit- und Folgeerkrankungen – dem Patienten die Einstellung auf einen voraussehbaren Krankheitsverlauf. Parallel hierzu fehlt dem Betroffenen häufig die rückhaltlose soziale Akzeptanz, die für die Annahme der eigenen Krankheit erleichternd und förderlich wäre.

Der HIV-Infizierte sieht nach Mitteilung seines Testergebnisses seinen Lebensentwurf bedroht oder zerstört. Berufliche und private Ziele werden durch den für den einzelnen schwer einschätzbaren Verlauf der Erkrankung mittel- und langfristig in Frage gestellt. Wenngleich sich die therapeutischen Einflußnahmen in den letzten Jahren entscheidend verbessert haben, besitzt die Diagnose nicht selten den Charakter einer narzißtischen Kränkung. Die narzißtische Kränkung wird oft im Sinne einer Regression durch den Rückzug von geplanten Vorhaben und Plänen sowie aus der sozialen Sphäre beantwortet. Mit dem Auftreten der ersten Krankheitssymptome erfährt dieser soziale Rückzug eine von außen sichtbare „späte innere Rechtfertigung".

In der Konfrontation mit der HIV-Infektion erlebt der einzelne eine Traumatisierung, die sich aus den kurz skizzierten Gründen als „kumulatives Trauma" bezeichnen läßt [2, 6]. Clement weist hierbei auf die Tripolarität des individuellen Spannungsfelds hin [2]:

- die Bedrohung der körperlichen Existenz, die beschreibbar wird als Autonomieverlust oder durch die verkürzte Lebensperspektive, die Angst vor dem Verlust lebenswichtiger Funktionen bzw. vor dem allgemeinen körperlichen Verfall
- die Bedrohung der sozialen Existenz („sozialer Tod", Angst vor Ausgrenzung, Isolation)
- die Bedrohung der psychosexuellen Existenz

2.2 Sexualität und HIV-Erkrankung

Christoph Mayr

Die HIV-Infektion wird überwiegend durch Intimkontakte übertragen. Diese Tatsache führt zu einer Vermischung zweier Phänomene, die sich sonst antipodisch gegenüberstehen: einerseits Lebensbejahung und Identitätsfindung in der Liebe und Sexualität, und andererseits die individuale Entäußerung im Tod. Der aus dem Französischen kommende Gedanke vom sexuellen Orgasmus als dem „kleinen Freund des Todes" wird zur tragischen Wahrheit.

Drei von vier HIV-infizierten Menschen haben sich über ihre Sexualkontakte infiziert. Etwa 70% der HIV-Infizierten sind homosexuell lebende Männer. Wenngleich sich das Risiko epidemiologisch relativ eindeutig einschätzen läßt, ergibt sich in der Phantasie der Menschen mitunter die Vorstellung von der Sexualität als Metamorphose des Todes. Homosexuelle Männer haben zweifach dagegen anzukämpfen:

- So haben sie in ihrer Lebensform schon grundsätzlich um gesellschaftliche Akzeptanz zu ringen. Bei dem einzelnen mit fehlendem Coming out (Akzeptanz und Veröffentlichung der eigenen Homosexualität) entlarvt die HIV-Infektion sein „Doppelleben" und beraubt ihn seiner bisherigen psychosozialen Stabilität. Nicht selten führt das Bekanntwerden der Diagnose am Arbeitsplatz zu sozialer Ächtung, Anfeindung oder zum Verlust des Arbeitsplatzes.
- Daneben sehen sich Homosexuelle zum Teil immer noch mit jener diskriminierenden „Sündenbock-Theorie" konfrontiert, die Mitte der 80er Jahre sie zu den Verantwortlichen der AIDS-Seuche stempelte.

Für die Homosexuellen gilt statistisch in hohem Maße, was jedem Menschen mit sexuellen Kontakten die Präventionskampagnen zu offenbaren versuchen: „AIDS geht jeden an!" (s. Bundeszentrale für gesundheitliche Aufklärung).

Die psychische Belastung für den Betroffenen hat zwei Gesichter: das des Opfers und das des potentiellen Täters. Durch den positiven Test beginnt sich der HIV-Infizierte mit dem eingetretenen Ernstfall der lebensbedrohenden Erkrankung auseinanderzusetzen und gleichzeitig erwächst ihm als Virusträger die häufig angstbesetzte Verantwortung, die Infektion nicht weiterzugeben. Aus dieser doppelten Belastung ergeben sich auch spezifische soziale Konflikte: Eine bestehende Partnerschaft befindet sich in einer besonderen Bewährungsprobe, wenn der Partner oder die Partnerin nicht vom Virus betroffen ist. Nicht selten kommt es zum Bruch bzw. zur Lösung der Partnerschaft. Was sich für den einen schon als bittere Realität darstellt, erfüllt den anderen noch mit der tiefgreifenden Angst, den Partner zu verlieren oder aber keinen Partner zu finden. Es kann sich hieraus ein tragisches Nähe-Distanz-Problem ergeben, wobei reale Befürchtungen sich mit irrealen Angstmomenten mischen und traumatische Grunderfahrungen der individuellen Lebensgeschichte wiederbelebt werden können. Im günstigsten Fall besteht ein funktionierendes soziales Support-System (peer group, Familie) oder eine stabile Partnerschaft, im ungünstigsten Fall führt dieser Konflikt den Betroffenen jedoch in die soziale Isolation.

Eingangs wurde auf die identitätsstiftende Funktion sexuellen Erlebens hingewiesen. Dieser Punkt stellt einen weiteren destabilisierenden Faktor beim Umgang mit der HIV-Infektion dar. Gerade für den jungen, in der Regel sexuell aktiven Menschen kann dies einen schweren Verlust persönlicher Erfüllung bedeuten. Für den homosexuellen Mann ist dieser Verlust oft von sehr großer Bedeutung, da die frei ausgelebte Sexualität neben der persönlichen Erfüllung einen Sozialisationsfaktor, das heißt, ein integratives bzw. emanzipatives Moment, in der Subkultur darstellt. Außerdem kann Sexualität zur Reduzierung von Ängsten beitragen, das Nicht-Erleben von Sexualität Angst fördern. Infolge der HIV-Infektion wird die psychosexuelle Existenz oftmals als bedroht erlebt.

2.3 Sucht und HIV-Erkrankung

Christoph Mayr

Intravenös-Drogenabhängige stellen die zweitgrößte Gruppe der HIV-Infizierten dar. Je nach regionaler sowie nationaler Verbreitung des Problems (s. Italien/Spanien) finden sich in der Drogenszene in Querschnittsuntersuchungen HIV-Inzidenzen von 10 bis 84% (s. Kap. 9).

Während homosexuelle Menschen meist sozial integriert erscheinen, fehlen den Drogenabhängigen überwiegend die sozialen Bezüge. Die Drogenszene erweist sich lediglich von außen besehen als intaktes subkulturelles System (s. Kap. 2.4.1). Neben den externalen Funktionen (Informationsbörse, Drogenmarkt) erscheinen die internalen Funktionen (Identifikation, Vertrauen, Bedürfnisbefriedigung) insuffizient und brüchig.

Erfahrungsgemäß läßt sich beim i.v.-Drogenabhängigen in weit geringerem Maße ein Gesundheitsbewußtsein feststellen, vice versa auch vermitteln. Die enormen Schwierigkeiten werden sowohl in der Szene-nahen Präventionsarbeit als auch im Praxisalltag des niedergelassenen Arztes sichtbar. Suchtspezifische Verhaltensweisen erschweren es, HIV-erkrankte Drogenabhängige zu behandeln.

Der Suchtproblematik liegt – psychophänomenologisch – eine mangelnde, verschobene oder fehlende Selbstwahrnehmung zugrunde. So zeigt der drogenabhängige HIV-Erkrankte häufig Abwehrmechanismen im Sinne von Abspaltung, Verleugnung oder Bagatellisierung. Krankheitssymptome werden ignoriert, falsch interpretiert oder heruntergespielt. Andererseits ergeben sich Befürchtungen bezüglich geringfügiger körperlicher Veränderungen (z. B. Hämatome), die das gleichzeitige Bestehen einer lebensgefährlichen HIV-assoziierten Erkrankung ausgeblendet erscheinen lassen.

Weiterhin zeigt der Drogenbenutzer häufig ambivalente Gefühle bezüglich der HIV-Infektion. Einerseits ergeben sich in dem Wunsch nach der Methadon-Substitution scheinbar Ansätze, sich von der bestehenden Sucht zu befreien. Andererseits wird das Gespräch über Entzugstherapien unter dem Hinweis abgebrochen, mit der HIV-Erkrankung hätte ein drogenfreies Leben sowieso keinen Sinn mehr.

Psychodynamisch wird die bei Drogenabhängigen verbreitete Verleugnung oder Bagatellisierung ihrer HIV-Infektion verständlich, wenn man sich deren Situation vor Augen führt: Ein Drogenbenutzer muß die Gefahr leugnen, die mit dem tagtäglichen Gebrauch des potentiell tödlichen Giftstoffs verbunden ist, um seine Sucht leben zu können. Der stoffbedingten, permanenten Nähe des Todes weicht er durch dessen Verdrängung aus. Die HIV-Infektion wird auf eben diesem Wege genauso verdrängt. Die Drogensucht ist daneben auch als protrahierter Suizid begreifbar; der Heroinsüchtige setzt sich im Grunde täglich der ungewissen Gefahr einer akuten Überdosierung mit möglicherweise tödlichem Ausgang aus.

In einigen wenigen Fällen gelingt es, den Drogen-Patienten angesichts der HIV-Erkrankung für die bestehende Sucht zu sensibilisieren. Die Methadon-Behandlung i.v.-Drogenabhängiger hat im Kontext der HIV-Erkrankung ihre Bedeutung gerade darin, den einzelnen von den Alltagszwängen der Suchtbeschaffung zu befreien. So kann neben der sozialen Reintegration der Freiraum geschaffen werden, in dem sich das Problembewußtsein für die Suchterkrankung bilden kann. Die suchtbedingte Ausblendung der Gefahren bzw. der Realitäten erschwert die Zusammenarbeit. Nicht selten gerät der behandelnde Arzt in die Rolle des Verfolgers. So wird z. B. die Blutentnahme vom Patienten – in Form einer Projektion – als gefährlicher bzw. verletzender Eingriff verstanden.

Die hausärztliche Betreuung von HIV-infizierten Drogenabhängigen erfordert ein klares Konzept, das von beiden Seiten der Bejahung bedarf. Die Methadon-Behandlung des i.v.-Drogenabhängigen erscheint als Lösungsversuch, das Spannungsfeld der unterschiedlichen Behandlungsstrategien bei der Suchterkrankung einerseits sowie der HIV-Erkrankung andererseits zu entschärfen.

„Needle sharing" und „front loading" bezeichnen in der Drogenszene Verhaltensweisen, die nicht ausschließlich auf die Materialknappheit von Spritzen oder Nadeln zurückzuführen sind. Das gemeinsame Benutzen einer Nadel wird von einigen Drogenabhängigen auch zu einer Geste der Intimität stilisiert. Es erweist sich deswegen als schwierig, bei der Aufklärungsarbeit von dem gemeinsamen Benutzen von Spritzen und Nadeln abzuraten.

2.4 Die fremden Lebenswelten

2.4.1 Das Leben auf der Drogenszene

Jörg Gölz

Die Vorstellungen über die Drogenszene sind bei vielen entweder durch Verharmlosung oder Dämonisierung verfälscht. Die trostlose Banalität dieses Lebens ist wenig bekannt. Die oft bizarren und unverständlichen Verhaltensweisen dieser Menschen verlieren aber ihren verwirrenden Charakter, sobald man ein realistisches Bild von dem Lebenszusammenhang gewinnt, der dieses Verhalten hervorbringt und ihm Sinn verleiht.

Zur Veranschaulichung schildern vier Drogenabhängige einen Tag in ihrem Leben:

A. A., 33 Jahre, männlich:

Es ist Montagmorgen, 10.15 Uhr, und ich stehe vor dem Polizeirevier in der Gothaer Straße, wo ich ein qualvolles Wochenende im Entzug verbracht habe. Meinen „Chef", einen Libanesen, von dem ich das Heroin zum Weiterverkauf bekomme, kann ich nicht erreichen, da nur er sich bei mir meldet. Also als erstes ab zur Szene mit der U-Bahn. Ich bin voll auf Entzug, habe Schmerzen, schwitze und friere gleichzeitig, würde am liebsten sterben. Aber statt dessen muß ich mir irgend etwas einfallen lassen, wie ich an Geld oder Stoff komme. Und davon nicht zu knapp, ich brauche circa 2H Gramm pro Tag, verteilt auf vier bis fünf Einzeldosen. Nach 48 Stunden auf Entzug brauche ich mindestens erst mal 1H Gramm, um wieder normal zu werden.
Die U-Bahn ist knackevoll, und ich probiere im Gedränge einer alten Frau das Portemonnaie zu stehlen. Ihre Enkelin bemerkt es, und ich kann gerade noch abhauen. Ich sehe mich in einem Schaufenster, schweißüberströmt, wunde Stellen im Gesicht, außerdem stinke ich nach drei Tagen ohne Waschen. In diesem Zustand kann ich nicht in ein Kaufhaus klauen gehen, ich falle sofort auf.
Kurz bevor ich auf der Szene ankomme sehe ich einen anderen Fixer, der, vorsichtig um sich schauend, aus einem Hausflur kommt. Als er weg ist, gehe ich hinein und suche und habe Glück: Zwar finde ich kein Heroin, aber dafür seine Utensilien, zwei Schachteln Remedacen und zwei Tabletten Rohypnol. Ich schlucke erst mal alles und warte in einem Hausflur, bis es mir nach einer Dreiviertelstunde besser geht.
Auf der Szene hat niemand etwas für mich – klarer Fall, bei der Menge, die ich brauche –, und es hat auch niemand meinen Dealer gesehen. Erst mal ein bißchen waschen und kämmen und dann auf Streifzug. Rein ins Kaufhaus Wertheim, Bohrmaschine gegriffen, jetzt schnell zum Hehler – aber ich werde draußen von der Polizei verhaftet. Nach vier Stunden bin ich wieder raus.
Die Tabletten wirken kaum noch. Es ist 17 Uhr. Ich versuche noch zweimal, etwas zu stehlen, was aber nicht gelingt. Um 18 Uhr versuche ich einen Dummen zu finden, dem ich „linkes" Heroin verkaufen kann. Ich gerate aber an Leute, die mich „ablinken": mich zusammenschlagen und mir den wertlosen Stoff abnehmen. Es ist 19 Uhr: Ich habe Entzugserscheinungen, ein blaues Auge, eine angeknackste Hand und ein zusätzliches Strafverfahren. Gegen 23 Uhr treffe ich endlich „meinen Mann", und gegen Mitternacht habe ich schließlich Ruhe.

B. B., 28 Jahre, weiblich:

Ich werde wach und friere, ziehe die Knie an und öffne die Augen. Mein Körper ist völlig naß, mein Bett ebenfalls. Ich traue mich nicht, mich zu bewegen, wegen des kalten Luftzugs. Es ist 11 Uhr. Gestern um 18 Uhr habe ich mir den letzten Druck gemacht und jetzt bin ich auf Entzug. Ich rufe laut nach meinem Freund, aber keiner meldet sich.
Plötzlich fällt mir ein, daß ich noch 40 DM habe, und ich springe mit einem Satz aus dem Bett. Die Szene ist nur vier U-Bahn-Stationen weg. Es ist sehr kalt, ich ziehe meine nassen Sachen aus und ein paar trockene an. Schnell was kaufen und dann wieder nach Hause zum Duschen.
Am Bahnhof Zoo ist der ganze Platz von Panzerwagen und Polizisten besetzt. Ich fahre zur nächsten Szene, sehe aber dort schon von der U-Bahn oben, daß alles vor Polizei wimmelt. Das kann doch nicht wahr sein! Jetzt habe ich schon mal Kohle, kann aber nichts kaufen.
Ich treffe einen Typen, der angeblich jemanden privat kennt. Wir fahren mit der U-Bahn hin, laufen endlos lange und dann sagt er mir, daß ich nicht mit hoch kommen kann, ich soll ihm mein Geld mitgeben, er komme dann gleich wieder mit Stoff runter. Wieder nichts, trotz des langen Wegs. Natürlich gebe ich ihm nicht mein Geld, denn der Typ geht vorne ins Haus und hinten wieder raus.
Mit 40 DM kann ich nicht zu einem Privatdealer gehen, ich brauche also mehr Geld. Es ist inzwischen 15 Uhr, mir geht es immer schlechter, wenn ich nur etwas Kodein hätte. Zurück am U-Bahnhof beobachte ich die Leute. Da kommt eine Frau mit vielen Einkaufstüten. Sie ist gut gekleidet, setzt sich neben mich auf die Bank und lächelt mich freundlich an. Ich lege

meine Jacke über die Rückenlehne und eine ihrer Tüten, lächle zurück, nehme dann meine Jacke wieder und gehe. Super! Leichter konnte es gar nicht gehen. Sie hatte ihr Portemonnaie oben in der Tüte liegen, und ich habe es beim Aufnehmen der Jacke gegriffen. Ich finde darin 150 DM. Jetzt kann ich zu einem Privatdealer.
Dort stehen schon mehrere Fixer auf der anderen Straßenseite. Sie wollen auch dorthin, der Dealer ist aber nicht da. Ich rufe meinen Freund zu Hause an, ob er schon was aufgetrieben hat, aber er meldet sich nicht.
Ich warte noch eine Stunde vor dem Haus des Dealers, halte es nicht länger aus und fahre wieder zur Szene. Es ist niemand da, den ich kenne. Ich gehe deshalb mit einem Libanesen mit. Wieder U-Bahn, wieder laufen. Endlich sind wir an seinem Bunker angekommen. Er gibt mir eine gute Menge für mein Geld und ich mache, daß ich wegkomme.
Ich brauche so schnell als möglich einen Druck. Da ich keine Spritze bei mir habe, suche ich nach einer Apotheke, finde aber keine. Also muß ich erst noch nach Hause fahren. Ich zähle jede Station.
Zu Hause brennt Licht, ich freue mich auf meinen Freund, der vielleicht nichts aufgetrieben hat und froh ist, daß ich etwas mitbringe. Ich rufe ihn, ohne Antwort, laufe durch die Wohnung: Er liegt bewegungslos in der Küche auf dem Boden. Ich werde total panisch, weiß nicht, was ich tun soll, versuche, ihn hochzuheben, ihn zu schütteln. Wenn ich die Feuerwehr hole, kommen die Bullen gleich mit, und seine Bewährung ist hin. Ich hole Wasser, doch plötzlich fährt er hoch und ist wieder bei sich.
Endlich kann ich mir einen Druck machen. Es ist 21 Uhr.

C. C., 34 Jahre, weiblich:

Ich muß jeden Tag zwei Gramm Heroin besorgen, da ich auch meinen Freund mitversorgen muß. Morgens nach dem Aufwachen brauche ich erst mal einen Schuß für circa 100 DM. Wenn ich am Abend vorher nichts bekommen habe oder nicht genug Geld gemacht habe, muß mein Freund zur Apotheke, wo er ohne Rezept Kodein-Kompretten bekommt. Nach zehn Tabletten oder einem Schuß geht es mir dann soweit gut, daß ich aufstehen und mich für den Strich zurechtmachen kann. Dann fahre ich mit meinem Freund in die Potsdamer Straße und versuche, einen Freier zu machen.
Im Auto verdiene ich 50 DM, im Hotel so um die 100 DM. Mein Freund schreibt sich dann die Autonummern auf, falls ich nicht mehr zurückkommen sollte. An schlechten Tagen stehe ich über zehn Stunden, bis ich meine Tagesdosis zusammenhabe. Im Winter ist es besonders schlimm, auf der Straße zu stehen und womöglich noch auf turkey zu kommen.
Wenn ich 100 DM zusammenhabe, fahre ich erst mal auf die Szene, um mir einen Schuß zu kaufen, den ich dann auf einer öffentlichen Toilette spritze. Dann geht es wieder auf den Strich, ich muß ja noch das Geld für den Abendschuß und für den nächsten Morgen machen. Einen Schuß genießen kann ich praktisch nie, da immer die Angst da ist, wie ich den nächsten bekomme. Auf Entzug anzuschaffen, ist das Schlimmste, was passieren kann.
In der Kleinstadt, wo ich früher war, ging ich immer „schwarz“ (ohne Zuhälter) anschaffen. Die meisten Freier waren aus der Schweiz. Sie zahlten immer sehr gut und waren nett und sauber. Dort gab es im Auto immer mehr als 100 DM, und die meisten nahmen freiwillig ein Kondom. Da mich die Zuhälter dort nicht mehr arbeiten ließen, ohne zu kassieren, ging ich nach Berlin.
Mein erster Freier dort war einer, der mich für 30 DM nach Hause nahm, die Wohnung abschloß und zweimal ohne Gummi mit mir schlief. Dann bin ich am Ku'damm auf den Strich gegangen. Die meisten Freier wollen ohne Kondom. Oft sind sie sehr dreckig und zahlen kaum etwas.
Am liebsten sind mir die Stammfreier. Die kommen einmal pro Woche und nehmen mich dann mit zu sich in die Wohnung. Ich kann erst mal duschen und etwas essen, bevor wir ins Bett gehen. Einige Stammfreier haben ganz spezielle Wünsche.
Auf jeden Fall ist es auf dem Junkie-Straßenstrich schwerer mit dem Geldverdienen als in einer Bar. Aber in einer Bar darf niemand merken, daß man auf der Nadel ist. Dort sind die Freier sauberer, man hat nicht soviel Angst, daß einem etwas passiert, und man verdient 100 bis 200 DM bei jedem Freier. Auf der Straße kann man froh sein, wenn man 50 DM bekommt. Die meisten Freier wollen unbedingt ohne Kondom, obwohl sie genau wissen, daß man heroinabhängig ist.

D. D., 32 Jahre, männlich:
Damals war ich dermaßen „drauf", daß ich mich heute noch wundere, wie ich es schaffte, so viel Geld aufzutreiben.
Ich lebte auf der Straße. Meistens schlief ich in einer Männersauna für 18 DM pro Nacht. Man hatte eine Kabine mit Fernsehgerät, konnte sich duschen und waschen. Vorn an der Theke gab es etwas zu essen. Das einzig Blöde war, daß man morgens um sechs geweckt wurde und bis sieben Uhr raus sein mußte, da dann geschlossen wurde.
Mein erster Weg war dann immer zum U-Bahnhof Wittenbergplatz, wo ich in der Zeitung den Polizeibericht studierte: Wo wurde was in den letzten Tagen gemacht, wo mußte man vermehrt mit Zivilpolizei rechnen? Nach dieser Information entschied ich mich, in welchem Bezirk ich an diesem Tag arbeiten würde, solange meine Morgenration Heroin und Kokain noch anhielt.
Ich war nicht spezialisiert, sondern brach je nach Gelegenheit in die Wohnungen ein: Zylinder abdrehen, Flügeltürriegel ziehen, Fenster oder Türen eintreten. Ich ging als erstes ins Schlafzimmer, wo oft Bargeld zu finden war. Reichte es nicht, nahm ich Schmuck, TV- und Videogeräte, je nach Bestellung vom Hehler. Wenn ich fündig war, ging es ab zum Dealer.
Ich brauchte für 3 Gramm Kokain und 2 Gramm Heroin damals 1500 DM pro Tag, so daß ich oft bis zu 20 Stunden auf Achse war, sieben Tage in der Woche. Immer auf der Suche nach Einbruchsmöglichkeiten, um den nächsten Schuß zu sichern.
Nun gab es aber Tage, da lief absolut nichts: Treppen rauf, Treppen runter, Versuche, in eine Wohnung zu kommen. Entweder wurde man gestört, oder aber die Wohnung war ein Flop: nichts drin, was man zu Geld machen konnte. In solchen Situationen wird man dann Kamikaze: ohne große Vorsicht einfach nur in eine Wohnung rein, egal wie, Geld muß her, Stoff muß her. Du stehst in einer Wohnung, hast schon alles, plötzlich steht ein Nachbar in der Tür. Zum Fenster kannst du nicht raus, es ist im dritten Stock, du mußt einfach durch: entweder der fällt oder du bist im Gefängnis.
Da war ich oft dran, mir eine Überdosis zu setzen, damit ich endlich Ruhe hatte. Immer nur auf der Suche nach Geld, Stoff, Schlafplatz, Geborgenheit, Liebe.

Nach Verlust aller materiellen und persönlichen Ressourcen aus dem ursprünglichen Lebensmilieu (alle Gegenstände in der Wohnung sind verkauft, niemand leiht einem mehr Geld) wird für einen Teil der Drogenabhängigen die Drogenszene zwangsläufig zum neuen Lebensraum. Die Szene erfüllt mehrere Funktionen:

- Sie ist zentraler Markt für Drogen und Medikamente. Hier können alle illegalen Drogen und alle Medikamente besorgt werden. Dabei treten dieselben Personen heute als Käufer und morgen als Verkäufer auf. Der Straßendealer verkauft die von seinem Pusher in Kommission erhaltenen Drogen in Endverbrauchermenge, z.B. ein Szene-Pack Heroin (J Gramm) zu 50 DM. Die aus Rezeptfälschungen und Verordnungen unerfahrener Ärzte stammenden Medikamente (Rohypnol®, Medinox® Mono, Vesparax® mite, Remedacen®) werden pro Stück zu 2 bis 5 DM gehandelt, je nach Angebotslage. Die originalverschlossene Flasche Polamidon bringt 80 bis 100 DM. Für den dealenden Drogenabhängigen ist die Szene also auch sein Arbeitsplatz.
- Eine zweite wichtige Funktion ist die einer Informationsbörse: Wo kann man heute Nacht schlafen? Welche Hehler kaufen welche Ware auf? Welche Stereoanlagen, welcher Autoradio-Typ oder welches Autotelefon läßt sich zur Zeit am besten absetzen? Wer von meinen Stofflieferanten ist zur Zeit verhaftet, wer in einer Klinik, wer im Gefängnis, wer in einer anderen Stadt? Muß ich mir eine neue Quelle erschließen? Vor welchen Freiern mit welchen Autonummern und Autotypen muß ich mich in acht nehmen? Gibt es ein neues

Gesicht vom Rauschgiftdezernat? Bei den vielen unvorhersehbaren Wechselfällen des Lebens auf der Drogenszene kann jede Information schon am nächsten Tag für einen selbst wichtig sein.

- Die dritte Funktion der Drogenszene ist die einer Welt, in der man als Drogenabhängiger akzeptiert ist, ungeachtet der äußeren Erscheinung und der Verhaltensauffälligkeiten. Eine Welt, in der Ausbildungs- und Reifungsdefizite nicht auffallen, weil sie hier nicht zählen. Die Inhalte und Verhältnisse dieser Welt sind einfach zu verstehen: Bargeld und Drogen. Dies ist besonders für ausgerissene Heimkinder, für präpsychotische Jugendliche und Menschen mit Borderline-Störungen innerhalb der Gesellschaft einer der wenigen Orte, wo sie in ihrer Andersartigkeit wie selbstverständlich angenommen werden. Drogenkonsumenten sind gewohnt, überall außerhalb dieser eigenen Welt auf Ablehnung zu stoßen, so daß die Szene die einzige Umgebung ist, in der sie unverstellt sein können, wie sie sind.
- Eine vierte Funktion liegt in der Befriedigung unbewußter Bedürfnisse: Auf der Szene ist unmittelbarer menschlicher Kontakt ohne bedrohliche Nähe möglich. Die Kontakte sind durch dringende Beschaffungswünsche intensiv aufgeladen und brechen dann sofort ab, sobald man hat, was man wollte, oder aber es nicht erhalten kann. Die zwischenmenschlichen Beziehungen sind durch hochgradige Ambivalenz gekennzeichnet: Der andere wird einen mit dem Wichtigsten versorgen, aber gleichzeitig muß man vor ihm auf der Hut sein, daß er einen nicht betrügt oder einem alles wegnimmt. Um an den Stoff zu kommen, muß man ständig jemandem vertrauen, dem man nicht vertrauen darf. Hier wird bei vielen die Gefühlswelt ihrer Kindheit wieder neu belebt. Die ständige Bedrohung und die Hektik, mit der täglich Geld, Drogen und Verbindungen geschaffen werden müssen, lenken in hohem Maße von der Selbstwahrnehmung ab und schützen damit vor den Gefühlen der quälenden inneren Leere, der eigenen Wertlosigkeit und der Lebensangst.
- Zuletzt ist die Szene auch ein Ort, an dem die Gesetze von Zeit und Raum aufgehoben sind: Bei einer Verabredung kommt jemand fünf Stunden zu spät und klagt darüber, warum der andere nicht gewartet hat. Die Vorstellungen über die außerhalb der Drogenszene liegende Welt sind ungenau und schemenhaft. Oft erstrecken sich die Kenntnisse nur auf ein bis zwei Stadtviertel und die verbindenden U-Bahn-Linien. Alles was außerhalb dessen liegt, ist durch keinerlei Wissen strukturiert.

2.4.2 Die homosexuelle Subkultur

Gerd Bauer

Homo- und bisexuelle Männer stellen nach wie vor die größte der Hauptbetroffenengruppen bei der HIV-Erkrankung dar. Unter der Bezeichnung homosexuell/bisexuell wird hierbei eine heterogene Gruppe von Menschen beschrieben. Ihr einziges gemeinsames Merkmal ist die sexuelle Präferenz, das heißt, das ausschließliche oder überwiegende sexuelle Interesse am gleichen Geschlecht. Im

Hinblick auf die Übertragungswege des HI-Virus erscheint die gesonderte Betrachtung dieser Gruppe gerechtfertigt. Auf die Gefahren einer damit einhergehenden Stigmatisierung wurde aber bereits hingewiesen.

Über die Lebenswelten homosexueller und bisexueller Männer gibt es viele vorurteilsbehaftete oder unzureichende Vorstellungen. Grundkenntnisse zum Sozialisationsprozeß sowie den subkulturellen Lebensmöglichkeiten homosexueller Männer sind jedoch hilfreich bei der ärztlichen Betreuung HIV-erkrankter homosexueller Männer. Dabei ist anzumerken, daß der Begriff „schwul" für homosexuell in den letzten Jahrzehnten einen Bedeutungswandel erfahren hat. Der Begriff hat sich vom Schimpfwort zu einem positiv besetzten Wort gewandelt. Die Homosexuellen selbst ziehen „schwul" oft allen anderen Bezeichnungen vor.

Voraussetzung für eine offene und vertrauensvolle Arzt-Patient-Beziehung ist der vorurteilsfreie Umgang des Arztes mit der Homosexualität seines Patienten. Dies betrifft im einzelnen sowohl die sexuellen Praktiken als auch die Lebensformen, die zwischen Männern möglich sind. Bei näherem Hinschauen wird der Arzt überrascht sein, wie vergleichsweise wenig sich die Lebensvorstellungen homo- und heterosexueller Menschen unterscheiden.

Die sexuelle Erlebensfähigkeit Homosexueller wird fälschlicherweise oft auf den Analverkehr reduziert. Diese Vorstellungen von Homosexualität basieren auf Unkenntnis und fehlender Offenheit. Die sexuellen Erlebensweisen des Homosexuellen zeigen dieselbe Vielfalt wie die des Heterosexuellen.

Während mit der Beschreibung der Drogenszene das Alltagsleben der meisten Suchtkranken aufgezeichnet werden kann, handelt es sich bei der hier beschriebenen schwulen Subkultur nur um einen bestimmten Ausschnitt der vielgestaltigen soziokulturellen Lebensformen von Homosexuellen. Im Kontext der HIV-Infektion ist präventivmedizinisch von Interesse, daß die schwule Subkultur den Rahmen für sexuelle Kontaktmöglichkeiten bietet.

Die jahrhundertelange Verfolgung Homosexueller hat dazu geführt, daß sich der Bereich homosexuellen Lebens und Austauschs oftmals den Blicken der Öffentlichkeit entzieht. Das offene Zusammenleben mit einem Partner ist auch heute mancherorts noch gesellschaftlichen Sanktionen ausgesetzt. In der Bundesrepublik Deutschland galt bis in die zweite Hälfte der sechziger Jahre der während des Nationalsozialismus verschärfte § 175 b StGB, der jedwede sexuelle Kontaktaufnahme zwischen Männern unter Strafe stellte. Das Untergrund-Dasein bestimmter subkultureller Bereiche ist vor allem darauf zurückzuführen, daß viele Schwule auch heute ein Doppelleben führen müssen. Die sexuelle Präferenz bzw. der offene Kontakt mit einem potentiellen Partner erscheint für viele mit dem Berufsleben bzw. den familiären und gewachsenen sozialen Beziehungen am Wohnort nicht vereinbar oder integrierbar.

Waren früher anonyme Plätze wie Parks und öffentliche Toiletten der bevorzugte Treffpunkt, gibt es seit der Entschärfung des § 175 StGB und durch die homosexuelle Emanzipationsbewegung zunehmend andere Treffpunkte. Hier sind offene oder auch anonyme sexuelle Kontakte möglich.

Aufgrund der besonderen gesellschaftlichen Stellung unterliegen Homosexuelle weniger den normativen Vorstellungen der Sexualmoral bzw. stellen sie eher in Frage. Daher erscheint es verständlich, daß innerhalb der schwulen Subkultur leichter und unkomplizierter sexuelle Kontakte aufgenommen werden können.

Das Gros der öffentlichen schwulen Szene spielt sich in schwulen Kneipen und Lokale, Diskotheken und Bars ab. Sie sind offener Treffpunkt zum Gedankenaustausch, Kennenlernen, zu Verabredungen und zum „Abschleppen" (szeneüblicher Jargon für eine sexuelle Eroberung). Viele dieser Lokale sind auch bei heterosexuellen Besuchern beliebt.

Neben den jedermann zugänglichen öffentlichen Bars und Diskotheken existieren Lokale, die definierten Interessengruppen vorbehalten erscheinen. Eine eigenständige Bedeutung innerhalb der Subkultur hat die sogenannte Lederszene mit den Lederlokalen. Gemeinsames Interesse ist die Faszination von Leder als positiv besetztem Fetisch. Ausgehend von dieser Interessengruppe sind viele politisch engagierte, aber auch sozial aktive Zirkel entstanden. Die Lederlokale verfügen bisweilen über Räumlichkeiten, die direkte sexuelle Kontakte ermöglichen.

Daneben gibt es dem allgemeinen Zugang versperrte Treffpunkte, die in ihrer Ausstattung den sado-masochistischen Neigungen und Interessen entgegenkommen.

Das Tragen bestimmter Kleidung bzw. definierter Zeichen erleichtert die Verständigung bzw. verkürzt die Suche nach einem Sexualpartner mit ähnlichen Vorlieben. Symbolcharakter hat z.B. das Tragen farbiger Taschentücher in der linken oder rechten Gesäßtasche. Das Taschentuch auf der linken Seite trägt der jeweils aktive Partner, das Taschentuch rechts der sich passiv empfindende. Die Farben geben den Hinweis auf die gewünschte Sexualpraktik.

Orte direkter und unkomplizierter sexueller Kontaktaufnahme sind innerhalb der schwulen Subkultur auch die Saunen.

Neben den öffentlich zugänglichen Lokalen gibt es eine große Anzahl privat organisierter Zirkel.

In Parks und öffentlichen Toiletten (im Szenejargon „Klappen") finden meist nur kurze bzw. anonyme Sexualkontakte statt. Unter anonymem Kontakt versteht man dabei, daß der Sexualpartner nicht namentlich bekannt ist bzw. nach dem Auseinandergehen eine erneute Kontaktaufnahme mangels Informationen (in der Regel) nicht möglich ist.

Diese grob skizzierten Treffpunkte stellen nur einen Teil der schwulen Szene dar. Ein großer Teil der Homosexuellen benützt alle diese Treffpunkte nie, selten oder nur in einer bestimmten Lebensphase (z.B. bei der Partnersuche).

2.5 Gesellschaftliche Reaktionen auf die HIV-Infektion

Jörg Gölz

2.5.1 Zwischen Vertrauen und Kontrolle

Eine tödliche Infektionskrankheit schafft Angst. In der Folge entsteht ein Arsenal individueller und kollektiver Mechanismen, diese Angst zu mindern. Unter anderem droht immer, daß die Bekämpfung der Erkrankung sich in das Bekämpfen der Erkrankten verkehrt.

Als die HIV-Infektion noch gay related immunodeficiency (GRID) hieß, war die gesellschaftliche Entlastungsreaktion naheliegend: Man durfte sich sicher fühlen, wenn man nicht zur homosexuellen Bevölkerung gehörte. Auch bei der zweiten Epidemie in der Gruppe der intravenös Drogenabhängigen konnte diese Haltung weiter eingenommen werden. Der Infektionsweg über Blut und Blutprodukte erschien nicht bedrohlich, da er durch praktische Maßnahmen zu beseitigen war: Testung der Blutspender. Die auf heterosexuellem Weg Infizierten waren zunächst weit weg, in Afrika. Erst als deutlich geworden ist, daß auch in der BRD prinzipiell jedem sexuell Aktiven die Gefahr der Infektion droht und die Zahl der heterosexuell Infizierten ansteigt, hat die Ausgrenzung von Risikogruppen keine exklusive Sicherheit mehr geboten, und eine gesellschaftliche Reaktion zur Gefahrenabwehr hat begonnen.

Die primäre Selektivität der Hauptbetroffenen täuschte vor, die Infektion sei ausschließlich Folge gesellschaftlich geächteten Verhaltens: der männlichen Homosexualität und der intravenösen Drogenabhängigkeit. Dieses Zusammentreffen schien geradezu ein Beweis für die Richtigkeit der mehrheitlich verbindlichen Sexual- und Lebensmoral zu sein: die Infizierten seien selber schuld. Wer gegen die Natur des Menschen verstößt, braucht sich nicht zu wundern, wenn dies bestraft wird. Diese Abgrenzung verhinderte die innere Auseinandersetzung mit der Krankheit und befreite vom Mitgefühl mit den Infizierten. Sie spendete scheinbar die beruhigende Gewißheit, nicht von der „tödlichen Strafe“ bedroht zu sein, solange man in Übereinstimmung mit einem „gott- und naturgewollten” Weltenplan lebte.

Der Schutz, den diese moralische Ausgrenzung bot, dauerte nicht lange. Durch das Übergreifen der Erkrankung auf die heterosexuelle Mehrheit hätte man dann nach der gleichen Logik jegliche sexuelle Aktivität als widernatürlich einstufen müssen.

Die Bedrohung ist allgegenwärtig. Niemand hat letzte Gewißheit, was der Ehepartner macht, niemand kennt die Vergangenheit eines neuen Partners. Das Vertrauen zu einem Sexualpartner muß sich heute auch darauf erstrecken, von ihm nicht mit einer tödlichen Erkrankung angesteckt zu werden. Damit wurde verantwortliches Handeln im sexuellen Bereich für die gesamte Gesellschaft zu einem zentralen Problem.

Es entzündete sich die Diskussion, wer die Verantwortung für die Verhinderung der Infektion zu tragen hat:

- Die einen möchten mit der Forderung nach gesundheitspolitischen Maßregelungen die Verantwortung an den Staat delegieren. Staatliche Institutionen sollen mit Zwangstestung und seuchenrechtlichen Maßnahmen die Infizierten erfassen; von Sexualverbot oder Internierung ist die Rede.
- Eine zweite Gruppe vertritt die Auffassung, daß derjenige, der seinem Lebensstil nach infiziert sein könne, sich in jedem Fall testen lassen müsse. Er könne bei positivem Test seine sexuelle Aktivität dann so gestalten, daß er niemanden gefährdet. Hier wird die Verantwortung an die Personen mit risikobehaftetem Verhalten delegiert. Der Appell an die Infizierten vernachlässigt jedoch den gesundheitspolitischen Auftrag, den staatliche Institutionen für die Gesamtbevölkerung wahrzunehmen haben.
- Eine dritte Gruppe betont die Eigenverantwortung jedes einzelnen und gleichzeitig den staatlichen Auftrag zur Information und Aufklärung, da nur der Informierte sich verantwortlich verhalten kann.

2.5.2 Das soziale Umfeld

Nach der Mitteilung eines positiven Testergebnisses hat der Infizierte nicht nur seine Erkrankung zu verarbeiten. Er ist gleichzeitig mit einer Reihe gesellschaftlicher Reaktionen auf seine Erkrankung konfrontiert. Er kann nicht die Anteilnahme und soziale Akzeptanz wie bei einer anderen tödlichen Erkrankung erwarten. Seine persönliche Welt wird in zwei Lager aufgespalten: In diejenigen Menschen, denen er sich offenbaren kann, und diejenigen, die nichts von der Erkrankung wissen dürfen. Eine Fülle von Fragen taucht auf: Werde ich vom Freund oder der Freundin verlassen? Wen könnte ich angesteckt haben? Wie werden die anderen auf die bisher geheimgehaltene Bisexualität, Homosexualität oder Drogenabhängigkeit reagieren? Werde ich weiter an meinem Arbeitsplatz beschäftigt? Was wird aus meiner Lebensplanung? Verliere ich meine finanzielle Unabhängigkeit? Verliere ich meine Selbstbestimmung über mein eigenes Leben? Welche strafrechtlichen Verwicklungen sind mit spontanen sexuellen Kontakten verbunden?

2.5.3 Öffentlichkeit und Medien

Parallel zur Umwälzung des persönlichen Lebens schärft sich der Blick des Infizierten, in welchem Ausmaß seine Krankheit eine öffentliche Angelegenheit ist. In den Medien verhandeln Journalisten, Politiker, Rechtswissenschaftler, Sozialarbeiter und Ärzte darüber, was mit einem Infizierten zu geschehen hat, wie er sich sexuell zu verhalten hat, wie man sich vor ihm schützen soll.

Seinem Privatleben wird eine Fülle von Verhaltensregeln zugemutet, die Öffentlichkeit bemächtigt sich seiner Existenz. Immer wieder hört er Vorschläge in Richtung Zwangstestung, Absonderung, zentrale Erfassung, Verbot sexueller Betätigung. Die moderaten Gegenstimmen sind wenig beruhigend, die täglichen Zeitungsmeldungen sprechen eine andere Sprache: Eltern drohen mit Abzug

ihrer Kinder, wenn ein HIV-infiziertes Kind dort weiter bleibt. Heftige Diskussionen entstehen darüber, ob ein Infizierter weiter als Koch, Friseur, Arzt, Krankenpfleger oder Kindergärtner arbeiten darf. Auch Mitglieder der Heilberufe ziehen sich zum Teil zurück: Zahnärzte behandeln nicht, aus Angst sich zu infizieren. Der bisherige Hausarzt entledigt sich des „Problems“ durch Überweisung zum Spezialisten, denn er befürchtet das Wegbleiben anderer Patienten oder seines Personals. Es droht dem Infizierten eine soziale Sonderstellung.
In den Medien wurde über diese Erkrankung außerordentlich breit und häufig unangemessen berichtet. Der ausgeprägte „human touch“ eignete sich zur Provokation starker Gefühle, zur Produktion extremer Meinungen und zur Demonstration angsterzeugender Szenarien, anhand der ersten Hochrechnungen zur Ausbreitungsgeschwindigkeit der Epidemie. Die Medien ließen das Thema fallen, als es seinen Sensationswert verloren hatte. Dies geschah zu dem Zeitpunkt, als die mühsame Aufbauarbeit eines Versorgungssystems entstand und die Diskussion sich versachlichte.

2.5.4 Organisation der Versorgungssysteme

Auch die Entwicklung der konkreten Hilfssysteme für die Behandlung und Bewältigung der Erkrankung spiegelt die Reaktionen innerhalb der Gesellschaft wider.

Medizinischer Bereich

Die ambulante Therapie HIV-Infizierter fand primär in wenigen spezialisierten Praxen und Kliniken statt, also in einem medizinischen Ghetto. Von den 70 000 niedergelassenen Ärzten waren es zuerst weniger als 100, die den Großteil der Infizierten versorgten. Inzwischen betreut jeder fünfte niedergelassene Arzt der Fachrichtungen Allgemeinmedizin, Innere, Gynäkologie und Dermatologie mindestens einen HIV-Infizierten (ANOMO-Studie von Infratest und EFB).

Aus der Sicht der Schwerpunktpraxis ist an der Vielzahl überwiesener Patienten abzulesen, daß häufig noch fehlendes Basiswissen, Vorurteile und extreme Handlungsweisen die Situation kennzeichnen: Einerseits findet man ein resigniertes „Laufenlassen“ der Erkrankung, andererseits übertriebene diagnostische und therapeutische Aktivität.

Bis heute ist der überwiegende Teil der drogenabhängigen HIV-Infizierten noch nicht in ärztlicher Behandlung (höchstens 1500 der ca. 20 000 Infizierten). Eine seit fünf Jahren andauernde Diskussion über den Einsatz von Methadon hat den größten Teil der infizierten Abhängigen bisher von der medizinischen Versorgung ausgeschlossen. Faktisch sollte es in der Diskussion darum gehen, angesichts zweier lebensbedrohender Erkrankungen – Heroinsucht und HIV-Infektion – ganz pragmatisch diejenige Krankheit zu behandeln, die akut bedrohlicher erscheint. Statt dessen hat sich daraus ein Religionskrieg um den richtigen suchttherapeutischen Weg entwickelt. Hierbei sind Lösungen entstanden, die nicht primär an den therapeutischen Erfordernissen des behandelnden

Arztes orientiert sind, sondern Kompromisse sind zwischen unterschiedlichen praxisfernen Interessengruppen: Der Ausschuß „Psychiatrie, Psychotherapie und Psychohygiene" der Bundesärztekammer und die Anhänger der Abstinenztherapie haben vordringlich versucht, das Abstinenzparadigma zu retten. Dazu hat sich das Interesse der Kassenärztlichen Bundesvereinigung gesellt, einen weiteren Punktwertverfall durch neue ärztliche Leistungen zu verhindern. Und dazu ist schließlich der verständliche Wunsch der Krankenkassen gekommen, nicht allein die Folgen der bisherigen Drogenpolitik bezahlen zu müssen. Der kleinste gemeinsame Nenner ist, die Substitution nur für das Vollbild AIDS zu erlauben.

Hilfsorganisationen und Hilfsprogramme

Neben dem medizinischen Versorgungssystem sind drei *Hilfsorganisationen* entstanden, die sich in unterschiedlichem Umfang mit präventiven, psychosozialen und finanziellen Problemen der Infizierten befassen. Als Initiative auf politischer Ebene sind die Deutsche AIDS-Stiftung und die Nationale AIDS-Stiftung gegründet worden, auf der Ebene der Selbsthilfe durch die Hauptbetroffenen etablierte sich die Deutsche AIDS-Hilfe. Entsprechend sind die Aktivitäten und Zielsetzungen häufig unterschiedlich bis kontrovers.

Staatliche Institutionen legen bei ihrem Handeln immer auch Wert auf die Betonung der herrschenden Auffassungen zu Sexualität und Moral. Auch die unabhängigen Selbsthilfe-Organisationen sind bei ihren Projekten und Arbeitsschwerpunkten von der staatlichen Finanzierung abhängig. Deshalb sind sie oft in ihren zielgruppenorientierten Projekten eingeschränkt, wenn diese zu weit von den staatlichen Vorstellungen abweichen. Staatliches Handeln befindet sich aber im Zwiespalt zwischen der Wahrung moralischer und rechtlicher Normen und dem, was gesundheitspolitisch sinnvoll wäre. So wirken zum Beispiel die Präventionskampagnen im Bereich der Drogenkonsumenten unglaubwürdig, wenn die gleiche Institution durch Betäubungsmittelrecht und Behinderung der Spritzenausgabe das vorbeugende Verhalten verhindert, zu dem in den Kampagnen aufgerufen wird. Die von Drogenberatungsstellen, Ärzten und AIDS-Hilfe durchgeführten Anleitungen zum safer use werden konterkariert, wenn das Mitführen von Spritzbestecken Anlaß zur Verhaftung sein kann.

Die Versorgung HIV-Infizierter bringt neben den medizinischen Problemen eine Fülle anderer Versorgungsprobleme mit sich, für die es noch keine Infrastruktur gegeben hat. Deshalb entschloß sich die Bundesregierung mit einem auf vier Jahre befristeten *Sofortprogramm* (Juli 1987 bis Juli 1991) mit sieben Modellprojekten eine Basis für spezielle Versorgungsprobleme zu schaffen. Die Modelle umfaßten:

- Qualifizierung von Gesundheitsämtern
- Drogenberatungsstellen und Sozialstationen
- aufsuchende Sozialarbeit bei Risikogruppen
- Aufbau eines psychosozialen Beratungssystems
- ein Sonderprogramm für die Versorgung HIV-infizierter Kinder

Mit Beendigung des Bundesmodellprojekts soll die gewachsene Infrastruktur auf kommunaler Ebene weiterfinanziert werden. Der Kampf um das benötigte Geld ist auf kommunaler Ebene überall im Gang.

2.5.5 Recht

Obwohl „Seuchen" wenig durch gesetzliche Vorschriften zu beeinflussen sind, war zu Beginn der Epidemie der Ruf nach erweiterter strenger Anwendung des Bundesseuchengesetzes zu vernehmen. Die Verantwortung sollte den Gesundheitsämtern oder neu zu schaffenden Institutionen übertragen werden. Es hat sich jedoch die Überzeugung durchgesetzt, daß eine generelle Meldepflicht dazu führen muß, daß nur noch wenige zur Testung bereit wären. Zu epidemiologischen Zwecken wurde die anonyme Laborberichtspflicht für positive Tests und die anonyme Meldung von Vollbild-Erkrankten an das BGA als ausreichend erachtet.

Die strafrechtliche Sanktionierung der sexuellen Aktivität von Infizierten ist kein wirksames Instrument zur Verhinderung der HIV-Verbreitung. Dennoch wirft die Übertragungsmöglichkeit strafrechtlich komplizierte Fragen auf. Bis heute findet eine Debatte darüber statt, ob, wie und wann strafbare Umstände vorliegen: Teilweise besteht die Auffassung, ein strafrechtlich relevantes Handeln liege nicht vor, da jeder für sich selbst verantwortlich sei. Im Zeitalter von AIDS handle jeder auf eigenes Risiko, und die strafrechtliche Verfolgung des Infizierten führe zur weiteren Diskriminierung. Eine gegenteilige Auffassung geht davon aus, es dürfte keine Sonderregelung gelten, nur weil dadurch die Möglichkeit der Diskriminierung besteht. Der Infizierte trage auch eine Verantwortung für den Gesunden.

In der Rechtsprechung hat sich inzwischen durchgesetzt, daß für den HIV-Infizierten, der von seiner Infektion weiß und ungeschützten sexuellen Verkehr mit einem nicht informierten Partner hat, der strafrechtliche Tatbestand einer Körperverletzung angenommen wird.

2.5.6 Reaktionen im Ausland

Ausgrenzungstendenzen machen sich zunehmend im internationalen Reiseverkehr bemerkbar. Nach den USA plant jetzt auch Israel Aufenthalts- und Einreisebeschränkungen für HIV-Infizierte und AIDS-Kranke. So sind HIV-Tests bei der Einreise vorgesehen und Zwangstests für fremde Besucher, Neueinwanderer und Arbeiter, die sich länger als drei Monate im Land aufhalten wollen. Infizierte sollen dann ausgewiesen werden. HIV-infizierten Juden soll das Einwanderungsrecht aberkannt werden. Offen ist, ob und in welchem Umfang andere Länder folgen werden.

Weiterführende Literatur

1. Becker, S., U. Clement: HIV-Infektion und AIDS. In: von Uexküll, T. (Hrsg.): Psychosomatische Medizin. Urban & Schwarzenberg, München–Wien–Baltimore 1991.
2. Clement, U.: HIV-positiv – psychische Verarbeitung, subjektive Infektionstheorien und psychosexuelle Konflikte HIV-Infizierter. Enke, Stuttgart 1992.
3. Deutsche AIDS-Stiftung „Positiv Leben“ (Hrsg.): AIDS und Psyche. Zum Einfluß von Psyche und Immunsystem auf den Verlauf der HIV-Infektion. Ergebnisse sozialwissenschaftlicher AIDS-Forschung Band 3. Edition Sigma, Berlin 1990.
4. Moeller, N. L.: Der Tod und der Trieb. Die Betreuung von AIDS-Kranken zwischen Professionalität und persönlichem Engagement. In: Ermann, M., B. Waldvogel (Hrsg.): HIV-Betroffene und ihr Umfeld. Springer, Berlin–Heidelberg–New York 1991.
5. Sontag, S.: AIDS und seine Metaphern. Hanser, München–Wien 1989.
6. Weinel, E.: Überlegungen zu Übertragungs- und Gegenübertragungsreaktionen bei der Behandlung von AIDS-Patienten. Psyche 43 (1989), 710–719.

3 Übertragungswege und Beratung

Christoph Mayr

Im Jahr 1983 konnte ein lymphotropes Virus aus der Familie der Retroviren neu identifiziert werden, das nach Übereinkunft 1985 fortan human immunodeficiency virus (HIV) genannt wurde. Die Identifizierung war das Ergebnis einer fieberhaften Suche nach dem postulierten infektiösen Agens, das die Entstehung der erworbenen Immunkrankheit ursächlich erklären könnte. Die primäre Selektivität von sogenannten Hauptbetroffenengruppen, die sich soziokulturell nur wenig überschnitten, hatte das Vorliegen einer Infektionskrankheit schon bald nahegelegt. Zahlreiche seroepidemiologische Studien, vor allem aus den Endemiegebieten, erhärteten den frühen Verdacht auf mehrere Infektionswege.

Heute wissen wir, daß drei Transmissionswege die epidemiologische Ausbreitung der HIV-Infektion begründen. Die Übertragung vollzieht sich:
- durch sexuellen Kontakt
- durch die Inokulation von infiziertem Blut und Blutprodukten
- durch die peri- und postnatale Übertragung von der Mutter auf das Kind

Verschiedentlich wurden auch andere Übertragungswege für die HIV-Infektion verantwortlich gemacht. Diese können heute aus epidemiologischer Sicht mit hoher Sicherheit ausgeschlossen werden. So ist der soziale Kontakt mit einem HIV-Infizierten ohne jegliches Infektionsrisiko, die Übertragung im Sinne einer Tröpfcheninfektion ausgeschlossen. Zur Ansteckung mit HIV bedarf es einer Inokulation des Virus in hinreichend großer Menge.

Der relative Anteil der Hauptbetroffenengruppen an der Gesamtzahl HIV-erkrankter Menschen weist regional wie national – in Abhängigkeit soziokultureller, psychosexueller und medizinhygienischer Faktoren – Abweichungen auf. Der jeweilige Anteil erweist sich jedoch insgesamt als relativ konstant. Wenngleich die Übertragungswege die primäre Selektivität der Hauptbetroffenengruppen verständlich machen, so bedeuten sie gleichzeitig eine potentielle Gefahr für jedermann. Die zunehmende Zahl von HIV-positiven Männern und Frauen, die sich keiner Hauptbetroffenengruppe zugehörig fühlen bzw. sich auf heterosexuellem Wege infiziert haben, weist darauf hin. Nach dem Bericht des Bundesgesundheitsamtes im August 1992 wird für die insgesamt gemeldeten AIDS-Fälle in der BRD in 5,1% heterosexueller Kontakt als Infektionsrisiko angegeben. Für den Zeitraum September 1991 bis August 1992 allein ist dieser Infektionsmodus bereits auf knapp 10% gestiegen.

Weit offener ist die Diskussion um den Einfluß von Kofaktoren für die unmittelbare Infektion einerseits, auf den klinischen Verlauf der HIV-Infektion andererseits. Seroprävalenz-Studien aus Zentralafrika belegen das bidirektionale Muster bei der heterosexuellen Übertragung. Es zeigt sich dort bei HIV-positiven und AIDS-Patienten ein nahezu ausgeglichenes Geschlechterverhältnis. Neuerdings wird das Infektionsrisiko der Frau beim Geschlechtsverkehr sogar als höher eingestuft; das ausgeglichene Geschlechterverhältnis wird mit den unterschiedlich häufigen Sexualkontakten erklärt.

Gleichzeitig legen Langzeitstudien nahe, daß die mittlere Überlebenszeit bei bestehender HIV-Infektion für Männer günstiger als für Frauen ist. Untersuchungen einer Münchner Studie aus dem Jahre 1984 an HIV-negativen homosexuellen Männern erbrachten in etwa 30% immunologische Auffälligkeiten im Sinne einer relativen Immunsuppression. Neben geschlechtsspezifischen und individuellen Faktoren werden vor allem medizinhygienische Einflüsse als prädisponierend angenommen. Schließlich mehren sich die Beobachtungen, die den Einfluß psychischer Stressoren bzw. individueller Bewältigungsprozesse (coping-Strategien) auf den klinischen Verlauf der HIV-Infektion nahelegen. Studien mit *long term survivors* untermauern dies.

Die Behandlung und Betreuung HIV-infizierter und AIDS-kranker Menschen in der Praxis setzt voraus die genaue Kenntnis der Übertragungswege und ihrer Modalitäten einerseits, das Wissen um den individuellen sozialen Kontext des Betroffenen andererseits. Die aktive Auseinandersetzung des praktisch tätigen Arztes mit den für ihn oftmals fremden Lebenswelten der Mehrzahl der HIV-Patienten erleichtert maßgeblich das Arzt-Patienten-Verhältnis. Verständnis bildet zu einem guten Teil das Fundament eines langjährigen partnerschaftlichen Arbeitsbündnisses.

Im folgenden soll versucht werden, im Hinblick auf die bekannten Übertragungswege für die Beratungssituation Hilfestellungen zu geben.

3.1 Übertragung durch Sexualkontakte

Christoph Mayr

Nach dem Bericht des Bundesgesundheitsamtes (August 1992) haben knapp 75% aller gemeldeten AIDS-Patienten als Infektionsrisiko den homo- bzw. heterosexuellen Geschlechtsverkehr angegeben. Zwar erscheint der kumulative Anteil der durch heterosexuellen Intimverkehr erworbenen HIV-Erkrankung mit 5,1 % bei gemeldeten 8763 AIDS-Fällen verhältnismäßig klein, und anhand dieser Zahl kann nicht von einem Einbruch des Virus in die heterosexuelle Gesellschaft gesprochen werden. Jedoch ist die jahresbezogene Steigerungsrate der durch heterosexuellen Kontakt erworbenen Erkrankung bedeutsam. Sie stieg von 6,8% (September 1990 - August 1991) auf 9,1% (September 1991 - August 1992). Schätzungen zur Gesamtzahl der HIV-Infizierten in der BRD sowie der relativ große Anteil (5,6%) gemeldeter AIDS-Fälle, die kein zuordenbares Infektionsrisiko aufweisen, lassen die steigende Bedeutung dieses Infektionsweges vermuten.

Übertragungsrisiko

Generell gilt, daß die Infektionsgefahr durch den vaginalen Geschlechtsverkehr etwa so effektiv ist wie durch den Analverkehr. In Querschnittsuntersuchungen der Normalbevölkerung Zentralafrikas, wo HIV als endemisch gilt, zeigt sich ein annähernd ausgewogenes Verhältnis zwischen Mann und Frau. Die davon abweichende Statistik des Geschlechterverhältnisses in den westlichen Ländern läßt sich unter Hinweis auf die primäre Inzidenz der Hauptbetroffenengruppen erklären. In allen Kontinenten übereinstimmend weist die überproportionale Prävalenz in den geschlechtsaktiven Altersgruppen auf die Übertragung durch Intimkontakt hin.

Im Vergleich zu anderen sexuell übertragbaren Krankheiten wird die HIV-Erkrankung weit weniger effektiv übertragen. So zeigt sich im Vergleich zur Gonorrhö (50%) und zur Lues (15–20%) nach einer Veröffentlichung der WHO (1987) für die HIV-Infektion eine statistische Wahrscheinlichkeit von unter 1% bei einmaligem ungeschützten Geschlechtsverkehr mit einem Infizierten. Das Übertragungsrisiko von 1:100 bis 1:200 gilt hierbei nach neueren Erkenntnissen für den analen wie vaginalen Geschlechtsverkehr. Die Wahrscheinlichkeit, sich bei einmaligem Kontakt mit HIV zu infizieren, erhöht sich bei Vorliegen bestimmter Kofaktoren. So ist für den Mann die Infektionsgefahr höher, wenn die Frau menstruiert. Bestehen gleichzeitig genitale Entzündungen (Ulzera) oder kleinste Verletzungen (Fissuren), so erhöht sich die Infektionswahrscheinlichkeit um den Faktor 5 bis 10 (Tab. 3-1).

Tabelle 3-1 Statistische Wahrscheinlichkeit einer Infektion nach einmaligem ungeschützten Geschlechtsverkehr (mod. nach WHO 1987).

Infektion	**Übertragungswahrscheinlichkeit (%)**
Gonorrhö	50
Lues	15–20
HIV	<1
HIV und Kofaktoren (Genitalverletzungen, -ulzera, -infektionen, Menstruation)	5–10

Zusätzlich erweist sich der klinisch-immunologische Zustand des HIV-infizierten Partners als Einflußgröße. HIV-Erkrankte mit fortgeschrittenem Immundefekt weisen eine stärkere Kontagiosität auf als Menschen mit asymptomatischer HIV-Infektion. Zu erklären ist dies dadurch, daß die Virämie bei einem asymptomatischen Virusträger äußerst gering ist (für die Beratung bedeutsam!). Symptomatische HIV-Patienten weisen dagegen eine wesentlich höhere Virämie auf. Eine Ausnahme bilden Neu-Infizierte: In der der akuten HIV-Infektion folgenden, mehrwöchigen Zeitspanne sind Viren in großer Zahl im Blut nachzuweisen.

HIV wurde in zahlreichen Körpersekreten des Menschen nachgewiesen. Neben dem Blut hat die Samenflüssigkeit als stark infektiöses Reservoir die größte epidemiologische Bedeutung. Daneben ließen sich im Vaginalsekret, im Urin, im Speichel, in der Tränenflüssigkeit sowie in der Muttermilch HI-Viren finden. Wegen des Virusnachweises in der Muttermilch wird einer HIV-positiven Mutter heute abgeraten, ihr Kind zu stillen. Urin, Speichel sowie Tränenflüssigkeit besitzen nach heutiger epidemiologischer Auffassung nur theoretische Vehikelfunktion.

Infektionsrisiko bei verschiedenen Sexualpraktiken

Verhaltensweisen, die ein besonders hohes Infektionsrisiko beinhalten, sind ungeschützter Anal- sowie Vaginalverkehr. Außerdem zeigt die Zahl der Sexualpartner eine eindeutige positive Korrelation zum Infektionsrisiko. Das Infektionsrisiko ist – statistisch gesehen – erhöht, wenn der Sexualpartner bzw. die Sexualpartnerin einer Risikogruppe angehört. So ist das Risiko einer Frau, sich über einen bisexuellen Mann zu infizieren, oder aber das Risiko eines Mannes, sich über eine Beschaffungsprostituierte zu infizieren, wesentlich höher als wenn der Sexualpartner nicht einer Risikogruppe angehört. (Untersuchungen bei Prostituierten in der BRD weisen per se keine erhöhte HIV-Inzidenz in dieser Gruppe auf.)

Bei der Bewertung des Infektionsrisikos hinsichtlich spezifischer Verhaltensweisen ist der ungeschützte Vaginal- und Analverkehr als hochriskant einzustufen. Hierbei ist zwischen insertivem und rezeptivem Verhalten (aktiver bzw. passiver Rolle) epidemiologisch kein Unterschied. Der Oralverkehr (Cunnilingus, Fellatio) zieht ein bedeutend niedrigeres Infektionsrisiko nach sich, wenn der Austausch von Samenflüssigkeit vermieden wird. Nur in wenigen Fällen ließ sich in der medizinischen Literatur der Infektionsweg über oralen Sex mit hoher Wahrscheinlichkeit vermuten. Mit einem in der Reihenfolge absteigenden Infektionsrisiko sind die orale Stimulation des Anus und anhaltende Zungenküsse (wet kissing) zu nennen (Tab. 3-2). Vom infektiologischen Standpunkt besteht ein, wenn auch geringes, Risiko, das aus epidemiologischer Sicht als nachrangig zu bezeichnen ist. Studien zum verhaltensspezifischen Übertragungsrisiko er-

Tabelle 3-2 Übertragungsrisiko von HIV nach Sexualpraktiken (mod. nach WHO 1987).

Übertragungsrisiko	**Verhaltensweise**
hoch	rezeptiver/penetrierender Anal- und Vaginalverkehr, Fisting (bei Verletzungen der Haut von Hand bzw. Unterarm)
niedrig	orogenitaler Sexualverkehr, Sexualkontakt mit Kondom
sehr niedrig	Zungenküsse („wet kissing“)
kein Übertragungsrisiko	gegenseitige Masturbation, Küsse auf den Mund, Massieren, Umarmungen

weisen sich in ihrer Aussage als ungenau, da Sexualität meist polymorph erlebt wird.

Das sogenannte Fisting (Einführen der Faust bzw. des Unterarms in den Enddarm des Sexualpartners bzw. Sexualpartnerin) ist vor allem dann als riskantes Verhalten zu bezeichnen, wenn Verletzungen der Haut vorliegen. Auf die generell erhöhte Infektionsgefahr bei verletzten und entzündeten Haut- bzw. Schleimhautbarrieren (Zahnfleischbluten, Fieberbläschen, Genitalmykosen, Analfissuren) ist hinzuweisen. In der Beratungssituation hat es sich bewährt, Zurückhaltung bis zum Abheilen der oben genannten Läsionen zu empfehlen. Gegenseitige Masturbation, Küsse auf den Mund, Massieren sowie Umarmungen sind nicht infektionsträchtig.

„safer sex" und „safe sex"

Im Zuge der Präventionsstrategien haben sich Begriffe wie „safer sex" und „safe sex" etabliert. Sie beschreiben die Minimierung bzw. Ausschaltung des Infektionsrisikos beim Intimkontakt. Unter „safer sex" wird der Verzicht auf riskante Sexualpraktiken sowie die Verwendung von Kondomen verstanden. Die Verringerung der Zahl der Sexualpartner reduziert die Gefahr, sich zu infizieren. Der Begriff des „safe sex" bezieht sich auf sexuelles Verhalten bzw. Erleben, das mit höchster Wahrscheinlichkeit eine Übertragung ausschließt (Massieren, gemeinsames Masturbieren). Im Rahmen einer Partnerschaft bildet der vollständige Verzicht auf außerpartnerschaftliche sexuelle Abenteuer sowie ein beiderseitiger negativer HIV-Test einen Rahmen, in dem das gemeinsame Erleben von Sexualität ohne Einschränkungen als Äquivalent von „safe sex" gelten kann.

Zur Vermeidung einer HIV-Infektion ist das Kondom derzeit das sicherste „Verhütungsmittel". Einen 100%igen Schutz kann es nicht garantieren. Wittkowski geht aufgrund epidemiologischer Berechnungen von einer ca. 100fachen HIV-Schutzwirkung des Kondoms gegenüber dem ungeschützten Geschlechtsverkehr aus [6]. Nach seiner Ansicht beträgt der HIV-bezogene Pearl Index für das Kondom etwa 0,5. Im Vergleich dazu beträgt der Pearl Index des Kondoms zur Verhütung einer Schwangerschaft im Mittel 7. Mehrere prospektive Studien mit kleiner Probandenzahl sprechen von Versagerraten des Kondoms von ca. 10%.

In der Zwischenzeit ist die HIV-spezifische Sicherheit von Kondomen durch die Verwendung neuer Stoffe (Latex), die Entwicklung neuer Herstellungs- und Dichtheitsprüfungsverfahren sowie die gesetzlichen Qualitätsprüfungen wesentlich verbessert worden. Bei der Dichtigkeitsprüfung der Latex-Membranen bedient man sich heute bestimmter Pflanzenviren, die im Durchmesser etwa halb so groß sind wie HI-Viren (45 μ gegenüber 100 μ). Im Handel befindliche Kondome, die das Gütezeichen RAL tragen und deren Hersteller Mitglied der Deutschen Latexforschungs- und -entwicklungsgemeinschaft e.V. (DLF) sind, wurden unter infektiologischen Gesichtspunkten mit den neuartigen Verfahren getestet. Es werden auch sogenannte Spezialkondome angeboten, die ganzheitlich oder im Spitzenbereich des Kondoms eine größere Schichtdicke aufweisen

(HT Spezial, Hot Rubber). Daneben sind inzwischen spezielle, innenbeschichtete Kondome erhältlich. Die spermizide Substanz Nonoxinol 9 zeigte in vitro eine Aktivitätshemmung der reversen Transkriptase bei der Virusreplikation des HIV. Trotz aller Fortschritte beim Material wird die Verwendung von Kondomen wohl keinen vollständigen Schutz bieten können, da die Versagerquote zum überwiegenden Teil auf die unsachgemäße Handhabung zurückzuführen ist.

Beratungssituationen

In steigendem Maße tauchen in der Beratungssituation Fragen nach *situationsbezogenen Ansteckungsmöglichkeiten* und *individuellen Risiken* auf. Für den niedergelassenen Arzt bzw. Hausarzt ist es von Vorteil, die familiäre Situation und das soziale Umfeld des Patienten zu kennen. Sollten allgemein gehaltene Fragen nach Ansteckungsrisiken auftauchen, so empfiehlt sich, konkret nachzufragen und im gegebenen Falle sich die erlebte vermeintliche Risikosituation schildern zu lassen. Häufig können hier schon auf Desinformation und falschen Schlußfolgerungen bestehende Ängste aufgelöst werden. Auf die spezielle Dynamik der AIDS-Phobie als einer irrationalen Angst, sich mit HIV infiziert zu haben, wird gesondert eingegangen (s. Kap. 3.5). Das erste Ziel in der Beratungssituation ist, ein tatsächliches Risiko von einem vermeintlichen Risiko abzugrenzen. Lassen sich anamnestisch tatsächlich Hinweise für eine infektionsträchtige Situation feststellen (z. B. wird von einer Frau der ungeschützte Vaginalverkehr mit einem ehemals i.v.-Drogenabhängigen angegeben), so ist der HIV-Test angeraten (s. Kap. 4).

Anders verhält sich die Beratungssituation bei Menschen, die sich in einer *festen Partnerschaft mit einem/einer HIV-Positiven* befinden bzw. die als *HIV-Positive(r) mit einem nicht-infizierten Partner* leben. Neben der Aufklärung über riskantes Sexualverhalten und die hinreichende Schutzwirkung des Kondoms wird sich das Gespräch eher auf die latent oder offen bestehenden Ängste beziehen, sich bzw. den anderen zu infizieren. Diese Gespräche benötigen Zeit. Sie sollten nicht innerhalb der üblichen Sprechstundenzeit erfolgen, sondern auf den Nachmittag verlegt werden. Im übrigen gibt es inzwischen in allen größeren Städten Beratungsstellen, an die verwiesen werden kann.

Sollten *beide Partner HIV-infiziert* sein, verschiebt sich der Beratungsaspekt hin zur Gesunderhaltung. Häufig ist in dieser Situation im Hinblick auf den Kondomgebrauch zu hören, „es sei sowieso alles egal, nun müsse man ja nichts mehr schützen". In zahlreichen virologischen Untersuchungen sind mehr als 100 Subtypen von HIV I beschrieben worden. Die Spontanmutationsrate des HI-Virus im Körper des Menschen ist so hoch, daß bei einem HIV-Erkrankten gleichzeitig mehrere HIV-Subtypen (gelegentlich bis zu 15) nachgewiesen werden können. Empfehlungen zu „safer sex" unter HIV-Infizierten können plausibel gemacht werden, indem auf die mögliche Übertragung von neuen Subtypen oder von Subtypen mit höherer Virulenz mit den möglicherweise negativen Einflüssen auf den Krankheitsverlauf hingewiesen wird.

3.2 Übertragung durch intravenösen Drogengebrauch
Jörg Gölz

Drogenabhängige können sich sowohl über Sexualverkehr als auch über das gemeinsame Benutzen von Nadeln und Spritzen infizieren. Das „needle sharing" ist trotz aller Aufklärungskampagnen weit verbreitet. Es geschieht in drei Standardsituationen, die in ihrer inneren Dynamik schlecht durch Aufklärung beeinflußt werden können.

„Anfixen"
Der Drogenabhängige lernt einen neuen Partner kennen, der vielleicht schon Drogen nimmt, aber zumindest noch nicht spritzt. Um diesen Partner in die eigenen Lebenszwänge einzubinden, wird ihm die Scheu vor der Injektion genommen, indem die ersten Injektionen durch den schon injizierenden Partner durchgeführt werden. Dabei kommt es vor, daß der Anfixende sich zuerst seinen Teil der aufgekochten Menge verabreicht und dann den zweiten Teil mit seinem aspirierten Blut dem anderen injiziert.

Paarbindung
Paare kochen häufig gemeinsam ihren Stoff auf und injizieren mit dem gleichen Besteck nacheinander. Da man mit dem anderen zusammenlebt, ist das ein normaler alltäglicher Akt. Man glaubt zu wissen, wie der andere lebt, und fühlt sich in Sicherheit. Würde einer von beiden die gemeinsame Injektion plötzlich ablehnen, müßte der andere glauben, sein Partner sei infiziert oder aber vermute bei ihm eine Infektion. Eine Demaskierung mit nachfolgendem Mißtrauen in der Partnerschaft wäre die Folge. Die gleiche Situation entstünde, wenn einer der beiden plötzlich Kondombenutzung fordern würde.

Mangel an Spritzbestecken
Der häufigste Anlaß zur gemeinsamen Besteckbenutzung ist die Knappheit an Spritzen und Nadeln bei gleichzeitig drohendem Entzug. Man muß mit anderen zusammen die Nadel benutzen, um schnell das quälende Entzugsgefühl loszuwerden. Diese Situation ist keinerlei Aufklärung zugänglich. Hier wird unter so starkem innerem Druck gehandelt, daß vernunftgesteuerte Alternativen nicht mehr ergriffen werden können. In diese Lage geraten überwiegend die sogenannten Junkies. Als Junkies werden diejenigen bezeichnet, deren Organisationsvermögen nicht mehr ausreicht, eine regelmäßige Vorratsversorgung aufrechtzuerhalten und die deshalb immer halb auf Entzug dem nächsten Schuß hinterherlaufen.

Prävention
Zur Prävention des letztgenannten Infektionsmodus sind ungehinderter Zugang zu sterilem Spritzbesteck und Beratung über Injektionstechnik und Injektionssetting notwendig. Zwar hat der Gesetzgeber dem Rechnung getragen und wer-

tet die Vergabe von sterilem Spritzbesteck nicht mehr als strafbare Verschaffung einer Gelegenheit. Das präventive Ziel wird andererseits von staatlicher Seite dadurch wieder in Frage gestellt, daß das Mitführen eines Spritzbestecks bei Razzien zur Verhaftung führt.

In Strafanstalten besteht meist gar keine Möglichkeit, sterile Bestecke zu erhalten. Den Verantwortlichen ist es offenbar nicht möglich, Konsequenzen aus dem Umstand zu ziehen, daß all ihre Kontrollen gegen den Erfindungsreichtum der Sucht nichts bewirken. In Haftanstalten sind alle Drogen reichlich vorhanden.

Neben sterilem Spritzbesteck ist zur Schadensminderung auch eine Beratung zur *Injektionstechnik* nötig. Auch der niedergelassene Arzt, der drogenabhängige Patienten behandelt, sollte zum „safer use“ anleiten können (Tab. 3-3 bis 3-5). Dies dient nicht der Förderung der Sucht, sondern der Bewahrung des Süchtigen vor noch gößeren Schäden.

Tabelle 3-3 Generelle Regeln zur Injektion.

- Nach Möglichkeit in Ruhe injizieren.
- Am besten immer neue sterile Nadeln und Spritzen benutzen, sonst immer das eigene, sterilisierte Besteck benutzen.
- Stumpfe Nadeln an Reibefläche von Streichholzschachtel anschärfen.
- Beim Spritzen mit anderen zusammen immer die eigene Portion mit dem eigenen Besteck zubereiten und aufziehen.
- Niemals den zweiten Teil einer Spritze eines anderen bzw. einem anderen injizieren.
- Nie den Stoff aus der Spritze eines anderen aufziehen (front-loading).
- In ruhigen Zeiten für einen Vorrat an sterilen Spritzen und Nadeln sorgen.

Tabelle 3-4 Vorbereitung zur Injektion.

- Alle Materialien bereithaben, bevor das Heroin-Päckchen geöffnet wird: Kocher (Löffel, Dosenboden, Flaschendeckel), Feuerzeug oder Kerze, Filter (Zigarettenfilter, Watte), Wasser (Zitronensaft/Essig)
- Hände und Kocher mit Alkoholtupfern reinigen.
- Bei starkem Entzug erst etwas Heroin schnupfen oder rauchen, um ruhig für Zubereitung und Injektion zu sein.
- Das sauberste verfügbare Wasser benutzen: Gekochtes Wasser ist besser als ungekochtes, kaltes Wasser ist besser als warmes, fließendes Wasser ist besser als stehendes.
- Neuen Filter benutzen, keine benutzten Filter zum späteren zweiten Aufkochen aufheben (hohe Infektionsgefahr).
- Flüssigkeit in der Spritze muß klar und partikelfrei sein, sonst nochmals durch neuen Filter aufziehen (Gefahr von Abszessen und Embolien).
- Beim gemeinsamen Aufkochen mit anderen immer mit steriler Spritze vom Kocher aufziehen, kein „front-loading“ durch andere Spritzen.

Tabelle 3-5 Technik der Injektion.

- Nur sterile Nadeln und Spritzen benutzen.
- Neue Einstichstelle mindestens 1 cm vom letzten Einstich wählen, größte erreichbare Vene benutzen.
- Einstichstelle desinfizieren.
- Elastische Abbindung mit leicht zu öffnendem Verschluß benutzen (Seidenstrumpf oder Gummiband mit Laufknoten).
- Rollvenen vor dem Einstich mit dem Finger fixieren.
- Nadel in einem Winkel von 15–35° herzwärts einstechen.
- Keine intraarterielle Injektion (helles Blut, das pulsiert).
- Langsame Injektion, vor allem bei neuem Stoff.
- Nach versehentlichem Daneben-Spritzen die Stelle mit Heparin-Salbe behandeln.

3.3 Übertragung durch Blutprodukte

Gerd Bauer

In der Bundesrepublik Deutschland ist es seit Oktober 1985 Pflicht, Blutkonserven auf HIV-Antikörper zu untersuchen. Viele Blutbanken haben bereits einige Monate früher begonnen, den seit Frühjahr 1985 zur Verfügung stehenden HIV-Antikörper-Test einzusetzen.

Anfang der 80er Jahre traten die ersten AIDS-Fälle in Deutschland auf. Es ist anzunehmen, daß sich diese Patienten bereits Mitte der 70er Jahre infiziert hatten. Die AIDS-Fälle Mitte der 80er Jahre stellen nur die Spitze einer sehr viel größeren Zahl HIV-Infizierter dar. Patienten, die in der ersten Hälfte der 80er Jahre Bluttransfusionen erhalten haben, können sich auf diesem Weg infiziert haben. Mit Einführung der routinemäßigen Untersuchung der Blutkonserven ist diese Gefahr weitgehend beseitigt.

Die Transfusion einer HIV-kontaminierten Blutkonserve führt mit über 90%iger Wahrscheinlichkeit zur HIV-Infektion des Empfängers. Es ist sicherlich der Übertragungsweg mit der höchsten Transmissionsrate. Besteht bei einem Patienten, der nicht den Hauptbetroffenengruppen angehört, der Verdacht auf eine HIV-Infektion, so ist nach Unfällen und Operationen zu fragen, bei deren Behandlung bzw. Verlauf der Patient eine Bluttransfusion erhalten haben könnte.

Auch bei Transfusionen nach dem Oktober 1985 ist eine potentielle HIV-Übertragung nicht völlig auszuschließen. Ein Blutspender, der sich selbst erst kürzlich infiziert hat, ist noch HIV-Antikörper-negativ, und deshalb wird sein gespendetes Blut beim Screening nicht verworfen. Um dieses Restrisiko zu minimieren, werden Blutspender in einem Aufklärungsblatt gebeten, von der Spende abzusehen, wenn sie Risikosituationen ausgesetzt waren, die zu einer HIV-Infektion hätten führen können. Das Risiko, sich heute durch eine Bluttransfusion mit HIV zu infizieren, ist gering. Die Wahrscheinlichkeit liegt bei 1:1 000 000 bis 1:3 000 000.

Nicht nur durch Vollblutkonserven oder Erythrozytenkonzentrate kann die HIV-Infektion übertragen werden, sondern auch durch Blut, das Reinigungsverfahren unterworfen wird. So besteht zum Beispiel bei „gewaschenen Erythrozyten" das Übertragungsrisiko weiter. Zwar dürfte die Transmissionsrate etwas geringer sein, sie liegt aber sicherlich noch bei etwa 70%. Werden nur einzelne Bestandteile des Spenderbluts verwendet, ist dennoch eine HIV-Infektion möglich. Deshalb ist auch Thrombozytenkonzentrat oder Blutplasma, das als FFP (fresh frozen plasma) eingesetzt wird, potentiell infektiös.

Die meisten HIV-Infektionen durch Blutprodukte erfolgten aber nicht durch Einzelblutspenden, sondern durch die gepoolten Blutprodukte. Hier werden aus Hunderten von Blutspenden bestimmte Bestandteile extrahiert. Die HIV-Übertragung durch derartige Blutgerinnungsprodukte wurde nachgewiesen. Bei den labilen Gerinnungsfaktoren war es lange Zeit schwierig, geeignete Reinigungsverfahren zu finden, die die gerinnungsfördernde Aktivität der Produkte nicht zerstörten. Seit Anfang der 80er Jahre stehen derartige Verfahren zur Verfügung. In der Hämophilie-Behandlung wurden die nach dem neuen Verfahren präparierten Faktor-VIII- oder Faktor-IX-Konzentrate meist erst einige Jahre später eingesetzt. Es kam so zu vielen HIV-Infektionen unter den Hämophilie-Patienten.

Für andere, weniger labile Plasmabestandteile wie Immunglobuline bzw. Hyperimmunglobuline sind schon länger virusinaktivierende Verfahren in Anwendung. Eine Übertragungsgefahr besteht somit nicht.

Immer wieder tauchen in den Medien Vermutungen auf, daß der Hepatitis-B-Impfstoff, der auch aus gepooltem Plasma gewonnen wird, ein potentieller Überträgerstoff für eine HIV-Infektion sein könnte. Trotz des breiten Einsatzes dieses Impfstoffs ist aber bisher kein derartiger Fall dokumentiert. Mittlerweile steht auch ein gentechnisch hergestellter Hepatitis-B-Impfstoff zur Verfügung.

3.4 Übertragung von Mutter zu Kind

Gerd Bauer

Die vertikale Transmission des HI-Virus – das heißt, die Übertragung von der Mutter auf ihr Kind – stellt vor allem in der Dritten Welt, aber auch in sozial unterprivilegierten Bevölkerungsgruppen in den Vereinigten Staaten ein zunehmendes Problem dar. In den Entwicklungsländern, wo die Übertragung durch heterosexuellen Verkehr überwiegt, sind Frauen und Männer etwa gleich häufig HIV-infiziert. In den sozialen Randgruppen der Großstädte nimmt die Infektionsrate der gebärfähigen Frauen ständig zu.

Nahm man noch vor wenigen Jahren an, daß etwa 50% der neugeborenen Kinder HIV-positiver Mütter ebenfalls infiziert sind, zeigen die Verlaufsbeobachtungen eine Rate von 25 bis 30%. In einzelnen Studien – oft allerdings mit einer geringen Patientenzahl – lag die vertikale Transmissionsrate sogar nur bei 10 bis 15%.

Seit Bekanntwerden dieses Übertragungswegs der HIV-Infektion wurden drei unterschiedliche Möglichkeiten der Ansteckung des Fetus bzw. Neugeborenen diskutiert:

- Pränatale Infektion: Der Fetus wird während der Schwangerschaft in utero über den Plazentarkreislauf mit dem HI-Virus infiziert.
- Perinatale Ansteckung: Die HIV-Übertragung geschieht während des Geburtsvorgangs, wenn intensiver Haut- und Schleimhautkontakt zu mütterlichem Blut und Vaginalsekret besteht, die beide als infektiös gelten.
- Postnatale Übertragung: Das Stillen wird als potentieller Infektionsweg betrachtet.

Anfänglich wurde der perinatalen Übertragung die größte Bedeutung beigemessen. Dies führte zu der grundsätzlichen Empfehlung, Kinder HIV-infizierter Mütter durch eine Sectio caesarea zu entbinden. Abgesehen von den wenigen Neugeborenen, die postnatal infiziert wurden, geht man heute jedoch von einer pränatalen Infektion während des ersten Schwangerschaftsdrittels aus. Daher bestehen nicht mehr alle Geburtshelfer auf einer Sectio caesarea bei HIV-infizierten Müttern. Für den Verlauf der Schwangerschaft gelten dieselben Empfehlungen wie bei HIV-negativen Müttern.

In den letzten Jahren wird die pränatale Infektion als häufigster Transmissionszeitpunkt angesehen. In vitro konnte bereits gezeigt werden, daß plazentare Stammzellen (Trophoblasten) mit HIV infizierbar sind. Das Vorhandensein von CD4(-ähnlichen)-Rezeptoren scheint hier eine Rolle zu spielen. Ein Schwerpunkt der gegenwärtigen Forschung ist die Ermittlung der Faktoren, die eine Übertragung des Virus auf den Fetus begünstigen. Neuere Studien belegen, daß Mütter mit einer hohen Anzahl im Blut zirkulierender HIV-Antikörper seltener ein HIV-infiziertes Kind gebären. Die Entwicklung erfolgreicher Prophylaxemaßnahmen zur Verhinderung einer vertikalen Transmission innerhalb der nächsten Jahre erscheint nicht unwahrscheinlich.

Auch an der Gefährdung des Kindes während der Laktationsperiode besteht kein Zweifel. Dies ist durch Fallberichte belegt, bei denen HIV-negative Mütter nach der Geburt des Kindes durch HIV-kontaminierte Blutkonserven infiziert wurden. Das später HIV-positive Kind hätte sich weder prä- noch perinatal infizieren können. Es muß also der postnatale Infektionsweg angenommen werden. In der Muttermilch HIV-positiver Frauen läßt sich auch eine hohe Viruskonzentration nachweisen.

Post partum wird der Mutter abgeraten, ihr Kind zu stillen. Allerdings wird auch diese Empfehlung kontrovers diskutiert. Die Möglichkeit einer postnatalen Infektion durch das Stillen ist zwar gesichert, die Wahrscheinlichkeit aber gering.

Der positive HIV-Serostatus einer Mutter stellt eine medizinische Indikation für einen *Schwangerschaftsabbruch* dar. Andererseits wäre es eine unzulässige Vereinfachung einer komplexen Problematik, würde man der HIV-positiven Schwangeren grundsätzlich zum Schwangerschaftsabbruch raten. Es seien hier die Extreme des Konflikts angedeutet: Im Fall einer ehemals drogenabhängigen Schwangeren, die sich mit dem eigenen Kind eine Stabilisierung ihres Lebens erhofft, besteht einerseits die Möglichkeit, daß ein infiziertes Kind geboren wird mit einer kurzen Lebenserwartung, andererseits kann ein gesundes Kind geboren werden, das aber im frühkindlichen Alter seine Mutter verliert.

3.5 AIDS-Phobie

Jörg Gölz

Der Phobiker hat Angst vor einer Situation, die keine Gefahr in sich birgt. Das Unangemessene dieser Angst wird zwar erkannt, diese Erkenntnis kann aber die Angst und die damit verbundenen Vermeidungsstrategien und Kontrollzwänge nicht mildern. Die in der Phobie sichtbare Angst steht stellvertretend für eine nicht bewältigte Angst aus der Kindheit. Meist handelt es sich dabei um Trennungsängste, die nicht gelöst werden konnten und in einer aktuellen Lebenssituation neu belebt werden. Der sexuelle Seitensprung ist oft erstes Anzeichen für eine Trennung aus einer Partnerschaft. Diese Situation mobilisiert Strafängste, wenn Trennung verboten ist. Eine sexuell übertragbare Krankheit, die mit tödlicher „Bestrafung“ verknüpft ist, stellt einen ideal geeigneten Raum für eine solche Angstverlagerung dar. Der AIDS-Phobie kommt also eine Schutzfunktion zu: Sie bewahrt vor dem Erleben einer noch weniger kontrollierbaren Angst. Der sekundäre Krankheitsgewinn – Vermeidung einer unkontrollierbaren Angst durch eine kontrollierbare Angst – erschwert die Bereitschaft zu psychotherapeutischer Behandlung.

Merkmale

Der Patient mit einer AIDS-Phobie unterscheidet sich deutlich von dem Patienten, der nur Angst davor hat, sich bei irgendeiner Gelegenheit infiziert zu haben. Patienten mit begründeter Angst kommen in die Praxis, schildern die Situation und bitten um einen HIV-Test. Nach negativem Test ist die Befürchtung für sie ausgeräumt. Oder aber sie lassen sich auch ohne Test beruhigen, wenn der Arzt ihnen erläutert, daß die geschilderte Situation nicht zur Ansteckung geführt haben kann. Nicht so bei einem Patienten, der unter einer AIDS-Phobie leidet: Er nimmt schon das negative Testergebnis mit Skepsis auf. Nach einiger Zeit kommt er wieder, mit dem Wunsch nach einem erneuten Test oder der Frage, ob er auch auf HIV-2 getestet worden sei. Ein erneuter negativer Test kann nur für kurze Zeit seine Ängste beschwichtigen. Er kehrt regelmäßig mit weiteren Testwünschen wieder.

Diese Patienten haben typische Gemeinsamkeiten: Sie gehören nicht zu einer Risikogruppe. Meist besitzen sie ein gehobenes Bildungsniveau. Häufig ist das auslösende Ereignis ein einmaliger sexueller Gelegenheitskontakt, der schuldhaft verarbeitet wird. In der Vorgeschichte finden sich oft neurotische Erkrankungen, vor allem andere Phobien (Herzphobie). Die Angst wirkt übertrieben, gemessen am tatsächlichen Infektionsrisiko. Die Patienten haben eine hochgradig gesteigerte Aufmerksamkeit für alle körperlichen und funktionellen Veränderungen, die sie dem Arzt detailliert schildern. Besonders die unspezifische frühe Symptomatik der HIV-Infektion mit nächtlichem Schweiß, Diarrhö, Leistungsabfall und Müdigkeit beobachten sie an sich selbst. Da diese Symptome gleichzeitig somatische Äquivalente der Angst sind, schließt sich der Kreis: Die Angst produziert die Symptome, die Angst auslösen. Häufig haben diese Patienten eine Odyssee von Besuchen bei verschiedenen Kollegen hinter sich. Darunter finden sich meist zwei Arten von gescheiterten Arzt-Patienten-Beziehungen:

- Der Arzt hat sich zum Bestandteil des phobischen Arrangements machen lassen und dem Patienten mit wiederholten Tests jeweils kurzfristig Entlastung verschafft, bis schließlich einer von beiden erschöpft den Kontakt abbricht.
- Der Arzt ist mit rationaler Überzeugungsarbeit gegen das Irrationale der Angst angegangen, bis entweder der Patient sich nicht mehr ernstgenommen fühlt, oder der Arzt wütend vor dessen „Unbelehrbarkeit" resigniert hat.

Um dem zu entgehen, kann man mit wenigen Fragen in der Sprechstunde klären, ob eine AIDS-Phobie vorliegt (Tab. 3-6).

Tabelle 3-6 Fragen zur Aufdeckung einer AIDS-Phobie.

- Sind schon mehrere HIV-Tests mit negativem Ergebnis gemacht worden?
- Fanden schon mehrere Arztwechsel deswegen statt?
- Hat die Symptomatik im Zusammenhang mit einem sexuellen Erlebnis begonnen?
- Liegt eine unbeeinflußbare Überzeugung vor, erkrankt zu sein?
- Gibt es anamnestisch Hinweise auf andere Phobien und auf gestörte soziale Beziehungen durch Vermeidungsverhalten?

Treffen mehrere Merkmale zu, muß von einer Phobie ausgegangen werden. Vor weiteren zeitraubenden Verwicklungen, die dem Patienten nicht helfen, sollte der Arzt dann entscheiden, ob er einen AIDS-Phobiker betreuen will und kann, oder ob er den Patienten an einen erfahrenen Kollegen überweist.

Therapie

Ziel des therapeutischen Prozesses muß die Hinwendung zum Problem der Phobie und ihrer Behandlung sein. Im wesentlichen ergeben sich drei Möglichkeiten:

- Zwischen Arzt und Patient stellt sich keine tragfähige Beziehung ein. Das Abraten von weiteren Tests und die Betonung der Psychogenese wird vom Patienten als Zumutung oder Kränkung erlebt. Er bricht den Kontakt ab, um bei einem anderen Arzt von neuem zu beginnen.
- Gelingt es dem Arzt, auch ohne weitere Tests dem Patienten das Gefühl zu vermitteln, in seinem Leiden ernstgenommen zu werden, ist die Voraussetzung geschaffen für eine psychotherapeutische Behandlung.
- Bei fehlender Bereitschaft, sich einer Psychotherapie zu unterziehen, oder aber zur zeitlichen Überbrückung bis zu einer Therapie kann die Angst medikamentös gemildert werden. Dazu eignen sich Benzodiazepine und Neuroleptika mit anxiolytischer Wirkung.

Weiterführende Literatur

1. AIDS-Zentrum im Bundesgesundheitsamt: Bericht über aktuelle epidemiologische Daten. August 1992.
2. Fenichel, O.: Psychoanalytische Neurosenlehre. Walter, Olten 1975.
3. Hoffmann, K. O. K.: Kondome und Spermizide. In: Jäger, H. (Hrsg.): AIDS und HIV-Infektionen, 7. Ergänzungslieferung. ecomed, Landsberg 1991.
4. Jäger, H. (Hrsg.): AIDS-Phobie. Thieme, Stuttgart 1988.
5. Nunberg, H.: Allgemeine Neurosenlehre. Huber, Bern – Stuttgart – Wien 1975.
6. Wittkowski, K.: AIDS trotz Kondom? Eher sterben Sie an einem Verkehrsunfall. Med. Tribune 14 (1988), 46.

4 Der Test

Gerd Bauer

Der HIV-Test ist aufgrund seiner besonderen Bedeutung mit anderen Laboruntersuchungen nicht vergleichbar. Der Arzt, der den HIV-Test in seiner Praxis veranlaßt oder durchführt, muß auf die Konsequenzen eines positiven Testergebnisses vorbereitet sein. Berichte HIV-Erkrankter zu den Umständen, unter denen ihr Test durchgeführt oder das Ergebnis mitgeteilt wurde, zeigen, daß diese Untersuchung oft von Arzt und Patient in der unausgesprochenen Erwartung eines negativen Ergebnisses durchgeführt wurde. Bei positivem Testergebnis waren dann Arzt und Patient gleichermaßen überrascht, verunsichert und ratlos. In einzelnen Fällen war die Hilflosigkeit des Arztes so groß, daß das Ergebnis telefonisch oder schriftlich mitgeteilt wurde, verbunden mit der Bitte, einen anderen Arzt zu konsultieren.

4.1 Technik und Fehlermöglichkeiten

Der Nachweis einer HIV-Infektion erfolgt immer in zwei Schritten, das heißt, durch zwei Testverfahren. Mit einem hochsensitiven Suchtest (Screening-Test: ELISA) kann eine HIV-Infektion bei negativem Ergebnis mit an Sicherheit grenzender Wahrscheinlichkeit ausgeschlossen werden. Fällt dieser Suchtest positiv aus, muß das Ergebnis mit einem zweiten Testverfahren, dem sogenannten Bestätigungstest (Western-Blot, Immunfluoreszenz-Test) verifiziert werden. Eine HIV-Infektion kann erst dann angenommen werden, wenn beide Testverfahren ein positives Testergebnis erbringen.

4.1.1 ELISA

ELISA ist eine Abkürzung für „enzyme-linked immunosorbent assay". Das Testverfahren basiert auf einer Antigen-Antikörper-Reaktion, die durch eine enzymatisch katalysierte Farbreaktion sichtbar gemacht wird. Diese Untersuchung hat eine hohe Sensitivität (99,8%), das heißt, ein falsch-negatives Ergebnis ist heute praktisch ausgeschlossen. In der Literatur sind Fälle eines AIDS-ähnlichen Krankheitsbilds beschrieben worden, in denen jedoch keine HIV-Antikörper nachzuweisen waren. Weltweit handelt es sich um einige wenige Fälle. Heute werden sie als Immunstörungen unklarer Genese gedeutet, wie sie auch schon vor dem Auftreten der HIV-Infektion als medizinische Raritäten beschrieben wurden.

Bei hundertprozentiger Sensitivität eines Tests kann die Spezifität nicht auch bei fast 100% liegen. Es ist wie bei einer zu kurzen Bettdecke, an der zwei ziehen: Um ein falsch-negatives Ergebnis auszuschließen, bedarf es einer besonders hohen Sensitivität des Tests. Die Spezifität kann bei einem solchen Test nicht gleich groß sein. Die beim ELISA auftretenden falsch-positiven Ergebnisse werden durch einen Bestätigungstest, der für HIV sehr spezifisch ist, ausgesondert.

Das Testergebnis ist immer erst nach Durchführung beider Tests vollständig. Das Ergebnis darf dem Patienten erst nach Vorliegen des Bestätigungstests mitgeteilt werden. Die Mitteilung eines alleinigen positiven ELISA ohne Bestätigungstest ist als ärztlicher Kunstfehler zu werten.

4.1.2 Bestätigungstest

Der üblicherweise angewandte Bestätigungstest ist der sogenannte Western-Blot. Virusbestandteile werden nach Art der Gel-Elektrophorese aufgetrennt. Nach Übertragung auf ein anderes Medium erfolgt wiederum eine farbstoffmarkierte Antigen-Antikörper-Reaktion mit dem zu untersuchenden Serum. Mittlerweile sind Western-Blot-Verfahren erhältlich, die mehrere rekombinierte Virusantigene enthalten.

Neben dem Western-Blot werden auch der Immunfluoreszenz-Test (IFT) und der Radioimmunpräzipitations-Test als Bestätigungstests verwendet.

Aufgrund der hohen Spezifität liefert der Western-Blot ein eindeutiges Ergebnis, ob eine HIV-Infektion vorliegt oder nicht. Wenn der ELISA positiv ausgefallen ist, schließt ein negatives Testergebnis im Western-Blot eine HIV-Infektion eindeutig aus.

Nach den Empfehlungen der Bundesärztekammer sollte bei einem positiven Western-Blot die Untersuchung noch einmal wiederholt werden, um zur letzten Sicherheit vor der Mitteilung des positiven Testergebnisses die Gefahr einer Verwechslung der Serumproben auszuschließen.

Tabelle 4-1 stellt synoptisch Vorgehen und Interpretation des HIV-Tests dar.

Tabelle 4-1 HIV-Test.

ELISA	negativ	positiv	positiv
Western-Blot	nicht nötig	negativ	positiv
Patienteninformation	keine HIV-Infektion	keine HIV-Infektion	HIV-Infektion
Bemerkungen	keine	Patient wird erst nach dem Bestätigungstest informiert	Patient wird erst nach der Test-Wiederholung informiert

4.1.3 Empfehlungen zum praktischen Vorgehen

Grundsätzlich sollte mit dem Labor vereinbart werden, daß bei positivem ELISA unverzüglich ein Bestätigungstest angeschlossen wird. So ist darauf zu achten, daß bei der Blutabnahme für den HIV-Test ausreichend Blut für beide Testverfahren asserviert wird. Es ist zu bedenken, daß das Western-Blot-Verfahren wesentlich mehr Zeit in der Verarbeitung erfordert als der ELISA. Dennoch sollten alle Patienten von vorne herein auf eine bestimmte Zeitspanne (ca. eine Woche) vorbereitet werden, nach der sie frühestens ihr Ergebnis mitgeteilt bekommen. Andernfalls entsteht unter den Patienten schnell das Gerücht: „Wenn es länger dauert, ist der Test positiv."

Manche Patienten wünschen einen anonymen HIV-Test. Dies ist in manchen Gesundheitsämtern oder AIDS-Beratungsstellen möglich. Auch einzelne Schwerpunktpraxen bieten – meist in Kooperation mit einer spezialisierten Einrichtung – das anonyme Testverfahren an. Sind derartige Möglichkeiten in der näheren Umgebung nicht verfügbar, kann die Blutprobe an das betreffende Labor unter einem Pseudonym gesandt werden. Der Patient trägt in diesem Fall die Laborkosten selbst. Die Krankenkassen übernehmen in den übrigen Fällen in der Regel die Kosten für den HIV-Test.

4.1.4 Fehlerquellen

Gehört der Patient zu einer Betroffenengruppe mit hoher HIV-Seroprävalenz (i.v.-Drogenabhängige, Homosexuelle) und bestehen klinische Hinweise auf eine HIV-Infektion, sollte ein negativer ELISA gegebenenfalls wiederholt werden, um eine Verwechslung auszuschließen.

Beim Western-Blot kann die Interpretation schwierig sein, wenn es sich um eine frische Infektion handelt. Hierbei kann es bekanntlich sein, daß die Antikörperbildung noch nicht abgeschlossen ist. Dies betrifft im Mittel die sechs- bis zehnwöchige Zeitspanne nach der akuten Infektion. Auch die Seren von HIV-Erkrankten im Spätstadium, die nur noch wenig Antikörper gegen virale Bestandteile enthalten, können gelegentlich ein nicht eindeutiges Ergebnis im Western-Blot aufweisen. In diesen seltenen Fällen sollte ein HIV-erfahrener Laborspezialist zu Rate gezogen werden.

4.2 Beratung vor dem Test

Das Arztgespräch mit dem Patienten vor dem Test ist ebenso wichtig wie das Aufklärungsgespräch danach: Arzt und Patient müssen sich Klarheit verschaffen, ob beide mit einem möglicherweise positiven Testergebnis umgehen können.

Darüber hinaus hat es sich als sinnvoll erwiesen, die bestehenden Ängste des Patienten sowie die befürchteten Konsequenzen und Veränderungen für sein Leben zu verbalisieren. Gegebenenfalls ist auch eine Paarberatung erforderlich.

4.2.1 Bedeutung eines positiven Testergebnisses

Auch bei einem potentiell geringen Risiko sollte angeregt werden, daß der Betroffene sich Gedanken macht, was ein positiver HIV-Test für seine Lebenssituation bedeuten kann. Es sind vorwiegend junge Menschen, die sich testen lassen. Sie haben zahlreiche Pläne für ihr weiteres Leben: Eine zusätzliche Ausbildung ist geplant, ein Kredit für eine Eigentumswohnung wird erwogen, ein Wechsel des Arbeitsplatzes ist vorgesehen. Der Patient sollte sich vorher überlegen, ob und wie sich seine aktuelle Lebensplanung bei einem positiven Testergebnis ändern würde.

4.2.2 Risikoevaluation

Zunächst sollte die grundsätzlich erforderliche Aufklärung über die lebensverändernde Wirkung erfolgen, die ein positives HIV-Testergebnis haben kann. Anschließend sollte geklärt werden, ob der Patient einer Situation ausgesetzt war, bei der es tatsächlich zu einer Infektion kommen konnte, oder ob andere Gründe und Motivationen bestehen, sich Gewißheit über den Infektionsstatus zu verschaffen. Es lassen sich in der Regel drei Gruppen unterscheiden:

- Patienten, die einer der Hauptbetroffenengruppen angehören und ein offensichtliches Risiko in der Anamnese aufweisen
- Patienten, die eine potentielle Ansteckungssituation anamnestisch aufweisen, diese allerdings in deren Gefährlichkeit überbewerten
- Patienten, die kein konkretes Risiko benennen können, sich aber vor Beginn einer Partnerschaft testen lassen wollen oder von einer Lebensversicherungsgesellschaft dazu aufgefordert wurden

Bei der Exploration sollte nicht vergessen werden, den Patienten nach Operationen oder Unfällen zu fragen, in deren Folge Blut oder Blutprodukte (z.B. PBSB) verabreicht wurden. Zur Risikoexploration und der Anamneseerhebung gehört immer eine orientierende körperliche Untersuchung.

Ist das anamnestische Risiko einer Ansteckung gering und zeigen sich bei der körperlichen Untersuchung keinerlei Hinweise, die für eine HIV-Infektion sprechen, kann der Beratungsaufwand bezüglich eines positiven Testergebnisses gering gehalten werden. Bei hohem Risiko und/oder körperlichen oder anamnestischen Hinweisen auf eine Immunstörung sollten die Auswirkungen eines positiven Testergebnisses auf die weitere Lebensgestaltung des Patienten möglichst ausführlich besprochen werden.

4.2.3 Medizinisch indizierter Test

Die Indikation für einen HIV-Test kann aus medizinischer Sicht prinzipiell in zwei Situationen gegeben sein:

- Der Patient gehört einer Hauptbetroffenengruppe an und/oder anamnestisch ist eine offensichtlich risikoreiche Situation zu erheben.

- Bei dem Patienten besteht eine klinische Symptomatik, deren Differentialdiagnose die HIV-Infektion miteinschließt.

Häufig liegt die Kombination beider Indikationen vor. Handelt es sich um einen Patienten, bei dem ausschließlich aufgrund seines Risikoverhaltens eine HIV-Infektion vermutet wird, sollten die medizinischen Vorteile einer frühzeitig nachgewiesenen HIV-Infektion mit dem Patienten besprochen werden. Dazu gehören:

- die Möglichkeit des frühzeitigen Einsatzes einer antiretroviralen Therapie
- die Prophylaxemöglichkeiten gegen häufige opportunistische Infektionen
- die gezielte frühzeitige Diagnostik opportunistischer Infektionen bzw. deren frühzeitige Erkennung und Behandlung

Gemeinsam mit dem Patienten sind die Vorteile einer bekanntgewordenen HIV-Infektion gegenüber den Nachteilen abzuwägen. Der Test sollte dem Patienten keinesfalls aufgezwungen werden. Sinnvoll ist eine Bedenkzeit, in der sich der Betroffene z.B. von Freunden oder Bekannten beraten lassen kann, die einen positiven Antikörper-Test hinter sich haben, oder aber sich mit seinem Lebenspartner bespricht.

Bestehen zusätzlich klinische Symptome, die auf eine HIV-Infektion hinweisen, kann dem Patienten als „Übergangslösung" eine Bestimmung der immunologischen Parameter angeboten werden. Da letztlich Entscheidungen für eine therapeutische Intervention von der klinischen Symptomatik und der Höhe der CD4-Lymphozyten abhängig sind, kann auf diesem Weg der Handlungsbedarf für therapeutische oder prophylaktische Interventionen abgeschätzt werden. Wenngleich selten, so gibt es doch Patienten, die im ersten Augenblick besser mit einer „Als-ob"-Diagnose leben können bzw. sich vom Arzt über die erforderlichen Prophylaxen und Therapiemöglichkeiten aufklären lassen sowie diese in Anspruch nehmen, ohne sich jemals einem HIV-Antikörper-Test unterzogen zu haben. Für manche ist es wohl einfacher, auf diesem Weg und Stück für Stück sich mit der „eventuellen" HIV-Erkrankung auseinanderzusetzen.

Haben Patienten eine klinische Symptomatik, für die differentialdiagnostisch auch eine HIV-Infektion in Betracht kommt, muß diese Erwägung sehr vorsichtig angesprochen werden. Meist sind es Patienten, bei denen anamnestisch kein besonderes Risiko für eine HIV-Infektion besteht. Sie werden in der Regel von dieser differentialdiagnostischen Überlegung überrascht oder schockiert sein. Die HIV-Erkrankung war bisher für sie eine Erkrankung, von der sie sich nicht bedroht fühlten. Gerade bei diesen Patienten, die eine Diskrepanz zwischen subjektivem Infektionsrisiko und HIV-spezifischer Symptomatik aufweisen, ist der Test geboten. Eine Aufklärung vor dem Test ist hier eher in dem Sinne notwendig, wie sie vor einem notwendigen operativen Eingriff erfolgt.

4.3 Beratung nach einem positiven Testergebnis

Die Beratung nach dem positiven Testergebnis ist nicht in einem Gespräch zu erledigen. Es ist eine kontinuierliche begleitende Beratung erforderlich. Aus der

Lebenssituation des Patienten ergeben sich immer wieder Probleme, die im Licht des positiven HIV-Antikörperstatus eine neue Bewertung erfahren.

Die Mitteilung des positiven Testergebnisses sollte in einem ungestörten, zeitlich offenen Gespräch erfolgen. Eine telefonische Mitteilung, die postalische Zusendung des Befunds oder eine Übermittlung über dritte, z.B. durch die Arzthelferin, sind als ärztliche Kunstfehler zu werten.

4.3.1 Erstgespräch

Selbst wenn der Betroffene mit einem positiven Testergebnis gerechnet hat, bedeutet die endgültige Mitteilung eine traumatische Situation. Von den Patienten wird es retrospektiv oft so geschildert, als ob die Todesstrafe ausgesprochen worden wäre. Der Patient befindet sich in einer Ausnahmesituation. Es hat keinen Sinn, im Anschluß an die Ergebnismitteilung sofort zu Sachinformationen überzugehen und über Prognose, Krankheitsverlauf, angemessenen Lebensstil, soziale Hilfen oder gar den Schutz anderer zu sprechen.

Nach der unterstützenden Krisenintervention ist in diesem Gespräch vor allem zu vermitteln, daß der Nachweis der HIV-Infektion nicht den kurz bevorstehenden Tod bedeutet. Als Beispiel kann auf mittlerweile langjährige, symptomfreie Verläufe verwiesen werden. Im Mittelpunkt des Erstgesprächs steht die psychische Stabilisierung und Unterstützung des Patienten. Er soll das Sprechzimmer nicht hoffnungslos verlassen.

Als günstig erweist sich in dieser Situation, wenn der Patient intakte soziale Beziehungen besitzt, in denen er sich aufgefangen fühlt. Allerdings ist das soziale Umfeld der Problematik häufig nicht gewachsen. Bei vielen Menschen bestimmen Vorurteile und ängstliches Zurückweichen das Verhalten gegenüber HIV-Patienten. Der Patient sollte also auch hier beraten werden, wem gegenüber er sich offenbaren kann. Im Zweifelsfall ist angeraten, zunächst nicht mit jedem darüber zu sprechen. Die mit dem Befund oft verbundene soziale Diskriminierung ist ein Faktor, der dem Patienten die Verarbeitung erschwert. Die Mitteilung eines Bronchialkarzinoms – einer Erkrankung mit weitaus schlechterer Prognose als die der HIV-Infektion – ist unter Umständen leichter zu ertragen, da die Tumorerkrankung offensichtlich nicht sozialen Sanktionen unterworfen ist. Bisweilen ist der Hausarzt für den Patienten der einzige Gesprächspartner, mit dem er offen über die HIV-Infektion reden kann.

Wer häufiger HIV-Tests in der Praxis durchführt, sollte Kontaktadressen von Beratungs- oder Selbsthilfegruppen für HIV-Betroffene bereithalten bzw. über weiterführende Beratungsstellen Bescheid wissen. Inzwischen gibt es ein flächendeckendes Netz regionaler AIDS-Hilfen. Daneben gibt es Selbsthilfegruppen oder andere Einrichtungen für die Hauptbetroffenengruppen, die in der Regel einen Beratungsservice für HIV-Betroffene anbieten. Im Erstgespräch sollte der Patient auf diese Einrichtungen hingewiesen werden. Hilfreich ist es, dem Patienten konkrete Ansprechpartner zu nennen.

Am Ende des Erstgesprächs (nach der Mitteilung des positiven HIV-Tests) sollten unbedingt weitere Termine vereinbart werden. Es kann hilfreich sein, wenn sich der Patient zwischenzeitlich Fragen, die ihm zu der Problematik einfallen, auf einem Zettel notiert.

4.3.2 Spätere Beratungen

Die am häufigsten gestellte Frage ist: „Was kann ich selbst dazu tun, mein Immunsystem zu stabilisieren?“ Auf diese Frage gibt es keine allgemeinverbindlichen Antworten. Am sinnvollsten erscheint es, den Betroffenen in seinen persönlichen Strategien der Lebensführung zu bestärken. Der Patient sollte so leben, wie es seinem Charakter und seinen Wünschen entspricht. Es hat keinen Sinn, ihm eine Lebensweise aufzudrängen, die nicht zu seiner Persönlichkeit paßt. Die Empfehlungen für eine gesunde Lebensweise (vgl. Kap. 6.1) sollten sich an den individuellen Möglichkeiten des einzelnen orientieren.

Wichtig ist die Beratung zu safer sex: nicht nur unter dem Aspekt des Schutzes anderer, sondern auch zum eigenen Schutz des Betroffenen vor zusätzlichen Infektionen.

Selbstverständlich sollte nach dem positiven Testergebnis zu einer Untersuchung der zellulären Immunitätslage geraten werden. War vor dem Test der Verdacht auf das Vorliegen einer HIV-Infektion groß, sollten diese Untersuchungen am besten gleich zusammen mit dem Test durchgeführt werden. Die Immunwerte und das klinische Bild sind entscheidende Kriterien für die weitere Beratung des Patienten. Liegt bereits eine erhebliche Immunstörung vor (CD4-Zellen unter 200 Zellen/µl), sind die therapeutischen Konsequenzen zu besprechen.

Die Frage nach der Prognose wird nicht von allen Betroffenen gestellt. Wird sie gestellt, dann meist mit Nachdruck. Das Testergebnis allein sagt über die Prognose nichts aus. Dennoch berichten manchmal Patienten, daß ihnen der Arzt nach dem Test mitgeteilt hätte, daß sie nur noch etwa ein Jahr zu leben hätten. Einen Patienten derart zu beunruhigen, sollte vermieden werden. Bei den höchst unterschiedlichen Verläufen der HIV-Infektion ist eine genaue Prognose im Einzelfall ohnehin nicht möglich. Bei einem HIV-Positiven mit guten Immunwerten können beispielsweise noch acht Jahre oder mehr vergehen, bis sich HIV-assoziierte Erkrankungen einstellen. Der Fortschritt der Behandlungsmöglichkeiten in diesem Zeitraum ist ebenfalls mit einzurechnen. Es ist wahrscheinlich, daß in einigen Jahren die HIV-Infektion wie eine chronische Erkrankung, z. B. Diabetes mellitus, behandelt werden kann. Jedenfalls sollte mit realistischen und hoffnungsvollen Einschätzungen künftiger Therapiestrategien dem HIV-Infizierten begegnet werden.

5 Der Verlauf der Krankheit

5.1 Immunologische und virologische Grundlagen

Gerd Bauer

5.1.1 Das menschliche Immunsystem

Alle Lebewesen benötigen Mechanismen, die sie vor schädlichen Einflüssen aus der Umwelt schützen. So sind Insekten von einem Panzer oder einer Hülle umgeben. In ihrem Körper zirkulieren spezialisierte Zellen, die eingedrungene Fremdstoffe oder Bakterien phagozytieren. Die Wirbeltiere haben, bis hin zu den Säugetieren einschließlich des Menschen, ein höchst komplexes Abwehrsystem entwickelt. Dieses System ist nicht nur in der Lage zwischen „Selbst" und „Nicht-Selbst" zu unterscheiden, sondern es kann auch das als „Nicht-Selbst" Erkannte differenzieren und spezifisch darauf reagieren. Darüber hinaus ist dieses Abwehrsystem lernfähig. Nachdem eine erstmalige Auseinandersetzung mit einem Fremdstoff erfolgt ist, ist das Immunsystem in der Lage, bei wiederholtem Kontakt mit diesem Fremdstoff rasch und gezielt zu reagieren.

Die Strukturen, gegen die sich die Immunantwort richtet, werden Antigene genannt. In den Körper eingedrungene Mikroorganismen – beispielsweise Bakterien – sind von komplexer Struktur. So können verschiedene Merkmale der Bakterienoberfläche jeweils einen eigenen antigenen Charakter besitzen.

Die Immunantwort auf ein Antigen kann in zweierlei Weise erfolgen:

- Das Antigen löst die Bildung von spezifischen Eiweißstoffen (Antikörpern) aus, die dann gezielt mit dem Antigen reagieren. Die Antikörper gehören gemäß ihrer chemischen Struktur zu den Globulinen. Sie können in allen Körperflüssigkeiten vorkommen und auch über exkretorische Drüsen in den Speichel oder in den Darm abgesondert werden. Meist wird die Antikörperreaktion von anderen Eiweißstoffen unterstützt. Vor allem das Komplement-System vervollständigt die Wirkung der Antikörper. Die Immunantwort durch Antikörper wird als *humorale Immunität* bezeichnet.
- Ein Antigen kann aber auch die Vermehrung von Immunzellen hervorrufen, die sich direkt mit dem Antigen auseinandersetzen. Diese Reaktionsweise des Immunsystems wird als *zelluläre Immunität* bezeichnet.

Die meisten Immunreaktionen kommen durch ein Zusammenspiel der humoralen und der zellulären Immunität zustande.

Die Zellen des Immunsystems

Die im Körper verteilten Zellen des Immunsystems, zum Teil im Blut zirkulierend, zum Teil ortsständig in Organen, bilden aufgrund ihrer vielfältigen Interaktionen gewissermaßen ein Organ. Die Gesamtmasse beträgt bei einem erwachsenen Menschen mehr als 1 kg. Allein diese enorme Zellmasse weist auf die Komplexität des Immunsystems hin.

Lymphozyten

Die Lymphozyten sind in der Lage, ein spezielles Antigen zu erkennen und darauf zu reagieren. In die Zellmembran des Lymphozyten sind Rezeptoren integriert, die mit dem Antigen reagieren. Der reife Lymphozyt kann nur ein einziges spezielles Antigen erkennen. Diese Antigeninformation kann der Lymphozyt an seine durch Zellteilung aus ihm entstandenen Abkömmlinge weitergeben. Es entsteht so ein Lymphozytenklon. Bei der riesigen Zahl von potentiellen Antigenen (geschätzte Größenordnung 10^8), mit denen der Mensch konfrontiert werden kann, war lange unklar, wie diese Vielzahl von unterschiedlichen Rezeptoren entstehen. Die genetische Information, die in den Keimzellen gespeichert ist, erschien dazu viel zu klein. Man weiß heute, daß sich die Vielzahl der Informationen aus der freien Kombination einer begrenzten Anzahl von Genelementen ergibt. Vergleichbar dem Zahlenlotto, bei dem durch die freie Kombination von sechs aus 49 Zahlen Millionen unterschiedlicher Kombinationen entstehen.

T- und B-Lymphozyten

Für die humorale und zelluläre Immunität sind zwei verschiedene Klassen von Lymphozyten verantwortlich. Diese durchlaufen, ausgehend von fetalen Stammzellen, mehrere Differenzierungsschritte. Die Lymphozytenklassen werden T- und B-Lymphozyten genannt.

Die *T-Lymphozyten* durchlaufen ihre Teilungs- bzw. Differenzierungsschritte im Thymus (*T*-Lymphozyt = *t*hymus dependend). Wenn sie den Thymus in die Blutbahn verlassen, besitzen sie bereits Antigen-spezifische Rezeptoren. Über die Blutbahn erreichen die T-Lymphozyten periphere lymphatische Organe wie Lymphknoten, Milz oder Peyersche Plaques in der Darmschleimhaut. In diesen Organen sind sie an speziellen Stellen zu finden, die als thymusabhängig bezeichnet werden. Die T-Lymphozyten besitzen die Fähigkeit, über das Lymphsystem und den Ductus thoracicus in das Blut zu rezirkulieren. 70% der im Blut zirkulierenden Lymphozyten sind solche T-Lymphozyten.

Die *B-Lymphozyten* durchlaufen ihre Teilungs- und Differenzierungsschritte im Knochenmark (*B*-Lymphozyt = *b*orrow derived). Der Name leitet sich auch von Bursa Fabricii ab, einem Organ bei Vögeln, das speziell der Differenzierung von B-Lymphozyten dient. Die B-Lymphozyten zirkulieren zwar auch in der Blutbahn, sie bleiben aber vorwiegend ortsständig in den Lymphknoten.

Bei der Immunantwort erfüllen B- und T-Lymphozyten unterschiedliche Aufgaben. Die B-Lymphozyten sind für die humorale Immunreaktion zuständig.

Nach Kontakt mit einem Antigen reifen sie zu Plasmazellen aus, die in der Lage sind, Antikörper zu bilden. Die T-Lymphozyten sind hingegen vorwiegend für die zelluläre Immunantwort zuständig. Hier können sie unterschiedliche Aufgaben erfüllen. Manche differenzieren nach Antigenkontakt zu zytotoxischen Zellen, die in der Lage sind, andere Zellen abzutöten. Andere T-Lymphozyten können Substanzen abgeben, die phagozytosefähige Zellen aktivieren. Die wichtigste Funktion der T-Lymphozyten ist aber die Regulation der gesamten Immunantwort. Als Helferzellen können sie sowohl die humorale als auch die zelluläre Immunantwort stimulieren; als Suppressorzellen können sie die Immunreaktion unterdrücken.

Im peripheren Blutausstrich ist kein morphologischer Unterschied zwischen B- und T-Lymphozyten zu erkennen. Mittels monoklonaler Antikörper können aber unterschiedliche Oberflächenmerkmale nachgewiesen werden, die eine klare Unterscheidung zwischen T- und B-Lymphozyten ermöglichen. Da Lymphozyten über eine Vielzahl von Oberflächenmarkern verfügen, lassen sich heute eine Anzahl unterschiedlicher Lymphozyten-Subpopulationen voneinander abgrenzen. Beim Menschen sind diese Oberflächenmerkmale der Lymphozyten in der CD-Nomenklatur erfaßt. CD steht als Abkürzung für „cluster of differentiation".

Lymphozyten-Subpopulationen

Durch die Möglichkeit der Differenzierung der Lymphozyten-Untergruppen aufgrund ihrer Oberflächenmarker zeigte sich auch, daß die Subpopulationen eigene Differenzierungsschritte durchlaufen und unterschiedliche Aufgaben erfüllen.

Die Entstehung dieser Subpopulationen ist genetisch festgelegt. Alle T-Lymphozyten sind aufgrund des Merkmals CD3 zu erkennen. Helferlymphozyten tragen das CD4, zytotoxische T-Lymphozyten das Merkmal CD8.

CD8-Lymphozyten sind unmittelbar an der zellulären Immunreaktion beteiligt. Sie haben die Aufgabe, die Antigen-tragende Zelle abzutöten.

CD4-Lymphozyten besitzen dagegen eine steuernde Funktion. Sie beeinflussen andere Immunzellen durch die Sekretion von Steuersubstanzen (Zytokine). Daher der Name „Helferzellen". Sie können B-Lymphozyten in Antikörper-produzierende Plasmazellen umwandeln und inaktive zytotoxische T-Zellen aktivieren. Auch die Aktivierung weiterer CD4-Helfer-Lymphozyten wird durch sie gesteuert. Bei vielen Antigenen ist eine Immunreaktion ohne CD4-Lymphozyten unmöglich.

Neben Helfer- oder Induktorlymphozyten gibt es auch Lymphozyten mit einer die Immunantwort supprimierenden Funktion. Obwohl sich diese Suppressorzellklasse funktionell eindeutig definieren läßt, kann sie bisher nicht mit einer bestimmten, durch CD-Oberflächenmerkmale charakterisierten Subpopulation in Einklang gebracht werden. Zwar haben manche CD8-Lymphozyten eine Suppressorfunktion; die grundsätzliche Charakterisierung von CD8-Zellen als Suppressorzellen läßt sich daraus aber nicht ableiten.

NK-Zellen

Neben den T- und B-Lymphozyten gibt es Zellen, die sich keiner der beiden Klassen zuordnen lassen. Dazu gehören als wichtigste Gruppe die „natural killer cells“ (NK- oder K-Zellen). NK-Zellen sind Antikörper-abhängige zytotoxische Zellen. Sie selbst können das Antigen nicht erkennen und verfügen auch nicht über ein immunologisches Gedächtnis. Ihre zytotoxische Funktion üben sie aus, wenn das Antigen durch Antikörper markiert ist.

Monozyten, Makrophagen

Die Makrophagen sind als phagozytierende Zellen der älteste Teil des Immunsystems. In den höheren Entwicklungsstufen aber sind sie eingebunden durch vielfältige Interaktionen mit Lymphozyten und Antikörpern. In allen Geweben finden sich phagozytosefähige Zellen, die von den Monozyten im Blut abstammen. Neben den Makrophagen im Gewebe sind dies unter anderem Histiozyten, Osteoklasten, Kupffer-Zellen der Leber und Mikroglia-Zellen.

Die Phagozytose von antigenem Material durch die Makrophagen wird beschleunigt, wenn das Antigen durch Antikörper markiert ist. Die Makrophagen/Monozyten besitzen auf ihrer Oberfläche Rezeptoren für den FC-Teil der Immunglobuline (FC-Teil = Basis des Ypsilon-förmigen Immunglobulin-Moleküls).

Die Makrophagen sind die entscheidenden Zellen bei der Elimination intrazellulär lebender Bakterien (Mykobakterien, Salmonellen, Listerien und Brucellen). In einem mehrstufigen Prozeß werden Makrophagen durch T-Lymphozyten aktiviert. Neben der Kontrolle vor allem chronischer bakterieller Infektionen spielen die Makrophagen eine entscheidende Rolle in der Virusabwehr. Makrophagen können:

- Viren phagozytieren
- virusinfizierte Zellen lysieren
- Adsorption von Viren an Zellmembranen verhindern
- Freisetzung neugebildeter Viren aus Zellen hemmen
- antivirales Interferon produzieren

Die Zytotoxizität gegen Tumorzellen ist eine weitere bedeutende Aufgabe der Makrophagen.

Auch in der Einleitung der Immunantwort können Makrophagen oder Makrophagen-ähnliche Zellen wie die dendritischen Langerhans-Zellen der Haut, eine große Rolle spielen. Antigenes Material wird von den Makrophagen aufgenommen, zerkleinert und die Bruchstücke an der Zelloberfläche den CD4-Lymphozyten präsentiert. Diese Zell-zu-Zell-Kooperation setzt eine genetische Identität zwischen dem Antigen-präsentierenden Makrophagen und den CD4-Lymphozyten voraus.

Nicht zuletzt kann eine immunsuppressive Aktivität von den Makrophagen ausgehen. Beim Überschreiten einer bestimmten Makrophagenzahl in einem Lymphozytengemisch werden immunsuppressive Substanzen sezerniert. Eine dieser immunsuppressiven Substanzen ist Prostaglandin E_2.

Granulozyten
Den größten Anteil der Leukozyten im peripheren Blut stellen die *neutrophilen Granulozyten*. Aufgrund ihrer Fähigkeit, bereits auf geringe chemotaktische Reize zu reagieren, finden sie sich sehr rasch am Ort einer bakteriellen Entzündung oder einer Gewebsnekrose ein. Ihre Hauptaufgabe ist die Phagozytose sowie das intrazelluläre Abtöten von Bakterien. Voraussetzung dafür ist, daß das Antigen durch Immunglobuline oder Komplementfaktoren gekennzeichnet ist.

Neutrophile Granulozyten spielen aufgrund ihrer schnellen Mobilisierbarkeit eine entscheidende Rolle in der primären Bekämpfung bakterieller Infektionen. Bei chronischen Infekten werden sie nach und nach durch Makrophagen ersetzt, da die Lebensdauer der Granulozyten nur wenige Tage beträgt.

Eosinophile Granulozyten treten vor allem bei allergischen Reaktionen und Parasiteninfektionen auf. Ihre Hauptfunktion scheint die Kontrolle gastrointestinal- und mastzellbedingter Immunreaktionen sowie die Abwehr von Parasiten zu sein.

Basophile Granulozyten sind im Blut und Mastzellen im Gewebe enthalten. Sie synthetisieren den Großteil der Substanzen, die an einer anaphylaktischen Reaktion beteiligt sind, also Histamin, Heparin, Serotonin und ähnliche Produkte. Offenbar wird die sekretorische Funktion der basophilen Granulozyten und Mastzellen von den eosinophilen Granulozyten kontrolliert.

Organe des Immunsystems
Es wurde bereits erwähnt, daß die Vielzahl der im Körper vorhandenen immunologisch wirksamen Zellen das eigentliche „Organ" des Immunsystems bildet. Lymphatische Organe im morphologischen Sinn sind vor allem Lymphknoten und Milz. Strukturierte Ansammlungen von Lymphozyten finden sich weiterhin in den Tonsillen, den Peyerschen Plaques und im Appendix.

Die lymphatischen Organe, die durch das Blut- und Lymphgefäßsystem miteinander verbunden sind, stellen Filterorgane dar, in denen eine konzentrierte Auseinandersetzung mit Antigenen erfolgen kann.

B- und T-Lymphozyten finden sich topographisch getrennt in den Strukturen der Lymphknoten. Während die T-Lymphozyten häufig rezirkulieren, bleiben die B-Lymphozyten vorwiegend ortsständig und stellen so nur einen geringen Anteil der Lymphozyten im peripheren Blut dar.

5.1.2 Das HI-Virus

Das HIV (human immunodeficiency virus) gehört zur Familie der Retroviren. Retroviren sind dadurch gekennzeichnet, daß ihre genetische Information in Ribonukleinsäuren kodiert ist.

Außerdem verfügen sie über ein bestimmtes Enzym („reverse Transkriptase"), das die virale genetische Information in DNS überführen kann. Zur Familie der Retroviren gehören drei Untergruppen:

- Onkoviren
- Lentiviren
- Spumaviren

Da das HIV I und das später in Westafrika entdeckte HIV II nicht onkogen sind, werden sie den Lentiviren zugerechnet. Möglicherweise handelt es sich aber auch um eine neue Untergruppe der Retroviren. Den Onkoviren werden HTLV I und HTLV II zugerechnet. Sie können im Menschen eine T-Zell-Leukämie auslösen (*h*uman *T*-cell *l*eucemia *v*irus).

Das HI-Virus ist ein etwa 100–120 nm durchmessendes, lipidumhülltes Gebilde. Das zentrale zylinderförmige RNS-Genom hat eine Länge von 90 nm. Die Ribonukleinsäure-Kette ist definitionsgemäß einsträngig und besteht aus 9300 Nukleotiden. Im Genom sind sowohl die Informationen für die Strukturproteine als auch für Proteine mit enzymatischer oder steuernder Funktion enthalten. Zusätzlich findet sich ein Regulator-Gen, das die Virusreplikation einleiten kann, sobald das in DNS umgeschriebene Virus-Genom in das Gen einer Wirtszelle eingefügt ist.

Die einzelnen Genabschnitte bzw. Strukturproteine (p-Protein, gp-Glykoprotein) sind mittlerweile bekannt. Die viralen Bestandteile sind je nach ihrer chemischen Zusammensetzung mit g oder gp gekennzeichnet. So ist p24 ein Protein des Virusinneren, gp120 ein Glykoprotein der Virushülle. gp120 ist vor allem deshalb erwähnenswert, weil es eine hohe Affinität zum CD4-Rezeptor besitzt.

Wie andere lipidumhüllte Retroviren ist HIV ein leicht inaktivierbares Virus. Bereits die 0,5%ige Lösung eines Lipidlösers (Detergenzien) reicht aus, um HIV zu inaktivieren. Die Inaktivierung wird auch durch eine mindestens 25%ige Alkohollösung, eine mindestens 0,37%ige Formaldehydlösung oder durch Erhitzung über 60 °C für 30 Minuten erreicht. Die Hitzeinaktivierung gilt allerdings nur für gelöstes HIV. Eingetrocknete Substanzen, die mit HIV kontaminiert sind, können nach 30minütiger Erhitzung auf 60 °C noch infektiös sein. Diese Erfahrung wurde auch bei lyophylisierten (gefriergetrockneten) kontaminierten Faktor-VIII-Konzentraten gemacht. Bis zu 36 Stunden nach der Erhitzung auf 60 °C erweist sich kontaminiertes Faktor-VIII-Konzentrat noch als infektiös. Im Trockenzustand scheint HIV sehr stabil zu sein. Deshalb sind kontaminierte Nadeln oder Laborgeräte für einen längeren Zeitraum als infektiös anzusehen. Durch Detergenzien, Alkohol oder Formaldehyd läßt sich jedoch auch das eingetrocknete Virus leicht inaktivieren.

5.1.3 Lebenszyklus des HI-Virus in menschlichen Zellen

Das HI-Virus kann sich in bestimmten menschlichen Zellen vermehren. Es sind dies vor allem Lymphozyten, Makrophagen und Zellen des zentralen Nervensystems. Das Virus hat durch sein Oberflächen-Glykoprotein gp120 eine spezielle Bindungsfähigkeit an den CD4-Rezeptor dieser Zellen. Nachdem das Virus an den Rezeptor gebunden ist, kann es in die Zelle eindringen. Im Zytoplasma der

Zelle wird die nunmehr hüllenlose Virus-RNS durch die virale reverse Transkriptase in DNS umgeschrieben. Weitere Enzyme führen zur Umwandlung in eine ringförmige DNS-Struktur. Diese ringförmige DNS dringt in den Zellkern ein und wird in die DNS der Wirtszelle integriert. Das virale Gen verbleibt in der genetischen Information der Zelle bis zu deren Tod.
Bestimmte – bisher nur teilweise erforschte – Mechanismen können dazu führen, daß das virale Gen aktiviert wird. In diesem Fall wird das virale Gen in RNS kopiert. Gleichzeitig veranlaßt eine messenger-Ribonukleinsäure Zellenzyme, im endoplasmatischen Retikulum virale Proteine und Glykoproteine zu bilden. Die viralen Proteine sammeln sich um das neue HIV-Genom. Anschließend knospen sie aus der Zellmembran aus, in die auf Befehl des viralen Gens bereits die retroviralen Hüllglykoproteine eingelassen sind.

Ist in der Wirtszelle der Mechanismus der Virusbildung eingeleitet, so ist die Zellfunktion ausschließlich auf die Virusproduktion eingestellt, bis der Zelltod eintritt.

Im peripheren Blut HIV-Infizierter sind meist nur wenige mononukleäre Zellen (Lymphozyten und Makrophagen) auch HIV-infiziert. Der Mechanismus der generellen CD4-Zelldepletion ist noch nicht völlig geklärt. Da CD4-Lymphozyten eine steuernde Funktion im menschlichen Immunsystem besitzen, ist es wahrscheinlich, daß HIV-infizierte Zellen eine zytotoxische Wirkung auf nichtinfizierte CD4-Lymphozyten ausüben.

HIV ist ein mutationsfreudiges Virus. So lassen sich aus dem Blut eines Patienten meist mehrere HIV-Varianten isolieren. Die hohe Mutationsrate resultiert vermutlich aus einer fehlerhaften Umschreibung von RNS in DNS. Die größten Variationen werden bei den viralen Hüllproteinen beobachtet. Bereits eine geringgradige Veränderung in der Proteinstruktur führt dazu, daß spezifische zytotoxische T-Zellen oder spezifische Antikörper das Antigen nicht mehr erkennen. Die hohe Mutationsrate ist ein Faktor, der die Elimination des Virus durch das Immunsystem erschwert. Erfahrungsgemäß sind nicht alle viralen Proteine von der Mutation betroffen. Das gp120, das die Affinität zum CD4-Rezeptor herstellt, ist bei nahezu allen Virusisolaten identisch.

Die Heterogenität der HIV-Isolate beim einzelnen Patienten kann die unterschiedlichen Krankheitsverläufe erklären. So scheint es HIV-Mutanten zu geben, die eine besonders hohe ZNS-Affinität besitzen. Das frühzeitige Auftreten der HIV-Enzephalopathie bei relativ hoher CD4-Zellzahl wird somit verständlich.

5.2 Klinischer Verlauf der HIV-Erkrankung

Christoph Mayr

Die HIV-Erkrankung ist ein oftmals wellenförmig verlaufendes klinisches Kontinuum mit breitem Spektrum. Die Bezeichnung wird dem vielgestaltigen Spektrum von Begleitsymptomen und Folgeerkrankungen eher gerecht als der oft fälschlich verwendete Begriff AIDS (acquired immunodeficiency syndrome = erworbenes Immunmangel-Syndrom), der weiterhin als Synonym für die Spätstadien des erworbenen Immundefekts stehen sollte. Die HIV-Infektion ist in ihrem zeitlichen Verlauf als chronische, schleichend progrediente Erkrankung in Ansätzen vergleichbar einer slow-virus-Infektion. Zahlreichen klinischen und seroepidemiologischen Langzeit-Studien ist es zu verdanken, daß elf Jahre nach Auftreten der ersten Krankheitsfälle die Erkrankung hinsichtlich Klinik und Verlauf gut beschrieben ist. Noch 1986 wurde bei einem HIV-Erkrankten von einer mittleren Überlebenszeit von drei Jahren ausgegangen. Dagegen zeigt die Multicenter AIDS Cohort Study (MACS) in ihrer nun zwölfjährigen Langzeit-Beobachtung, daß zwar 60% der einbezogenen HIV-Infizierten an AIDS-definierenden Komplikationen erkrankt sind, aber auch noch etwa 20% der Patienten weiterhin asymptomatische Virusträger sind.

Es sind individuell außerordentlich verschiedene Verläufe der Erkrankung zu beobachten. Sie werfen zunehmend die Frage nach Disposition und Kofaktoren auf. Wenngleich der zugrundeliegende erworbene zelluläre Immundefekt bisher nicht geheilt oder die HIV-Infektion durch Impfungsprophylaxe verhindert werden kann, haben gerade in den letzten drei Jahren „neue Therapiekonzepte geholfen, die HIV-Infektion zu einer chronischen Erkrankung werden zu lassen, die mit der Behandlung von Herzkranken, Krebs-Patienten, Diabetikern und Hypertonikern vergleichbar ist“ (Fischl, 1990).

5.2.1 CDC-/WHO-Klassifikation 1991

Medizinische Klassifikationssysteme haben sich bewährt, um die chronische Erkrankung eines Patienten hinsichtlich zeitlichem Verlauf, Schwere der Störung und Begleitkomplikationen/-erkrankungen zu definieren. Aus der Stadienbestimmung lassen sich unterschiedliche Therapiestrategien und prognostische Aussagen ableiten.

Für die HIV-Erkrankung wurden in den letzten Jahren mehrere Klassifikationssysteme entwickelt. Am gebräuchlichsten erschienen die Klassifikation der Centers for Disease Control (CDC) und die Walter-Reed-Klassifikation. Im Zuge des wachsenden Wissens über den Verlauf der HIV-Infektion und die prognostische Bedeutung klinisch-immunologischer Auffälligkeiten erweisen sich beide heute als unvollständig und ungenau.

Im Jahre 1991 entwickelten deswegen die WHO und die CDC gemeinsam den Entwurf eines neuen „Klassifikationssystems von HIV-Infektion und HIV-Krankheit“. Der Entwurf verwendet gleichermaßen klinische und immunologische Parameter, die eine eindeutige und rasche Zuordnung zulassen. Eine Rückstufung ist in diesem System nicht möglich. Der Entwurf gilt bisher als Empfehlung.

Klinische Kategorien

Die klinischen Kategorien A bis C unterscheiden:

A die latente HIV-Infektion einschließlich akuter HIV-Infektion und persistierender generalisierter Lymphadenopathie
B Krankheitssymptome und Erkrankungen, die häufig mit der HIV-Infektion assoziiert sind bzw. auf einer Störung des zellulären Immunsystems basieren
C Erkrankungen, die nach der CDC-Klassifikation 1987 als AIDS-definierende Erkrankungen genannt sind

Tabelle 5-1 zeigt die Liste der HIV-assoziierten Erkrankungen, Tabelle 5-2 die der AIDS-definierenden Erkrankungen.

Tabelle 5-1 HIV-assoziierte Erkrankungen.

- bakterielle Pneumonien, Meningitiden oder Septikämien
- oropharyngeale Candidiasis
- vulvovaginale Candidiasis (> 4 Wochen, therapierefraktär)
- zervikale Dysplasien und Zervixkarzinom
- konstitutionelle Symptome: Fieber > 38,5 °C, Diarrhöen > 4 Wochen, ungewollter Gewichtsverlust von 5–10% des Ausgangsgewichts
- orale Haarleukoplakie
- Herpes zoster (mit Befall mehrerer Dermatome oder Rezidive)
- idiopathische thrombozytopenische Purpura (ITP)
- Lungentuberkulose
- Polyneuropathie (peripher symmetrisch)

Tabelle 5-2 AIDS-definierende Erkrankungen (= opportunistische Erkrankungen und Tumoren).

- Pneumocystis-carinii-Pneumonie (PcP)
- Toxoplasmose-Enzephalitis (= zerebrale Toxoplasmose)
- Soor-Ösophagitis
- Candida-Bronchitis, Candida-Pneumonie
- chronische Herpes-simplex-Ulzerationen bzw. Herpes-Bronchitis, -Pneumonie, -Ösophagitis
- CMV-Retinitis
- CMV-Infektionen (ohne Leber/Milz)
- Salmonellen-Septikämie (rezidivierend)
- extrapulmonale Kryptokokkose
- chronische intestinale Kryptosporidiose
- chronische interstitielle Isospora-belli-Infektion
- disseminierte oder extrapulmonale Histoplasmose
- atypische Mykobakteriose (M. avium, M. kansasii; disseminierte oder extrapulmonale Verlaufsform)
- Kaposi-Sarkom
- maligne Lymphome (Burkitt-, immunoblastisches, primäres zerebrales Lymphom)
- HIV-Enzephalopathie
- progressive multifokale Leukenzephalopathie
- Wasting-Syndrom

Häufige Krankheitserreger bei AIDS sind in Tabelle 5-3 aufgeführt.

Tabelle 5-3 Häufige Erreger bei AIDS.

	Protozoen	Viren	Pilze	Bakterien/ Mykobakterien
pulmonal	Pneumocystis carinii, Toxoplasma gondii	Zytomegalie-Virus	Aspergillus, Candida albicans, Histoplasma, Cryptococcus	M. tuberculosis, atypische Mykobakterien
gastrointestinal	Kryptosporidien	Herpes-simplex-Virus, Zytomegalie-Virus	Candida albicans	Salmonellen, Campylobacter, Lamblien, atypische Mykobakterien, Shigellen
zerebral/ Retina	Toxoplasma gondii	Zytomegalie-Virus, Herpes-simplex-Virus	Cryptococcus (selten)	M. tuberculosis, Pneumococcus
Sepsis/ disseminiert	Pneumocystis carinii, Toxoplasma gondii	Zytomegalie-Virus	Cryptococcus	Salmonellen, atypische Mykobakterien, M. tuberculosis

Laborkriterien

Die Laborkriterien 1 bis 3 orientieren sich an der aktuellen Zahl der CD4-Lymphozyten (sogenannte Helferzellen) oder der Lymphozyten-Gesamtzahl, wobei erstere bevorzugt zu berücksichtigen ist.
Unterschieden werden die Kategorien:
1 > 500 CD4-Lymphozyten bzw. > 2000 Gesamt-Lymphozyten
2 200–500 CD4-Lymphozyten bzw. 1000–1999 Gesamt-Lymphozyten
3 < 200 CD4-Lymphozyten bzw. < 1000 Gesamt-Lymphozyten

Stadieneinteilung

Da jeder Patient nach klinischen und immunologischen Kriterien eindeutig klassifiziert werden kann, ergeben sich insgesamt neun Kategorie-Kombinationen, die nach der klinisch-prognostischen Erfahrung drei Stadien zugeordnet werden können (Abb. 5-1):
Stadium 1A, 2A, 1B
Stadium II 3A, 2B, 3B
Stadium III 1C, 2C, 3C (AIDS)

5.2.2 Die frühen Stadien

Akute HIV-Infektion

Nur in etwa 10 bis 30% der Fälle tritt die akute HIV-Infektion klinisch in Erscheinung. Bei der Inspektion des Rachens lassen sich auf den Tonsillen meist weißliche, stippchenartige Beläge finden, die an eine Angina tonsillaris erin-

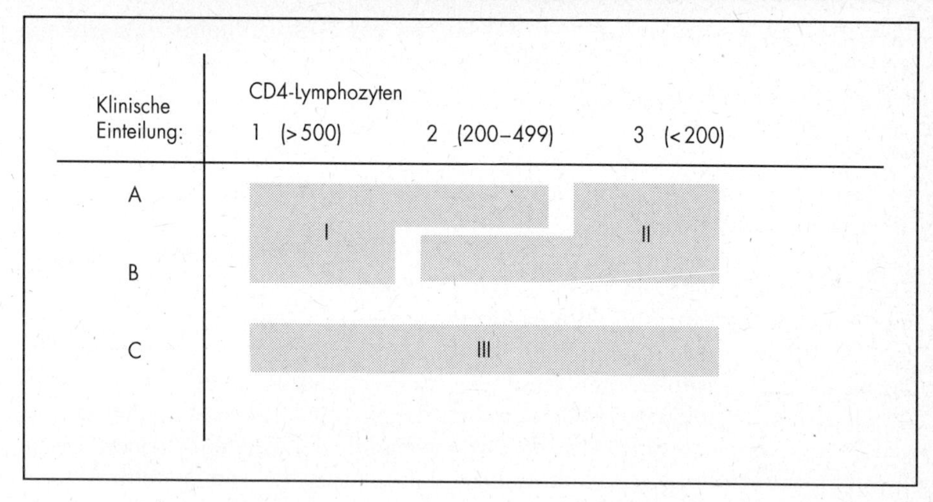

Abb. 5-1 CDC-/WHO-Stadieneinteilung (1991).

nern. Ähnlich der infektiösen Mononukleose werden unspezifische grippale Beschwerden wie Müdigkeit und Abgeschlagenheit, subfebrile Temperaturen, Hals- und Muskelschmerzen angegeben. Gelegentlich bietet sich das Bild eines hochfieberhaften Infekts. Nuchal und zervikal vergrößerte Lymphknoten – zum Teil schmerzhaft im Sinne einer Lymphadenitis – sind bei der akuten Infektion inkonstant zu finden. Die frustrane Behandlung mit Ampicillin bzw. das Auftreten von allergischen Hauterscheinungen (!), ähnlich der Fehlbehandlung einer infektiösen Mononukleose, sollte differentialdiagnostisch auch eine akute HIV-Infektion in Betracht ziehen.

Im Blutbild finden sich keine eindeutigen Veränderungen, am ehesten zeigt sich das Bild eines viralen Infekts mit Monozytose und Lymphozytose. In wenigen Fällen konnte 14 Tage nach Beginn der akuten Symptomatik in der Lymphozyten-Differenzierung der Sturz der CD4-Helferzellen mit einer entsprechenden Inversion der CD4-/CD8-Ratio beobachtet werden (z.B. von 1,3 nach 0,3). Ebenso kann das p24-Antigen (HIV-Antigen) zu diesem Zeitpunkt im Blut nachgewiesen werden. Als Screening-Untersuchung sind beide Untersuchungen jedoch nicht indiziert, zum einen aus Kostengründen, zum anderen zeigt sich auch bei anderen akuten viralen Infektionen kurzfristig eine Verschiebung des lymphozytären Systems zugunsten der CD8-Suppressorzellen (Mononukleose, Hepatitis).

Als sichere Nachweis-Methode einer HIV-Infektion bietet sich der ELISA in Verbindung mit einem Bestätigungstest (Western-Blot, Immunfluoreszenz-Test) an. Erfahrungsgemäß ist in der Regel nach zehn bis zwölf Wochen die Antikörper-Bildung abgeschlossen, das heißt, die HIV-Infektion durch Test zu verifizieren bzw. auszuschließen. Im Durchschnitt wird die Serokonversion bereits nach vier Wochen sichtbar. Um jedoch hinreichend sichere Aussagen geben zu können, wird ein Zeitraum von zwölf Wochen bis zum Test empfohlen. In seltenen Fällen ist die HIV-Antikörperbildung mit einer Latenz von bis zu zwölf Monaten eingetreten. Wo Zweifel bestehenbleiben, sollte der Test nach einem Vierteljahr wiederholt werden.

Der asymptomatische HIV-Patient und die persistierende Lymphadenopathie

Die HIV-Infektion verläuft in der Regel über viele Jahre klinisch stumm. Als einzig begleitendes Symptom lassen sich bei der sorgfältigen körperlichen Untersuchung Lymphknotenvergrößerungen finden, die vor allem nuchal, präzervikal, submandibulär sowie axillär imponieren. Eigene Beobachtungen lassen auch den inguinalen Lymphknoten einen gewissen Aussagewert zukommen, wenngleich diese Lymphknotenstationen bei der Lymphadenopathie definitionsgemäß nicht berücksichtigt werden. Die sogenannte persistierende generalisierte Lymphadenopathie (PGL) kann klinisch äußerst variabel sein. Vereinzelt können, ohne Anhalt für andere lymphotrope Erkrankungen, bis zu kastaniengroße Lymphknoten getastet werden. Intermittierend können die Lymphknoten im Sinne einer Adenitis Schmerzen verursachen.

Während noch frühere Stadien-Einteilungen (Walter-Reed-Klassifikation, Frankfurter Klassifikation, CDC 1987) dem Lymphadenopathie-Syndrom einen eigenen Stellenwert im Verlauf der HIV-Erkrankung beimaßen, hat die PGL heute keinerlei klinische Relevanz. Im Verlauf der (sonst) asymptomatischen Phase entwickeln bis zu 90% aller Patienten vergrößerte Lymphknoten. Im individuellen Verlauf ist die Lymphadenopathie variabel.

Die Bestimmung der CD4-Lymphozyten in dieser Phase wird, je nach Ausgangsbefund, etwa vierteljährlich bis jährlich empfohlen. So können frühzeitig Helferzelldepletionen erkannt und gegebenenfalls entsprechend Prophylaxemaßnahmen empfohlen werden. Da die Zahl der CD4-Lymphozyten physiologischerweise Schwankungen unterliegt, sollte bei einem Absinken der Lymphozyten in einen „kritischen" Bereich vor Einleitung der Prophylaxemaßnahmen eine kurzfristige Wiederholung der Lymphozytenbestimmung stehen.

5.2.3 Die späten Stadien

HIV-assoziierte Erkrankungen

Eine uneinheitliche Gruppe von Krankheitssymptomen, Laborveränderungen und Begleiterkrankungen weist auf die zunehmende Störung der zellulären Immunabwehr hin.

Zu den konstitutionellen Symptomen zählen Fieberschübe über 38,5 °C, Diarrhöen ohne Erregernachweis, die länger als vier Wochen bestehen, Nachtschweiß sowie ungewollter Gewichtsverlust von bis zu 10% des Körpergewichts. Diese sogenannte „B-Symptomatik", die der unspezifischen Symptomatik bestimmter Tumoren, wie z.B. des Morbus Hodgkin, ähnlich ist, ist als Aktivitätszeichen der HIV-Infektion aufzufassen. Sollten diese Symptome persistieren bzw. in kürzeren Phasen erscheinen, so sind mit dem Patienten therapeutische Maßnahmen in Erwägung zu ziehen. Erfahrungsgemäß lassen sich die konstitutionellen Symptome positiv durch die antiretrovirale Therapie mit Zidovudin (AZT, Retrovir®) beeinflussen.

Häufig werden vom Patienten Parästhesien oder ziehende bzw. brennende Schmerzen in den Beinen angegeben. Diese können auf eine HIV-assoziierte periphere Polyneuropathie hinweisen. Sie betrifft klassischerweise symmetrisch die distalen Partien der unteren Extremitäten und führt hauptsächlich zu sensiblen Ausfällen. Ursächlich ist der neuropathogene Mechanismus durch HIV erwiesen. Seltener kommen daneben passagere Myalgien und Arthritiden vor. Insgesamt läßt sich eine Vielzahl von Beschwerden des Bindegewebsapparats im Sinne von Autoimmunphänomenen deuten, wenn sich kein Anhalt für eine andere Erkrankung ergibt.

Eine ähnliche Pathogenese liegt der HIV-assoziierten Thrombozytopenie zugrunde. Sie kann im Zusammenhang mit dem bei HIV-Patienten häufigen Nachweis von Immunkomplexen interpretiert werden. In der Regel zeigen sich die Thrombozytopenien isoliert im peripheren Blutbild. Sie kommen selten in Verbindung mit petechialen Blutungen vor.

Bei der HIV-Infektion treten eine Reihe gynäkologischer Probleme (vulvovaginale Candida-Infektionen, zervikale Dysplasien) auf, so daß bei deren rezidivierendem Auftreten an eine HIV-Infektion gedacht werden sollte.

Der atypische klinische Verlauf einiger viraler und bakterieller Infektionen wird bei HIV-Patienten gehäuft beobachtet. Rezidivierende bakterielle Pneumonien, Begleitmeningitiden sowie septische Verläufe weisen auf eine Immunabwehrschwäche hin. Herpes-zoster-Infektionen mit zum Teil atypischer Klinik – Beteiligung mehrerer Dermatome, bilateraler Befall, nicht Dermatombezogen – sind seit langem als HIV-assoziierte Erkrankungen bekannt. Nicht zuletzt die Häufigkeit pulmonaler Tuberkulosen bei HIV weist in einem neuen Rahmen auf die Pathogenese von Mycobacterium tuberculosis bei T-Zell-Defekten hin.

Rezidivierender Mundsoor stellt die häufigste HIV-assoziierte Begleiterkrankung dar. Pathogenetisch eindeutig lassen sich weiße, abwischbare Beläge im Bereich von Zunge, bukkaler Wangenschleimhaut, am Gaumen sowie an der Rachenhinterwand feststellen.

Davon abzugrenzen, jedoch ebenso HIV-assoziiert, ist die hairy leukoplakia (Haarleukoplakie). Sie bleibt in Form von weißlichen kokardenartig-derben (nicht abwischbaren) Musterungen auf den lateralen Zungenrand begrenzt.

AIDS-definierende Erkrankungen

Der fortgeschrittene T-Zell-Defekt wird klinisch apparent durch eine Reihe von Infektionen. Die auslösenden Erreger sind ubiquitär verbreitet bzw. führen bei einem Immunkompetenten nicht zu Krankheitserscheinungen. Entsprechend dem zugrundeliegenden Pathomechanismus lassen sich primär Protozoen- und Viruserkrankungen sowie Mykosen finden, daneben durch Mykobakterien hervorgerufene Infektionen. Bei Auftreten dieser Infektionen spricht man von opportunistischen Infektionen (s. Tab. 5-2). Gleichfalls zeigt sich im Rahmen der HIV-Erkrankung eine erhöhte Inzidenz bestimmter Tumoren, besonders des Kaposi-Sarkoms und der Non-Hodgkin-Tumoren. Wegen ihrer Häufigkeit haben auch bakterielle Infektionen (Salmonellen-Septikämie) sowie die HIV-Enzephalopathie und das Wasting-Syndrom Einlaß in die Klassifikation gefunden.

Das Auftreten dieser Erkrankungen signalisiert das klinisch fortgeschrittene Stadium der HIV-Erkrankung, das gleichbedeutend mit dem sogenannten Vollbild AIDS ist.

Die gesonderte klinische und therapeutische Relevanz dieser AIDS-definierenden Erkrankungen rechtfertigt die gesonderte und ausführliche Darstellung.

5.3 AIDS-definierende Erkrankungen

Christoph Mayr

Das Auftreten spezifischer Infektionskrankheiten oder Tumoren (s. Tab. 5-2) im Rahmen einer HIV-Erkrankung weist auf das fortgeschrittene Stadium des erworbenen Immundefekts hin. Entsprechend den klinischen Kriterien sprechen wir vom Vollbild AIDS.

Die Erfahrung zeigt, daß die Inzidenz der Infektionen – mit wenigen Ausnahmen – in enger Relation zum Immunstatus des Patienten steht. Hingegen läßt sich bei den Tumoren hinsichtlich der CD4-Lymphozyten ein breites Verteilungsmuster finden.

Während die Mehrzahl der Erreger beim Immunkompetenten zur physiologischen Flora gehört (Candida), zu einer stillen Feiung führt (Herpes simplex) oder aber im besten Fall oligosymptomatisch abläuft (Toxoplasmose, CMV-Infektion), so führen diese Erreger beim AIDS-Patienten zu manifesten, schweren Erkrankungen mit zum Teil foudroyantem Verlauf. Hierfür hat sich der Begriff der *opportunistischen Infektion* etabliert. Daneben zeigt sich, daß Infektionen bei AIDS klinisch schwerer verlaufen, die Tendenz zur Generalisierung besitzen, atypische klinische Verläufe offenbaren und häufig zu Rezidiven führen.

Prophylaxemaßnahmen sowie erfolgversprechende Therapieansätze haben zur Folge, daß das AIDS-definierende Erregerspektrum hinsichtlich der Prognose deutlich differenziert werden muß. Andererseits ist die Rezidivgefahr groß, Rezidivprophylaxen sind deshalb im weiteren Verlauf ratsam (s. Kap. 17.3).

Die Prognose der opportunistischen Erkrankungen ist in erster Linie von einer frühzeitigen Diagnose abhängig. Bei Beschwerdepersistenz oder Symptomverschiebungen unter Behandlung einer opportunistischen Infektion sind erneut diagnostische Maßnahmen einzuleiten. Nicht selten kündigt sich im Schatten der einen Infektion die nächste Infektion durch diskrete Symptomveränderungen an. Häufig lassen sich, z. B. in der Bronchoskopie, mehrere Keime gleichzeitig feststellen. In etwa 70% der Fälle wird in der bronchoalveolären Lavage eine pathogene Mischflora nachgewiesen.

5.3.1 Pneumocystis-carinii-Pneumonie

Die Pneumocystis-carinii-Pneumonie (PcP) ist die häufigste opportunistische Infektion im Rahmen der HIV-Erkrankung. Ca. 80% der Patienten erkranken im Lauf ihres chronischen Immundefekts daran. In ca. 60% der Fälle ist sie die erste AIDS-definierende Infektion.

Bei weniger als 200 CD4-Lymphozyten/µl ist mit einer Pneumocystis-carinii-Pneumonie zu rechnen.

Klinik

Die klinische Symptomatik zeigt sich variabel. Zur klassischen Symptomen-Trias gehören trockener Husten, Dyspnoe sowie Fieber. In den wenigsten Fällen treten die Symptome gleichzeitig auf. Über Tage bis Wochen persistierendes Hüsteln oder subfebrile Temperaturen stehen im Vordergrund. Die Symptomatik kann leicht als chronische Bronchitis, Raucherhusten oder aber protrahiert verlaufender Virusinfekt mißgedeutet werden. Foudroyante Verläufe mit Symptomprogredienz über wenige Tage kommen seltener vor. Häufiger bestehen begleitend Leistungsminderung, Abgeschlagenheit sowie Belastungsdyspnoe (Treppensteigen!). Im weiteren Verlauf kommt es zu einer Symptomverschärfung, wobei der Husten an Intensität zunimmt, die Dyspnoe sich nun auch in Ruhe zeigt oder als Tachypnoe in Erscheinung tritt. Der Patient hat das Gefühl, nicht mehr frei durchatmen zu können. Der nächtliche Schlaf ist stark beeinträchtigt.

Im fortgeschrittenen Stadium führt die Dyspnoe und Zyanose des Patienten zu einer Blickdiagnose. Spätestens zu diesem Zeitpunkt ist eine sofortige stationäre Einweisung erforderlich. Unbehandelt führt die PcP unter dem Bild einer respiratorischen Ateminsuffizienz zum Tod. Zuweilen kommt bei foudroyantem Verlauf auch die Therapie zu spät.

Bei gutem Immunstatus mit CD4-Zellen über 200/µl und/oder fulminant auftretenden Beschwerden, ist differentialdiagnostisch an eine Pneumokokken-Pneumonie oder andere bakterielle Infektionen zu denken.

Unter der üblicherweise gegebenen Primärprophylaxe mit Pentamidin zeigen sich gelegentlich atypische Verläufe einer Pneumocystis-carinii-Infektion. Radiologisch kann sie sich atypischerweise als isolierte einseitige Verschattung im Bereich der Oberfelder manifestieren. Daneben kommen zystische oder bullöse Veränderungen radiologisch zur Darstellung. Auch ein Spontanpneumothorax sollte an eine PcP denken lassen. In seltenen Fällen wurden extrapulmonale Pc-Manifestationen beschrieben (Hepatitis, Sepsis, Niereninsuffizienz).

Diagnostik

Die Perkussion und Auskultation der Lunge ergibt typischerweise keinen pathologischen Befund. Ein Röntgen-Bild des Thorax sollte in jedem Fall angestrebt werden. Auch hier kann sich ein regelrechtes Bild ergeben. Typischerweise werden jedoch feine, streifige, perihilär beidseits im Mittel- und Unterfeld betonte Zeichnungen (Schmetterlingsfigur) im Sinne einer interstitiellen Pneumonie beschrieben. Die Lungenfunktionsprüfung offenbart schon relativ frühzeitig eine restriktive Ventilationsstörung mit Erniedrigung der Vitalkapazität. Diagnostisch hinweisend kann ebenso ein erniedrigter Sauerstoffpartialdruck in der Blutgasanalyse gefunden werden. In jedem Falle ist die Diskrepanz zwischen Symptomatik sowie gemessener Funktionseinschränkung der Lunge einerseits und einem wenig auffälligen radiologischen sowie klinischen Befund andererseits verdächtig auf eine Pneumocystis-carinii-Pneumonie.

Der gesicherte Erregernachweis ist in jedem Falle anzustreben. Dies geschieht entweder über die Sputumprovokation mittels hypertoner Natriumchlorid-Lösung oder durch die direkte Bronchoskopie mit bronchoalveolärer Lavage. Wenn der klinische Zustand des Patienten nicht bedrohlich erscheint, sollte bei negativer Sputumprovokation diese wiederholt werden. Bei mittlerer bis schwerer Symptomatik muß unverzüglich mit der Therapie begonnen werden. Erfahrungsgemäß können die Pneumozysten auch noch nach mehreren Tagen in der Bronchoskopie/broncho-alveolären Lavage (BAL) identifiziert werden.

Therapie

Die ambulante Behandlung der PcP durch den niedergelassenen Arzt ist möglich. Diese sollte – in jedem Fall mit Erregernachweis – aber nur bei leichtem klinischen Beschwerdebild erfolgen. Im eigenen Erfahrungsbereich sind erfolgreiche ambulante Behandlungen bei PcP durchgeführt worden. Die ambulante Behandlung setzt die gute Compliance des Patienten und ausreichende Erfahrung des behandelnden Arztes voraus.

Die in der Regel erforderliche Therapiedauer von drei Wochen sollte nicht unterschritten werden. Bei schnell einsetzender Symptomfreiheit kann die intravenöse Behandlung in der dritten Woche durch eine Inhalationsbehandlung mit Pentamidin abgelöst werden. Bei leichter PcP ist eine dreiwöchige Inhalationsbehandlung mit Pentamidin (2 × 300 mg/d) zu erwägen.

Die wiederholte Bestimmung der Vitalkapazität (und Atemfrequenz) bzw. Blutgaskontrollen dokumentieren den Therapieerfolg bzw. ein Fehlschlagen.

Auf jeden Fall sollte der Patient unter Therapie nicht voll mobilisiert sein. Bei Patienten, die aufgrund schneller Symptomfreiheit frühzeitig aus der stationären Behandlung entlassen wurden, wurde mehrmals unter Therapie ein Rückfall beobachtet.

5.3.2 Toxoplasmose-Enzephalitis

Die zerebrale Toxoplasmose ist eine der häufigsten opportunistischen Infektionen bei AIDS. Seit Einführung der Primärprophylaxe gegen die Pneumocystis-carinii-Pneumonie und der damit verbundenen verlängerten Lebenserwartung ist eine steigende Inzidenz im Rahmen der HIV-Erkrankung festzustellen, die lokal mit über 60% angegeben wird. Im Vergleich zu Europa wird sie in den Vereinigten Staaten wegen einer geringen Durchseuchungsrate eher selten gesehen.

Die klinische Manifestation ist bei 100 CD4-Lymphozyten/µl und weniger zu befürchten.

Bei der Toxoplasmose-Enzephalitis handelt es sich in den meisten Fällen um eine unter der erworbenen Immunsuppression ausgelöste Reaktivierungsreaktion nach stattgehabter stiller Infektion. Neuinfektionen können daneben nicht ausgeschlossen werden.

Klinik

Während bei normaler Immunitätslage die Toxoplasmose klinisch inapparent oder als Mononukleose-ähnliches Krankheitsbild verläuft, tritt sie im Rahmen der HIV-Infektion in Form einer Toxoplasmose-Enzephalitis mit vielgestaltigem klinischem Erscheinungsbild auf. Symptome, die schnell die Verdachtsdiagnose nahelegen, sind Paresen, Aphasien, Ataxien, Krampfanfälle sowie Bewußtseinseintrübungen bis hin zum Koma. Daneben sind schleichend verlaufende Symptome wie Konzentrationsschwäche, Benommenheit und Wesensveränderungen zu nennen. Fieber und/oder Zephalgien, bisweilen auch unstillbares Erbrechen (gesteigerter Hirndruck) ohne Hinweis auf Beteiligung des Gastrointestinaltrakts, sollten immer an eine zerebrale Toxoplasmose denken lassen. Symptomarme Bilder mit Wesensveränderung und motorischer Verlangsamung oder aber therapieresistenten Zephalgien als einzigem Symptom sind möglich.

Neben der zerebralen Manifestation der Toxoplasmose ist die Beteiligung des Auges in Form einer Retinochorioiditis relevant (s. Kap. 7.5). Selten zeigt sich die Toxoplasmose als disseminiertes Sepsisgeschehen oder in Form einer Pneumonitis bzw. Myokarditis.

Diagnostik

Bei entsprechendem Verdacht, der vor Ort durch einen grobneurologischen Befund und Dokumentation der Ausfallserscheinungen erhärtet werden kann, ist unverzüglich die „Diagnosesicherung" durch bildgebende Verfahren (Computertomographie, Kernspintomographie) anzustreben. Typischerweise zeigen sich eine oder mehrere Dichteminderungen, die nach Kontrastmittelgabe entweder als Ringstrukturen oder als homogene Kontrastspeicher imponieren, meist von einem perifokalen Ödem begleitet.

Bei weiterbestehendem klinischem Verdacht und unauffälligem CCT-Bild ist ein nuclear magnetic resonance tomography (NMR) des Gehirns anzustreben. Häufiger jedoch ist die Diskrepanz zwischen ausgeprägtem Befund im bildgebenden Verfahren (häufig Begleitödem) und diskreter klinischer Symptomatik.

Abgesehen von der Toxoplasmose-Polymerase chain reaction (PCR) in Blut und Liquor ergeben zusätzliche Labor- bzw. Liquoruntersuchungen keine zusätzliche Information. Antikörper-Bestimmungen sind von beschränkter Aussagefähigkeit, da der primäre Durchseuchungs-Titer mit 50 bis 70% in der Bevölkerung hoch ist. Außerdem können IgM-Antikörper bei bestehender Immunschwäche nicht erwartet werden. Während die Toxoplasmose-Serologie

(ELISA, nicht KBR) zur Screening-Untersuchung beim Erstkontakt mit dem HIV-Patienten gehört, ist sie zur Diagnosesicherung nicht geeignet. In seltenen Fällen konnte bei negativer Serologie eine floride Toxoplasmose beobachtet werden.

Bei entsprechendem klinischen und radiologischen Verdacht erfolgt die „Diagnosesicherung“ durch das Ansprechen der gezeigten klinischen Symptomatik auf die schnell eingeleitete Therapie. Der Symptomrückgang – nach zwei bis zehn Tagen – gilt als beweisend für die Richtigkeit der Diagnose.

Während die unbehandelte zerebrale Toxoplasmose beim AIDS-Patienten immer zum Tod führt, können auch bei rechtzeitiger Therapie klinische Residuen zurückbleiben. Die radiographische Verlaufskontrolle (CT) nach ca. vier Wochen dokumentiert den Therapieerfolg. Anstelle von Kontrastmittelspeicherungen können dann hypodense Herde, zum Teil Verkalkungsherde, zurückbleiben.

Differentialdiagnostisch ist an ein primäres ZNS-Lymphom oder eine progressive multifokale Leukenzephalopathie (PML, hervorgerufen durch Papova-Viren) zu denken. Grob und vereinfacht kann gelten: Ein Herd läßt eher an ein Lymphom (80%), mehrere Herde eher an eine zerebrale Toxoplasmose denken (80%). Koinzidenzen beider Erkrankungen sind beschrieben. Bei einer teilweisen Rückbildung der Herde ist ein Lymphom zu bedenken. Dagegen läßt sich die PML neben der HIV-Enzephalopathie radiographisch gut von der zerebralen Toxoplasmose differenzieren. Nach stattgehabter zerebraler Toxoplasmose ist eine lebenslange Sekundärprophylaxe notwendig (s. Kap. 7.1.2 und 17.3).

5.3.3 Intestinale Kryptosporidiose

Die Kryptosporidiose manifestiert sich klinisch in typischer Weise als Enterokolitis. Ihr Erscheinen läßt in der Regel auf einen fortgeschrittenen Immundefekt schließen. Während die Kryptosporidiose beim Immunkompetenten, seltener auch bei HIV-Patienten mit stabilem Immunstatus (CD4-Lymphozyten > 250) als selbstlimitierende Durchfallerkrankung auftritt, erweist sie sich im Spätstadium der HIV-Erkrankung als oftmals therapieresistente schwere Durchfallerkrankung mit allen Folgekomplikationen.

Das ubiquitär vorkommende Protozoon, das von Tier und Mensch weitergegeben werden kann, zeigt sich gegen die herkömmlichen Desinfektionsmittel resistent.

Klinik

Klinisch imponieren wäßrige Diarrhöen, mitunter von Tenesmen begleitet. Es kann zu mehr als 20 Stuhlentleerungen pro Tag mit Verlust von mehreren Litern Flüssigkeit kommen. Wasser- und Elektrolytverluste sind die Folge. Die Gefahr einer Diarrhö-bedingten Kachexie ist groß, zumal die vorliegenden Therapievorschläge Versuchscharakter besitzen.

Aggravierend ist bei einigen Patienten Übelkeit und Erbrechen zu beobachten, wodurch sich der Flüssigkeitsverlust noch erhöht und die Exsikkose verstärkt.

Entsprechend der primären Lokalisation der Kryptosporidien im Ileum ist bisweilen eine Affektion der Gallengangswege einschließlich der Gallenblase und des Pankreas zu beobachten.

Diagnostik

Die Diagnose wird durch den Nachweis der Zysten im Stuhl, sonst durch den histologischen Nachweis in der Rektoskopie bzw. Duodenoskopie erbracht.

Therapie

Eine gesicherte Therapie steht nicht zur Verfügung. Im weiteren Verlauf kommt eher der symptomatischen Therapie mit Loperamid und Opium-Tinktur die entscheidende Bedeutung zu.

Die intestinale Kryptosporidiose erweist sich bei relativer Therapieresistenz durch die fortschreitende Auszehrung des Körpers als fatale Erkrankung (s. Kap. 7.1.3 und 17.3)

5.3.4 Candida-Mykosen

Zu den häufigsten opportunistischen Infektionen zählen Candida-Mykosen, meist durch Candida albicans verursacht. Während der sonst saprophytär gedeihende Candida-Pilz bei jedem zweiten bis dritten Menschen mit normaler Immunitätslage als Zufallsbefund auf Haut und Schleimhäuten nachgewiesen werden kann, ist er bei dem erworbenen T-Zell-Defekt in klassischer Weise pathogenetisch. Sein bevorzugt mukokutanes Auftreten führt bei sorgfältiger Inspektion schnell zur Diagnose. Das klinische Erscheinen einer mukokutanen Candidiasis bei bisher asymptomatischer HIV-Infektion kann als Indikator für die Progredienz der Erkrankung gelten. Während der Haut- und Schleimhautbefall in der Regel bei jedem Patienten im Verlauf des Krankheitsprozesses gesehen wird, weist die Soor-Ösophagitis oder eine Candida-Pneumonie auf das Vollbild AIDS hin. Ihr Vorkommen signalisiert ein Versagen des Immunsystems. Systemische Candida-Mykosen sind selten. Breitbandantibiosen, Chemotherapien sowie ausgeprägte Neutropenien gehen der Septikämie durch Candida meist voraus. Klinisch entspricht die Candida-Sepsis dem Endstadium der HIV-Erkrankung.

Klinik

Typischerweise zeigt sich die Candida-Mykose in weißlichen abstreifbaren Belägen auf hyperämischer Schleimhaut. Der orale Soor läßt sich bevorzugt auf dem Zungenrücken, der Wangenschleimhaut, dem harten Gaumen sowie der Rachenhinterwand finden, doch kommen auch exanthematische bzw. rein erythematöse Formen vor. Oropharyngeale Candida-Infektionen zählen zu den häufigsten Begleiterkrankungen bei der HIV-Infektion. Ein fortschreitender oder aber isolierter Befall des Ösophagus bzw. der Lunge erfüllt die Kriterien einer AIDS-definierenden opportunistischen Infektion (s. Klassifikation, Kap. 5.2.1).

Häufig stellt der Mundsoor einen Zufallsbefund dar. Klinische Beschwerden können völlig fehlen. In ausgeprägteren Fällen klagen die Patienten über brennende Schmerzen in Mundhöhle und Rachen, schmerzhafte Schluckbeschwerden sowie Retrosternalschmerzen.

An einen Mitbefall der Speiseröhre ist zu denken, wenn ein Patient Dysphagie und/oder Appetitlosigkeit angibt. In der Folge stellen sich Gewichtsverlust, Anorexie sowie Malnutritionserscheinungen ein. Eine Candida-Ösophagitis ist nicht ausgeschlossen, wenn die Mundschleimhaut des Patienten frei von typischen Belägen ist. In etwa 30% stellt sich die Candida-Ösophagitis als isolierter Befund dar. Auch besteht erfahrungsgemäß keine enge Korrelation zwischen dem Beschwerdeausmaß der Patienten und dem klinischen Befund.

Im eigenen Patientengut konnten – wenn auch selten – hartnäckige Ulzerationen histologisch als Candida-Ulzera diagnostiziert werden. Systemische Mykosen zeigen sich erstaunlicherweise selten bei HIV-infizierten Patienten, ihr Erscheinen ist jedoch immer als vitale Gefährdung zu betrachten. Zur unspezifischen Symptomatik systemischer Mykosen zählen subfebrile Temperaturen, Nachtschweiß und Ermüdung, unklarer Gewichtsverlust, trockener Husten und pleuritische Beschwerden, bei meningealem Befall auch Kopfschmerzen. Bei entsprechendem Verdacht sollte sofort eine stationäre Einweisung erfolgen.

Diagnostik

Im Normalfall ist die oropharyngeale Candidiasis eine Blickdiagnose. Im Zweifelsfall führt die Untersuchung von Abstrich oder Mundspülwasser zur Sicherung der Diagnose.

Therapie

Bei lokal begrenztem Befund erweist sich die lokale Behandlung mit Nystatin, Amphotericin B, Ketoconazol sowie Miconazol-Gel als Kurzzeitbehandlung erfolgreich. Bei schnellen Rezidiven bzw. hartnäckigem Befund ist der Wechsel auf Fluconazol (1–3 × 100 mg/d) indiziert. Bei entsprechendem klinischen Verdacht auf eine Soor-Ösophagitis ist ebenfalls ein Behandlungsversuch mit Fluconazol erlaubt, der Beschwerderückgang beweist die Richtigkeit der Diagnose. Erst bei Beschwerdepersistenz (mehr als zwei Tage) ist eine Ösophagogastroskopie zum differentialdiagnostischen Ausschluß viraler Entzündungen (CMV, Herpes) notwendig.

Da es im Verlauf der HIV-Erkrankung häufig zu antibiotischen Behandlungen, meist mit Breitbandantibiotika kommt, ist bei Patienten mit rezidivierenden oroösophagealen Mykosen eine rechtzeitige Suppression mit Fluconazol angeraten. Eine weiterführende niedrig dosierte Sekundärprophylaxe, z.B. mit Fluconazol 3 × 100 mg pro Woche, empfiehlt sich ebenfalls bei diesen Patienten.

In jüngster Zeit stellt die Fluconazol-Resistenz ein zunehmendes Problem dar. Es empfiehlt sich der Wechsel von Antimykotika.

5.3.5 Kryptokokken-Meningitis

In der westlichen Welt stellt die Kryptokokken-Meningitis die häufigste systemische Pilzinfektion bei AIDS dar.

Während beim Immunkompetenten der Sproßpilz eine stumme Infektion meist der Lunge initiiert, ist das klinische Bild beim immunsupprimierten Patienten von der ZNS-Affinität geprägt.

Überträger ist vornehmlich Taubenkot.

Cryptococcus ist ein häufiger Begleitkeim bei der Pneumocystis-carinii-Pneumonie.

Klinik

Während das pulmonale Primärstadium sowie die hämatogene Streuung häufig symptomarm oder latent verlaufen, führt meist erst die Entwicklung der assoziierten Meningitis zur klinischen Symptomatik. Neben unspezifischen Beschwerden wie Nachtschweiß und Gewichtsverlust weisen Dyspnoe und Husten auf den pulmonalen „Primäraffekt" hin. Meist ist die Anamnese jedoch leer.

Auf die Meningitis weisende Zeichen sind starke bifrontale Zephalgien, begleitet von einem eher milden Meningismus, daneben Übelkeit sowie Erbrechen. In wenigen Fällen kommt der Patient zur Abklärung unklaren Fiebers und allgemeinen Krankheitsgefühls. Da die zerebrale Kryptokokkose als septikämisches Geschehen aufzufassen ist, können bei genauer Untersuchung makulopapulöse Streuherde der Haut (in etwa 10%) hinweisend sein.

Diagnostik

Der Verdacht auf eine zerebrale Kryptokokkose erfordert in jedem Fall die unverzüglich durchgeführte Lumbalpunktion. Der Nachweis von Kryptokokken erfolgt als Antigennachweis im Blut und im Liquor bzw. als Erregernachweis im Liquorsediment (Tusche-Präparat).

Ergibt sich bei pulmonaler Symptomatik und auffälligem Röntgenbefund – Kryptokokken können hier einige Erkrankungen wie Tbc, PcP, CMV-Pneumonie, Bronchialkarzinom imitieren – der Verdacht auf eine Kryptokokkose, so führt der Antigennachweis im Blut eher zur Diagnose als die bronchoalveoläre Lavage. Der Antigennachweis bei einem HIV-infizierten Patienten muß immer als pathologisch erachtet werden. Im Stadium der Generalisierung ist Kryptokokken-Antigen außer im Blut im Urin sowie im Knochenmark nachweisbar.

Bei Fieber unklarer Genese gehört die Bestimmung auf Kryptokokken-Antigen im Blut zur Routinediagnostik.

Therapie

Obwohl sich *Cryptococcus-neoformans*-Infektionen beim HIV-Patienten im Gegensatz zu vielen anderen opportunistischen Infektionen als akute Neuinfektion ereignen, ist nach heutiger Auffassung bei erfolgreicher Therapie eine medikamentöse Erhaltung durchzuführen.

Für die Therapie der Kryptokokken-Meningitis stehen als Mittel der Wahl Amphotericin B und 5-Flucytosin zur Verfügung. Nach unseren Erfahrungen ist eine Ergänzung durch Fluconazol zu einem „Dreierschema" zu empfehlen.

Die etwa vier- bis sechswöchige Therapie sollte zumindest initial stationär erfolgen. Die Therapiedauer orientiert sich an den Antigen-Titer-Verläufen im Blut bzw. Liquor, der Therapieerfolg kann nur bei negativer Kultur (Staib-Agar!) bestätigt werden.

Therapieversager sowie Rezidive der Infektionen verweisen auf die Hartnäckigkeit dieses Opportunisten. Die Prognose ist quoad vitam als ernst zu bezeichnen. HIV-Infizierten wird deshalb empfohlen, den Kontakt mit Vögeln, vor allem Tauben, zu meiden.

5.3.6 Aspergillose

Aspergillus-Infektionen zählen zu den opportunistischen Erkrankungen, die im Spätstadium der HIV-Erkrankung, häufig präfinal, anzutreffen sind. Obwohl der Krankheitserreger *Aspergillus fumigatus* als ubiquitärer Keim gilt, ist offensichtlich ein Zusammenspiel mehrerer Faktoren neben der erworbenen Immunschwäche wegbereitend für die Krankheitsmanifestation.

Aspergillus-Infektionen treten primär als Lungenaffektionen in Erscheinung. Bei Ausbleiben der Diagnose oder infolge des Versagens des Immunsystems ist die Gefahr der sekundären Septikämie groß. Intra vitam wird Aspergillus fast immer gleichzeitig mit anderen Erregern, meistens Zytomegalie-Viren oder Pneumocystis carinii gefunden. Im Rahmen eines septikämischen Bildes ist jedoch vom Befall vieler anderer Organe, hauptsächlich des Gehirns, auszugehen. Aufgrund der uncharakteristischen Beschwerden und vice versa der Möglichkeiten vielfältiger anderer Infektionen bleibt die differentialdiagnostische Überlegung hinsichtlich einer Aspergillose schwierig.

Klinik

Fieber, das über längere Zeit besteht, Zephalgien, Schwindel sowie neurologische Ausfallssymptome können an eine Aspergillose denken lassen. Die pulmonale Symptomatik kann völlig fehlen oder aber im singulären Auftreten von Husten oder Dyspnoe bestehen.

Anamnestisch können vorbestehende immunsuppressive Behandlungen (Cortison, Chemotherapie) sowie Granulozytopenien von weniger als 1000 Zellen/µl hinweisend sein. Es besteht in der Regel eine Vorschädigung der Lunge durch die genannten Keime.

Diagnostik

Der Nachweis von Myzelen (nicht Konidien!) im Sputumasservat, seltener aus Blut oder Liquor, läßt die Diagnose stellen. In Röntgen- oder CT-Bildern des Thorax deuten am ehesten kleinfleckige Zeichnungsvermehrungen oder präformierte Zysten mit den erwähnten Kofaktoren auf eine Aspergillose hin.

Während der Nachweis weniger Keime oftmals die Frage der Pathogenität bzw. Keimbesiedlung unbeantwortet läßt, sprechen wiederholte Nachweise von Aspergillen sowie hohe Keimzahlen für eine manifeste pulmonale Aspergillose.

Therapie

Das bisherige Therapieschema bei bestehender Aspergillus-Infektion schließt in einer Mehrfach-Therapie die Stoffe Amphotericin B, Flucytosin sowie Itraconazol ein. Die Therapiedauer beträgt je nach Klinik und Erregerpersistenz vier bis sechs Wochen.

In einer Sekundärprophylaxe hat sich nach bisherigen Erfahrungen Itraconazol in einer täglichen Dosis von 200–400 mg oral bewährt.

Bei den oft multimorbiden Patienten gestaltet sich die Therapie hinsichtlich Dauer, Nebenwirkungen und Begleittherapien als problematisch. Prognostisch ist die Aspergillus-Infektion als mykotisches Geschehen bei ausgebranntem Immunsystem zu werten. Quoad vitam ist bis auf einzelne Fälle einer vorübergehenden erfolgreichen Therapie der Verlauf als kritisch einzuschätzen.

5.3.7 Zytomegalie-Virus-Infektionen

Die häufigste opportunistische Infektion viraler Genese ist die Zytomegalie-Virus-(CMV-) Infektion. Ihr klinisches Erscheinen weist auf ein Spätstadium der HIV-Erkrankung hin.

Bei ca. 80% aller Menschen können CMV-Antikörper im Blut nachgewiesen werden. Die akute Infektion verläuft meist klinisch stumm. Im Rahmen der HIV-Erkrankung kommt es zur Reaktivierung des im Körper persistierenden Virus.

Klinik

Klinisch bietet sich ein vielgestaltiges Bild mit bevorzugter Organsymptomatik der Lungen, des Gastrointestinaltrakts, des Zerebrums sowie der Augen. Wenngleich beim einzelnen HIV-Patienten die Manifestation an einem Organsystem im Vordergrund steht, ist die CMV-Erkrankung als disseminiertes Geschehen zu werten, vor allem im präfinalen Krankheitsverlauf.

Bei Obduktionen kann CMV bei 50% der HIV-Patienten nachgewiesen werden. Die klinische Relevanz des Nachweises von Zytomegalie-Viren intra vitam wird bei fehlender Klinik dagegen immer noch kontrovers diskutiert.

Der schleichende und schmerzlose Befall des Auges endet bei fehlender Diagnosestellung fatal mit Visusverlust. Verschwommenes Sehen, Schleiersehen sowie Gesichtsfeldausfälle, üblicherweise auf einem Auge, sollten immer an eine CMV-Retinitis denken lassen. Daneben beschreiben Patienten häufig Blitze, Punkte, „Schneegestöber".

Brennende, retrosternal gelegene Schmerzen, Dysphagien und Appetitlosigkeit müssen an CMV-bedingte ösophagogastrale Entzündungen denken lassen.

Im unteren Gastrointestinaltrakt werden als klinisches Korrelat einer CMV-Enterokolitis vom Patienten häufig krampfartige Schmerzen, intermittierender Durchfall mit Gewichtsverlust und Appetitlosigkeit angegeben. Auch Fieber unklarer Genese ohne Begleitsymptomatik muß an CMV-bedingte Läsionen denken lassen.

Nach eigenen Erfahrungen werden zunehmend isoliert auftretende Ulzerationen im Mundbereich sowie im analen Schleimhautbereich und anorektalen Übergang gesehen, die sich histologisch als CMV-Ulzerationen darstellen.

Im Berliner Patientenklientel sind CMV-bedingte Perforationen, Peritonitiden sowie schwere Blutungen als seltenes Ereignis beschrieben worden. Zur Therapie der CMV-Krankheit stehen Ganciclovir und Foscarnet (einzeln oder kombiniert gegeben) zur Verfügung (Therapie s. Kap. 7.1.8).

Diagnostik

Der isolierte Befall der Retina erfordert bei Verdacht auf eine Retinitis in jedem Falle die Funduspiegelung. Für den erfahrenen Ophthalmologen ergibt sich die Diagnose aus dem Nachweis sonst einförmiger Reaktionen der Retina: weißliche Exsudate und Blutungen (s. Kap. 7.5).

Die Diagnose bei gastrointestinalen Beschwerden ergibt sich nach Ausschluß anderer Erkrankungen durch bioptischen bzw. immunhistochemischen Nachweis. Während im ösophagogastralen Bereich differentialdiagnostisch an Candida- oder Herpes-simplex-Infektionen gedacht werden muß, geht der Koloskopie zum Nachweis einer CMV-Kolitis eine differenzierte Stuhldiagnostik zum Ausschluß anderer Durchfallerreger voraus (s. Kap. 8.3). Bei Beschwerden im oberen Gastrointestinaltrakt ohne makroskopischen Hinweis für Candida ist eine primäre Antimykose-Therapie unter dem Verdacht einer Soor-Ösophagitis erlaubt. Bei Nicht-Besserung der Beschwerden innerhalb von zwei Tagen ist die Gastroskopie indiziert. Für den unteren Gastrointestinaltrakt wurde auf die Stuhldiagnostik bereits hingewiesen.

5.3.8 Herpes-simplex-Infektionen

Herpes-simplex-Infektionen gehören zu den häufigsten viralen Erkrankungen des Menschen. Aufgrund der weltweiten Verbreitung können sie als endemisch angesehen werden.

Die Übertragung erfolgt durch Schleimhautkontakt.

Während Herpes-I-Infektionen typischerweise zu Entzündungen des perioralen sowie enoralen Bereichs führen, belegen erosiv ulzeröse Veränderungen im perigenitalen Bereich die Affinität von Herpes-II-Viren.

Die Seroprävalenz der HSV-I-Antikörper beträgt etwa 90% in der Allgemeinbevölkerung. Während der Viruskontakt mit HSV I sich in den ersten Lebensjahren vollzieht, findet die Serokonversion für Herpes-II-Viren meist erst mit der sexuellen Reife statt. Beim immunkompetenten Patienten verläuft die Infektion meist klinisch stumm oder aber oligosymptomatisch. Im Rahmen einer Immunsuppression, so auch bei der HIV-Infektion, kommt es zur Ausbildung progressiver Erosionen und Ulzerationen.

Die bekannte Viruspersistenz in den Ganglienzellen peripherer Neurone erklärt die Möglichkeit der Reaktivierung. Floride Infektionen anderer Genese oder unspezifische Streßfaktoren (Arbeitsüberlastung, Übermüdung, emotionale Auseinandersetzungen) erleichtern die Rezidivgefahr. In den späten Stadien der HIV-Erkrankung stellt die HSV-Infektion ein besonderes Problem dar. Bei hoher Rezidivgefahr ist hier der Behandlungserfolg meist nur durch eine Dauerprophylaxe zu erhalten.

Klinik

Entsprechend der Schleimhautaffinität zeigen sich die erosiven Veränderungen für HSV I primär im Bereich von Lippen und Mundhöhle, am Gaumen, der Gingiva sowie der Bukkalschleimhaut. Flache erosiv-ulzeröse Läsionen im Anogenitalbereich weisen auf Herpes-II-Infektionen hin. Unbehandelt besteht eine schnelle Tendenz der Ausweitung bzw. Gewebszerstörung in die Tiefe. Die Schmerzhaftigkeit der Herpes-Läsionen, z. B. bei Berührung, ist von differentialdiagnostischer Bedeutung.

Abgesehen von den beschriebenen Prädilektionsorten lassen sich bei HIV-Patienten häufig Herpes-Infektionen im Bereich des Ösophagus, seltener im übrigen Gastrointestinum feststellen. Der rektale Befall wird daneben häufig angetroffen. Klinisch von Bedeutung sind daneben durch Herpes-Viren hervorgerufene Hepatitiden und Enzephalitiden.

An eine Herpes-Ösophagitis ist bei schmerzhaften Schluckbeschwerden zu denken. Pharynx und Trachea können ebenso mitbetroffen sein. Die Nahrungsaufnahme ist in diesem Fall extrem gestört. Selten entwickelt sich per continuitatem eine Pneumonie, die sich radiologisch als diffuse interstitielle Pneumonie darstellt.

Schmerzhafte Defäkationen mit konsekutiver Obstipation sind typisch für Herpes-II-Infektionen. Häufig ist auch jede Vorgeschichte erhellend, meist weist der makroskopische Befund auf eine Mitbeteiligung des Rektums hin.

Die Herpes-Enzephalitis, in der Regel durch HSV I induziert, ist insgesamt selten. Unspezifische neurologische Symptome wie schwere Kopfschmerzen, Dysphasien oder kurzfristige Wesensveränderungen weisen ebenso auf eine Herpes-Enzephalitis hin wie ein zerebraler Krampfanfall oder auch psychotische Reaktionen. Die Herpes-Enzephalitis ist eine ernstzunehmende Erkrankung. Bei Verdacht ist eine sofortige stationäre Einweisung erforderlich.

Diagnostik

Die Diagnose herpetischer Läsionen ergibt sich rasch aus dem typischen makroskopischen Befund, der Lokalisation sowie der Schmerzhaftigkeit der Läsion. Die initiale Bläschenbildung wird selten gesehen, meist zeigen sich bereits flache konfluierende Erosionen mit derbem Randwall. Anamnestische Hinweise können die Diagnosestellung erleichtern.

Das typische Erscheinungsbild im Bereich sichtbarer Schleimhäute läßt die Diagnose schnell stellen. Differentialdiagnostisch sind mykotische Ulzerationen (Candida albicans) sowie CMV-Ulzera zu erwägen. Die Biopsie mit histologischem Nachweis sichert die Diagnose. Sie ist bei längerdauernden Schluckbeschwerden oder gastrointestinalen Symptomen durch die Endoskopie ebenso anzustreben.

Therapie

Mittel der Wahl ist Aciclovir. Während bei begrenztem Lokalbefund die orale Therapie versucht werden kann, ist bei ausgeprägten Ulzerationen primär der intravenösen Therapieform der Vorzug zu geben. Bei Therapieresistenz trotz eindeutigen HSV-Nachweises wird Foscarnet (CMV-spezifisch, HSV-I und -II-wirksam) empfohlen.

Je nach individueller Disposition, Rezidivhäufigkeit sowie initialer Ausprägung des Befunds ist nach der Akutbehandlung eine längere Suppressionstherapie zu erwägen. Als Empfehlung gelten 2 × 200 mg bis 2 × 400 mg Aciclovir pro Tag.

5.3.9 Progressive multifokale Leukenzephalopathie

Zu den vielfältigen Erkrankungen des zentralen Nervensystems, die im Rahmen der HIV-Erkrankung gesehen werden, gehört die progressive multifokale Leukenzephalopathie (PML). Die Erkrankung wird durch Papova-Viren hervorgerufen. Im Gefolge der Erkrankung kommt es zu einer Degeneration des weißen Marks, wobei sich entsprechend der Topographie der Entmarkungsherde die primären neurologischen Störungen und Ausfälle erklären lassen.

Der Verlauf der Erkrankung ist schleichend progredient, die Prognose infaust. Die Überlebenszeit bleibt in der Regel mit der Diagnosestellung unter einem Jahr, foudroyante Verläufe mit letalem Ausgang nach sechs bis acht Wochen werden ebenso gesehen.

Klinik

Eine PML kann sich hinter fokalen neurologischen Ausfällen ebenso verbergen wie bei langsam zunehmenden Konzentrationsstörungen, Persönlichkeitsveränderungen sowie psychotischen Erscheinungen. Die neurologische Ausfallsymptomatik ist initial eher diskret und kann sich zum Beispiel in Form einer Monoparese oder in verwaschener Sprache zeigen.

Diagnostik

Die neurologische Ausfallsymptomatik führt in der Regel rasch zur weiterführenden Diagnostik, das kraniale Computertomogramm im fortgeschrittenen Stadium der Erkrankung zur Diagnose. Hingegen kann das Nativbild beim oligosymptomatischen Patienten längere Zeit unauffällig bleiben. Im typischen Fall zeigen sich im Kernspintomogramm (NMR) Marklagerdefekte, die im Gegensatz zu Toxoplasmose-Herden oder aber tumorsuspekten Läsionen keine Verdrängungserscheinungen aufweisen. Ebenso läßt die fehlende Kontrastmittelanreicherung die PML in der Regel von den eben genannten Erkrankungen abgrenzen.

Unter Umständen lassen sich Papova-Viren im Liquor oder Urin nachweisen, was für die PML beweisend wäre (bisher experimentell!).

Therapie

Therapeutisch ist die PML bis heute nicht zu beeinflussen. Die Erkrankung ist prognostisch sehr ernst zu sehen.

5.3.10 Tuberkulose

Der im Rahmen der HIV-Erkrankung bestehende T-Zell-Defekt prädisponiert neben den üblichen Risiken zu Infektionen mit *Mycobacterium tuberculosis* oder seltener *Mycobacterium bovis*. Durch die AIDS-Epidemie ist die Zunahme der Mycobacterium-tuberculosis-Infektionen bedingt. Die besondere Gefahr, im Rahmen der HIV-Infektion an Tuberkulose zu erkranken, besteht neben der Neuinfektion in der Reaktivierung bei stattgehabter Infektion.

Aufgrund der unspezifischen und vielgestaltigen Symptomatik hat sich die Tuberkulose neben wenigen anderen Erkrankungen als klinisches „Chamäleon“ erwiesen. Die Tuberkulose kann in allen Stadien der HIV-Erkrankung auftreten. Darüber hinaus zeigt sie im Spätstadium der HIV-Erkrankung (CD4-Lymphozyten < 200) eher seltene, untypische und zum Teil foudroyante Verläufe.

Klinik

Die pulmonale Form der Tuberkulose gilt als HIV-assoziierte Erkrankung. Die Gefahr, daran zu erkranken, steigt bei HIV-Patienten mit weniger als 400 CD4-Lymphozyten. Allgemeinsymptome wie Husten mit Auswurf, Nachtschweiß, Gewichtsverlust sowie Fieber unterschiedlicher Qualität weisen auf eine Tuberkulose hin.

Die extrapulmonale bzw. disseminierte Form der Tuberkulose wird als opportunistische Infektion definiert und erfüllt die Kriterien des Vollbilds AIDS. Erfahrungsgemäß korreliert die Tendenz zur Disseminierung mit dem Grad der CD4-Zelldepletion, bei weniger als 150 CD4-Lymphozyten ist die Gefahr eines septikämischen Geschehens hoch. Klinisches Korrelat hierfür stellen die miliare Form (Miliartuberkulose), die Lymphknoten-Tbc, die Abszeßbildung und die tuberkulöse Meningitis dar. Die Landouzy-Sepsis stellt die schwerste Form der Generalisierung bei Fehlen jeglicher Immunantwort des Körpers dar.

Diagnostik

Im Normalfall ergeben sich Hinweise aus dem Thorax-Röntgenbild. Typischerweise imponiert ein Infiltrat in den apikalen Regionen. Bei niedrigen Helferzellzahlen zeigen sich eher fleckförmige Infiltrationen der Mittel- und Unterlappen, die im Verlauf rasch zunehmen. In einzelnen Fällen können auch Einschmelzungen beschrieben werden.

Neben dem Thoraxbild der Lunge bzw. der Schichtaufnahme ist die wiederholte, üblicherweise dreifache Sputumuntersuchung sowie die wiederholte Asservierung von Urin, Magensaft, Stuhl sowie Blut anzustreben. Aus Gründen der erhöhten Infektionsgefahr sollte die Probengewinnung durch provoziertes Sputum hintangestellt bzw. unter Abschirmung vollzogen und erst bei fehlendem Erregernachweis angestrebt werden. Die Bronchoskopie mit bronchoalveolärer Lavage erfolgt in der Regel stationär. Die Diagnose ergibt sich aus dem mikroskopischen bzw. kulturellen Nachweis.

Begleitende Blutentnahmen (CRP, BSG, Transaminasen, Blutbild und Differentialblutbild) geben Hinweise auf eine etwaige Disseminierung der Erkrankung. Unter Umständen kann die Tuberkulin-Hauttestung trotz eingeschränkter Aussagefähigkeit (supprimierte Immunantwort bei HIV-Patienten) zusätzlich Informationen geben.

Auf invasive diagnostische Maßnahmen kann meistens verzichtet werden. Bei Verdacht auf meningeale Tuberkulose ist die Liquoruntersuchung indiziert, bei v.a. Lymphknoten-Tbc die Exstirpation eines LK.

Therapie

Die üblichen Therapieempfehlungen zur Tuberkulose erweisen sich im Hinblick auf die HIV-assoziierte Erkrankung oft als insuffizient. Entsprechend des Organbefalls bzw. des Immunstatus wird eine Vierfach-Therapie empfohlen. Üblicherweise werden Isoniazid (5 mg/kg KG), Rifampicin (10 mg/kg KG), Ethambutol (25 mg/kg KG) sowie Pyrazinamid (25 mg/kg KG) pro Tag empfohlen. Cave Drogenabhängige: anderes Therapieschema (s. Kap. 9.5.5).

Gegebenenfalls kann Ethambutol mit Streptomycin (Einzeldosis 1 g) in täglichem Wechsel innerhalb des Vierer-Schemas geführt werden. Bei Patienten mit disseminierter Verlaufsform (Miliartuberkulose, tuberkulöse Meningitis, Landouzy-Sepsis) ist die Hinzufügung von Ofloxacin oder Ciprofloxacin geeignet.

Häufig ergeben sich Probleme, die Therapie über den angestrebten sechsmonatigen Zeitraum vollständig durchzuführen. Nebenwirkungen, vor allem allergisch-toxische Erscheinungen sowie Interaktionen mit anderen Substanzen zwingen zum Umstellen bzw. Absetzen. Zudem ergeben sich durch die Zunahme von Tuberkulostatika-resistenten Stämmen Probleme. Die besonderen therapeutischen Probleme offenbaren sich in der Diskussion um eine medikamentöse Prophylaxe bzw. lebenslange Dauertherapie.

Aufgrund der verkürzten Lebenserwartung bei HIV-Erkrankung ist im Einzelfall das Allergisierungs-Problem, die Lebensqualität, Übertragungsgefahr sowie die Compliance des Patienten gegeneinander abzuwägen.

5.3.11 Atypische Mykobakteriosen

In den späten Stadien der HIV-Erkrankung gewinnt neben der „klassischen“ Tuberkulose die Pathogenität von atypischen Mykobakterien klinisch an Bedeutung. Die ubiquitär vorkommenden Mykobakterien, hier vornehmlich *Mycobacterium avium, Mycobacterium xenopii* und *Mycobacterium kansasii* führen zu Krankheitsbildern, die in der Symptomatik denen der Tuberkulose ähnlich sind, wenngleich sie meist einen milderen Verlauf zeigen. In der Regel weist der Immunstatus CD4-Lymphozyten unter 100 auf. Sollten atypische Mykobakterien bei einem Patienten mit CD4-Lymphozyten über 100 nachgewiesen werden, so ist die klinische Symptomatik erst dann auf die Mykobakterien zu beziehen, wenn die Diagnostik hierfür keinen anderen Erreger erbrachte.

Klinik

Die häufigsten Symptome einer klinisch manifesten atypischen Mykobakteriose bestehen in Gewichtsverlust, Abgeschlagenheit, Nachtschweiß sowie Inappetenz. Das Fieber zeigt sich häufig vom remittierenden oder intermittierenden Typ, selten als Kontinua, in schweren Fällen mit Temperaturen bis 40 °C. Es ist anzunehmen, daß sich hinter dem Wasting-Syndrom bei HIV-Patienten mitunter oligosymptomatische Mykobakteriosen verbergen.

Die atypische Mykobakteriose entspricht klinisch einer disseminierten Form, wobei die pulmonale oder gastrointestinale Organsymptomatik im Vordergrund stehen.

Diagnostik

Die diagnostischen Prinzipien gleichen denen der Tuberkulose. Die serielle mikroskopische Untersuchung von Sputum, Urin und Stuhl mit Kulturansatz, allem voran die Blutkultur führen zum Nachweis. Bei Blutkulturen sollte die Abnahme im Fieberanstieg bzw. Schüttelfrost erfolgen. Die therapeutischen Probleme bestehen in der enormen „Belastung” für den Patienten. Andererseits gibt es bisher kein einheitliches Therapiekonzept.

Therapie

Die therapeutischen Bemühungen bei atypischer Mykobakteriose gestalten sich zudem schwierig, da sich bei den einzelnen Erregertypen Primärresistenzen finden lassen. Erfahrungsgemäß haben sich neben Ethambutol (Mycobacterium avium), Rifampicin (Mycobacterium kansasii) und Aminoglykosiden (Mycobacterium xenopii) der Einsatz von Clarithromycin, Gyrasehemmern, Acithromycin und Ansamycin teilweise bewährt. Empfohlen wird, ähnlich der Therapie bei Tuberkulose, ein Vierfach-Schema mit folgenden Substanzen:
- Clarithromycin (4 × 500 mg p.o.)
- Ethambutol (25 mg/kg KG p.o.)
- Rifampicin (10 mg/kg KG)
- Ciprofloxacin (2 × 500 mg p.o.)

Da die kulturelle Identifizierung der Erreger oft Wochen benötigt, sollte bei Verdacht mit einer probatorischen tuberkulostatischen Therapie begonnen werden (auch das INH ist zu berücksichtigen). Aus dem klinischen Verlauf (Entfieberung, Sistieren der Diarrhö, Verbesserung des Röntgenbildes) läßt sich der Therapieerfolg leicht ersehen.

Da die Eliminierung der atypischen Mykobakterien in der Regel nicht gelingt und unter Therapie keine Lebensverlängerung nachgewiesen ist, bemißt sich die therapeutische Indikation am Beschwerdebild bzw. dem Leidensdruck des Patienten. Es wird also nicht jeder Nachweis zur Therapie führen.

Verschiedentlich wurde die „Monotherapie" mit Clarithromycin (2 × 500 mg/d p.o.) als erfolgreich beschrieben.

5.3.12 Salmonellen-Septikämie

Die erhöhte Inzidenz schwer verlaufender Salmonellen-Septikämien bei HIV-erkrankten Menschen hat zu einer Aufnahme dieser Erkrankung in den Katalog der AIDS-definierenden Erkrankungen geführt.

Für die auch bei Immunsuppression anderer Genese häufiger anzutreffende bakterielle Infektion wird ursächlich der T-Zell-Defekt als wegbereitend angesehen. Bei weniger als 200 CD4-Lymphozyten ist die Gefahr einer Salmonellen-Septikämie klinisch bedeutsam.

Aufgrund des chronischen Immundefekts ist die Rezidivgefahr, auch nach mehrwöchiger Behandlung, sehr groß. Nach einem Salmonellenrezidiv ist die Dauerprophylaxe dringend zu empfehlen.

In der überwiegenden Zahl der Fälle läßt sich als Erreger *Salmonella typhimurium* bzw. *enteritidis* isolieren. Neben den üblichen Übertragungswegen (kontaminierte Lebensmittel) kommt dem Geschlechtsverkehr epidemiologische Bedeutung zu.

Klinik

Zur hinweisenden klinischen Symptomatik gehören Fieberschübe bis 40 °C, meist mit Schüttelfrost sowie Zephalgien verbunden. Als Einweisungsdiagnose wird häufig Fieber unklarer Genese genannt, da eine abdominale Symptomatik fehlen kann. Wegweisend sind dann das verzögerte Auftreten von Abdominalkrämpfen, Diarrhöen, Übelkeit sowie Erbrechen.

Diagnostik

Wiederholte Blutkulturen sowie, bei Durchfallanamnese, Stuhlproben führen zum Erregernachweis.

Therapie

Als therapeutisch wirksam hat sich der Einsatz von Chinolonen (Ciprofloxacin, Ofloxacin) über mindestens 14 Tage erwiesen. Auf die häufig erforderliche Rezidivprophylaxe wurde oben bereits hingewiesen.

5.3.13 Kaposi-Sarkom

Die Beschreibung einer epidemieartig auftretenden Häufung von Kaposi-Hauttumoren bei jungen Homosexuellen im Jahre 1981 zählt zu den frühesten Fallberichten der medizinischen Literatur über die HIV-Erkrankung. Im Vergleich zum klassischen Kaposi-Sarkom (KS), das seit ca. 100 Jahren bekannt ist, imponiert das HIV-assoziierte KS durch sein überwiegend disseminiertes mukokutanes Auftreten und das tendenziell aggressive Wachstum.

Die Beobachtung, daß ca. 85% aller HIV-Erkrankten mit KS homosexuell sind, läßt einen sexuell übertragbaren Kofaktor in der Pathogenese des Tumors diskutieren. Im eigenen Patientengut wurde nur eine Patientin mit bioptisch gesichertem KS gesehen.

Eine lineare Korrelation zum Grad der Immundefizienz besteht beim KS nicht. So findet sich das KS gelegentlich auch bei Patienten mit CD4-Lymphozyten über 500 bzw. als Erstmanifestation der HIV-Erkrankung. Häufiger tritt das KS in den späten Stadien der HIV-Erkrankung als Begleiterkrankung auf, wobei es sich als pulmonale Form prognostisch ungünstig erweist. In Autopsien an HIV-Patienten konnte in 40 bis 50% ein Tumor dieses Typs festgestellt werden.

Klinik

Das KS zeichnet sich in Morphologie, Verteilung und Wachstum durch große Variabilität aus. Primär als Hauttumor beschrieben, kann das KS grundsätzlich jedes Organ affektieren, wobei das ZNS ausgenommen bleibt.

Das kutane KS zeigt sich in Form von rötlich-braunen bis lividen, makulösen oder makulo-papulösen Läsionen, die sich bei Progredienz zu konfluierenden Plaques und nodulären Tumoren entwickeln. Subkutane Knoten müssen ebenso an ein KS denken lassen.

Im Bereich der Schleimhaut ist der harte Gaumen bevorzugt betroffen. In schweren Fällen ist die Gingiva, die Zunge und die Uvula miteinbezogen. Makulöse Veränderungen lassen sich hier charakteristischerweise nicht mit dem Glasspatel wegdrücken. Die Ausrichtung der Tumoren entsprechend den Hautspaltlinien ist charakteristisch.

Häufig ist die Lymphknotenbeteiligung. Klinisch von Bedeutung ist der pulmonale und gastrointestinale Befall, der unter Umständen zu lebensbedrohlichen Situationen (Atemnot, Ileus) führen kann.

Diagnostik

Die mukokutane Form ist in der Regel eine Blickdiagnose, die durch bioptischen Nachweis gesichert werden sollte. Bei der körperlichen Untersuchung sind diesbezüglich immer wieder jene Regionen zu inspizieren, die sich dem groben Blick entziehen. Nicht selten lassen sich Primärläsionen an den Fußsohlen oder im Genitalbereich finden.

Bei progredientem Wachstum kommt es zum Konfluieren der Einzelläsionen und zu Hyperkeratosen. Bei ausgeprägtem Befund sieht man panzerartige Verhornungen, mit der Gefahr von Rhagadenbildung, Nekrose und sekundärer bakterieller Superinfektion.

Grob lassen sich beim kutanen Verteilungsmuster ein stammbetonter (prognostisch ungünstiger) und ein Extremitätentyp (prognostisch günstiger) unterscheiden.

In schweren Fällen kommt es infolge des gestörten Lymphabflusses zu ausgeprägten Ödemen im Bereich der unteren Extremitäten. Einseitige Lidödeme können auf ein primär nicht sichtbares KS im Bereich der Konjunktiven hinweisen. Sekundäre Einblutungen in das Gewebe sind bei progredientem Verlauf zu sehen.

Eine gefürchtete Komplikation bzw. prognostisch ungünstig ist der Befall der Lunge. Im frühen Stadium sind radiologisch imponierende noduläre Fleckschatten und eher streifige perivaskuläre und peribronchiale Streifenzeichnungen mit Betonung der Mittel- und Unterlappenfelder hinweisend. Initial kann die klinische Symptomatik völlig fehlen. Trockener Husten, Dyspnoe und in schweren Fällen eine Hypoxämie können das Bild einer interstitiellen Pneumonie imitieren.

Nicht selten kommt es auf dem Boden eines pulmonalen KS zu Pneumonien, die sich als poststenotische Pneumonien erklären lassen. Andererseits kann sich ein fortgeschrittenes pulmonales KS radiologisch als konfluierendes Infiltrat darstellen. Zudem finden sich häufig Pleuraergüsse sowie Interlobär-Ergüsse (Kerley-A- und -B-Linien). Autoptisch läßt sich oft der finale KS-Befall der Lunge bei fehlenden Zeichen intra vitam zeigen.

Im Bereich des Gastrointestinaltrakts ergibt sich das KS meist als endoskopischer Zufallsbefund. Symptomatische Läsionen – Blutungen, Perforationen, mechanischer Ileus mit Obstipation – sind äußerst selten. Die Beteiligung anderer viszeraler Organe (Leber, Nieren, Milz) bleibt in der Regel klinisch stumm.

Die praktische Beobachtung zeigt, daß das KS in seinem Wachstum durch akute Infektionen und opportunistische Keime getriggert wird. Bei pulmonaler Mitbeteiligung erweist sich diese Wechselbeziehung mitunter als fatal. Bleibende radiologische Auffälligkeiten nach Ausbehandlung pulmonaler Infekte sollten gegebenenfalls Anlaß zu einer Bronchoskopie sein. In Biopsien ist darauf zu achten, nicht zu kleine oder zu junge Läsionen zu wählen, da sich häufig falschnegative Ergebnisse zeigen.

Das Staging-System der AIDS-Clinical Trial Group (ACTG) erweist sich für die Praxis als am meisten praktikabel. Eine günstigere Prognose weisen danach jene KS-Patienten auf mit:

- kutanem Befall, Lymphknotenbeteiligung und geringer oraler Beteiligung
- CD4-Lymphozyten > 200/µl
- fehlenden opportunistischen Infektionen
- fehlender B-Symptomatik (Fieber, Nachtschweiß, Diarrhöen, Gewichtsverlust)
- Karnofsky-Index > 70

Die Prognose ist ungünstig, wenn eines der folgenden Kriterien erfüllt ist:
- viszeraler Befall (ohne Lymphknoten)
- ausgeprägter enoraler Befall
- CD4-Lymphozyten < 200/µl
- B-Symptomatik
- Karnofsky-Index < 70
- anamnestisch opportunistische Infektion oder maligner Tumor

Therapie

Eine Vielzahl therapeutischer Ansätze hat das KS zu einer gut beeinflußbaren Tumorerkrankung werden lassen, wobei nicht die Überlebenszeit, sondern die Lebensqualität im Mittelpunkt der Bestrebungen steht. Folgendes therapeutisches Procedere hat sich bewährt:
- Bei geringem Befallsmuster und fehlender oder langsamer Progredienz kann zunächst abgewartet werden.
- Die Radiotherapie (Bestrahlung) erweist sich als Domäne singulärer, teils kosmetisch störender (Gesicht), teils anatomisch ungünstig gelegener Läsionen (Genitale, Oberschenkel) bzw. bei KS-Effloreszenzen, die mit einem Ödem einhergehen. Die übliche Einzeldosis beträgt 2–4 Gy, die Gesamtdosis 16–20 Gy pro Läsion. Die Exzision einzelner Herde hat sich nicht bewährt, da neben dem multilokulären Verteilungsmuster die Rezidivgefahr im Narbenbereich dies unsinnig macht. Der Patient sollte hingegen auf die kosmetischen Möglichkeiten mit Camouflage (Covermark®) hingewiesen werden. Als alternative lokale Maßnahme hat sich mit unterschiedlichem Erfolg die intraläsionale Chemotherapie (Vincristin) sowie die Kryotherapie erwiesen.
- Bei rasch progredientem Verlauf, bestehenden Komplikationen (s.o.) und klinisch relevanter Organbeteiligung ist die systemische Therapie zu empfehlen. Hier stehen die Interferon-Therapie oder verschiedene chemotherapeutische Substanzen zur Verfügung. Bei KS mit mukokutanem Verteilungsmuster, relativ gutem Allgemeinzustand und CD4 > 200 ist die Interferon-Therapie (Interfon alpha) vorzuziehen. Bessere Erfahrungen, vor allem bei CD4 < 100 konnten mit dem Einsatz chemotherapeutischer Substanzen gesammelt werden. Die Zweifach-Kombination von Vinblastin oder Vincristin und Bleomycin hat sich bewährt. Je nach eigener Erfahrung werden Zyklen mit Wechsel-Schemata im Wochen-Rhythmus oder Kombinationsgabe im Monats-Rhythmus vorgeschlagen. Limitierende Faktoren sind die bekannten Begleitwirkungen der Substanzen (Vincristin: Neuropathie, Vinblastin: Neutropenie, Bleomycin: bei Gesamtdosis > 40 mg Lungenfibrose). Alternative: Epirubicin, das ebenfalls wöchentlich in einer Dosis von 20 mg empfohlen werden kann.

Erste Erfahrungen mit neuen sogenannten liposomal verkapselten Substanzen (Doxorubicin, Daunorubicin), die sich durch äußerst gute Verträglichkeit und gute Ansprechraten auszeichnen, lassen einen weiteren therapeutischen Durchbruch beim KS erwarten. Diese Substanzen können derzeit nur im Rahmen klinischer Phase-II-Studien zum Einsatz gebracht werden.

Bei pulmonalem KS hat sich die begleitende bzw. vorübergehende Gabe von Methylprednisolon bewährt. Im Final-Stadium sollte bei pulmonalem KS nicht auf Methylprednisolon verzichtet werden.

5.3.14 Non-Hodgkin-Lymphome

Neben dem Kaposi-Sarkom läßt sich heute das Non-Hodgkin-Lymphom durch seine ca. 60mal höhere Inzidenz gegenüber der Bevölkerung als HIV-assoziierte Tumorerkrankung unzweifelhaft feststellen. Die Inzidenz beträgt bei bestehender HIV-Infektion ungefähr 5%. Nach der Statistik des BGA im August 1992 zeigte sich ein Malignom in 3,8% als Erstmanifestation von AIDS. Die gestiegenen heutigen Prophylaxemöglichkeiten bei opportunistischen Infektionen sind die Erklärung für die steigende Inzidenz von zuletzt 4,9% (9/91 bis 8/92) Non-Hodgkin-Lymphomen als primäre AIDS-Diagnose.

Bluda (1991) errechnete für Patienten mit CD4-Lymphozyten < 50 und AZT-Therapie über 15 Monate eine Wahrscheinlichkeit von 31,3% für das Auftreten von Non-Hodgkin-Lymphomen.

Bei den Non-Hodgkin-Lymphomen überwiegen mit 90% die Tumoren hoher und mittlerer Malignität, vom B-Zelltyp. Neben dem Burkitt-Lymphom (ca. ein Drittel der Fälle) sind hauptsächlich Lymphoblastome und Immunoblastome anzutreffen. Das Erkrankungsrisiko läßt sich bei den Immunoblastomen mit dem Grad der Immunsuppression positiv korrelieren.

HIV-Spezifika von Non-Hodgkin-Lymphomen sind primärer ZNS-Befall (20–25%), extranudale und multilokuläre Lymphome sowie das diskordante Verhalten bezüglich Histologie und aggressivem Wachstum.

Klinik

Entsprechend dem multilokulären Auftreten ist die Symptomatik vielfältig. Die Differentialdiagnose gegenüber einer opportunistischen Infektion ist schwierig. Hinweisende Symptome auf ein ZNS-Lymphom sind:

- Wesensveränderungen
- progrediente neurologische Ausfallerscheinungen
- Antriebsstörungen (Frontalhirn!)
- Bewegungsstörungen
- Zephalgien
- gelegentlich Fieber unklarer Genese oder zerebrale Krampfanfälle

Dem Organsystem eindeutig zuzuordnende Symptome müssen nach Ausschluß infektiöser Genese immer auch an ein Tumorgeschehen denken lassen.

Diagnostik und Therapie

Die Intensität diagnostischer und therapeutischer Maßnahmen hat sich bei Verdacht auf ein Non-Hodgkin-Lymphom prinzipiell an den inzwischen bekannten Prognosefaktoren zu orientieren.

Eine schlechte Prognose besitzen Patienten mit niedrigem Helferzell-Status

(CD4 < 200), Zustand nach opportunistischen Infektionen, p24-Antigen-Nachweis, schlechtem Allgemeinzustand (Karnofski < 70) sowie Knochenmarks- oder ZNS-Beteiligung. In der Regel liegt die mittlere Überlebenszeit bei Vorliegen eines dieser Faktoren nicht über vier Monaten, sonst bei ca. einem Jahr.

Aufgrund der ernsten Prognose empfiehlt es sich, gemeinsam mit dem Patienten Nutzen und Schaden der anzustrebenden Therapieform gegeneinander abzuwägen. Die notwendige aggressive Polychemotherapie schränkt die Lebensqualität mit großer Wahrscheinlichkeit ein, bisweilen ist sogar von einer kürzeren Lebenszeit aufgrund von Komplikationen auszugehen (zusätzliche opportunistische Infektionen wie PcP und Aspergillose).

Die Wahl des therapeutischen Procedere bemißt sich, wie üblich, am Tumor-Staging. Die Staging-Untersuchungen umfassen neben dem internistischen (Lymphknoten!) und neurologischen Status die bildgebenden Verfahren (Sonographie, Röntgen-Thorax, CT) sowie die Histologie bzw. die Zytologie-Gewinnung (Lymphknoten, Knochenmark, Liquor, Primärtumor).

Unter Umständen ergibt sich auch aus dem Differentialblutbild bereits ein Hinweis. Die Funduskontrolle am Auge sollte nie vergessen werden (Papillenödem!)

Die Therapieentscheidung bzw. Durchführung sollte nur durch ein erfahrenes Zentrum erfolgen.

Eine Polychemotherapie verbietet sich bei multimorbiden AIDS-Patienten und schlechtem Allgemeinzustand. Erscheinen die prognostischen Kriterien aber günstig, ist eine Polychemotherapie, zum Beispiel nach dem CHOP-Schema, erfahrungsgemäß aussichtsreich (Tab. 5-4).

Tabelle 5-4 CHOP-Schema bei Non-Hodgkin-Lymphom.

Gabe von 4–6 Zyklen, jeweils 2 Zyklen über komplette Remission hinaus:
- Cyclophosphamid 750 mg/m^2 KO i.v., Tag 1
- Adriamycin 50 mg/m^2 KO i.v., Tag 1
- Vincristin 2 mg i.v., Tag 1
- Prednisolon 100 mg p.o., Tag 1–5 täglich

ZNS-Prophylaxe:
- Methotrexat 15 mg intrathekal pro Zyklus

Den zu erwartenden Komplikationen ist frühzeitig zu begegnen. Es empfiehlt sich vor allem eine Soor- bzw. PcP-Prophylaxe sowie der frühzeitige Einsatz von Neupogen® (GCSF: granulocyte colony stimulating factor) zur Leukozytenstimulierung.

Palliative Therapien (z. B. Vincristin und Prednisolon) und/oder involved-field-Radiatio bieten sich bei multimorbiden AIDS-Patienten und schlechtem Allgemeinzustand an.

5.3.15 Wasting-Syndrom

Gewichtsverlust und Zeichen einer Mangelernährung zählen zu den häufigen Symptomen, die bei HIV-Erkrankten beobachtet werden können. Die hohe Inzidenz dieser schweren körperlichen Mangelzustände bei der HIV-Erkrankung hat zu einer eigenständigen Nomenklatur geführt: Wasting-Syndrom (CDC 1987).

Das Wasting-Syndrom liegt definitionsgemäß vor, wenn der Gewichtsverlust mehr als 10% des Ausgangsgewichts beträgt, Diarrhöen (> zwei flüssige Stühle täglich) über mindestens einen Monat bestehen oder aber Fieber und Abgeschlagenheit mehr als 30 Tage währen, ohne daß eine andere Erkrankung diese Symptome erklären kann.

40 bis 60% der HIV- und AIDS-Patienten weisen Zeichen einer Mangelernährung auf. Die Ätiopathogenese des Wasting-Syndroms ist sehr komplex (Tab. 5-5). Nach dem heutigen Verständnis sind die Hauptursachen in der mangelnden Nahrungszufuhr, der mangelnden Resorptionsleistung des Darms sowie einem erhöhten Kalorienverbrauch zu sehen. Die reduzierte Nahrungsaufnahme wird durch eine Vielzahl der vom Patienten geäußerten Beschwerden erklärbar. Anorexie (Appetitlosigkeit), Dysphagie, Übelkeit, Fieber sowie ausgeprägte Geschmacksparästhesien erschweren bzw. verhindern eine Nahrungsaufnahme.

Tabelle 5-5 Ätiologie der Mangelernährung bei der HIV-Infektion.

- allgemeine körperliche Schwäche
- erhöhter Grundumsatz (z.B. Fieber, Tumoren, opportunistische Infektionen)
- Anorexie (Appetitlosigkeit)
- Geschmacksveränderungen (Pentamidin)
- Diarrhö, Malabsorption (HIV-Enteropathie)
- Maldigestion (Kryptosporidien)
- medikamentöse Nebenwirkungen! (Antibiose, Tuberkulostatika)
- organopsychische Veränderungen (HIV-Enzephalopathie)

In der täglichen Arbeit mit dem HIV-Patienten erweist sich der Begriff des Wasting-Syndroms als weich. So wird heute vermutet, daß Mikrosporidien – die neuerdings als Darmparasiten identifiziert werden konnten – vermutlich zu 30% die Diarrhöen bisher unklarer Genese induzieren. Daneben ist bei einem Großteil der HIV-Patienten im Gefolge opportunistischer Infektionen eine Gewichtsabnahme festzustellen, die auch nach erfolgreicher Therapie der Infektion nicht mehr oder nur unzureichend aufgeholt wird. Gerade gastrointestinale Keime erweisen sich, sowohl durch die Diarrhöen als auch durch die gestörte Darmresorption, als Wegbereiter eines Wasting-Syndroms.

Von zentraler Bedeutung für das Wasting-Syndrom ist jedoch die HIV-assoziierte Enteropathie, die durch völlige Zottenatrophie bei inadäquater Kryptenhyperplasie gekennzeichnet ist. Veränderungen der mukosalen Trophik stehen im

Wechselverhältnis zu bakterieller Fehlbesiedlung, Medikamenten-toxischen Einflüssen sowie immunologischen Veränderungen des Darmschleimhautmilieus (Reduzierung der IgA-abhängigen intestinalen Abwehr, Verminderung der T-Lymphozyten in der Mukosa).

Organopsychische Veränderungen (HIV-Enzephalopathie, Abgeschlagenheit, Interesselosigkeit bezüglich des Essens) verschlimmern den Zustand der Mangelernährung.

Die wechselseitige Beeinflussung von Ernährungslage, gastrointestinaler Funktion sowie Immunität erweist sich im Rahmen der HIV-Erkrankung häufig als Spirale einer Entwicklung, die den Verlauf der HIV-Erkrankung prognostisch ungünstig beeinflußt. Deshalb ist frühzeitig auf Anzeichen eines „beginnenden Wasting-Syndroms" zu reagieren.

Von praktischer Bedeutung erweist sich hier die regelmäßige Bestimmung des Körpergewichts. Laborchemisch hilfreich ist die Bestimmung von Gesamteiweiß, Albumin, Quick-Wert, Acetylcholinesterase, Cholesterin sowie Triglyzeriden. Die anamnestische Aufzeichnung des täglichen Essenplans des Patienten ergibt Hinweise für eine chronische Mangelversorgung. Häufig überschätzen sich die Patienten bezüglich der eigenen Nahrungsaufnahme.

Eine Abgleichung des täglichen Kalorienbedarfs entsprechend dem aktuellen Gewicht des Patienten ist nach folgender Formel zu empfehlen (Soll-Gewicht: Körpergröße in cm – 100):

bei Normal-Gewicht:	Soll-Gewicht × 32	=	täglicher kcal-Bedarf
bei Untergewicht:	Soll-Gewicht × 35–45	=	täglicher kcal-Bedarf
oder:	(Soll-Gewicht × 32) + 1000	=	täglicher kcal-Bedarf

Es erweist sich als äußerst sinnvoll, in einem Stufenplan therapeutische Schritte mit dem Patienten zu besprechen. Neben der Substitutionstherapie selektiver Mangelzustände (Vitamine, Selen, Zink, Folsäure) ist die Gabe von Trinknahrungen (Astronautenkost) zu empfehlen.

In schweren Fällen ist die vorübergehende enterale Ernährung (Magensonde, perkutane endoskopische Gastrostomie) und zuletzt die passagere parenterale Ernährung (Hyperalimentationstherapie) zu erwägen.

Für den Bereich der ambulanten Versorgung steht allerdings vielmehr die individuelle ernährungsphysiologische Beratung und Anleitung im Vordergrund. Spezielle Hinweise wie mehrere kleine Mahlzeiten, Umstellung von gewohnter Ernährung, Verwendung von Gewürzen haben sich bewährt s. [5]).

5.3.16 HIV-Enzephalopathie

Der neuropathogene Effekt des HI-Virus ist seit langem bekannt. Die unmittelbare Schädigung des ZNS im Rahmen der HIV-Erkrankung ist bei ca. 40% der HIV-Infizierten anzunehmen. Die vielgestaltige Symptomatik hat ursprünglich zu einer Begriffsverwirrung geführt (AIDS-Dementia-Komplex, subakute oder chronische Enzephalitis, AIDS-Enzephalopathie). Heute wird der autochthone ZNS-Befall durch HIV als HIV-Enzephalopathie bezeichnet.

Klinik

Zunehmende Konzentrations- und Gedächtnisstörungen, Zeichen von psychomotorischer Verlangsamung und geistiger Verflachung können Initialsymptome sein. Weiterhin sind Antriebsschwäche, Störungen der Feinmotorik und schizoaffektive Symptome (Halluzinationen, Depersonalisationserlebnisse) beschrieben. Nicht selten erschwert die Ausprägung einer depressiven Verstimmtheit die Abgrenzung gegenüber dem reaktiven depressiven Syndrom. In schweren Fällen bzw. als Spätsymptom können sich tetraspastische Paresen, ataktische Störungen, fokale Ausfälle (Dysarthrie, Nystagmus, Doppelbilder) ausbilden.

Die HIV-Enzephalopathie erweist sich klinisch als schleichend progredienter Prozeß über Monate, dessen Beginn meist unbemerkt einsetzt. Im Verlauf können durch interkurrente opportunistische Infektionen Verschlechterungen mit Remission nach deren Ausbehandlung beobachtet werden. In wenigen Fällen tritt die HIV-Enzephalopathie als erste, AIDS-definierende Erkrankung in Erscheinung. Die Ausbildung einer Demenz mit begleitender Stuhl- und Harninkontinenz ist selten.

Diagnostik

Die HIV-Enzephalopatie stellt eine Ausschlußdiagnose dar. Differentialdiagnostisch gilt es, zerebrale infektiöse Prozesse anderer Genese (Herpes, Toxoplasmose), bei Fokalsymptomen neben der zerebralen Toxoplasmose auch Tumoren auszuschließen. Eine Drogenanamnese gibt wichtige Hinweise auf Medikamenten-toxische Spätfolgen, die dann abwägend in Betracht gezogen werden müssen. An HIV-unabhängige Erkrankungen (M. Parkinson, Chorea Huntington) ist ebenso zu denken.

EEG und CCT stellen die basalen diagnostischen Maßnahmen bei Verdacht auf HIV-Enzephalopathie dar. Im EEG zeigt sich im entsprechenden Fall schon frühzeitig eine pathologische Grundrhythmusverlangsamung. Die Computertomographie offenbart im typischen Fall eine fortschreitende Erweiterung der internen und externen Liquorräume. Herdbefunde stellen sich nicht dar. Meist zeigen sich die bildgebenden Verfahren unauffällig.

Bei fraglich pathologischen Befunden bzw. in späten Stadien kann im NMR (Kernspintomogramm) die Darstellung von fleckigen oder diffusen Signalintensitäten im Marklagerbereich bzw. periventrikulär hinweisend sein.

Differentialdiagnostisch hat die Liquordiagnostik nachrangige Bedeutung. Gelegentlich lassen sich erhöhtes Eiweiß (intrathekal gebildetes IgG!) sowie eine mäßige lymphozytäre Pleozytose nachweisen, die als Hinweis auf HIV-induzierte autochthone Immunreaktionen im ZNS zu verstehen sind.

Therapie

Therapeutisch ist die HIV-Enzephalopathie schwer zu beeinflussen. Versuche mit Zidovudin (2–)4 × 250 mg/d haben vorübergehend eine Symptombesserung gezeigt. Aufgrund der wechselseitigen Beeinflussung von HIV-Aktivität und opportunistischer Infektion (Aktivierung des Immunsystems!) ist die frühzeitige und vollständige Therapie HIV-assoziierter Erkrankungen, daneben die adäquate Behandlung anderer internistischer Erkrankungen für die Besserung des hirnorganischen Psycho-Syndroms von zentraler Bedeutung.

Weiterführende Literatur

1. Jäger, H.: AIDS und HIV-Infektionen. ecomed, Landsberg 1991.
2. Làge-Stehr, J., E.B. Helm (Hrsg.): AIDS und seine Vorstadien. Ein Leitfaden für Klinik und Praxis. Springer, Heidelberg-Berlin 1992.
3. Lode, H., G. Höffken: AIDS and Lung - pulmonale Komplikationen bei AIDS. Thieme, Stuttgart-New York 1991.
4. Heizmann, W. R., G. Ehninger: Infektionen bei abwehrgeschwächten Patienten, Diagnose, Therapie, Prophylaxe. Wissenschaftliche Verlagsgesellschaft, Stuttgart 1991.
5. Bürger, B., M. Schrappe, A. Schwenk: Mangelernährung bei HIV-infizierten Patienten - Diagnostik; Ätiologie und Pathogenese; therapeutische Optionen. Deutsche Wellcome, Großburgwedel 1992.
6. Reese, R. E., R. G. Douglas jr.: A Practical Approach to Infectious Diseases. Little, Brown & Co., Boston-Toronto 1986.
7. Kamps, B. S.: AIDS 1992, Diagnostik und Therapie HIV-assoziierter Erkrankungen. Steinhäuser, Frankfurt 1992.

6 Die Behandlung der frühen Stadien

Gerd Bauer

6.1 Kofaktoren und Lebensführung

Die HIV-Infektion verläuft individuell sehr unterschiedlich. Einerseits gibt es Patienten, bei denen die akute HIV-Krankheit relativ rasch in eine symptomatische HIV-Erkrankung übergeht, zum anderen gibt es HIV-Patienten, die 15 Jahre nach der Infektion immer noch gesund sind bzw. stabile Immunwerte aufweisen. Die zeitliche Variabilität des natürlichen Verlaufs der HIV-Infektion lenkt das wissenschaftliche Interesse auf die Erforschung der Kofaktoren, die den Verlauf der Erkrankung beeinflussen könnten.

Grundsätzlich gilt, daß die Entstehung jeder Erkrankung multifaktoriell bedingt ist. Beim banalen Schnupfen wie beim Bronchialkarzinom gibt es jeweils vielfältige Umstände, die sich hemmend oder fördernd auf die Entstehung bzw. den Verlauf der Erkrankung auswirken. Bei der HIV-Infektion ist ebenso von einer Multikausalität bezüglich des Verlaufs auszugehen. An der primären Kausalität des HI-Virus besteht heute jedoch kein ernstgemeinter Zweifel. Zwar ist nach Meinung mancher Kritiker dieser Theorie AIDS nicht auf HIV, sondern auf die Summation der „Kofaktoren" zurückzuführen. Derartige Veröffentlichungen dienen aber lediglich der Verunsicherung. Bei der Diskussion um die Bedeutung der Kofaktoren bleibt die Infektion mit dem HI-Virus die prima causa für eine manifeste AIDS-Erkrankung.

Mehrere Kofaktoren wurden in ihrer Einflußgröße hinsichtlich der HIV-Erkrankung untersucht. Das Lebensalter korrelierte in mehreren Studien signifikant mit der Progression der HIV-Krankheit. Bei älteren Patienten kam es zu einer rascheren Krankheitsprogression.

Virale Infektionen wurden ebenfalls in ihrer Einflußnahme diskutiert, so Infektionen durch
- Zytomegalie-Viren
- Epstein-Barr-Viren
- humane Herpes-Viren-6
- Hepatitis-B- und -C-Virus

In vitro zeigte sich eindeutig eine Interaktion zwischen HIV und anderen Viren. Inwieweit eines dieser Viren tatsächlich den Krankheitsverlauf der HIV-Erkrankung negativ beeinflußt, wird noch kontrovers diskutiert.

Von einigen Autoren wurden Mykoplasmen als Promotoren bei der Akzeleration der Erkrankung diskutiert. Weiterhin zeigen einige Studien einen Zusammenhang zwischen Fortschreiten der HIV-Erkrankung und der Anamnese mehrerer sexuell übertragbarer Infektionen.

Ein häufig diskutierter Kofaktor ist die Geschlechtszugehörigkeit. In Afrika zeigten Untersuchungen bei Frauen eine raschere Krankheitsprogression als bei Männern. Vergleichsstudien in den Vereinigten Staaten erbrachten keinen signifikanten Unterschied zwischen den Geschlechtern für den Zeitraum zwischen Diagnosestellung und Tod.

In einigen Studien war die Unterernährung gut mit einer rascheren Krankheitsprogression korreliert. Ein hoher Kupferspiegel und ein niedriger Zinkspiegel im Serum erwiesen sich ebenso als prognostisch ungünstig. Die Ergebnisse dieser Untersuchungen können auch so gedeutet werden, daß der Gewichtsverlust Folge der fortgeschrittenen HIV-Erkrankung ist oder zumindest in jedem Fall sich beide negativ beeinflussen. Als potentielle Kofaktoren wurden weiterhin Drogengebrauch und Zigarettenrauchen untersucht. Hier fand sich keine eindeutige Korrelation zur Krankheitsprogression.

Bezüglich der Frage einer genetischen Disposition fanden einzelne Untersuchungen eine Korrelation zwischen der Präsenz bestimmter HLA-Antigene und der Krankheitsprogression. Diese Studien sind bisher nicht bestätigt worden. Als problematisch erweist sich hier, daß die einzelnen Studien oft schwer miteinander vergleichbar sind, da unterschiedliche Labormethoden verwendet wurden.

Sehr kontrovers wird der Einfluß psychosozialer Faktoren diskutiert. Es gibt eine Vielzahl von Studien, die einen Zusammenhang zwischen Depression, mangelnder psychosozialer Unterstützung und verkürzter Überlebenszeit aufzeigen. In anderen Untersuchungen ergab sich der Zusammenhang zwischen gehäuften Streßsituationen und Krankheitsprogression jedoch nicht zwingend. Von Bedeutung ist die Berücksichtigung der unterschiedlichen Bewältigungsmechanismen der Patienten.

Tabelle 6-1 gibt eine Zusammenstellung der diskutierten Kofaktoren bei der HIV-Erkrankung.

Wenngleich sich aus den Untersuchungsergebnissen keine allgemeingültigen

Tabelle 6-1 Mögliche Kofaktoren für die Progression der HIV-Infektion.

- Lebensalter
- Geschlecht
- genetische Disposition
- virale Begleitinfektionen durch Zytomegalie-Virus (CMV), Epstein-Barr-Virus (EBV), humanes Herpes-Virus-6 (HHV-6), Hepatitis-B-Virus (HBV), Hepatitis-C-Virus (HCV)
- Mykoplasmen
- vorausgegangene sexuell übertragbare Erkrankungen
- Ernährungszustand
- psychosoziale Faktoren (Streß, Depression, fehlende soziale Unterstützung)

Richtlinien der Gesunderhaltung bei HIV-Infektion ableiten lassen, so ist doch grundsätzlich eine ausgewogene, regelmäßige Ernährung und ausreichender Schlaf bei einem möglichst konstanten Lebensrhythmus zu empfehlen. Wichtig erscheint die Vermeidung übermäßiger körperlicher oder psychischer Belastungen. Regelmäßige körperliche Betätigung ist zu empfehlen, von einem Hochleistungstraining ist dagegen abzuraten. Auf den Gebrauch von Drogen, übermäßigen Alkoholkonsum und Rauchen sollte verzichtet werden.

Tabelle 6-2 Empfehlungen für die Lebensweise.

- ausgewogene, regelmäßige Ernährung
- ausreichend Schlaf, regelmäßiger Tagesrhythmus
- körperliche Bewegung und Sport
- Meidung von körperlichen oder seelischen Überbelastungen
- Streßreduktion
- Verzicht auf Drogen, übermäßigen Alkoholgenuß und Rauchen

Bei der Empfehlung eines gesunden Lebensstils sollte nicht dogmatisch vorgegangen werden. Entscheidender scheint es, daß der Betroffene mit seinem Leben zufrieden ist. Die Erforschung der Zusammenhänge zwischen Psyche, Nervensystem und Immunsystem (Psychoneuroimmunologie) wird zukünftig Ergebnisse offenbaren, die auch hilfreich für die Beratung bei HIV-Erkrankung sein werden. Die Interaktion zwischen Immunsystem und Seele wird oft bereits im Alltagsleben deutlich: In angespannter seelischer Lage tritt eher eine Erkältung oder ein Zoster auf. Der HIV-Infizierte sollte „mit sich selbst im reinen“ sein, den für ihn passenden Lebensstil gefunden haben.

Im konkreten Umgang mit dem Patienten bedeutet dies für den Arzt, mit dem Patienten gemeinsam herauszufinden, was in der aktuellen Situation gut und angemessen ist. Der Patient sollte bestärkt und unterstützt, nicht verunsichert werden.

Befindet sich der Patient in seelischen Konfliktsituationen oder hat er Schwierigkeiten, den Alltag zu bewältigen, sollte eine professionelle Unterstützung angestrebt werden. AIDS-Hilfen und Selbsthilfegruppen bieten häufig von erfahrenen Psychotherapeuten angeleitete Selbsterfahrungsgruppen an. Andernfalls sollte dem Patienten eine Einzeltherapie vermittelt werden. Von aufdeckenden, tiefenpsychologischen Therapieverfahren (im analytischen Sinne) ist eher abzuraten. Ziel ist die beratende Unterstützung bzw. Krisenintervention, die auf Lösungen für den aktuellen Konflikt zielt.

6.2 Verlaufskontrolle

Regelmäßige Follow-up-Untersuchungen sind ein fester Bestandteil der ärztlichen Betreuung und Versorgung. Sie umfassen eine Zwischenanamnese, den aktuellen körperlichen Untersuchungsbefund und Labordiagnostik. Die Frequenz der Untersuchungen richtet sich nach dem bisherigen Krankheitsverlauf, dem aktuellen Beschwerdebild, dem Immunstatus, der aktuellen Therapie und nach individuellen Besonderheiten. Bei neu auftretenden Symptomen erfolgt eine kurzfristige Abklärung.

Als bewährter Verlaufsparameter der HIV-Erkrankung gilt der Immunstatus des Patienten, das heißt, die Werte der CD4- und CD8-Lymphozyten (Absolutwert; Prozentwert, gemessen an der Gesamtlymphozytenzahl; CD4-/CD8-Ratio). Tabelle 6-3 gibt einen orientierenden Überblick über die empfohlene Untersuchungsfrequenz entsprechend des Immunstatus dem Patienten.

Tabelle 6-3 Frequenz der Follow-up-Untersuchungen bei der HIV-Erkrankung.

CD4-Lymphozytenzahl/µl	**Klinik**	**Untersuchungsfrequenz**
> 500	asymptomatisch	alle 6 Monate
300–500	asymptomatisch	alle 3 Monate
	Therapie	14tägig bis monatlich, je nach Therapie
200–300	asymptomatisch	alle 2 Monate
	Symptome oder Therapie	kurzfristige Kontrolle, mindestens 14tägig
< 200	asymptomatisch	alle 2 Monate
	Symptome oder Therapie	kurzfristig, mindestens 14tägig

Stellt sich ein Patient bei bekannter HIV-Erkrankung neu vor oder wird die HIV-Infektion neu diagnostiziert, ist zunächst eine kurzfristige Verlaufskontrolle angeraten. Die Immunwerte sind physiologischen Schwankungen unterworfen bzw. abhängig von aktuellen Begleiterkrankungen. So ist erst nach mehrfacher Bestimmung des Immunstatus eine Bewertung der Immunsituation möglich. Bei initialen CD4-Lymphozytenwerten unter 200 ist die kurzfristige Wiederholung deswegen notwendig, weil hier eventuell rasch Prophylaxemaßnahmen mit dem Patienten besprochen werden sollten.

Die empfohlenen Untersuchungsintervalle stellen eine grobe Richtschnur dar, die auf Erfahrung beruht. Im gegebenen Fall ist nach Schwere der Symptomatik, Art der Therapie und dem Sicherheitsbedürfnis des Patienten entsprechend individuell vorzugehen.

6.2.1 Anamnese/Zwischenanamnese

In der inneren Medizin gilt die Regel, daß sich die Diagnose in den meisten Fällen bereits durch die Anamneseerhebung und den körperlichen Untersuchungsbefund stellen läßt. Im Rahmen der HIV-Erkrankung gelten dieselben Prinzipien: Zwischenanamnese und körperlicher Befund sind oft richtungweisend.

Besondere Aufmerksamkeit gilt subjektiven Veränderungen der körperlichen und geistigen Leistungsfähigkeit des Patienten (Schlafbedürfnis, Freizeitaktivität, berufliche Leistungsfähigkeit). Viele Patienten sprechen von sich aus die geminderte Leistungsfähigkeit an. Psychische Belastungsmomente im Berufs- oder Privatleben des Patienten wie auch der Verarbeitungsprozeß der HIV-Erkrankung können sich hinter somatischen Beschwerden verbergen. Die oft diskreten Hinweise auf eine veränderte körperliche Leistungsfähigkeit sind nicht leicht objektivierbar. Dennoch sollte ihnen stets nachgegangen werden und beispielsweise kurzfristig eine Kontrolle des Immunstatus erfolgen. Daneben bietet der Karnofsky-Index (skalierter Performancestatus) eine gute Möglichkeit, den Leistungsabfall im Verlauf der Erkrankung zu quantifizieren.

Zur Erhebung der aktuellen Anamnese bei HIV-Patienten hat sich ein schematisiertes Vorgehen bzw. das Erfragen spezifischer Symptome bewährt. Wenn der Patient nicht selbst schon die konkreten Beschwerden formuliert, lassen sich über den „Beschwerdekatalog" auch jene diskreten Veränderungen erfassen, die der Patient selbst unterbewertet, falsch interpretiert oder verdrängt. Zudem zeigt die Erfahrung, daß HIV-Patienten, vor allem bei HIV-Enzephalopathie, häufig Konzentrations- und Merkfähigkeitsstörungen aufweisen. Im gegebenen Fall empfiehlt es sich, den Patienten dazu anzuhalten, Fragen oder Veränderungen zu Hause schriftlich festzuhalten und den Stichwortzettel in die Sprechstunde mitzubringen.

In den frühen Stadien der HIV-Erkrankung stellen die konstitutionellen Symptome die am häufigsten geäußerten Beschwerden dar. Dies sind Fieber, Nachtschweiß, Durchfall und Gewichtsabnahme. Der Patient sollte auch hier zur Aufzeichnung angehalten werden. Anhand der erstellten Fieberkurve sowie dem sogenannten Stuhlbogen können die berichteten Beschwerden besser objektiviert werden. Nachtschweiß ist zum Beispiel dann gegeben, wenn der Patient nachts erwacht, weil das Bettzeug sowie der Pyjama durchnäßt sind. Bei schwerem Nachtschweiß kann dies dreimal pro Nacht geschehen.

Bei Diarrhöen ist stets nach Frequenz, Konsistenz, Beimengungen sowie bestehenden Defäkationsschmerzen zu fragen. Bei Diarrhö empfiehlt sich die wöchentliche Gewichtskontrolle. Der Patient ist entsprechend anzuweisen bzw. das Gewicht beim Praxisbesuch zu kontrollieren.

Bei bronchopulmonalen Beschwerden ist ebenfalls gezielt nachzufragen. Eine diskrete Dyspnoe ist erst bei Belastung vom Patienten als solche wahrnehmbar. Unter Umständen wird diese Belastung jedoch unbewußt vermieden.

Nicht zuletzt ist neuropsychologischen Beschwerden des Patienten Aufmerksamkeit zu schenken. Hinter Merk- und Konzentrationsstörungen kann sich eine beginnende HIV-Enzephalopathie verbergen.

Tabelle 6-4 gibt eine Zusammenfassung der Symptome, die bei der Anamnese des HIV-Patienten in jedem Fall erfragt werden sollten.

Tabelle 6-4 Anamnestisch zu erhebende Symptomliste bei HIV-Infektion.

- Minderung der Leistungsfähigkeit, „Leistungsknick"
- erhöhtes Schlafbedürfnis
- Fieber
- Nachtschweiß
- Durchfall, Defäkationsbeschwerden
- Appetitminderung, Gewichtsverlust
- Schluckbeschwerden
- Husten mit/ohne Auswurf, Dyspnoe
- Hautveränderungen, Juckreiz
- sensible und/oder motorische Reiz-/Ausfallsymptome
- Persönlichkeitsveränderungen (Fremdanamnese)
- Merk- und Konzentrationsstörungen

6.2.2 Körperliche Untersuchung

Der körperliche Untersuchungsbefund erfolgt nach den üblichen Prinzipien.

In Tabelle 6-5 werden die HIV-spezifischen Besonderheiten bei der Erhebung des körperlichen Status aufgeführt.

Tabelle 6-5 Körperlicher Untersuchungsstatus bei HIV-Erkrankung.

- Mundhöhle, Zahnleisten
- Lymphknotenstatus (zervikal, axillär, submandibulär, nuchal)
- Kieferwinkel (Parotis!)
- Haut (Fußsohle!, gelegentlich primäres Erscheinen eines KS)
- Genitalregion
- Analregion
- neurologischer Status (Reflexe, Sensibilität)
- Augenhintergrund (wenn möglich!)

6.2.3 Laborparameter

Die Follow-up-Untersuchung des HIV-Patienten schließt eine hämatologische bzw. seroimmunologische Labordiagnostik ein.

Sie erfolgt bei asymptomatischer HIV-Erkrankung in der Regel alle drei bis sechs Monate. Bei entsprechenden Therapiemaßnahmen, in kritischen Phasen (Prophylaxemaßnahmen?) bzw. im Spätstadium entsprechend häufiger (s. Tab. 6-3).

Wird eine antiretrovirale Therapie, beispielsweise mit AZT, begonnen, ist mindestens einmal pro Monat die Kontrolle des Blutbilds erforderlich, um Nebenwirkungen der Behandlung frühzeitig zu erkennen.

Treten bei einem Patienten neue Symptome auf, so ist die Labordiagnostik kurzfristig durchzuführen.

Im folgenden wird auf Besonderheiten im Labormonitoring von HIV-Patienten eingegangen.

Routinelabor

Jede Arztpraxis und jede Klinik hat ein mehr oder minder umfassendes Laborprogramm, das der Früherkennung pathologischer Veränderungen an einem oder mehreren Organsystemen dient. Zum Routinelabor gehören:
- Blutbild einschließlich Differentialblutbild
- Blutsenkung (BSG oder BKS)
- Blutgerinnung (Quick, PTT)
- Blutzucker
- Transaminasen
- Retentionswerte (Harnstoff, Kreatinin und Harnsäure)
- Cholesterin und Triglyzeride
- Elektrolyte (Na, K, Ca, Mg)
- Serumeiweißelektrophorese

Daneben wird die Urinuntersuchung (Urinstix und -sediment) gefordert.

Hämatologie und Blutgerinnung

Bei HIV-infizierten Patienten sollte stets ein komplettes Blutbild, also einschließlich Thrombozyten und differenziertem weißen Blutbild, durchgeführt werden. Etwa 10% der HIV-Patienten haben eine Thrombopenie. Im differenzierten weißen Blutbild ist die Gesamtzahl der Lymphozyten von Interesse. Die absolute Lymphozytenzahl wird errechnet als prozentualer Anteil der absoluten Leukozytenzahl.

Neben den Thrombozyten sind die Gerinnungsparameter Quick, PTT und TZ regelmäßig zu kontrollieren. Dies geschieht nicht zuletzt, damit im Fall eines kurzfristig notwendigen endoskopischen Eingriffs (z.B. Gastroskopie) aktuelle Werte vorliegen.

Klinische Chemie

Die LDH (Laktat-Dehydrogenase) – im gegebenen Fall alternativ die HBDH – gehört zum Routineprogramm bei der Verlaufskontrolle der HIV-Erkrankung. Ein LDH-Anstieg gibt Hinweise auf entzündliche (Lunge, Gehirn, Leber) sowie lymphoproliferative Prozesse. Bisweilen ist der LDH-Anstieg Frühindikator für die Pneumocystis-carinii-Pneumonie.

Bei Patienten mit antiretroviraler Therapie (DDI, DDC) gehören aufgrund des Nebenwirkungsspektrums dieser Medikamente (Pankreatitis) die Alpha-Amylase und Lipase zum Routinelabor.

Immunologie

Die Serumeiweißelektrophorese zeigt bei bestehender HIV-Infektion meist eine deutliche Vermehrung der Gammaglobuline. Im Verlauf ist die quantitative Bestimmung der Immunglobuline A, G und M sinnvoll. Bei Patienten mit weitgehend intakter Immunität kann der Anstieg der Immunglobuline (initial IgM, im Verlauf IgG) auf einen entzündlichen Prozeß hinweisen.

Die Bestimmung der Lymphozyten-Subpopulationen, im einzelnen der CD4- und CD8-Lymphozytenwerte gehört zu den basalen Verlaufsparametern. Im gegebenen Fall läßt sich aus dem prozentualen Anteil der einzelnen Subpopulation und der Gesamtlymphozytenzahl die Absolutzahl der CD4- bzw. CD8-Lymphozyten errechnen. Von Interesse für den Verlauf sind:
- Anteil der B- und T-Lymphozyten
- absoluter Wert bzw. prozentualer Anteil der CD4-Zellen und CD8-Zellen

Aus dem Verhältnis der CD4-Zellen zu den CD8-Zellen ergibt sich die sogenannte Ratio.

Von gewissem Wert für den Verlauf der HIV-Erkrankung hat sich auch der Anteil der aktivierten T-Zellen erwiesen. Ein Anstieg der aktivierten T-Zellen im Spätstadium ist prognostisch als ungünstig zu werten.

Neopterin und Beta$_2$-Mikroglobulin (vgl. Kap. 8.6) haben daneben Bedeutung als immunologische Verlaufsparameter. Ein sprunghafter Anstieg eines dieser Marker kann Hinweis auf den bevorstehenden Ausbruch einer opportunistischen Infektion sein. Im Krankheitsverlauf deutet die Erhöhung beider Werte auf eine ungünstige Prognose hin.

Serologische Diagnostik

Folgende Screening-Untersuchungen sollten zu Behandlungsbeginn bzw. Betreuungsbeginn eines HIV-Patienten durchgeführt werden:
- Hepatitis-Serologie (Hepatitis A, B und C)
- Lues-Serologie
- Toxoplasmose-Antikörper

Regelmäßige Kontrollen der Lues-Serologie sind bei sexuell aktiven Personen angezeigt. Die Hepatitis-Marker sind bei einem Transaminasenanstieg zu kontrollieren.

Nur bei Patienten ohne Toxoplasmose-Antikörper kann eine Neuinfektion durch Toxoplasmen erfolgen; hier ist eine regelmäßige Kontrolle der Toxoplasmose-Serologie angezeigt.

Spezielle HIV-Diagnostik

Zum quantitativen Nachweis von Virusbestandteilen gibt es gegenwärtig nur für das p24-Antigen kommerziell verfügbare Testkitts. Eine routinemäßige Kontrolle des p24-Antigens ist nicht sinnvoll. Ein Anstieg des p24-Antigens gilt als prognostisch ungünstiges Zeichen, ein Abfall unter antiretroviraler Therapie gilt als Indikator für das Ansprechen auf die Therapie.

Der Virusnachweis aus dem Blut sowie Resistenzbestimmungen von antiretroviralen Substanzen sind aufwendige und kostenintensive Untersuchungen und deswegen keine Routineverfahren.

Tabelle 6-6 faßt das im Rahmen der HIV-Erkrankung notwendige Laborprogramm zusammen. Bezüglich der Routinekontrollen, die therapiespezifisch, erkrankungs- und stadienspezifisch sind, sei auf die entsprechenden Kapitel verwiesen.

Tabelle 6-6 Wichtige Laborparameter in der Verlaufskontrolle der HIV-Infektion.

Blutbild/Differentialblutbild BSG	Lymphozyten-Subpopulationen: – T-Lymphozyten – B-Lymphozyten – CD4-Zellen – CD8-Zellen – CD4-/CD8-Ratio
Blutgerinnung: – Quick – PTT – TZ	Immunmarker: – Neopterin – Beta$_2$-Mikroglobulin
Klinische Chemie: – LDH – Alpha-Amylase, Lipase – Transaminasen – Kreatinin, Harnsäure, Harnstoff – Elektrolyte	Serologische Diagnostik – Hepatitis A, B und C – Lues – Toxoplasmose-Antikörper – p24-Antigen
Eiweißelektrophorese: – IgA – IgG – IgM	

6.2.4 Medizinisch-technische Diagnostik

Der Einsatz medizinisch-technischer Diagnostik (radiologische oder kernspintomographische Untersuchungen, Endoskopie) ist nur bei entsprechender klinischer Symptomatik indiziert. Falls keine aktuelle Untersuchung vorliegt, sollte allerdings ein orientierendes Röntgenbild der Thoraxorgane veranlaßt werden. Auch eine sonographische Untersuchung des Abdomens sollte zu Beginn der Behandlung bzw. Verlaufsbeobachtung erstellt werden. Die sonographische Dokumentation des Ausgangsbefunds ist für spätere Vergleiche sinnvoll.

In einigen Zentren wird bei der Anfangsdiagnostik auch ein Computertomogramm des Schädels durchgeführt. Dies erscheint nicht zwingend erforderlich, da HIV-spezifische zerebrale Erkrankungen (Toxoplasmose, maligne Lymphome, progressive multifokale Leukenzephalopathie) in der Regel ohne Vorbefund zu diagnostizieren sind. Die im Verlauf häufig zu beobachtende Hirnatrophie hat in den frühen Stadien der HIV-Erkrankung kein entsprechendes klinisches Korrelat.

6.2.5 Konsiliarärztliche Diagnostik

Die Hinzuziehung von Fachärzten bei der Abklärung definierter Organsysteme ist selbstverständlich. Die regelmäßige augenärztliche Untersuchung bei einer CD4-Zellzahl unter 200 ist dringend geboten (Augenhintergrund!). Bei CD4-

Lymphozytenzahlen unter 100 Zellen/µl sollte die Fundusspiegelung in dreimonatigen Intervallen erfolgen.

Daneben ist die enge Zusammenarbeit mit einem Neurologen und einem Dermatologen notwendig, da beide Organsysteme häufig im Rahmen der Erkrankung betroffen sind.

6.3 Impfungen und Reisen

Bei Erwachsenen ergibt sich die Problematik der Impfung bei Auffrischimpfungen, der Impfprophylaxe vor Reisen sowie bei besonderer Exposition (Hepatitis B). Von noch größerer Bedeutung sind die Fragen zu Impfungen in der Pädiatrie, da die Grundimmunisierungen üblicherweise im frühen Kindesalter durchgeführt werden (vgl. Kap. 10.7).

Die aktive Immunisierung setzt ein funktionierendes Immunsystem voraus; es stellt sich die Frage, ob bei fortgeschrittener HIV-Erkrankung der gewünschte Erfolg noch zu erreichen ist. Für die Hepatitis-B-Impfung ist bekannt, daß bei bestehender HIV-Infektion meist eine höhere Dosierung des Impfstoffs bzw. eine Nachimpfung erforderlich ist, um die gewünschte Antikörperbildung zu erreichen. Der Impferfolg ist abhängig vom Grad des Immundefekts. Bei weniger als 200 CD4-Lymphozyten ist ein adäquater Erfolg selten. Für andere Impfungen stehen ausreichende Daten noch aus. Allgemein läßt sich festhalten, daß Impfungen um so erfolgreicher sind, je früher sie im Verlauf der HIV-Infektion eingesetzt werden.

Eine Aktivierung des HI-Virus und somit eine vorzeitige Progression der Immunschwäche wurde bisher bei Impfungen nicht beobachtet, wird aber diskutiert.

Schließlich ist zu erörtern, ob der Einsatz von Lebendimpfstoffen im Rahmen der HIV-Infektion möglicherweise eher zu manifesten Erkrankungen führt. Aus theoretischen Erwägungen sollte Lebendimpfstoff nur bei guter Immunlage und nur dann, wenn ausreichende Erfahrungen mit dem Impfstoff bei HIV-Infizierten bestehen, verwendet werden. Im Zweifelsfall ist von der Verwendung von Lebendimpfstoff grundsätzlich abzuraten.

6.3.1 Aktive Immunisierung

Tetanus-(Auffrisch-)Impfung

Eine Tetanus-(Auffrisch-)Impfung wird nach Verletzungen und vor Reisen empfohlen. Gegen diese Impfung bestehen in allen Stadien der HIV-Infektion keinerlei Bedenken. Es ist zu erwähnen, daß bei einer fortgeschrittenen Immunstörung (CD4-Zellzahlen < 200) die gewünschte Antikörperbildung fraglich ist.

Der Einsatz des Mischimpfstoffs gegen Diphtherie, Tetanus und Keuchhusten (DTP) wird nur bis zum siebten Lebensjahr empfohlen. Vom Einsatz des Pertussis-Vakzins wird generell abgeraten.

Poliomyelitis-Impfung

Bei der üblichen Poliomyelitis-Schluckimpfung handelt es sich um einen Lebendimpfstoff. Es sind Fälle beschrieben, in denen durch diesen Impfstoff bei fortgeschrittener HIV-bedingter Immunstörung eine Poliomyelitis ausgelöst wurde. In allen Stadien der HIV-Infektion sollte deshalb der parenteral zu applizierende inaktivierte Impfstoff nach Salk eingesetzt werden.

Dies gilt nicht nur für den HIV-Infizierten, sondern auch für Personen, die mit ihm zusammenleben. Nach der Polio-Schluckimpfung werden über mehrere Tage lebende Viren ausgeschieden, die eine Gefahr für den Immungeschwächten darstellen. Auf entsprechend strenge Hygieneregeln bis zu einer Woche nach der Schluckimpfung ist hinzuweisen.

Pneumokokken-Impfung

Ähnlich wie nach Splenektomie tritt die Pneumokokken-Pneumonie bei HIV-Infektion gehäuft auf. Von der Amerikanischen Gesundheitsbehörde wird dementsprechend eine Pneumokokken-Impfung (Pneumovax®) empfohlen, sowohl bei asymptomatischen als auch bei symptomatischen Patienten.

Grippe-Impfung

Die Grippe-Impfung wird bei der symptomatischen HIV-Infektion empfohlen. Allerdings erscheint ein ausreichender Impferfolg bei fortgeschrittener HIV-Erkrankung zweifelhaft.

Hepatitis-B-Impfung

Die Hauptbetroffenengruppen der HIV-Infektion haben auch ein erhöhtes Hepatitis-B-Risiko. Aufgrund der hohen Durchseuchungsrate besteht bei vielen bereits eine natürliche Immunität. Sind keine Hepatitis-B-Antikörper vorhanden, sollte die Hepatitis-B-Impfung möglichst frühzeitig erfolgen.

Hierbei ist der aus menschlichem Plasma hergestellte Impfstoff (H-B-Vax®) dem rekombinierten vorzuziehen (Gen H-B-Vax®), da ersterer eine höhere Antigenkonzentration enthält. Erfahrungsgemäß sollte bei der Erstimmunisierung (drei Impfungen innerhalb von sechs Monaten) die doppelte Impfstoffdosis eingesetzt werden. Danach ist eine Titerkontrolle der HBs-Antikörper erforderlich. Bei fehlenden Antikörpern oder niedrigem Antikörpertiter ist die Nachimpfung zu empfehlen. Allerdings läßt sich auch dadurch nicht in jedem Fall eine ausreichende Antikörperbildung induzieren.

Cholera-Impfung

Der zur Verfügung stehende Cholera-Impfstoff gilt als nicht ausreichend wirksam. Die Cholera-Impfung wird von der WHO nicht mehr empfohlen. Somit besteht auch kein Anlaß, HIV-Infizierte zu impfen. Bei der Reise in Endemiegebiete sind die notwendigen Hygieneregeln streng zu beachten.

Tuberkulose (BCG)-Impfung

Der BCG-Impfstoff ist ein Lebendimpfstoff, abgeleitet vom Mycobacterium bovis. Somit verbietet sich diese Impfung bei nachgewiesener HIV-Infektion in allen Krankheitsstadien.

Gelbfieber-Impfung

Auch hier handelt es sich um einen Lebendimpfstoff, der somit bei der HIV-Infektion nicht eingesetzt werden sollte. Allerdings ist die Gelbfieber-Impfung eine bei der Einreise in bestimmte Länder nachzuweisende Impfung. Bisherige Untersuchungen haben ergeben, daß bei einer CD4-Zellzahl über 300 Zellen/µl die Gelbfieber-Impfung komplikationslos durchgeführt werden kann. Liegt die CD4-Zellzahl niedriger, ist von der Impfung abzuraten. Bei weniger als 200 Zellen/µl ist sie streng kontraindiziert.

Im Bedarfsfall sollte ein Impfbefreiungszeugnis ausgestellt werden.

6.3.2 Passive Immunisierung

In manchen Situationen werden menschliche Immunglobuline zum Infektionsschutz eingesetzt.

Polyvalente Immunglobuline

Bei HIV-infizierten Kindern stellen polyvalente Immunglobuline einen wesentlichen Bestandteil der Therapie dar. Ihr Einsatz bei Erwachsenen zur Prophylaxe von Infektionen ist umstritten. Allerdings werden in einigen Therapiezentren Patienten mit fortgeschrittener HIV-Infektion regelmäßig mit intravenösen Immunglobulin-Gaben behandelt.

Die übliche Dosierung ist 10 g/14tägig. Einige kontrollierte Studien haben ergeben, daß unter Immunglobulin-Therapie das Auftreten von Infektionen seltener und der Übergang in das Vollbild der AIDS-Erkrankung verzögert ist. In anderen Untersuchungsserien konnten diese Ergebnisse nicht nachvollzogen werden.

Varizellen-Zoster-Hyperimmunglobulin

HIV-Infizierte, die in ihrer Kindheit keine Windpocken-Infektion durchgemacht haben und in deren Lebensumfeld eine derartige Infektion auftritt, sollten mit dem Varizellen-Zoster-Hyperimmunglobulin behandelt werden. Dies betrifft insbesondere HIV-positive Eltern eines Kindes, das Windpocken hat oder über den Kindergarten oder die Schule in Gefahr steht, eine Windpocken-Infektion akquiriert zu haben.

Hepatitis-B-Hyperimmunglobulin

Für HIV-Infizierte gelten die üblichen Indikationen. Die Gabe ist bei fehlender Immunität gegen Hepatitis B für den Fall der Exposition indiziert, z.B. bei einer Nadelstichverletzung.

Hepatitis-A-Immunglobulinprophylaxe
In allen Stadien der HIV-Infektion kann die Immunglobulinprophylaxe gegen Hepatitis A bedenkenlos eingesetzt werden.

6.3.3 Infektionsprophylaxe vor Reisen

Grundsätzlich läßt sich sagen, daß bei guter Immunitätslage alle für das entsprechende Reiseland empfohlenen Impfprophylaxen durchgeführt werden können. Ausnahmen stellen die Poliomyelitis-Impfung und in eingeschränktem Maß die Gelbfieber-Impfung dar. Zur Poliomyelitis-Prophylaxe sollte bei bestehender HIV-Infektion generell der virusinaktivierte Salk-Impfstoff verwandt werden. Die für manche Länder vorgeschriebene Gelbfieber-Impfung ist in Abhängigkeit von der Immunitätslage zu geben. Die Cholera-Impfung und die orale Immunisierung gegen Typhus haben keinen Sinn.

Für die Malaria-Prophylaxe stellt die HIV-Erkrankung keine Einschränkung dar. Sie kann entsprechend den Empfehlungen für das jeweilige Land erfolgen. Im Rahmen der HIV-Erkrankung treten allerdings häufiger als sonst allergische Reaktionen gegen diese Medikamente auf. In diesem Fall ist die Prophylaxe sofort zu beenden.

Bei Reisen in tropische oder subtropische Länder ist HIV-Positiven das genaue Einhalten der Hygienevorschriften zu empfehlen. Insbesondere ist der ausschließliche Gebrauch von abgekochtem bzw. Mineralwasser zu empfehlen, beispielsweise auch zum Zähneputzen. Es dürfen keine rohen oder halbgaren Nahrungsmittel verzehrt werden, frisches Obst oder Gemüse nur dann, wenn es geschält wurde.

Für die Reiseapotheke empfiehlt sich ein Durchfallmittel, ein Antipyretikum und mindestens ein Breitbandantibiotikum, das vor allem Enteritis-Keime erfaßt, z.B. Ciprofloxacin (Tab. 6-7).

Tabelle 6-7 Reiseapotheke für tropische und subtropische Länder.

- Malaria-Prophylaxe (nach den aktuellen Empfehlungen)
- Durchfallmittel, z.B. Imodium®
- Antipyretikum, z.B. Paracetamol oder Acetylsalicylsäure
- Breitbandantibiotikum, z.B. Ciprofloxacin
- Sonnenschutzcreme mit hohem Lichtschutzfaktor
- Antiemetikum (bei Flügen oder Schiffsreisen)
- Beruhigungsmittel, z.B. Diazepam 5 mg (bei Langstreckenflügen)

6.3.4 HIV und Reisen

Für einige Länder gibt es Einreisebeschränkungen bzw. -verbote bei bestehender HIV-Infektion. Diese Verbote sind unsinnig und verstoßen gegen die Menschenrechte. Der Protest internationaler Ärzteorganisationen gegen das damalige Einreiseverbot HIV-Erkrankter in die USA führte dazu, daß der Internationale AIDS-Kongreß 1992 nicht in Boston, sondern in Amsterdam stattfand.

Dem Patienten sollte nicht unbedingt von einer Reise in ein Land mit Einreisebeschränkungen abgeraten werden. Bei fortbestehendem Reiseplan sollte ihm aber empfohlen werden, z.B. Medikamente wie AZT (Retrovir®), die eindeutig die Erkrankung identifizieren würden – falls das Krankheitsstadium dies erlaubt –, für den Zeitraum der Reise abzusetzen oder ggf. vorauszuschicken.

In der Regel sind für den HIV-Patienten Reisen zu befürworten. Ortsveränderung, neue Eindrücke, Ablenkung von der Erkrankung scheinen sich psychologisch günstig auf den HIV-Infizierten auszuwirken. Erfahrungen liegen inzwischen auch für Reisen mit Gruppen von zum Teil schwerkranken AIDS-Patienten vor. Die meisten Patienten berichteten positiv über die Reise und zeigten eine bessere körperliche Belastbarkeit als zu Hause. Im Individualfall sollte die Reise jedoch so organisiert sein, daß größere Anstrengungen vermieden werden und eine Begleitperson anwesend ist. Für den Fall plötzlich auftretender Komplikationen sollte die Möglichkeit der sofortigen Rückkehr (Rückflugticket) bestehen.

Eine häufig gestellte Frage bei Reisen in den Süden ist die der zumutbaren Sonnenexposition bei bestehender HIV-Infektion. Die immunsuppressive Wirkung intensiver UV-Bestrahlung ist belegt. Andererseits wirkt sich Luft und Sonne häufig positiv auf chronische Hauterkrankungen aus. Gerade HIV-Infizierte leiden vermehrt unter Hauterscheinungen (Follikulitis, Psoriasis). Wenn die Regeln, die heute grundsätzlich im Umgang mit Sonnenexposition ausgegeben werden, von den Patienten konsequent eingehalten werden, ist keine zusätzliche Schädigung des Immunsystems zu erwarten. Von längerem Ausharren in praller Sonne und ohne Sonnenschutz ist abzuraten. HIV-Patienten, die durch vielerlei Verfallserscheinungen deprimiert sind, werden andererseits psychisch eher stabilisiert, wenn die Blässe einer „gesunden" Gesichtsfarbe weicht. Nota bene: Auch im Schatten läßt sich braun werden.

6.4 HIV-assoziierte Erkrankungen

Auf die sogenannten opportunistischen Infektionen, das heißt, AIDS-definierenden Erkrankungen, wurde bereits bei der Beschreibung der Stadien der HIV-Erkrankung eingegangen (Kap. 5.2). In den frühen Stadien der HIV-Erkrankung lassen sich jedoch einige Krankheitsbilder gehäuft beobachten, die im Hinblick auf die erworbene Immunschwäche zu interpretieren sind, ohne daß sie definitionsgemäß zu den AIDS-definierenden Erkrankungen zählen. Sie können als HIV-assoziierte Erkrankungen bezeichnet werden. Auf diese soll im folgenden kurz eingegangen werden. Daneben kommen auch jene Syndrome und Erkrankungen zur Darstellung, die mittelbar im Rahmen der HIV-Erkrankung von Interesse sind. Die Beschreibung der häufigsten Behandlungsanlässe bei HIV-Erkrankten findet sich in einer nach den betroffenen Organsystemen geordneten Übersicht in Kapitel 8.

6.4.1 Konstitutionelle Symptome

Zu den konstitutionellen Symptomen der HIV-Infektion zählen:
- körperliche Abgeschlagenheit, geminderte Leistungsfähigkeit
- Fieber (> 38 °C, länger als vier Wochen anhaltend)
- Nachtschweiß (länger als vier Wochen anhaltend)
- Gewichtsabnahme (mehr als 10% des Ausgangskörpergewichts)
- Diarrhöen (ohne Erregernachweis, länger als vier Wochen)

Diese Symptome wurden neben der generalisierten Lymphadenopathie früher unter dem Begriff AIDS-related complex (ARC) zusammengefaßt. Die Abgrenzung des ARC als eigenständiges Krankheitsbild erweist sich jedoch nicht mehr als sinnvoll, seit die HIV-Infektion als einheitliches und kontinuierlich fortschreitendes Krankheitsbild verstanden wird.

Die Annahme für das Vorliegen eines konstitutionellen Symptoms der HIV-Infektion ist erst dann gerechtfertigt, wenn die differentialdiagnostische Abklärung keine andere Erklärung erbracht hat. Bei CD4-Lymphozyten unter 200 Zellen/µl sind in jedem Fall die AIDS-definierenden opportunistischen Infektionen in die Erwägungen einzubeziehen. Die Tuberkulose und das Non-Hodgkin-Lymphom sind im Rahmen der HIV-Erkrankung stets als mögliche Erkrankungen zu berücksichtigen. Daneben können sich hinter den oben genannten Symptomen auch von der HIV-Erkrankung unabhängige Infektionen verbergen. Zuletzt können die unspezifischen Symptome psychosomatischen Charakter haben. Abgeschlagenheit und Gewichtsabnahme können Ausdruck einer larvierten Depression sein.

Bei medikamentöser Therapie können die Symptome medikamentös induziert sein. Abbildung 6-1 gibt vereinfacht den differentialdiagnostischen Abklärungsgang konstitutioneller Symptome wieder.

6.4.2 Erkrankungen der Mundhöhle

Erkrankungen der Mundhöhle sind im Verlauf der HIV-Erkrankung gehäuft zu beobachten.

Mundsoor

Die Candida-Infektion der Mundhöhle kann auch bei gutem Immunstatus vorkommen. Lokale Faktoren sowie eine antibiotische Behandlung wirken häufig fördernd.

Neben dem typischen Befund (weiße Stippchen und Beläge an der Wangen- und Gaumenschleimhaut) kommen auch erythematöse Formen mit umschriebenen rötlich-fleckigen Veränderungen der Mundschleimhaut vor. Gegebenenfalls ist ein Abstrich oder die Gewinnung von Mundspülwasser erforderlich.

Die Behandlung des Mundsoors erfolgt lokal. Ampho-Moronal® Lutschtabletten oder Ampho-Moronal® Suspension (5 × täglich) haben sich bewährt. Die Suspension sollte nach etwa einminütiger Einwirkzeit im Mund geschluckt wer-

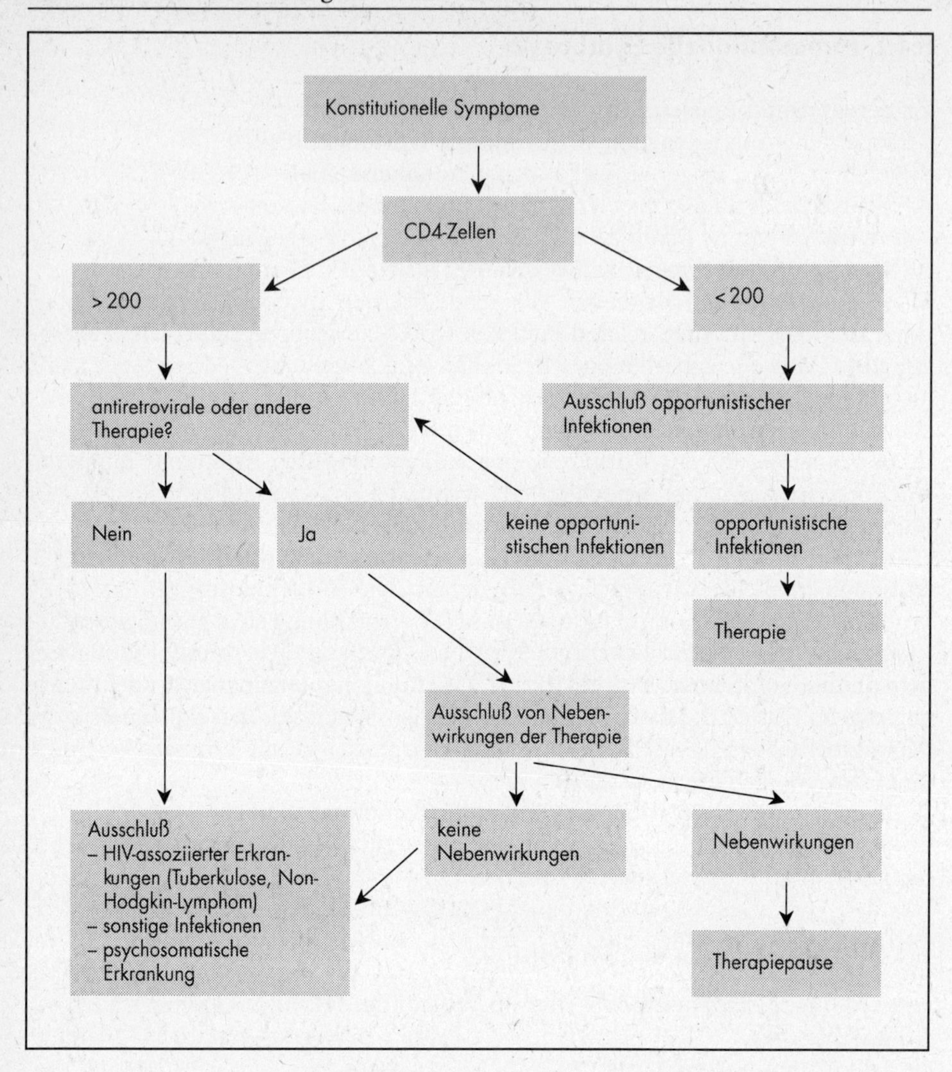

Abb. 6-1 Abklärung konstitutioneller Symptome.

den. Bei Zahnprothesenträgern hat sich eine Behandlung mit Daktar®-Mundgel bewährt.

Bei schwerem und rezidivierendem Mundsoor ist der Einsatz von Nizoral oder Diflucan als Kurzzeittherapie indiziert.

Haarleukoplakie

Die Haarleukoplakie ist eine virale Erkrankung, die sich durch streifige, haarförmige, nicht abwischbare Beläge am lateralen Zungenrand äußert. Es gilt mittlerweile als gesichert, daß die Haarleukoplakie auf Epstein-Barr-Viren zurückzuführen ist.

Eine gesicherte Therapie der Haarleukoplakie existiert nicht. Bei starker Ausprägung kann eine Behandlung mit Aciclovir (3 × 400 mg/d) versucht werden. Eine systematische, antiseptische Mundpflege, z.B. mit Chlorhexitidin, ist zur Verhinderung einer Superinfektion zu erwägen. Die Haarleukoplakie gilt als Indikatorerkrankung für die HIV-Infektion.

Zahnfleischerkrankungen

Zahnfleischerkrankungen (Parodontose, Gingivitis) kommen bei HIV-Infizierten ebenfalls häufiger vor. Bisweilen ist der Verlauf rasch progredient. Schwere nekrotisierende Gingivitiden führen zum Zahnfleischschwund und Zahnausfall. Die Therapie entspricht der sonst üblichen Parodontose-Behandlung; sie sollte frühzeitig und intensiv erfolgen. Bei ausgeprägter Gingivitis ist eine antibiotische Behandlung mit Selectomycin oder Clindamycin indiziert. Die Kooperation mit einem versierten und interessierten Zahnarzt ist anzustreben.

6.4.3 Atemwegserkrankungen

Chronisch-rezidivierende Entzündungen im Bereich der Atemwege und Nasennebenhöhlen treten bei HIV-Infizierten wesentlich häufiger auf als in der Allgemeinbevölkerung. Die Behandlungsmodalitäten unterscheiden sich nicht vom üblichen Procedere. Die HIV-Erkrankung stellt auch keine Kontraindikation für operative Korrekturen, z.B. eines Nasenseptumdefekts, dar.

Bronchitiden und Pneumonien

Rezidivierende (eitrige) Bronchitiden und Pneumonien kommen in der Folge auf dem Boden eines sinubronchialen Syndroms gehäuft vor. Bei Fieber und CD4-Lymphozytenzahlen unter 200 Zellen/µl sollte ein Erregernachweis mittels provoziertem Sputum oder bronchoalveolärer Lavage versucht werden. Neben der symptomatischen Therapie mit Sekretolytika, Bronchospasmolytika und Antitussiva (für die Nacht!) haben sich in erster Linie Amoxycillin, Erythromycin und Clarithromycin bewährt.

Bei Fieber, pulmonaler Symptomatik und unabhängig davon, ob ein deutlicher Auskultationsbefund vorhanden ist, ist stets eine radiologische Untersuchung der Thoraxorgane indiziert. In der Regel sollte vor der antibiotischen Therapie Asservat zum Keimnachweis gewonnen werden. Deutet der klinische Verlauf mit einem fulminanten Beginn der Symptomatik auf eine Pneumokokken-Pneumonie hin, sollte die parenterale Therapie mit Penicillin oder Cephalosporinen der dritten Generation bevorzugt werden.

Tuberkulose

Die Tuberkulose gehört bei HIV-Infizierten zu den differentialdiagnostischen Überlegungen bei der Abklärung bronchopulmonaler Symptome. Durch die mögliche Tröpfcheninfektion ist höchste Vorsicht geboten bei Patienten mit dem Verdacht auf eine offene Lungentuberkulose. In diesem Fall kann die Pentamidin-Inhalation, die meist mit Hustenreiz einhergeht, für die anderen Patienten im selben Raum eine erhebliche Gefahrenquelle darstellen.

Bei entsprechendem Verdacht ist, wie üblich, der Keimnachweis anzustreben. Die klassische Therapie der Lungen- und Lymphknotentuberkulose, die als HIV-assoziierte Erkrankungen gelten, wird meist zum Vierfach-Schema erweitert (s. Kap. 7.1.11).

6.4.4 Abdominelle Erkrankungen

Außer der leichten bis mäßiggradigen Splenomegalie sowie einer gelegentlichen Hepatomegalie gibt es keinen typischen Befund in den frühen Stadien der HIV-Infektion, der streng mit der Immunschwäche assoziiert wäre.

Gastroenteritiden

Gastroenteritiden sind meist viraler Genese und selbstlimitierend. Bei HIV-infizierten Patienten sollte sicherheitshalber stets eine bakteriologische Stuhldiagnostik erfolgen, um eine Salmonellen-Infektion auszuschließen.

Bei länger anhaltenden gastritischen Beschwerden sollte die endoskopische Klärung angestrebt werden. Sowohl Kaposi-Sarkome als auch Non-Hodgkin-Lymphome kommen im Gastrointestinaltrakt vor. Im übrigen gilt die übliche Differentialdiagnose (s. Kap. 8.2).

Die Colitis ulcerosa manifestiert sich häufig im zweiten und dritten Lebensjahrzehnt. Inwieweit die im frühen Verlauf der HIV-Infektion beobachtbaren Fälle unspezifischer Kolitiden Verbindungen zur Colitis ulcerosa haben, kann noch nicht abschließend geklärt werden. Im Rahmen der theoretischen Konzepte gibt die Autoimmunogenese allerdings einen erklärbaren Zusammenhang. Die Behandlung entspricht den Prinzipien der Colitis ulcerosa.

Virushepatitis

Bei homosexuellen Männern, Drogenabhängigen und Hämophilie-Patienten kommen gehäuft Hepatitiden bzw. chronische Verläufe einer Hepatitis vor. Bei der Hepatitis B ist gelegentlich das Phänomen einer fehlenden Antikörperbildung zu beobachten. Die Persistenz des HBs-Antigens ist damit nicht zwangsläufig verbunden. Die Leberwerte sind meist normal, so daß klinisch von einer Ausheilung ausgegangen werden muß. Offenbar handelt es sich hier um Fälle, bei denen die Hepatitis-B-Infektion nach der HIV-Infektion erfolgte. Durch die Immunstörung ist die Antikörperbildung gestört.

6.4.5 Proktitische Erkrankungen

Nicht selten werden vom Patienten Defäkationsbeschwerden, Schleim- oder Blutbeimengungen beim Stuhlgang, gelegentlich auch starker Drang zur sofortigen Darmentleerung berichtet. Die Stuhldiagnostik sollte insbesondere auch nach Lamblien und Amöben fragen. Beide lassen sich in der Regel nur aus dem frischen Stuhl nachweisen.

Bei sexuell aktiven Patienten ist ebenso die rektale Gonorrhö oder eine Chlamydien-Infektion zu bedenken. Beide Erreger sind nur durch Abstrichdiagnostik nachzuweisen. Die Gonokokken sind durch eine Methylenblau-Färbung des Abstrichpräparats sofort nachzuweisen.

Bei der Behandlung von Lamblien und Amöben sind oft wiederholte Therapiezyklen durchzuführen. Die Rezidivgefahr ist hoch. Therapeutisch sind bei Lambliasis Tinidazol (Simplotan®) und Metronidazol (Clont®) zu empfehlen, bei Amöbiasis Furamide oder Clont®. Chlamydien-Infektionen sprechen gut auf Tetrazykline an. Bei rektaler Gonorrhö und HIV-Infektion sollte die doppelte Dosis der sonst üblichen Menge (Spectinomycin) eingesetzt werden.

6.4.6 Hauterkrankungen

Das gehäufte Auftreten von unspezifischen Hauterscheinungen sowie der ausgeprägtere Verlauf bzw. die Neumanifestation von einigen Hauterkrankungen (Psoriasis!) können Hinweis auf die zugrundeliegende HIV-Infektion sein. Dazu gehören rezidivierende Herpes-Infektionen (1 und 2), Herpes zoster, Psoriasis und seborrhoisches Ekzem (s. Kap. 8.6).

6.4.7 Muskel- und Gelenkbeschwerden

Monoarthritiden und Myositiden kommen im Rahmen der HIV-Infektion gelegentlich vor.

Arthritis

Bei den Gelenken sind vor allem Sprunggelenk und Kniegelenk betroffen. Die Gelenkbeschwerden können ein- oder beidseitig auftreten. Meist gehen sie mit einem deutlichen Gelenkerguß einher. Die Punktion des Ergusses ergibt einen unspezifischen Befund. In allen bisher beobachteten Fällen haben sich diese Gelenkschwellungen wieder spontan zurückgebildet.

Myositis

Die HIV-assoziierte Myositis unterscheidet sich klinisch nicht von einer idiopathischen Polymyositis. Die Erkrankung befällt vor allem die proximale Muskulatur der Extremitäten, führt zu Muskelschwäche, muskelkaterartigen Beschwerden, einem allgemeinen Krankheitsgefühl. Bei der Labordiagnostik sind die Muskelenzyme (CK und GOT) erhöht. Durch eine Kortikosteroid-Behandlung ließ sich meist eine Besserung erzielen. Differentialdiagnostisch ist an die AZT-induzierte Myositis zu denken, die ebenfalls von einem Anstieg der Kreatininkinase begleitet ist. Nach Therapieabbruch kommt es stets zum Rückgang der Symptome und zur Normalisierung der Kreatininkinase.

6.4.8 Neurologisch-psychiatrische Symptome

Eine periphere Fazialisparese tritt gelegentlich im frühen Stadium der HIV-Infektion auf. Die Symptomatik bildet sich meist zurück. Auch Mononeuritiden anderer peripherer Nerven werden gelegentlich beobachtet.

Die symmetrische periphere, distal beginnende Polyneuropathie wird manchmal bereits bei Patienten beobachtet, deren CD4-Lymphozyten noch über 200 Zellen/µl liegen. In seltenen Fällen stellen sich auch Symptome einer HIV-Enzephalopathie, vor allem Merk- und Konzentrationsstörungen ein, bevor es zum Vollbild einer AIDS-Erkrankung kommt (s. Kap. 8.4.).

6.4.9 HIV-assoziierte Thrombozytopenie

In etwa 10% tritt im Verlauf der HIV-Infektion eine Thrombozytopenie auf. Der Abfall der Thrombozyten ist unabhängig von der CD4-Zellzahl und hat keine prognostische Relevanz. Meist handelt es sich um eine mäßiggradige Thrombopenie mit Werten zwischen 50 000 und 150 000/µl. Eine therapeutische Intervention ist dann erforderlich, wenn die Thrombozyten unter 20 000 Zellen/µl abfallen. Sehr selten werden lebensbedrohliche Blutungen beobachtet. Als ursächlich für die Thrombozytopenie sind im Blut zirkulierende Immunkomplexe zu nennen, die die Thrombozyten absorbieren. Im Knochenmark sind stets reichlich Megakaryozyten vorhanden.

Ist eine therapeutische Intervention angezeigt, sollte zuerst eine Behandlung mit Retrovir® in der Dosierung von zweimal 250 mg täglich versucht werden. In etwa 50% der Fälle kommt es darunter zu einem Thrombozytenanstieg. Bei ausgeprägter Thrombozytopenie ist eine Kortikosteroid-Therapie erforderlich. Hierbei ist eine Intervalltherapie der täglichen Gabe vorzuziehen. Ist nach einer mehrtägigen Gabe von 100 mg Prednisolon täglich eine ausreichende Thrombozytenzahl erreicht, ist im Einzelfall das erforderliche Zeitintervall bzw. die Dosis der Intervalltherapie zu erkunden, um die Thrombozyten auf einer erträglichen Höhe zu halten.

In Akutsituationen (Thrombozyten < 5000/µl) kann durch die mehrtägige Gabe von jeweils 10 g Immunglobulinen täglich ein rascher Thrombozytenanstieg erzielt werden. In Einzelfällen läßt sich auch durch eine intermittierende Immunglobulin-Therapie eine ausreichende Höhe der Thrombozytenzahlen erzielen. Bei Fällen einer schweren Thrombopenie und fehlendem Ansprechen auf die genannten therapeutischen Maßnahmen ist die Splenektomie zu erwägen.

6.4.10 HIV und Lues

Bei der HIV-Erkrankung werden gelegentlich Fälle einer primären oder sekundären Lues bei negativer Lues-Serologie beobachtet. In Hautbiopsien konnten Spirochäten nachgewiesen werden. So sollte in klinischen Verdachtsfällen mit negativer bzw. nicht eindeutiger Serologie der Treponema-Nachweis im Dunkelfeld als sicherste Methode durchgeführt werden.

Eine Besonderheit der HIV-begleitenden Lues ist die potentiell rasche Entwicklung einer Neurolues. Es gibt Fallberichte, nach denen sich trotz Benzylpenicillin-Benzathin-Therapie eine Neurolues entwickelte.

Die Hautveränderungen im Sekundärstadium können mit Nekrosen einhergehen. Aus den Hautläsionen läßt sich der Erreger meist leicht nachweisen. So sollte bei HIV-Infizierten mit unklaren Hautveränderungen und negativer Lues-Serologie stets am Ausschluß dieser Differentialdiagnose festgehalten werden.

Über das therapeutische Procedere der Lues bei bestehender HIV-Infektion gibt es bisher keine sicheren klinischen Untersuchungsergebnisse. Empfehlenswert erscheint im Primär- und Sekundärstadium die Therapie mit Benzylpenicillin-Procain (2,4 Mega i.m.) und Probenecid (1,5 g p.o.), jeweils über 14 Tage. Bei einer fortgeschrittenen Lues und/oder unklarer neurologischer Symptomatik muß eine Lumbalpunktion zum Ausschluß einer Neurolues durchgeführt werden. Bei Nachweis einer Neurolues ist folgende Therapie anzuwenden: Penicillin G 4 × 5 Mill. IE i.v. täglich über mindestens zehn Tage. Alternativ kann auch die oben angegebene Therapie mit Benzylpenicillin-Procain und Probenezid eingesetzt werden. Regelmäßige Liquorkontrollen nach der Behandlung sind notwendig.

Bei bekannter Penicillin-Allergie wird eine Behandlung mit Doxycyclin empfohlen: Im Primär- und Sekundärstadium 2 × 100 mg oral über 21 Tage; bei Neurolues sollte dieselbe Therapie parenteral durchgeführt werden.

6.5 Antiretrovirale Therapie

Prinzipiell lassen sich drei Ansätze unterscheiden, die HIV-Erkrankung und dadurch verursachte Immunstörung therapeutisch zu beeinflussen:
- supportive Therapieansätze der Immunstabilisierung und Immunrestauration
- Prophylaxemaßnahmen bzw. gezielte Therapie der sogenannten opportunistischen Infektionen
- antiretrovirale Therapie

Zu wirkungsvollen immunrestaurativen Therapieansätzen liegen bisher keine wissenschaftlich gesicherten Daten vor. Einige alternative Therapieverfahren sehen ihr Therapieziel darin, die Funktion des Immunsystems so lange wie möglich stabil zu erhalten.

Durch gezielte medikamentöse Prophylaxemaßnahmen lassen sich heute einige opportunistische Infektionen – zumindest über lange Zeit – verhindern. Als Beispiel hierfür sei auf den verbreiteten Einsatz der Pentamidin-Inhalation zur Prophylaxe der Pneumocystis-carinii-Pneumonie verwiesen.

Das primäre Forschungsinteresse gilt nach wie vor der direkten Einflußnahme bzw. Verhinderung der retroviralen Infektion selbst. Die Prinzipien der antiretroviralen Therapie beruhen darauf, den Infektions- bzw. Vermehrungszyklus des HI-Virus im menschlichen Körper zu unterbrechen. Potentiell denkbare Angriffspunkte im Zyklus des HI-Virus bzw. seiner Interaktion mit den Zielzellen sind:

- Verhinderung der Virusanheftung an die Zelle bzw. des Eindringens in die Zelle
- Hemmung des Enzyms reverse Transkriptase
- Verhinderung des Einbaus des viralen Genoms in die DNS der Wirtszelle
- Suppression des integrierten viralen Gens
- Hemmung der Replikation viraler Bestandteile

Die gegenwärtig zur Verfügung stehenden antiretroviralen Substanzen Azidothymidin (AZT), Dideoxyinosin (DDI) sowie Dideoxycytidin (DDC) sind Nukleosid-Analoga. Ihr Wirkmechanismus besteht in einer Hemmung der reversen Transkriptase (RT).

Im folgenden wird ausschließlich auf den Einsatz dieser drei Substanzen eingegangen. Jedoch sei darauf hingewiesen, daß derzeit auch andere RT-Hemmer (z.B. Tibo-Derivate, Substanzen aus der Benzodiazepin-Klasse) hinsichtlich ihrer antiretroviralen Wirkung getestet werden. Daneben wird eine große Anzahl von Substanzen erforscht, die in andere Phasen des viralen Lebenszyklus eingreifen können. Besonders aussichtsreich erscheinen die bisherigen Studienergebnisse bei den sogenannten TAT-Hemmern. TAT ist ein Teil des viralen Genoms. Die TAT-gesteuerte Umschreibung in Messenger-RNS wird durch diese Substanzen verhindert.

6.5.1 AZT, DDC und DDI

Alle drei Substanzen stehen inzwischen zur antiretroviralen Therapie außerhalb klinischer Studien zur Verfügung.

Azidothymidin (AZT, Zidovudin; Retrovir®)

Azidothymidin ist ein Pyrimidinnukleosid-Abkömmling, der die reverse Transkriptase hemmt. AZT zeigt in vitro hohe Aktivität in der Hemmung von HIV, indem es die Neuinfektion von Zellen verhindert. Nachdem klinische Doppelblindstudien eine signifikante Verlängerung der Überlebenszeit in der mit AZT behandelten Gruppe zeigten, ist die Substanz seit Anfang 1987 in vielen Studien eingesetzt worden. Eine vorzeitige Zulassung erfolgte in den Vereinigten Staaten und wenig später auch in der Bundesrepublik Deutschland.

Mittlerweile konnten mit dieser Substanz breite klinische Erfahrungen gesammelt werden. Es zeigte sich, daß die ursprünglich eingesetzte tägliche Dosierung von 1000–1800 mg mit einer hohen Hämatotoxizität verbunden ist. In Vergleichsstudien wurde gezeigt, daß durch die tägliche Gabe von 300–600 mg vergleichbare Therapieresultate bei ungleich geringerer Hämatotoxizität erzielt wurden. Heute wird eine Tagesdosis von 2 × 250 mg bzw. 3–5 × 100 mg empfohlen.

Während der klinischen Anwendungsbeobachtung von AZT zeigte sich, daß

Mutationen der reversen Transkriptase entstehen können, die zu Resistenzen gegen AZT führen.

Dideoxyinosin (DDI; Videx®)

DDI war in der Folge der zweite RT-Hemmer. Die Substanz wurde im Oktober 1991 in den USA zur Behandlung der HIV-Infektion zugelassen. DDI ist ein Purinnukleosid-Abkömmling, der in vitro ebenfalls eine deutliche Hemmung der reversen Transkriptase zeigt.

Vorteile von DDI gegenüber AZT bestehen in einer längeren intrazellulären Halbwertszeit, geringer Hämatotoxizität sowie Wirksamkeit gegen HIV-1-Stämme, die AZT-resistent sind. Zu den Nebenwirkungen der Substanz zählen vor allem periphere Neuropathien sowie Störungen des Pankreas und der Leber. Die nekrotisierende Pankreatitis als medikamententoxische Folge ist gefürchtet. Es wurde in seltenen Fällen über tödliche Verläufe berichtet. Bei der Kombination mit anderen Substanzen ist zu bedenken, daß sich die Nebenwirkungen möglicherweise potenzieren bzw. früher klinisch manifestieren (z.B. die periphere Polyneuropathie).

Problematisch war es, den Wirkstoff in oral applizierbarer Form mit genügend hoher Bioverfügbarkeit herzustellen. DDI ist säurelabil und muß deshalb gemeinsam mit einem Antazidum gegeben werden. So steht das Präparat (Videx®) bisher lediglich als Kautablette zur Verfügung.

Mittlerweile sind auch RT-Mutationen nachweisbar, die gegen DDI resistent sind.

Dideoxycytidin (DDC; Hivid Roche®)

Dideoxycytidin ist wie AZT ein Pyrimidin-Abkömmling und hat ebenfalls eine hohe In-vitro-Aktivität der Hemmung der reversen Transkriptase.

Bereits 1990 wurde DDC in den USA in einem sogenannten compassionate-usage-Programm Patienten zur Verfügung gestellt, die offenbar weder auf AZT noch auf DDI ansprachen. In Kombination mit AZT zeigte DDC besondere (potenzierte) Wirksamkeit. Die vorzeitige Zulassung von DDC in den USA erfolgte deswegen vorerst mit der Auflage, daß es nur in Kombination mit AZT angewandt werden darf. In Deutschland wird DDC (Hivid Roche®) im April 1993 voll zugelassen. Die empfohlene Dosierung ist dreimal täglich 0,75 mg.

Wie DDI hat DDC keine wesentlichen hämatotoxischen Nebenwirkungen. Bisher festgestellte Nebenwirkungen waren Exantheme, Stomatitiden, Gelenkbeschwerden, Fieber und eine dosisabhängige periphere Polyneuropathie. Vereinzelt wurden auch Pankreatitiden und Ulzerationen der Speiseröhre berichtet.

6.5.2 Indikation

Neben einigen einheitlich befürworteten Indikationen sind weitere Indikationen für den Beginn einer antiretroviralen Therapie auch heute noch Thema einer kontrovers geführten Diskussion. Vor allem der frühe Einsatz von Retrovir®

wird hinsichtlich seines Werts unterschiedlich beurteilt. Die längsten individuellen Erfahrungen mit AZT umfassen einen Zeitraum von fünf Jahren, gleichzeitig existieren Krankheitsverläufe der HIV-Erkrankung über zehn Jahre ohne medikamentöse Beeinflussung. Die intensive Erforschung des Einsatzes von AZT zeigt jedoch deutlich die immunstabilisierende Wirkung.

Klassische Indikationen der antiretroviralen Therapie sind:

- Pneumocystis-carinii-Pneumonie
- HIV-assoziierte konstitutionelle Symptome bei einer CD4-Lymphozytenzahl unter 200 Zellen/μl
- HIV-assoziierte Thrombozytopenie
- Kaposi-Sarkom

Bei Patienten mit Zustand nach Pneumocystis-carinii-Pneumonie sowie bei Patienten mit konstitutionellen Symptomen bei einer CD4-Lymphozytenzahl unter 200 Zellen/μl wurde unter AZT-Therapie in Plazebo-kontrollierten Studien eine verlängerte Überlebenszeit dokumentiert. Eine HIV-assoziierte Thrombozytopenie bessert sich häufig unter AZT-Therapie. Ob die Progression des Kaposi-Sarkoms durch AZT verlangsamt wird, ist nicht eindeutig gesichert; eine Verlängerung des Zeitintervalls bis zur Manifestation anderer opportunistischer Infektionen sowie eine Verlängerung der Überlebenszeit konnte hierbei gezeigt werden.

Weitere Studien ergaben, daß auch Patienten mit einer CD4-Zellzahl zwischen 200 und 500 von der AZT-Therapie profitieren. Bei AZT-Behandelten trat im Vergleichszeitraum signifikant seltener der Übergang in das Vollbild der HIV-Erkrankung vor. Das Ergebnis dieser Studie wird kontrovers diskutiert: Im Patientenkollektiv mit CD4-Lymphozyten zwischen 200 und 500 gibt es Untergruppen mit höchst unterschiedlichen Verläufen. Nicht selten sind asymptomatische Patienten zu beobachten, deren CD4-Zellzahlen zwischen 300 und 500 liegen und die in jahrelanger Verlaufsbeobachtung sich ohne jede Therapie stabil erweisen. Bei anderen ist ein kontinuierlicher Abfall der CD4-Lymphozyten zu beobachten.

Aus den zahlreichen vorliegenden, teilweise schwer vergleichbaren Studien lassen sich folgende Schlußfolgerungen zum Einsatz einer antiretroviralen Therapie ziehen:

- Eine antiretrovirale Therapie ist indiziert, wenn eine AIDS-definierende opportunistische Infektion aufgetreten ist bzw. wenn die CD4-Lymphozyten auf Dauer unter 200 Zellen/μl liegen.
- Bei CD4-Lymphozytenzahlen unter 500 Zellen/μl sollte eine antiretrovirale Behandlung eingeleitet werden, wenn konstitutionelle Symptome bzw. HIV-assoziierte Begleiterkrankungen vorliegen (s. Kap. 5).
- Bei asymptomatischen Patienten mit CD4-Lymphozytenzahlen unter 500 Zellen/μl, wenn sich im Verlauf ein kontinuierlicher Abfall der CD4-Lymphozyten oder aber ein CD4-Lymphozytensturz zeigt.

Einige Autoren fordern, die antiretrovirale Behandlung bei bestehender HIV-Infektion so früh wie möglich, das heißt, auch unabhängig von der Höhe der

CD4-Lymphozytenzahlen, zu beginnen. Diese Einschätzung findet gegenwärtig bei der Mehrzahl der HIV-behandelnden Ärzte keine Akzeptanz. Ein wesentliches Argument gegen den frühen Einsatz einer antiretroviralen Therapie ist, daß die langfristigen Nebenwirkungen dieser Substanzen unbekannt sind. Hierbei wird vor allem an die potentiell kanzerogene Wirkung gedacht. So führt die AZT-Therapie zum Beispiel zu einer makrozytären Reifungsstörung der Erythrozyten. Der morphologische Knochenmarkbefund entspricht dabei den Veränderungen eines myelodysplastischen Syndroms. Diese Knochenmarkveränderungen wurden früher zu den Präleukämien gezählt. Daneben gehört die Frage der Resistenzbildung zur Diskussion um den frühzeitigen Einsatz von AZT. Gegner sprechen von der erhöhten Gefahr frühzeitiger Resistenzbildung gegen AZT. Befürworter des frühen Einsatzes von AZT argumentieren, die Bildung resistenter HIV-Stämme erfolge aufgrund der Mutationen vor allem im späten Stadium. Folglich könne der frühe Einsatz gerade die Mutation bzw. Selektion resistenter Stämme verhindern.

Die bisherigen Erfahrungen und daraus abgeleiteten Indikationen für eine antiretrovirale Therapie wurden mit AZT gesammelt. Bei DDI und DDC bzw. dem kombinierten Einsatz antiretroviraler Substanzen liegen keine vergleichbaren Langzeiterfahrungen vor.

6.5.3 Mono- und Kombinationstherapie

Eine große Anzahl von klinischen Studien prüft derzeit den Nutzen von Substanzkombinationen bzw. die sequentielle Anwendung von Monosubstanzen bzw. Kombinationen mit Zytokinen. Bereits veröffentlichte Studienergebnisse zeigen, daß

- die abwechselnde Gabe von DDI und AZT dem monotherapeutischen Einsatz dieser Substanzen überlegen ist
- eine Kombinationstherapie von AZT und DDC bessere Erfolge zeigt als der monotherapeutische Einsatz dieser Substanzen

In-vitro-Untersuchungen weisen auf eine verzögerte Resistenzentwicklung hin, wenn AZT mit Alpha-Interferon kombiniert wird.

Die Vielzahl der veröffentlichten Studienergebnisse oder Zwischenresultate laufender Studien verwirren den behandelnden Arzt mehr, als sie ihm helfen. Oft lassen sich anfänglich gewonnene Resultate in Folgestudien nicht bestätigen. Der Begriff des „honey-moon-Effekts“ aus der Onkologie für die anfänglichen Erfolge einer neuen Therapiekombination, die sich später nicht mehr bestätigen lassen, erscheint auch hier oft passend. Andererseits sind die Polychemotherapie onkologischer Erkrankungen sowie die tuberkulostatische Kombinationstherapie Beispiele dafür, daß ein Kombinationsregime gegenüber der Monotherapie erfolgreicher sein kann. Voraussetzungen für die sinnvolle Kombination verschiedener Substanzen ist der synergistische Effekt sowie ein unterschiedliches Nebenwirkungsspektrum, das die angestrebte geringere Toxizität nicht in Frage stellt. So wird in absehbarer Zeit eine optimale antiretrovirale Therapie aus der Kombination mehrerer Substanzen mit unterschiedlichem Angriffspunkt und synergistischer Wirkung bestehen. Gegenwärtig ist bei der HIV-Erkrankung der Kombinationstherapie noch nicht der Vorzug zu geben.

6.5.4 Kriterien des Therapieerfolgs

Die entscheidenden Kriterien für den erwünschten Erfolg der antiretroviralen Therapie sind der klinische Verlauf sowie das Verhalten der CD4-Lymphozyten bzw. anderer seroimmunologischer Parameter. Von der Wirksamkeit der Therapie ist auszugehen, wenn sich die bestehende klinische Symptomatik, beispielsweise die konstitutionellen Symptome (z.B. Nachtschweiß, Fieber) bessern oder schwinden, oder die körperliche Leistungsfähigkeit generell zunimmt. Häufig wird eine Gewichtszunahme mit Beginn der Therapie beobachtet. Daneben läßt sich an der Stabilisierung bzw. dem Anstieg der CD4-Lymphozyten der positive Einfluß der antiretroviralen Therapie bemessen. Bei HIV-assoziierter Thrombozytopenie kann häufig ein Anstieg der Thrombozyten beobachtet werden.

Vom Nicht-Ansprechen der antiretroviralen Therapie ist auszugehen, wenn die Symptomatik bestehenbleibt oder in ihrer Intensität zunimmt. Auch sind Gewichtsverhalten bzw. das Auftreten anderer konstitutioneller Symptome entscheidende Kriterien. Sollten unter Therapie neue klinische Symptome oder opportunistische Erkrankungen innerhalb kurzer Zeit auftreten, spricht dies gegen einen therapeutischen Effekt der eingeschlagenen Therapie. Zeigen die CD4-Lymphozyten im weiteren Verlauf und nach mehrmaliger Kontrolle einen kontinuierlichen Abfall, so ist das therapeutische Procedere neu zu überdenken.

Ein Nicht-Ansteigen der Thrombozyten unter der AZT-Therapie ist hingegen nicht als Therapieversagen zu werten, da nicht jede HIV-assoziierte Thrombopenie auf Retrovir® anspricht. Wurde die Behandlung allerdings wegen der Thrombozytopenie eingeleitet, ist die erfolglose Therapie spätestens nach vier Wochen abzubrechen.

Zeigt die Therapie Erfolg und wird die antiretrovirale Substanz vom Patienten toleriert, wird in der bisherigen Weise fortgefahren. Therapiemodifikationen werden individuell erst dann vorgenommen, wenn der erste Therapieerfolg zu schwinden droht. Zeigt der Verlauf hingegen nach mindestens dreimonatiger Beobachtungszeit und wiederholter Bestimmung der CD4-Lymphozyten keine Besserung, ist die Kombinationstherapie oder der Wechsel zu einer anderen Substanz zu erwägen.

6.5.5 Setting der antiretroviralen Therapie

Aufgrund der meisten klinischen Erfahrungen und Studienbeobachtungen ist die primäre antiretrovirale Therapie bevorzugt mit AZT (Retrovir®) einzuleiten. Die empfohlene Dosis pro Tag entspricht zweimal 250 mg AZT.

Eines der grundlegenden Kriterien für den Beginn der antiretroviralen Therapie ist die Einstellung des Patienten zur projektierten Behandlung. Ein nicht unerheblicher Teil der Patienten steht der Behandlung primär skeptisch gegenüber. Diese ablehnende Haltung gründet sich nicht zuletzt auf die gelegentlichen Veröffentlichungen in der Boulevardpresse über die angezweifelte kausale Rolle von HIV für die Genese von AIDS sowie auf die übertriebene Darstellung der Toxizität von AZT („die Patienten sterben nicht an AIDS, sondern an den Folgen der AZT-Behandlung“). Häufig kann der Patient durch ein umfassendes Aufklärungsgespräch von dem Sinn der Therapie überzeugt werden. Keinesfalls sollte eine Behandlung erzwungen werden.

Es empfiehlt sich eine pragmatische Herangehensweise. In der „Testphase“ wird über einen zwei- bis vierwöchigen Zeitraum die individuelle Verträglichkeit von Retrovir® geprüft. Gleichzeitig ergeben sich in der Kontrolluntersuchung Hinweise für die klinische und seroimmunologische Befundbesserung. Die Option, die Behandlung bei Unverträglichkeit jederzeit abbrechen zu können, sollte hierbei ausdrücklich betont werden. Hilfreich ist auch der Hinweis, daß die jetzt eingesetzte Dosierung von 500 mg täglich nur noch etwa einem Drittel der früher eingesetzten Dosierung entspricht und daß die Nebenwirkungsrate dadurch erheblich gesenkt werden konnte. Auf die initial auftretenden gastrointestinalen oder zentralnervösen Nebenwirkungen soll hingewiesen werden mit dem Verweis, daß diese in den ersten 14 Tagen meist schwinden.

Sie gehören nicht zu den sogenannten Unverträglichkeitsreaktionen. In Tabelle 6-8 sind die AZT-Nebenwirkungen aufgelistet.

Tabelle 6-9 faßt die erforderlichen Laborkontrollen während AZT-Therapie zusammen.

Bei Patienten, die anhaltend unter Therapie über Übelkeit klagen, ließ sich durch die modifizierte Gabe der täglichen Dosis eine bessere Verträglichkeit erzielen: Anstatt der zweimaligen Einnahme von 250 mg wird als Alternative die Einnahme von (drei- bis) fünfmal 100 mg oder zweimal 200 mg vorgeschlagen.

Tabelle 6-8 AZT-Nebenwirkungen.

Gastrointestinale Symptome (häufig passager):
- Übelkeit
- Appetitlosigkeit
- Völlegefühl

Zentralnervöse Nebenwirkungen (häufig passager):
- Benommenheit
- Schwindelgefühl
- Kopfschmerzen

Muskel- und Gelenkbeschwerden (ohne CK-Erhöhung)

Myositis mit CK-Erhöhung (selten)

Hämatotoxizität:
- Makrozytose der Erythrozyten
- signifikanter Hb-Abfall (selten)

Tabelle 6-9 Laborkontrollen bei AZT-Behandlung.

- Blutbild und Differentialblutbild
- Transaminasen, γ-GT, AP, LDH, CK, Kreatinin und Harnsäure
- Lymphozyten-Subpopulationen (zweimonatlich)

Wird die Behandlung mit Retrovir® auch nach Dosismodifikation nicht toleriert oder zeigt der Verlauf eine Unwirksamkeit der Behandlung, sind therapeutische Alternativen zu diskutieren. Neben dem Wechsel der Substanz (DDI) kann auch die Kombination von Retrovir® mit einer anderen Substanz erwogen werden. So wird bei der Kombination AZT/DDC eine Besserung der Immunitätslage auch nach längerer alleiniger Retrovir®-Therapie berichtet. In der Kombination wird DDC (Hivid®) üblicherweise in einer Dosis von zwei- bis dreimal 0,75 mg/d empfohlen. Gute Erfolge werden auch vom monatlich alternierenden Einsatz von AZT und DDI berichtet. Die eingesetzte Dosis von DDI (Videx®) beträgt hierbei zweimal 200 mg. Neben dem alternierenden Einsatz ist auch der kombinierte Einsatz von AZT und DDI möglich. Zuletzt kann auch die Kombinationstherapie AZT/DDC als monatlich alternierende Sequenztherapie versucht werden. Die hierzu laufenden Therapiestudien lassen vorerst noch keine Beurteilung zu.

Als Alternative zur AZT-Therapie gilt die Monotherapie mit DDI. DDC hat sich aufgrund der bisherigen Erfahrungen als Monotherapeutikum nicht bewährt. Im Einzelfall, insbesondere wenn keine anderen therapeutischen Möglichkeiten bestehen, ist jedoch der monotherapeutische Einsatz von DDC gerechtfertigt.

6.6 Primärprophylaxen

Neben der antiretroviralen Therapie stellt die Behandlung der opportunistischen Infektionen das zentrale therapeutische Prinzip bei der HIV-Infektion dar. Daneben gewinnen die prophylaktischen Maßnahmen zunehmend an Bedeutung bzw. haben für bestimmte opportunistische Infektionen bereits zu einer deutlichen Senkung der Morbidität geführt. Im einzelnen können Primär- und Sekundärprophylaxen unterschieden werden. Es ist sinnvoll, eine primäre Prophylaxe gegen häufig auftretende Erkrankungen zu betreiben, sobald die Immunstörung ein Ausmaß erreicht hat, das das Auftreten opportunistischer Infektionen statistisch gesehen sehr wahrscheinlich werden läßt. Bisher hat sich lediglich die Prophylaxe gegen die Pneumocystis-carinii-Pneumonie fest etabliert. Für die zerebrale Toxoplasmose sowie die atypische Mykobakteriose wird gegenwärtig in klinischen Studien nach entsprechend sicheren und gut verträglichen prophylaktisch einsetzbaren Substanzen gesucht.

6.6.1 Pneumocystis-carinii-Pneumonie

Vor der Einführung der Prophylaxe war die Pneumocystis-carinii-Pneumonie (PcP) mit bis zu 80% die häufigste bzw. im Verlauf der HIV-Erkrankung erste opportunistische Infektion. Die PcP kann bereits bei einer CD4-Zellzahl von 200 Zellen/µl auftreten. Entsprechend empfiehlt sich die Einleitung der Prophylaxe ab diesem CD4-Wert.

Pentamidin

In Deutschland hat sich als Prophylaxemaßnahme der ersten Wahl die Inhalation mit Pentamidin bewährt.

Hierfür sind spezielle Inhalationssysteme (Respigard-II-Inhalationssystem) und Inhalationsapparate (z.B. Salvia und Devilbiss) erforderlich. Üblicherweise wird die Prophylaxe mit einer Loading dose von 300 mg Pentamidin (Pentacarinat®) an drei aufeinanderfolgenden Tagen begonnen. Danach zeigt sich die Inhalationsfrequenz in zwei- oder vierwöchentlichen Abständen (s.u.) als ausreichend (Tab. 6-10).

Tabelle 6-10 Durchführung der Pentamidin-Inhalation zur PcP-Prophylaxe.

Indikation
CD4-Lymphozyten < 200 Zellen/µl

Dosierung
200 mg 2wöchentlich o. 300 mg 4wöchentlich

Loading dose
an drei aufeinanderfolgenden Tagen 200 mg o. 300 mg

Beachte
- Pentamidin ist in Aqua ad injectabile aufzulösen!
- Bei Asthmatikern bzw. auftretender Bronchospastik hat sich die Gabe von 2 Hüben eines bronchospasmolytischen Dosieraerosols (Berotec®, Berodural® etc.) bewährt.
- Ggf. gewährleistet die Anwendung einer Nasenklammer die geforderte Inhalation über das Mundstück

In einigen Therapiezentren werden Bronchospasmolytika routinemäßig vor der Pentamidin-Inhalation gegeben. Üblicherweise hält man ihren Einsatz jedoch nur für angezeigt, wenn bronchoasthmoide Beschwerden anamnestisch bekannt sind oder unter Inhalation eine Bronchospastik auftritt. Treten nach der Inhalation Beschwerden auf, sind diese häufig auf eine Hyperventilation zurückzuführen. Der metallische Geschmack des Pentamidins läßt sich gut durch das Lutschen von Lakritz-Bonbons überdecken.

Eine Heimbehandlung wird durch das transportable Gerät möglich. Diese sollte jedoch nur erfolgen, wenn es zum Beispiel die berufliche Situation des Patienten erfordert.

Ein hundertprozentiger Schutz vor PcP ist durch die Inhalationsprophylaxe mit Pentamidin nicht gegeben.

Trimethoprim/Sulfamethoxazol

Alternativ zur Pentamidin-Inhalation ist die Primärprophylaxe der PcP mit Trimethoprim/Sulfamethoxazol (TMP/SMX, z.B. Bactrim® oder Co-trimoxazol) möglich. Als Dosierung werden 320 mg TMP und 1600 mg SMX täglich empfohlen (= Bactrim® forte, 1 Tbl./Tag).

Die gastrointestinalen Begleiterscheinungen sowie die Gefahr allergischer Reaktionen lassen diese Form der Prophylaxe nicht gleichwertig erscheinen, auch wenn der Preis ungleich geringer ist.

Fansidar®

Ein weiteres Medikament zur PcP-Prophylaxe ist Fansidar® (25 mg Pyrimethamin, 500 mg Sulfadoxin). Die Einnahme einer Tablette zweimal wöchentlich wird empfohlen. Die gleichzeitige Substitution von Folsäure (Kalziumfolinat) ist erforderlich.

Die Schutzwirkung gegenüber Pentamidin muß heute als im Vergleich gering angesehen werden. Fansidar® hat andererseits eine gewisse Wirksamkeit als Toxoplasmose-Prophylaktikum.

Sonstige Medikamente

Dapson zeigte ebenfalls prophylaktische Wirksamkeit gegen PcP und Toxoplasmose, die gegenwärtig vorliegenden Daten reichen aber nicht aus, um es zur PcP-Prophylaxe zu empfehlen.

Eine neue Substanz, Atovaquon (Studienbezeichnung BW 566 C 80), wird derzeit bezüglich seiner prophylaktischen Wirksamkeit für die PcP und die zerebrale Toxoplasmose geprüft.

6.6.2 Toxoplasmose

Aufgrund der Pentamidin-Prophylaxe ist die zerebrale Toxoplasmose (in der BRD!) häufig die erste opportunistische Infektion im Verlauf der HIV-Erkrankung. Eine gesicherte allgemeine Empfehlung hinsichtlich der medikamentösen Prophylaxe liegt nicht vor. Bei den zur Verfügung stehenden Substanzen erscheint bis heute nicht klar, welches Regime das effizienteste ist bzw. ob durch eine medikamentöse Prophylaxe eine Verlängerung der Überlebenszeit erzielt werden kann. In Tabelle 6-11 sind die derzeit empfohlenen Primärprophylaxen zusammengestellt.

Die Auflistung erhebt keinen Anspruch auf Vollständigkeit. Auch die angegebenen Dosierungen entsprechen den eigenen Erfahrungswerten und Empfehlungen. Die sicherste Therapie ist wahrscheinlich die Kombination von Dapson und Pyrimethamin.

Neben den in Tabelle 6-11 aufgeführten Medikamenten sind die Möglichkeiten des prophylaktischen Einsatzes von Atovaquon (Studienname BW 566 C 80) noch nicht endgültig geklärt.

Alle in Tabelle 6-11 aufgeführten Medikamente können zu gastrointestinalen

Tabelle 6-11 Prophylaxeempfehlungen der Toxoplasmose.

- Dapson: 2 × 100 mg/Woche
  (+ 1 g Vitamin C)
- Dapson: 2 × 100 mg/Woche
  \+ Pyrimethamin: 2 × 25 mg/Woche
  (+ 15 mg Kalziumfolinat/Woche)
  (+ 1 g Vitamin C)
- Fansidar® (Pyrimethamin und Sulfadoxin): 2 × 1 Tbl./Woche
  (+ 15 mg Kalziumfolinat/Woche)

Nebenwirkungen, vor allem Übelkeit und Appetitlosigkeit führen. Der Sulfonamid-Anteil in Fansidar®, Sulfadoxin, verursacht nicht selten ein Arzneimittel-Exanthem.

Bei CD4-Lymphozytenzahlen unter 100 Zellen/µl ist die Gefahr einer zerebralen Toxoplasmose hoch. Eine Toxoplasmose-Prophylaxe ist bei diesen Patienten zu erwägen.

6.6.3 Atypische Mykobakteriosen

Durch verbesserte Therapiemöglichkeiten der meisten opportunistischen Infektionen treten im Spätstadium der HIV-Erkrankung (bei CD4-Lymphozyten < 100) zunehmend häufiger atypische Mykobakteriosen auf. Diese werden nach dem häufig vorkommenden Mycobacterium avium intracellulare unter dem Begriff MAC-(Complex-) Infektionen zusammengefaßt.

Diese normalerweise nicht humanpathogenen Mykobakterien sind häufig gegen die meisten Tuberkulostatika resistent. Die atypische Mykobakteriose ist in vielen Fällen therapeutisch schwer beeinflußbar. Eine Keimelimination gelingt nicht. Eine Primärprophylaxe erscheint deshalb äußerst sinnvoll.

Clarithromycin und Erythromycin sind möglicherweise prophylaktisch gegen die atypischen Mykobakterien wirksam. Eine internationale, multizentrische Studie prüft gegenwärtig den Einsatz von Clarithromycin (500 mg/d). Eingeschleust werden Patienten mit einer CD4-Zellzahl unter 100 Zellen/µl. Die ersten Erfahrungen sind vielversprechend.

6.6.4 Tuberkulose

Im Gefolge der HIV-Infektion nimmt die Inzidenz der Tuberkulose weltweit zu. Bei der im Verlauf der HIV-Erkrankung auftretenden Tuberkulose kann es sich um die Reaktivierung einer früher stumm verlaufenen Tuberkulose oder um eine frische Infektion handeln. Ein früherer Tuberkulose-Kontakt kann durch den Tuberkulin-Test belegt werden. Bei fortgeschrittener Immunschwäche kommt es jedoch zur kutanen Hypo- bzw. Anergie. So sollte der Tuberkulin-Test möglichst früh im Beobachtungsverlauf durchgeführt werden. Daneben findet der Multitest Merieux Anwendung.

Bei positivem Tuberkulin-Test sollte eine medikamentöse Tuberkulose-Prophylaxe dann erwogen werden, wenn anamnestisch ein wahrscheinliches Risiko besteht (drogenabhängige Patienten, Patienten mit Aufenthalt in Endemiegebieten, exponierte Personen).

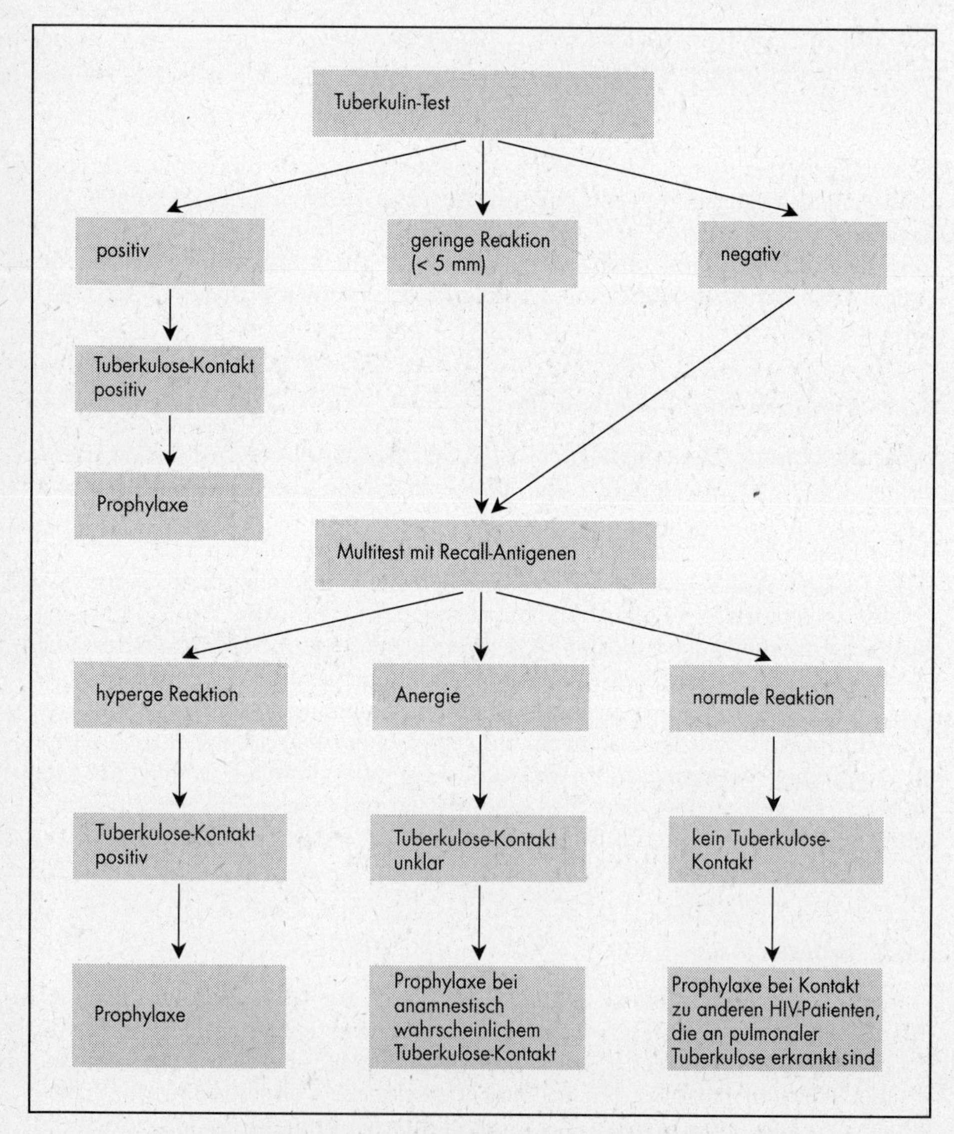

Abb. 6-2 Vorgehen bei der Evaluierung eines früheren Tuberkulose-Kontakts.

Abbildung 6-2 gibt zusammengefaßt das Vorgehen bei der Evaluierung eines früheren Tuberkulose-Kontakts wieder.

Falls die Möglichkeit der Reaktivierung einer Tuberkulose besteht oder eine potentielle Ansteckungsquelle in der nahen Umgebung existiert, wird die Prophylaxe mit INH (300 mg/d) über mindestens zwölf Monate empfohlen.

6.6.5 Zytomegalie

Bezogen auf den Gesamtverlauf der HIV-Erkrankung ist die CMV-Infektion mittlerweile das häufigste Krankheitsbild. Bei nachgewiesenem CMV-Befall des Gastrointestinaltrakts oder der Retina ist eine lebenslange Behandlung erforderlich. Eine wirksame Prophylaxe wäre somit hilfreich, steht bisher jedoch nicht zur Verfügung.

6.6.6 Kryptokokkose

Die Kryptokokkose ist eine der wenigen opportunistischen Infektionen, die neu erworben wird, das heißt, keiner Reaktivierungsreaktion entspricht. Patienten mit einer fortgeschrittenen HIV-Infektion (CD4-Lymphozyten < 100 Zellen/µl) sollten auf eine Vogelhaltung verzichten. Will der Patient das langjährige Haustier nicht missen, sollte prophylaktisch der Vogelkot auf Kryptokokken untersucht werden. Cave: Taubenkot!

6.6.7 Mundsoor und Soor-Ösophagitis

Eine Primärprophylaxe gegen Candida-Infektionen der Mundhöhle ist nicht sinnvoll. Anfänglich lassen sich diese gut mit topischen Maßnahmen behandeln. Kommt es im Verlauf der HIV-Erkrankung gehäuft zu Candida-Mykosen, ist eine Rezidivprophylaxe mit Fluconazol (3 × 100 mg/Woche) sinnvoll.

6.6.8 Herpes-Infektionen

Eine Primärprophylaxe ist nicht angezeigt. Kommt es im Krankheitsverlauf zu rezidivierenden Herpes-Läsionen, sollte eine Rezidivprophylaxe (Dauertherapie) mit Aciclovir erwogen werden. Die Dosierung richtet sich nach dem Schweregrad und liegt zwischen zweimal 200 mg und zweimal 400 mg Aciclovir täglich.

6.7 Prognose

Bei der Beobachtung großer Patientengruppen lassen sich durch Multivarianzanalyse sowohl klinische als auch Laborparameter ermitteln, die hinsichtlich der HIV-Erkrankung mit einer ungünstigen Prognose korrelieren. Bezogen auf den Einzelfall sind diese statistisch ermittelten Prognoseparameter von begrenzter Aussagekraft. Die langjährige Versorgung HIV-Erkrankter bringt aber Erfahrungswerte mit sich, die sich mit jenen statistisch ermittelten Prognosefaktoren gut abgleichen lassen.

6.7.1 Klinische Prognosefaktoren

Konstitutionelle Symptome wie Fieber, Nachtschweiß, Durchfall und Gewichtsabnahme sowie rezidivierender Mundsoor haben sich als gute klinische Parameter erwiesen. Deren Persistieren deutet auf die Krankheitsprogression bzw. das baldige Erreichen des Spätstadiums hin. Auch die Haarleukoplakie der Zunge deutet in der Regel auf eine rasche Krankheitsprogression hin. Andere HIV-assoziierte Symptome oder Erkrankungen (generalisierte Lymphadenopathie, Herpes zoster) korrelieren nicht mit der Prognose.

Ein sehr aussagekräftiger Prognoseparameter, der sich jedoch nur in der Minderzahl der Fälle bestimmen läßt, ist die Schwere und Dauer der akuten HIV-Krankheit. Die Schwere des Krankheitsbilds korreliert positiv mit der Progressionstendenz der Immunstörung.

6.7.2 Serologische Prognosefaktoren

In den Multivarianzanalysen zeigten sich die Laborparameter prognostisch wesentlich aussagekräftiger als klinische Symptome. Zuverlässige Marker, die eine Progression der HIV-Erkrankung anzeigen, sind die Subpopulationen der T-Lymphozyten, das Serum-Neopterin und das Beta$_2$-Mikroglobulin. Die prognostische Bedeutung des p24-Antigens ist deutlich geringer.

Eine niedrigere CD4-Zellzahl (Absolutwert, Relativwert) ist mit einer schlechteren Prognose korreliert. Grundsätzlich können CD4-Lymphozytenzahlen unter 200 als Hinweis für eine Krankheitsprogression gelten.

Neben dem niedrigen Absolutwert der CD4-Lymphozyten gelten als weitere ungünstige Prognoseparameter:
- rascher Abfall der CD4-Lymphozyten
- niedriger prozentualer Anteil der CD4-Lymphozyten an der Gesamtzahl der T-Lymphozyten
- niedrige Gesamtlymphozytenzahl
- Erhöhung der CD8-Lymphozyten
- niedrige CD4-/CD8-Ratio

Die prognostische Aussagekraft von Beta$_2$-Mikroglobulin und Neopterin hat sich in vielen Studien bestätigt. Bei ungünstiger Prognose sind meist beide Marker erhöht, so daß die Analyse eines Markers für die Prognoseeinschätzung ausreicht. Eine Ausnahme bilden i.v.-Drogenabhängige, bei denen sich Beta$_2$-Mikroglobulin nicht als aussagekräftiger Prognoseparameter erwiesen hat.

Weitere Marker, die mit einer ungünstigen Prognose korreliert sind, sind der Nachweis von Alpha-Interferon im Serum sowie der vermehrte Nachweis zirkulierender Immunkomplexe. Bei Patienten im Spätstadium der HIV-Erkrankung gilt ein niedriger Hämoglobinspiegel als ungünstiges Zeichen.

Bei mathematischen Modellen zur Prognoseeinschätzung aufgrund von Laborparametern haben sich diejenigen Modelle als überlegen erwiesen, bei denen jeweils nur ein weiterer Laborparameter mit der absoluten CD4-Zellzahl korreliert wurde. Modelle, die eine Vielzahl von Laborparametern beinhielten, hatten eine geringere Aussagekraft.

Tabelle 6-12 Ungünstige Prognosefaktoren.

Klinik:
- Mundsoor
- konstitutionelle Symptome, vor allem Fieber
- Haarleukoplakie

Labor:
- niedrige absolute CD4-Zellzahl (< 200)
- rascher Abfall der CD4-Lymphozyten
- niedriger prozentualer Anteil der CD4-Lymphozyten an der Gesamtzahl der T-Lymphozyten
- hohe CD8-Lymphozyten
- niedrige CD4-/CD8-Ratio
- absolute Lymphopenie
- Anämie
- erhöhtes Beta$_2$-Mikroglobulin (außer bei i.v.-Drogenabhängigen)
- erhöhtes Serumneopterin
- Nachweis von Alpha-Interferon im Serum
- Nachweis zirkulierender Immunkomplexe
- p24-Antigenämie

Tabelle 6-12 faßt die wichtigsten Labor- und klinischen Parameter zusammen, die auf eine ungünstige Prognose hindeuten.

7 Die Behandlung von AIDS-Kranken in Klinik und Praxis

7.1 Opportunistische Infektionen

Gerd Bauer

Ziel dieses Buchs kann es nicht sein, die Behandlung aller opportunistischen Infektionen und ihrer Komplikationen umfassend darzustellen. Im folgenden werden jene Therapiemaßnahmen erläutert, die ambulant in der Praxis oder Schwerpunktpraxis durchführbar sind. Daneben werden die Indikationen für die stationäre Behandlung aufgezeigt bzw. auf die gegenwärtigen Grenzen therapeutischer Intervention eingegangen.

7.1.1 Pneumocystis-carinii-Pneumonie

Die Pneumocystis-carinii-Pneumonie (PcP) ist eine schwere Erkrankung, die unbehandelt zum Tod führt. Häufig ist sie die erste AIDS-definierende opportunistische Infektion des Patienten. Die PcP kann bereits bei CD4-Lymphozyten um 200 auftreten. Fulminante Verläufe mit respiratorischer Insuffizienz kommen unter Therapie immer wieder vor. Die PcP ist deshalb ein Krankheitsbild, das in der Regel stationärer Behandlung bedarf.

In der Therapie haben sich v.a. zwei Substanzen bewährt: Trimethoprim/Sulfamethoxazol (TMP/SMX, Co-trimoxazol; Bactrim®) sowie Pentamidin (Pentacarinat).

Therapie mit Trimethoprim/Sulfamethoxazol (TMP/SMX)

TMP/SMX wird in einer täglichen Dosierung von 20 mg (TMP) bzw. 100 mg (SMX), jeweils pro kg Körpergewicht eingesetzt. Die Gesamt-Tagesdosis wird in drei bis vier Einzeldosen verabreicht. Bei akuter PcP ist die intravenöse Gabe der oralen Applikation vorzuziehen. Die orale Gabe (8 Tbl. Bactrim® forte und mehr) führt meist zu gastrointestinalen Symptomen. Die übliche Therapiedauer beträgt 21 Tage.

Nebenwirkungen

Ca. 60% der behandelten Patienten zeigen allergisch-toxische Hautreaktionen bei der Therapie mit TMP/SMX. Arzneimittel-Exantheme und andere allergische Phänomene nach Gabe von Antibiotika sind bei HIV-Patienten wesentlich häufiger als bei anderen Patienten. Bei geringgradiger Ausprägung kann die Therapie unter adjuvanter Gabe von Kortikoiden versuchsweise fortgesetzt werden. Bei schweren Verlaufsformen der PcP wird initiale Kortikoid-Therapie (Tag 1–5: 4 × 60 mg/d) ohnehin empfohlen. Dadurch läßt sich mitunter die drohende respiratorische Insuffizienz verhindern.

Therapie mit Pentamidin

Bei Sulfonamid-Allergie, inzwischen auch als Therapeutikum der ersten Wahl, ist die intravenöse Behandlung mit Pentamidin (Tag 1–5: 4 mg/kg KG, Tag 6–21: 2 mg/kg KG) eine gleichwertige Alternative. Pentamidin wird einmal täglich als Infusion gegeben.

Für eine leichte und mittelschwere PcP bietet sich die Inhalationstherapie mit Pentamidin an (2 × 300 mg/d). Diese hat allerdings unter engmaschiger ärztlicher Kontrolle zu erfolgen. Ähnlich dem therapeutischen Procedere bei bakteriellen Pneumonien ist der Patient angehalten, während der Therapiedauer auf die normalen Aktivitäten des Alltags zu verzichten. Frühzeitige Rückfälle unter Therapie zeigten sich vor allem bei zu rascher Mobilisierung des Patienten.

Nebenwirkungen

Die Pentamidin-Therapie erfordert eine engmaschige Blutkontrolle (BB, Elektrolyte, Glukose, Amylase, Lipase, Retentionswerte). Es kann zu Störungen des Glukosestoffwechsels (Hyper- bzw. Hypoglykämien) kommen. Fälle eines Pentamidin-induzierten Diabetes mellitus sind beschrieben. Dieser kann sich auch noch einige Tage nach Beendigung der Therapie manifestieren. Daneben stellt die Pankreatitis eine gefürchtete Komplikation dar. Letale Verläufe einer nekrotisierenden Pankreatitis unter Pentamidin sind beschrieben. Weitere potentielle Nebenwirkungen sind Hämatotoxizität (Anämie, Neutropenie) sowie Nierenfunktionsstörungen (Kreatinin!). Am häufigsten zeigen sich unter Therapie Elektrolytverschiebungen (Hyponatriämie, Hypokalziämie, Hyperkalziämie). Durch das modifizierte Therapiekonzept (Stufenschema, s.o.) konnte bei guter Wirksamkeit die Verträglichkeit erheblich verbessert werden.

In Tabelle 7-1 sind die wichtigsten Prinzipien der PcP-Therapie zusammengefaßt.

Tabelle 7-1 Therapieprinzipien bei Pneumocystis-carinii-Pneumonie.

- Diagnosesicherung durch Erregernachweis (provoziertes Sputum oder bronchoalveoläre Lavage)
- bevorzugt stationäre Behandlung
- TMP/SMX (Bactrim®) und Pentamidin (Pentacarinat) als gebräuchliche Therapeutika
- Gabe von Kortikoiden bei schweren Verlaufsformen
- sorgfältige Überwachung des klinischen Verlaufs sowie engmaschige Blutkontrollen, v.a. bei Pentamidin-Therapie

Prophylaxe

Nach der Akuttherapie der PcP ist eine lebenslange Rezidivprophylaxe erforderlich. Die Pentamidin-Inhalation (300 mg/Monat) gilt heute allgemein als Prophylaxe hoher Wirksamkeit. Bei Pentamidin-Unverträglichkeit bietet sich mit TMP/SMX (1 Tbl. Bactrim® forte täglich p.o.) eine gute Alternative an. Trat die PcP trotz der durchgeführten Primärprophylaxe mit Pentamidin auf, empfiehlt sich auch die i.v.-Gabe von Pentamidin (300 mg/Monat).

Im übrigen ist auf die strikte Einhaltung des Monatsrhythmus zu achten. Von entscheidender Bedeutung ist die regelrechte Durchführung der Inhalation von seiten des Patienten. Dieser sollte bei In- bzw. Exhalation über das Mundstück des Inhalationssystems vorzugsweise eine Nasenklemme tragen. Auf die vollständige Vernebelung der Dosis ist zu achten. Die adäquate Sitzhaltung ist die halb liegende, halb sitzende Position.

7.1.2 Zerebrale Toxoplasmose

Die im folgenden beschriebene Behandlung der zerebralen Toxoplasmose entspricht der Therapie bei unkompliziertem Verlauf. Die Therapie erfolgt in der Regel stationär.

Die Diagnose der zerebralen Toxoplasmose ergibt sich im typischen Fall aus dem Herdbefund im Computertomogramm oder Kernspintomogramm. Differentialdiagnostisch ist, vor allem bei protrahiertem Verlauf unter Therapie, Befundkonstanz oder -verschlechterung sowie bei großen Solitärherden, an ein ZNS-Lymphom zu denken. Tritt unter der vier- bis sechswöchigen Therapie die Rückbildung des Herds ein, erscheint die Diagnose der zerebralen Toxoplasmose gesichert. Andernfalls ist im Hinblick auf ein primäres ZNS-Lymphom die weiterführende Diagnostik (stereotaktische Biopsie!) zu erwägen.

Therapie

Die zur Toxoplasmose-Therapie eingesetzten Medikamente werden oral gegeben. Unter günstigen Voraussetzungen (Compliance des Patienten, guter Allgemeinzustand, diskreter Herdbefund) ist eine ambulante Behandlung der zerebralen Toxoplasmose im Einzelfall zu diskutieren. Die Voraussetzungen für eine ambulante Therapie sind in Tabelle 7-2 zusammengefaßt.

Tabelle 7-2 Voraussetzungen für eine ambulante Therapie bei zerebraler Toxoplasmose.

- Der Therapeut hat Erfahrungen mit dem Krankheitsbild und den verabreichten Medikamenten zu besitzen
- Es liegen keine Komplikationen vor (z.B. Krampfanfall, Paresen, Hirndrucksymptomatik, schweres neurologisches Defizit)
- Der Patient zeigt eine gute Compliance (ordnungsgemäße Einnahme der Medikamente).
- Kontinuierliche Betreuung des Patienten (Familie, Partner, häusliche Krankenpflege) ist gewährleistet
- Regelmäßige Laborkontrollen bzw. Arztbesuche können durchgeführt werden

Therapie der Wahl bei zerebraler Toxoplasmose ist die Kombination von Pyrimethamin und Sulfadiazin. Üblicherweise werden 100 mg Pyrimethamin (Daraprim®; 4 × 25 mg) und 4 g Sulfadiazin (Sulfadiazin-Heyl ®; 4 × 1 g) pro Tag gegeben. Aufgrund des Folsäure-Antagonismus beider Medikamente ist die Substitution von Folinsäure (Kalziumfolinat) als adjuvante Therapie unerläßlich. Üblicherweise werden 2 × 15 mg Kalziumfolinat (z.B. Ribuvolin®, Leucovorin®) täglich substituiert.

Durch die Gabe von Folinsäure kann die Hämatotoxizität (Leukozyten, Thrombozyten!) gering gehalten werden. Sulfadiazin führt bei HIV-Patienten häufig zu allergischen Hauterscheinungen, meist aber erst im Verlauf der Therapie. Die empfohlene Alternative ist die Kombination von Pyrimethamin mit Clindamycin (Sobelin®); die übliche Tagesdosis im Therapieregime liegt bei 2,4 g (4×600 mg). Auch Clindamycin führt nicht selten zu Arzneimittel-Exanthemen. Als weitere Alternative kann Dapson (2 × 50 mg/d) eingesetzt werden.

Nebenwirkungen

Neben gastrointestinalen Beschwerden, die alle erwähnten Medikamente auslösen können, ist die Hämatotoxizität von Pyrimethamin die häufigste und bisweilen dosislimitierende Nebenwirkung. Das Blutbild ist während der Therapie mindestens einmal wöchentlich zu kontrollieren. Tritt eine Leukopenie oder Thrombopenie auf, sind häufigere Kontrollen erforderlich. Bei Granulozytopenien unter 1000 ist die Dosis zu reduzieren, gegebenenfalls zu pausieren. Neben der Erhöhung der Folinsäure-Substitution ist die kurzfristige Gabe von G-CSF (granulocyte colony stimulating factor; Neupogen®) erforderlich.

Komplikationen

Bei ausgeprägtem perifokalem Ödem (radiologisch: Mittellinienverlagerung, Ventrikelkompression; klinisch: Übelkeit, Erbrechen) und Hirndrucksymptomatik (Pupillen, Augenhintergrund) kann die Gabe von Dexamethason (Fortecortin®) sich als günstig erweisen. Üblicherweise beträgt die tägliche Dosis 3×8 mg. Eine rasche Reduktion der Dosis ist anzustreben.

Bei Krampfanfällen, die auch unter Therapie jederzeit auftreten können, wird die Einleitung einer antiepileptischen Therapie (Zentropil®, Tegretal®) empfohlen. Patienten mit Krampfanfällen sind in der Regel stationär zu behandeln. Bei häuslicher Versorgung ist auf die Gefahr eines zerebralen Krampfanfalls hinzuweisen. Die Betreuer des Patienten sind über die notwendigen Maßnahmen bei Auftreten eines Krampfanfalls zu instruieren. Zur Kupierung eines Krampfanfalls hat sich Diazepam (intramuskulär oder rektal) bewährt. Die Krampfanfälle sind meist selbstlimitierend und in der Regel ungefährlich.

Therapiekontrolle

Die Therapiedauer richtet sich nach dem klinischen bzw. radiologischen Verlauf. Sie beträgt in der Regel drei bis sechs Wochen. Bei Progredienz der klinischen Symptomatik unter der Therapie (Zunahme der Paresen, neue neurologische Ausfallserscheinungen) sollte kurzfristig ein Kontroll-CT des Schädels angefertigt werden (s.o.).

Nach erfolgreicher Therapie kommt es im günstigsten Fall zu einer völligen Rückbildung der Herde (im CT Restitutio ad integrum). Häufig bietet sich jedoch im CT das Bild narbiger Residuen, die als Verkalkungsherde erscheinen. In diesem Fall ist die Therapie so lange fortzusetzen, bis eine eindeutige entzündliche Restaktivität ausgeschlossen erscheint.

Prophylaxe

Nach stattgehabter zerebraler Toxoplasmose ist eine lebenslange Erhaltungstherapie (Sekundärprophylaxe) erforderlich. Ohne diese ist die Rezidivgefahr groß. Eine gesicherte Erhaltungstherapie existiert bisher nicht. Abgesehen von der individuellen Verträglichkeit richtet sich die therapeutische Einstellung nach dem Krankheitsverlauf bzw. der Rezidivhäufigkeit. Die gängigen Empfehlungen gehen vom unkomplizierten Therapieverlauf aus. Hier kann als Erhaltungstherapie die Gabe von 75 mg Pyrimethamin zweimal pro Woche allein oder kombiniert mit jeweils 2 g Sulfadiazin versucht werden. In jedem Fall ist Folinsäure zu substituieren (15–30 mg/2 × pro Woche).

Neue Medikamente

Zunehmend werden protrahierte Verläufe, Residual-Syndrome nach Therapie sowie Therapieversager (Multiallergisierungen, Resistenzen) beobachtet. In der klinischen Prüfphase befindet sich als aussichtsreiches Medikament BW 566 C 80 (Atovaquon), das möglicherweise künftig sowohl in der Akuttherapie als auch in der Rezidivprophylaxe der zerebralen Toxoplasmose eine wichtige Rolle spielen könnte.

Tabelle 7-3 Prinzipien der Therapie bei zerebraler Toxoplasmose.

- regelmäßige Blutbildkontrollen (Hämatotoxizität!)
  Pyrimethamin: Leukozytopenie, Thrombozytopenie
  Dapson: Methämoglobinbildung, Hämolyse
- adjuvante Substitution von Folinsäure (Kalziumfolinat)
- adjuvante Gabe von Dexamethason (Fortecortin®) bei Hirnödem
- antiepileptische Therapie bei zerebralen Krampfanfällen
- Diazepam zur Krampfkupierung am Krankenbett (Rektiole)
- lebenslange Sekundärprophylaxe erforderlich

7.1.3 Intestinale Kryptosporidiose und Isosporiasis

Kryptosporidiose

Eine gesicherte wirksame Therapie der Kryptosporidiose existiert nicht. Die klinischen Verläufe zeigen individuell und phasenweise große Variationen. Bei einigen HIV-Patienten werden Kryptosporidien im Stuhl nachgewiesen, ohne daß ausgeprägte Symptome bestehen. Meist haben diese Patienten noch einen befriedigenden Immunstatus. Bei einer CD4-Lymphozytenzahl unter 100 manifestiert sich die intestinale Kryptosporidiose als chronisch-persistierende Darmerkrankung mit zum Teil profusen Diarrhöen.

Therapie

Zur therapeutischen Intervention werden drei Strategien unterschieden:
- antimikrobielle Behandlungsversuche
- symptomatische Therapie der Diarrhö
- Ausgleich des Flüssigkeits- und Elektrolytverlusts

Häufig ist die Kombination aller drei Strategien bei der Kryptosporidiose erforderlich.

Antimikrobielle Therapieversuche bei intestinaler Kryptosporidiose liegen zahlreich vor. Im Einzelfall bzw. phasenweise konnten mit einigen Substanzen Besserungen beobachtet werden. Im einzelnen sind Therapieversuche mit Metronidazol (Clont®), Pentamidin (Pentacarinat, orale Gabe!), Spiramycin, Humatin und Kälberkolostrum (Lactobin®) gerechtfertigt. Eine Erfolgsgarantie gibt es nicht.

Zur symptomatischen Behandlung der Diarrhöen geeignet sind Loperamid (Imodium®, bis 3 × 2 Kps./d) sowie Opiumtinktur (4 × 5–20 Tr./d). Daneben sind gemeinsam mit dem Patienten jene Nahrungsmittel der Ernährungsgewohnheiten zu eruieren, die den Durchfall hemmen bzw. fördern. Nicht selten entwickelt sich bei dieser chronischen Diarrhö eine sekundäre Laktulose-Intoleranz.

Die profusen Diarrhöen bei Kryptosporidiose führen früher oder später zu einem relevanten Flüssigkeits- und damit Gewichtsverlust. Im fortgeschrittenen Stadium erweist sich dieser Prozeß als irreversibel. Dem ist frühzeitig zu begegnen. Die Möglichkeiten vermehrter enteraler Kalorienzufuhr sind begrenzt. Häufig verstärken die handelsüblichen hochkalorischen Trinklösungen die Diarrhöen eher noch. Hingegen sollte bei den Kryptosporidiose-Patienten frühzeitig die parenterale Hyperalimentation erwogen werden (vgl. Kap. 7.3). Diese ist dann einzuleiten, wenn eindeutige Tendenzen zum Gewichtsverlust zu sehen sind. Bei Gewichtsverlusten bis unter 66% des Ausgangsgewichts ist gewissermaßen von einem „point of no return“ auszugehen.

Isosporiasis

Die Infektion mit Isospora belli ist ebenfalls eine Protozoen-Erkrankung des Darms, die sich klinisch in ähnlicher Weise darstellt. In Deutschland ist diese Erkrankung selten. Auch hier existiert keine gesicherte Therapieempfehlung.

Passagere Besserungen konnten in Therapieversuchen mit TMP/SMX (Bactrim®) gesehen werden. Symptomatische Maßnahmen und der Ausgleich des Flüssigkeits- und Elektrolytverlusts stehen im Vordergrund.

7.1.4 Candida-Infektionen

Soor-Ösophagitis

Die Soor-Ösophagitis gehört zu jenen opportunistischen Infektionen, die ambulant diagnostiziert und behandelt werden können.

Therapie

Treten bei oropharyngealem Soor Beschwerden auf, die auf eine Mitbeteiligung des Ösophagus hindeuten, ist eine systemische antimykotische Therapie mit Fluconazol (Diflucan®) oder Ketoconazol (Nizoral®) erforderlich. Lokal wirksame Antimykotika (Nystatin®, Amphotericin®) lassen keine ausreichende Wirkung erwarten. In der Regel wird Fluconazol der Vorzug gegeben.

Die Dosierung richtet sich nach dem Beschwerdebild bzw. dem Befund der Ösophagoskopie sowie dem Erfolg vorangegangener Therapien. Meist reicht eine Dosis von 2 × 100 mg Fluconazol aus. Bei massiveren Beschwerden sollte eine initiale Dosierung von 2 × 200 mg Fluconazol gewählt werden.

Bei fehlender Besserung innerhalb von zwei bis drei Tagen sollte, wenn noch nicht geschehen, unbedingt die endoskopische Abklärung erfolgen. Bei hartnäckigen Befunden ist die intravenöse Gabe von Fluconazol geboten (2 × 200 mg/d). Die i.v.-Gabe von Amphotericin B als ultima ratio bleibt der stationären Therapie vorbehalten.

Als weitere alternative Substanz steht Itraconazol (Sempera®) zur Verfügung.

Resistenzbildung

Aufgrund des frühen und breiten Einsatzes von Fluconazol bei der HIV-Erkrankung werden zunehmend Resistenzen gegen diese Substanz beobachtet. Im Einzelfall ist deswegen die Therapie einer Candidiasis im Hinblick auf den Ausdehnungsgrad und das Beschwerdebild wohlüberlegt einzusetzen. Vor allem bei rezidivierendem Soor empfiehlt sich ein Wechsel der Präparate, um der Resistenzbildung entgegenzuwirken. Bestehende resistente Keime können mit dieser Vorgehensweise eliminiert werden.

Systemische Candida-Infektion

Trotz des häufigen Schleimhautbefalls durch Candida albicans bei HIV-Patienten sind systemische Infektionen selten. Sie treten vor allem dann auf, wenn neben einer fortgeschrittenen CD4-Lymphozytendepletion (< 100) noch andere Faktoren hinzutreten. Ein erhöhtes Risiko besteht beispielsweise unter zytostatischer Therapie bei langfristiger Steroid-Behandlung.

Die Candida-Sepsis hat eine ungünstige Prognose.

7.1.5 Kryptokokkose

Während die primäre Infektion der Lunge durch Kryptokokken meist oligosymptomatisch oder klinisch stumm verläuft, bildet die Meningitis nach hämatogener Streuung die typische Manifestationsform im Rahmen der HIV-Erkrankung. Die Kryptokokken-Meningitis bzw. die systemische Kryptokokkose erfordert eine stationäre Behandlung.

Therapie

Die klassische Therapie ist die Kombination von Amphotericin B und 5-Flucytosin. Amphotericin B wird in einer Dosis von 0,6–0,8 mg/kg KG täglich eingesetzt. Bei 5-Flucytosin sind Dosierungen zwischen 50 und 150 mg/kg KG vorgeschlagen.

Neben dieser Zweifach-Kombination wird von einigen Zentren die Dreifach-Kombination unter Hinzunahme von Fluconazol empfohlen. Die Monotherapie mit Fluconazol oder Itraconazol ist nicht ausreichend.

Die Therapiedauer beträgt in der Regel vier bis sechs Wochen. Die Behandlung ist so lange fortzusetzen, bis die Kultur für Kryptokokken-Antigen negativ ist (Nota bene: Ein nach Therapie noch vorhandener niedriger Antigen-Titer im Blut spricht nicht für eine persistente akute Infektion!).

Prophylaxe

Eine lebenslange Erhaltungstherapie schließt sich der Akuttherapie an. Fluconazol (200 mg täglich) oder Itraconazol kommen zum Einsatz.

Im Verlauf sind die Antigen-Titer im Blut und gegebenenfalls im Liquor zu kontrollieren. Ein Titeranstieg weist im Verlauf auf ein Rezidiv bzw. Therapieversagen hin. Daneben sollten aus Blut, Urin, Sputum und Sperma regelmäßig Kulturen auf Kryptokokken (Staib-Agar) angelegt werden. Die Kontrolle des Ejakulats bzw. Prostata-Exprimats wird empfohlen, weil die Prostata als Reservoir der Kryptokokken gilt.

7.1.6 Aspergillose

Die Aspergillose ist eine eher beim multimorbiden HIV-Patienten vorkommende Mykose. Eine ausgeprägte Granulozytopenie in Verbindung mit vorbestehenden Gewebsnekrosen infolge anderer Infektionen bietet den Boden für die klinische Manifestation dieses Krankheitsbilds. Die Vorschädigung der Lungen kann durch ein intrapulmonales Kaposi-Sarkom, eine PcP, CMV-Pneumonie oder Tuberkulose bedingt sein.

Der Nachweis von Pilzmyzel führt zur eindeutigen Diagnose. Mit dem Verdacht auf eine pulmonale Aspergillose ist die Indikation einer stationären Einweisung gegeben.

Therapie

Die klassische Kombinationstherapie von Amphotericin B und 5-Flucytosin wird in manchen Behandlungszentren um die Substanz Itraconazol erweitert. Auch bei der Aspergillose ist in der Regel eine sechswöchige Behandlung erforderlich.

Prophylaxe
Die lebenslange Erhaltungstherapie wird mit Itraconazol in einer täglichen Dosierung von 400 mg oral vorgeschlagen.

7.1.7 Histoplasmose

Die Histoplasmose ist eine in Westeuropa selten vorkommende systemische Pilzerkrankung. Endemiegebiete für Histoplasma capsulatum sind die Tropen und die zentralen Regionen der Vereinigten Staaten.

Therapie
Amphotericin B ist Mittel der Wahl, die Therapie erfolgt stationär. Die empfohlene tägliche Dosierung ist 0,6 mg/kg KG. Eine vier- bis sechswöchige Therapie ist die Regel.

Prophylaxe
Auch bei dieser systemischen Pilzinfektion ist eine lebenslange Erhaltungstherapie (Itraconazol 400 mg täglich) erforderlich.

7.1.8 Zytomegalie-Krankheit

Die Zytomegalie(CMV)-Krankheit ist eine der häufigsten opportunistischen Infektionen. Sie tritt im Spätstadium der HIV-Erkrankung auf und bedarf in der Regel einer lebenslangen Therapie. Als Organmanifestationen stehen klinisch die Retinitis sowie die Gastroenteritis bzw. Kolitis im Vordergrund.

Bei CMV-Retinitis ist eine frühzeitige Diagnosestellung von elementarer Bedeutung. Unbehandelt führt die Retinitis zur Erblindung. Augenärztliche Untersuchungen in ca. dreimonatigen Abständen sind bei HIV-Patienten mit CD4-Lymphozyten < 100 unverzichtbarer Bestandteil der Routineuntersuchungen. Bei CMV-Erkrankung mit isoliertem gastrointestinalen Befall müssen die augenärztlichen Kontrollen noch engmaschiger durchgeführt werden.

Betrifft die CMV-Krankheit primär den Magen-Darm-Trakt, so ist nach der Akuttherapie bzw. einer mehrwöchigen Erhaltungstherapie ein Auslaßversuch indiziert. Tritt recht rasch ein Rezidiv auf, so ist auch hier die lebenslange Erhaltungstherapie erforderlich.

Therapie und Prophylaxe
Zwei Virustatika haben sich bei der Behandlung der CMV-Infektion bewährt: Ganciclovir (Cymeven®) und Foscarnet (Foscavir®). Bezüglich der Wirksamkeit besteht nach heutiger Auffassung zwischen beiden Substanzen kein wesentlicher Unterschied. Infolgedessen wird der Primäreinsatz (first-line therapy) unterschiedlich gehandhabt. Ganciclovir wird häufiger der Vorzug gegeben, weil die kürzere Infusionsdauer und die geringere tägliche Infusionsmenge patientenfreundlicher erscheint.

Die Dosierung beider Substanzen ist gewichtsbezogen. Bei der Erhaltungstherapie wird die Dosis zudem entsprechend der klinischen Symptomatik bzw. dem klinischen Befund gewählt. Bei CMV-Retinitis ist gegebenenfalls engmaschig der Augenhintergrund zu kontrollieren. Bei der CMV-Infektion im Gastrointestinaltrakt kann man sich häufig am Beschwerdebild des Patienten orientieren (Schmerzsymptomatik, Diarrhöen). Aufgrund der fatalen Konsequenzen am Auge bedarf die CMV-Retinitis in der Regel einer höheren Behandlungsfrequenz.

Die Therapie führt nicht zur Eliminierung des Erregers. Rezidive kommen unter Therapie vor. Während bei der gastrointestinalen CMV-Infektion der Therapieerfolg (Beschwerdefreiheit!) oft durch die Gabe von Ganciclovir an drei Tagen pro Woche gehalten werden kann, ist die Erhaltungstherapie bei CMV-Retinitis meist 5 ×/Woche erforderlich.

Die Foscarnet-Infusion wird über eine Infusionspumpe (bei 60 mg/kg KG Laufzeit 1 h, bei > 60 mg/kg KG 2 h) appliziert. Die gleichzeitige oder anschließende Gabe von 1000 ml NaCl 0,9%-Lösung mindert die Nephrotoxizität. Bei bestehender Niereninsuffizienz (Kreatinin!) ist eine Dosisanpassung erforderlich.

Tabelle 7-4 Therapie bei CMV-Krankheit.

Akuttherapie
- Ganciclovir: 2 x 5 mg/kg KG täglich
- Foscarnet: 3 x 60 mg/kg KG täglich o. 2 x 90 mg/kg KG täglich

Dauer: 14–21Tage

Erhaltungstherapie
- Ganciclovir: 5–6 mg/kg KG täglich
- Foscarnet: 60–120 mg/kg KG täglich

Dauer: in der Regel lebenslang; Frequenz: 5 x/Woche

Nebenwirkungen

Das Nebenwirkungsspektrum beider Medikamente ist unterschiedlich. Bei Ganciclovir steht die Hämatotoxizität im Vordergrund (Leukopenien!). Der gleichzeitige Einsatz mit anderen hämatotoxischen Substanzen (Zidovudin, Zytostatika) verbietet sich oft. Durch den Einsatz von G-CSF (granulocyte colony stimulating factor) kann der ausgeprägten Granulozytopenie entgegnet werden. Bei Foscarnet steht die Nephrotoxizität im Vordergrund. Durch die erforderliche längere Infusionsdauer bzw. die nachfolgende Gabe von „Spüllösungen“ (NaCl 0,9%, Glukose 5%) wird dem vorzubeugen versucht.

Andere Organmanifestationen

Auf das therapeutische Verhalten bei anderen CMV-induzierten Organ-Manifestationen wird hier nicht näher eingegangen. Diese sind im Vergleich selten (CMV-Pneumonie, CMV-Enzephalitis) und erfordern primär eine stationäre Beobachtung bzw. Versorgung. Die Kooperation der beteiligten Ärzte ist unbedingt erforderlich. Die Koordination der CMV-Therapie mit anderen therapeutischen Interventionen liegt allerdings in der Hand des Hausarztes bzw. erfolgt in Absprache mit dem Spezialisten.

7.1.9 Herpes-Infektionen (HSV 1 und 2)

Rezidivierende orale, periorale sowie anale Ulzerationen sind die häufigsten Manifestationsformen der Herpes-Infektion. Bei fortgeschrittenem Immundefekt werden zunehmend auch flächige Läsionen im oberen Gastrointestinaltrakt bzw. Kolon gefunden.

Therapie

Mittel der Wahl ist Aciclovir (Zovirax®). Während umschriebene Läsionen mit einer oralen Therapie behandelt werden können, ist bei ausgeprägten Befunden die primäre intravenöse Gabe von Aciclovir in der Dosierung von 3 × 10 mg/kg KG vorzuziehen.

Bei Aciclovir-Resistenz oder -Unverträglichkeit bietet sich Foscarnet als Alternative an (CMV gehört bekanntlich auch der Familie der Herpes-Viren an!). Die empfohlene Dosierung von Foscarnet ist: 3 × 40–60 mg/kg KG/d als Kurzinfusion (vgl. Tab. 7-4). Ebenso wie bei Foscarnet ist auch bei Aciclovir die Dosis entsprechend der Nierenleistung anzupassen (s. Packungsbeilage). Die Formel zur Berechnung der Kreatinin-Clearance aus dem Serumkreatinin lautet:

KrCl (ml/min/kg KG) = (140–Lebensalter)/72 × Serumkreatinin

Bei Frauen ist der Wert mit dem Faktor 0,85 zu multiplizieren.

7.1.10 Progressive multifokale Leukenzephalopathie

Zu den viralen AIDS-definierenden Erkrankungen gehört auch die progressive multifokale Leukenzephalopathie (PML), hervorgerufen durch das Papova-Virus.

Eine Therapiemöglichkeit dieser Erkrankung besteht bisher nicht. Bei progredienten neurologischen Defiziten und Ausfallserscheinungen steht hier die optimale pflegerische Betreuung des Patienten im Vordergrund. Bei Ausschöpfung aller Möglichkeiten der häuslichen Krankenpflege und der Mithilfe von Familie, Partnern und Freunden ist die Betreuung in der häuslichen Umgebung anzustreben.

7.1.11 Tuberkulose

Bei Bestehen einer HIV-Infektion gilt die extrapulmonale Infektion durch Mycobacterium tuberculosis als AIDS-definierende Erkrankung.

Die Erkrankung kann als frische Infektion wie auch als Reaktivierungsreaktion einer ehemals klinisch stumm verlaufenden Primäraffektion auftreten (s. Kap. 5.3.10).

Therapie

Ergänzend zu der klassischen Dreifach-Kombination aus INH (5 mg/kg KG), Rifampicin (10 mg/kg KG) und Pyrazinamid (25 mg/kg KG) wird zusätzlich die initiale Gabe von Ethambutol (25 mg/kg KG) empfohlen, insbesondere, wenn eine INH-Resistenz wahrscheinlich ist.

Große Probleme im Behandlungsverlauf bereiten Medikamenten-allergische und -toxische Erscheinungen. Bisweilen macht die Multiallergisierung eine Fortsetzung der initialen Therapie unmöglich bzw. führt zu Modifikationen der Behandlungsstrategie. In Einzelfällen wird der Einsatz von obsoleten Substanzen wie PAS (Paraaminosalicylsäure) erwogen, die wegen ihrer Toxizität üblicherweise keine Rolle mehr in der Therapie der Tuberkulose spielen. Treten Arzneimittel-Exantheme unter der Dreifach- oder Vierfach-Therapie auf, ist das weitere Therapiekonzept mit dem Spezialisten gemeinsam zu planen.

Verläuft die Therapie komplikationsfrei, ist in der Regel eine Therapiedauer von sechs bis neun Monaten notwendig, wobei im Verlauf der Therapie die eingesetzten Medikamente stufenweise reduziert werden.

7.1.12 Atypische Mykobakteriose (MAC-Infektionen)

Im Spätstadium der HIV-Erkrankung erweisen sich atypische Mykobakteriosen (M. avium, M. kansasii, M. gordonae, M. xenopii) als zunehmendes therapeutisches Problem. Aufgrund des systemischen Geschehens ist der Nachweis aus Blut(-kultur), Sputum, Magensaft, Urin und Stuhl möglich. Durch das langsame Wachstum im Kulturansatz erfolgt die Anbehandlung meist auf den entsprechenden Verdacht hin. Bei Nachweis bzw. Differenzierung kann später die Korrektur des Therapieschemas erfolgen.

Therapie

Eine gesicherte und allgemein wirksame Therapie der MAC-(Mycobacterium Avium Complex-)Infektion existiert nicht. Als problematisch erweist es sich zudem, daß MAC-Infektionen meist bei multimorbiden Patienten auftreten. Immer häufiger gilt es, im Hinblick auf Lebensqualität bzw. Prognose reduzierte Schemata einzusetzen.

Eine Empfehlung zur Behandlung der MAC-Infektionen kann im Kontext dieses Buchs nicht gegeben werden. Viele individuelle Faktoren sowie erregerspezifische Besonderheiten sind bei der Therapieplanung zu berücksichtigen. So obliegt die Therapie im Einzelfall dem erfahrenen Zentrum oder Spezialisten. Zur Orientierung sind in Tabelle 7-5 die gegenwärtig gebräuchlichen Medikamente, ihre Dosierung und Nebenwirkungsspektrum aufgeführt.
Gegenwärtig scheint sich eine Kombination von Rifampicin, Ethambutol und

Tabelle 7-5 Gebräuchliche Substanzen bei der Therapie der MAC-(Mycobacterium Avium Complex-)Infektionen. Die angegebenen Dosierungen gelten nicht für AIDS-kranke Kinder.

Substanz	Dosierung (pro Tag)	Nebenwirkungen
Amikacin	7,5 mg/kg KG, initial 4 × tgl., sodann 2x tgl. i.v.	Oto-, Nephrotoxizität
Ciprofloxacin	2 × 750 mg p.o.	gastrointestinale Symptomatik, Exanthem, zerebrale Störungen, Psychosen
Clofazimin	100–300 mg	gastrointestinale Symptome, Pigmentstörungen der Haut
Ethambutol	15 mg/kg KG	gastrointestinale Symptome, Entzündung des N. opticus, zerebrale Veränderungen
Rifampicin	max. 600 mg	gastrointestinale Symptome, Erhöhung der Leberwerte
Ethionamid	2 × 250 mg	gastrointestinale Symptome, zerebrale Veränderungen, Krampfanfälle, Polyneuropathie
Cycloserin	500–1000 mg	zerebrale Symptome (Somnolenz, Kopfschmerzen, Sehstörungen, Schwindel, Krampfanfälle)
Rifabutin	300–600 mg	gastrointestinale Symptome, Exanthem, Leukopenie
Azithromycin	300–600 mg	gastrointestinale Symptome
Clarithromycin	2 × 1000 mg	gastrointestinale Symptome

Clarithromycin besonders zu bewähren. Eine Optimierung dieses Schemas ist möglicherweise durch den Gyrasehemmer Ciprofloxacin zu erzielen.

Prophylaxe

Da die atypischen Mykobakteriosen ein zunehmendes therapeutisches Problem beim HIV-Patienten mit fortgeschrittener Immunstörung darstellen, wird gegenwärtig die Primärprophylaxe Clarithromycin (Klacid®) in klinischen Studien geprüft.

7.1.13 Salmonellen-Sepsis

Bei der Salmonellen-Sepsis im Rahmen der HIV-Erkrankung ist stets mit Rezidiven zu rechnen. Vor allem in der hochfieberhaften Akutphase sind die Salmonellen meist in der Blutkultur nachzuweisen.

Therapie

Bewährtes Therapeutikum ist Ciprofloxacin (2 × 750 mg/d p.o.). Potentiell wirksame Antibiotika sind daneben Ampicillin, Amoxicillin, Chloramphenicol,

Cephalosporine der dritten Generation und Trimethoprim/Sulfamethoxazol (Bactrim®). Auf das Antibiogramm ist in jedem Fall zu achten.

Prophylaxe

Im Falle eines kurzfristigen Rezidivs einer Salmonellen-Sepsis muß eine dauerhafte Antibiose-Prophylaxe erwogen werden. Die Therapie richtet sich nach den nach Möglichkeit mehrfach durchgeführten bakteriologischen Resistenzbestimmungen. Aufgrund der gefürchteten Resistenzentwicklung kann sich mitunter ein nicht mehr beherrschbares Krankheitsbild mit infauster Prognose entwickeln.

7.2 Tumoren

Gerd Bauer

Nach der CDC-Klassifikation sind das Kaposi-Sarkom und die Non-Hodgkin-Lymphome AIDS-definierende Tumorerkrankungen. Non-Hodgkin-Lymphome treten beispielsweise ca. 1000mal häufiger bei HIV-Infizierten auf als in der Allgemeinbevölkerung. Bei einigen anderen Tumorerkrankungen besteht der Verdacht einer erhöhten Inzidenz bei HIV-Infizierten. Hierzu zählen das Hodgkin-Lymphom, das Rektumkarzinom und das Zervixkarzinom der Frau. Die beiden letztgenannten Tumorerkrankungen werden in ihrer Genese mit dem humanen Papilloma-Virus in Verbindung gebracht; eine gleichzeitig bestehende Immunstörung könnte zur vorzeitigen malignen Entartung beitragen.

Im folgenden wird ausschließlich auf die Therapie des Kaposi-Sarkoms und der Non-Hodgkin-Lymphome im Rahmen der HIV-Erkrankung eingegangen.

7.2.1 Kaposi-Sarkom

Das Kaposi-Sarkom (KS) kann in allen Stadien der HIV-Erkrankung, also relativ unabhängig vom Immunstatus, auftreten. Bei Auftreten des KS ist definitionsgemäß das Vollbild AIDS erreicht.

Nahezu alle sogenannten long time surviver, also Patienten, die über viele Jahre mit der Vollbild-Erkrankung leben, sind KS-Patienten. Diese Patienten entwickelten ein KS bei meist noch sehr guter Immunitätslage, nicht selten bei CD4-Lymphozyten über 500 Zellen/μl. Die weitgehende Intaktheit der zellulären Immunabwehr bedingt, daß das Kaposi-Sarkom bei diesen Patienten sich klinisch über lange Zeit nicht sonderlich aggressiv verhält. Es beschränkt sich meist auf die kutane Manifestationsform und zeigt lange keine Zeichen einer Progression. Mittlerweile sind Patienten beschrieben, die mehr als zehn Jahre aufgrund der Diagnose eines KS AIDS-krank sind, und daneben keine andere AIDS-definierende Erkrankung erworben haben.

Anders ist der klinische Verlauf des KS bei HIV-Erkrankten, die eine oder mehrere opportunistische Infektionen in ihrer Anamnese aufweisen bzw. deren zelluläre Immunität erheblich geschwächt ist (CD4-Lymphozyten unter 100).

Hier können aggressives Wachstum sowie foudroyante Verläufe unter Beteiligung innerer Organe häufig gesehen werden. Das Kaposi-Sarkom kann bei pulmonaler Beteiligung die zum Tod führende Erkrankung sein. Die geschilderten Verlaufsformen stellen die extremen Varianten dar; dazwischen finden sich alle individuellen Variabilitäten in Ausmaß, Wachstumsgeschwindigkeit und Organbefall.

Es erkranken fast ausschließlich homosexuelle Männer am KS. Die Fragen der selektiven Inzidenz sowie des Zusammenhangs zur HIV-Infektion sind bisher nicht geklärt. Forschungen zur Pathogenese beziehen sich vor allem auf die Arbeiten mit In-vitro-Zellkulturen. Sowohl HIV-infizierte CD4-Zellen als auch KS-Tumorzellen produzieren Faktoren (Zytokine), die das Tumorwachstum beschleunigen. Es konnte gezeigt werden, daß diese Zytokine angiogene, also gefäßzellbildende Eigenschaften haben. Der ungarische Arzt Kaposi hatte den nach ihm benannten Tumor schon seinerzeit als Hämangiosarkom eingeordnet.

Therapie

Der unterschiedliche Manifestationszeitpunkt im Verlauf der HIV-Erkrankung wie auch die Organmanifestation erfordern differenzierte therapeutische Herangehensweisen. Grundsätzlich ist der Erfolg bestimmter Therapiestrategien individuell unterschiedlich. Das therapeutische Konzept orientiert sich im Einzelfall an der Immunitätslage, dem Allgemeinzustand, bestehenden Begleiterkrankungen sowie dem Ausdehnungsgrad und der Progressionstendenz des Kaposi-Sarkoms. Deshalb sollte stets ein diesbezüglich erfahrener Kollege an der Therapieplanung beteiligt werden.

Ist bei einem Patienten ein KS-Herd diagnostiziert, so ist die Tumorerkrankung manifest und es kann prinzipiell jederzeit zum Auftreten weiterer Läsionen kommen. Diese entsprechen jedoch keiner Metastasierung, sondern sind als eigenständige neue Tumoren aufzufassen. Die frühzeitige chirurgische Entfernung eines KS-Herds kann somit nicht von einer Heilung sprechen lassen. Dieser Unterschied beispielsweise zu einem Bronchialkarzinom, bei dem durch frühzeitige Erkennung und Behandlung des Primärtumors die Bildung von Metastasen und damit der Übergang in eine Systemerkrankung verhindert werden kann, muß dem Patienten deutlich vermittelt werden. Abwartende Verlaufskontrollen (wait and see-Prinzip) erscheinen ihm sonst unverständlich: Es kann der Eindruck entstehen, daß nicht ausreichend gegen die Erkrankung vorgegangen wird.

Grundsätzlich gibt es zwei Möglichkeiten therapeutischer Intervention beim Kaposi-Sarkom:
- die lokale Therapie einzelner KS-Herde
- der systemische Therapieansatz

Beide therapeutischen Konzepte können einzeln oder in Kombination eingesetzt werden. Es sollte dabei nicht vergessen werden, daß der lokaltherapeutische Ansatz keinen Einfluß auf den weiteren Krankheitsverlauf hat.

Zur psychischen Entlastung des Patienten ist der Einsatz lokaler Maßnahmen bei kosmetisch störenden KS-Herden unverzichtbar. Kaum eine Komplikation der HIV-Erkrankung wirkt sich so negativ auf die Psyche des Patienten aus wie das KS; das sichtbare Mal führt oft zum Gefühl körperlicher Entstellung und der Angst, als AIDS-Kranker schnell identifiziert zu werden.

Lokale Therapiemaßnahmen

Prinzipiell können drei lokaltherapeutische Maßnahmen unterschieden werden:
- chirurgische Exzision bzw. Lasertechnik
- Strahlentherapie
- lokale Unterspritzung mit Chemotherapeutika

Chirurgische Exzision bzw. Lasertechnik

Bei unklaren Hautbefunden, die nicht eindeutig als KS imponieren, ist die Exstirpation des Tumors zur Diagnosesicherung indiziert. Bei KS-typischen Läsionen ist die chirurgische Entfernung bzw. histologische Aufarbeitung nicht erforderlich, da die CDC-Klassifikation die Diagnosestellung aus dem typischen makroskopischen Befund bei Nachweis von HIV-Antikörpern erlaubt.
Neben der klassischen Exstirpation hat sich auch die Laser-Chirurgie bewährt, wenn es sich um oberflächlich liegende und begrenzte Herde handelt.

Strahlentherapie

Erfahrungsgemäß für den Patienten am angenehmsten und wenig belastend erweist sich die Strahlentherapie. In der Regel werden Röntgenstrahlen verwendet, die eine Eindringtiefe von wenigen Millimetern haben. Für tieferliegende Herde, zum Beispiel intrakavitär liegende Herde (Mundhöhle) oder subkutan gelegene KS-Herde, wird die perkutane Kobalt-Bestrahlung oder der Linearbeschleuniger eingesetzt. Diese Verfahren erfordern stets einen erfahrenen Strahlentherapeuten.

Es ist ein schmaler Grat zwischen der therapeutischen Strahlendosis und der Dosis, die zu den typischen Strahlenschäden führt. Das wesentliche Prinzip der Strahlentherapie besteht in der Fraktionierung der Gesamtdosis in Einzeldosen (ED). In der Regel wird beim KS eine Gesamtdosis von 20 Gray/Zyklus eingesetzt. Mit fraktionierten Gaben von ca. 2 Gray lassen sich meist gute Ergebnisse erzielen. Höhere ED führen beim Patienten schnell zu entzündlichen Reaktionen im Strahlenfeld. Der Effekt der Strahlentherapie ist mit zeitlicher Verzögerung zu beurteilen. Eine leichte Hautveränderung (Pigmentierung) bleibt in der Regel auch bei optimal bestrahlten KS-Herden zurück. Dies entspricht der Narbe, die bei der chirurgischen Entfernung entsteht, sei es durch Exzision oder Lasertherapie.

Lokale Unterspritzung mit Chemotherapeutika

Bei der lokalen chemotherapeutischen Behandlung werden dieselben Substanzen wie bei der systemischen Therapie des KS eingesetzt, in erster Linie Vinca-Alkaloide (Vinblastin), Alpha-Interferon und – von naturheilkundlich orientierten Ärzten versuchsweise – Mistel-Extrakte.

Das Zytostatikum Vinblastin ist in der Regel streng intravenös zu applizieren. Paravasate führen zu entzündlichen Reaktionen bis hin zu Gewebsnekrosen. So ist Vinblastin (Velbe®) für die lokale Unterspritzung zu verdünnen (0,2 mg/ml) und mit einem Lokalanästhetikum zu versetzen. Dennoch ist diese Behandlung für den Patienten oft schmerzhaft. Für einen ausreichenden Therapieerfolg ist die wiederholte Unterspritzung erforderlich. Der zeitliche Aufwand ist für den Patienten etwa genauso groß wie bei der Strahlentherapie.

Alpha-Interferon hat als lokales Therapeutikum (subkutane Gabe im Bereich des Herds) keine Vorteile gegenüber der systemischen Wirkung auf KS-Herde. Über die erfolgreiche lokale Applikation von Mistelpräparaten existieren nur Einzelfallberichte. Vergleichende Zahlen zum Stadium der HIV-Erkrankung und zum Immunstatus (CD4-Lymphozyten) des Patienten fehlen. So sind diese Berichte mit Vorbehalt zu werten, da in Einzelfällen bei Patienten mit CD4-Lymphozyten >500 auch Spontanremissionen beobachtet wurden.

Insgesamt scheint die Strahlentherapie in der Hand eines Spezialisten das geeignetste lokaltherapeutische Verfahren zu sein, weil es vom Patienten meist am schonendsten erlebt wird. Die Diagnosesicherung ergibt sich aus der Exzision bzw. histologischen Aufarbeitung.

Systemische Therapieverfahren

Das KS ist aufgrund seiner Pathogenese und seines Verlaufs als eine Systemerkrankung anzusehen. Eine systemische Therapie eignet sich infolgedessen für disseminierte Verlaufsformen mit dem Ziel der Remission, Teilremission oder zumindest Stagnation. In-vitro-Untersuchungen belegen, daß HI-Viren selbst einen wachstumsfördernden Einfluß auf KS-Zellen ausüben. So stellt die antiretrovirale Therapie theoretisch eine systemische KS-Behandlung dar. Ein ausreichender Erfolg ist damit allerdings nicht zu erzielen.

Zytostatika und Interferone wurden bisher zur systemischen Behandlung des KS eingesetzt. Während das Ansprechen lokaler Therapiemaßnahmen weitestgehend unabhängig von der zellulären Immunitätslage des Patienten ist, scheint der Immunstatus des Patienten eine entscheidende Rolle in der Wahl der angemessenen systemischen Therapie bzw. für den angestrebten Therapieerfolg zu spielen.

Interferone

Bei Patienten mit einer guten Immunitätslage (CD4-Lymphozyten > 500), aber auch bei Patienten, deren CD4-Lymphozyten über 200 liegen, läßt sich durch *Alpha-Interferon* häufig ein guter Therapieerfolg erzielen. Komplette Remissionen kommen vor allem dann vor, wenn der Immunstatus stabil ist. In den meisten Studien bzw. Beobachtungen trat bei weit über 50% der Patienten eine partielle Remission (Größenabnahme, Abblassen der Herde) ein.

Alpha-Interferon steht als gentechnologisch rekombinierte Substanz zur Verfügung. Interferone sind sogenannte Zytokine, die vom Körper vor allem bei bestimmten Virusinfekten gebildet werden, die andererseits antiproliferative Aktivität besitzen. Die therapeutischen Dosen übersteigen die körpereigene Interferon-Produktion um ein Vielfaches. So treten bei der Behandlung mit Alpha-Interferon fast zwangsläufig Nebenwirkungen auf, die sich als „flue-like-syndrome" mit Fieber, körperlicher Abgeschlagenheit, Gliederschmerzen und gegebenenfalls gastrointestinalen Beschwerden umschreiben lassen.

Überwiegend wird die tägliche subkutane Alpha-Interferon-(Alpha-INF-) Gabe vorgeschlagen. Die Behandlung wird über mehrere Monate durchgeführt. Sie kann sich aufgrund der Nebenwirkungen erheblich einschränkend für die Lebensqualität des Patienten auswirken. Die Erfahrungen zeigen eine enge Korrelation zwischen dem Ausmaß der Nebenwirkungen und der Höhe der Interferon-Dosis. In manchen Untersuchungen wurden 36 Millionen I.E. Alpha-Interferon und mehr gegeben. Ähnlich gute Therapieerfolge lassen sich jedoch auch mit einer täglichen Dosis von 9 Millionen I.E. Alpha-INF erzielen. Die Nebenwirkungen steigen bei Verdoppelung der INF-Dosis oft um das Vierfache an. Bei Patienten mit CD4-Lymphozyten über 200 lassen sich nach dreimonatiger Therapie mit einer täglichen Injektion von 9 Millionen I.E. Alpha-INF sehr gute Therapieerfolge erzielen: Komplette und partielle Remissionen sind häufig, die Krankheitsprogression wird in fast allen Fällen vorerst gestoppt.

Üblicherweise schließt sich der dreimonatigen Induktionstherapie eine Erhaltungstherapie an. Die optimale Dosierung der Erhaltungstherapie ist noch nicht gefunden. In der Regel werden zweimal wöchentlich 9 Millionen I.E. Alpha-INF empfohlen. Bei Patienten mit stabiler Immunabwehrlage wurde eine anhaltende Remission des KS über mehrere Jahre gesehen.

Je schwächer der Immunstatus, desto geringer ist die Ansprechrate auf die Alpha-INF-Behandlung. Bei CD4-Zellzahlen unter 200 ist die Alpha-INF-Therapie in der Regel erfolglos.

Gegenwärtig ist unklar, inwieweit durch andere Interferone, vor allem *Beta-Interferon*, bessere Therapieerfolge erzielt werden können.

Zytostatika

Bei frustranem Erfolg auf Interferon, disseminierten Verlaufsformen und vor allem bei Beteiligung innerer Organe werden Zytostatika eingesetzt. Zytostatika sind die Therapie der Wahl bei disseminiertem KS. Erfahrungsgemäß ist mit disseminiertem KS der Befall innerer Organe assoziiert. Immer häufiger wird die pulmonale Beteiligung des Kaposi-Sarkoms beobachtet. Durch die zytostatische Therapie läßt sich hier bisweilen Beschwerdefreiheit erzielen. Aufgrund des bestehenden Immundefekts ist den zytostatischen Therapien gemeinsam, daß die erreichte komplette oder partielle Remission von begrenzter Dauer ist. Bei disseminiertem KS bzw. ausgeprägten Befunden ist das Therapieziel in der vorübergehenden Besserung der klinischen Symptomatik (z.B. Ödemrückgang) und damit der Lebensqualität zu sehen. Bei schwerwiegenden Nebenwirkungen durch die Zytostase ist im Einzelfall das Procedere abzuwägen sowie das Konzept durch symptomatische Maßnahmen bzw. eine optimale Schmerztherapie zu erweitern.

Tabelle 7-6 Übersicht der empfohlenen Zytostatika bei KS.

Vinblastin (Velbe®)	0,1 mg/kg KG wöchentlich
Vincristin	2 mg wöchentlich
Vindesin (Eldisine)	5 mg wöchentlich
Bleomycin	15 mg wöchentlich (plus 50 mg Solu-Decortin®)
4-Epirubicin (Farmorubicin®)	20 mg wöchentlich
Doxorubicin	10 mg/m² KO wöchentlich
Etoposid	100 mg/m² KO wöchentlich

Vor der AIDS-Ära wurde das KS, falls lokale Maßnahmen nicht ausreichten, meist unter Kombinierung von Adriblastin, Bleomycin und Vinblastin behandelt. Diese zeigten erfahrungsgemäß guten Erfolg in der Therapie des Kaposi-Sarkoms.

In erster Linie wurden Vinca-Alkaloide monotherapeutisch genutzt: Vinblastin (Velbe®), Vincristin und Vindesin (Eldisine®). Im Gegensatz zu den klassischen Chemotherapie-Zyklen mit drei- bis vierwöchigen Intervallen, hat sich hier die wöchentliche Gabe bewährt. Sowohl mit Vinblastin als auch mit Vincristin lassen sich mitunter eindrucksvolle Remissionen des KS erzielen. Eine häufige Nebenwirkung der Vinca-Alkaloide ist die periphere Polyneuropathie. Das erste Symptom ist oft die Gefühllosigkeit der Fingerspitzen.

Auch die anderen Substanzen der klassischen Kaposi-Therapie sind wirksam. Die wöchentliche Gabe in niedriger Dosierung (z.B. Bleomycin®, 15 mg/Woche) erwies sich auch hier praktikabel. KS-Patienten reagieren häufig sensibler auf die Zytostase als andere onkologische Patienten. Deutliche Nebenwirkungen treten bereits bei Dosierungen auf, die von Nicht-HIV-Infizierten noch problemlos toleriert werden. Dieses Phänomen ist durch die additive immunsuppressive Wirkung von HIV-Infektion und Zytostase erklärbar.

Bei Bleomycin ist die gleichzeitige Gabe von Kortikoiden empfehlenswert, da häufig nach dem Einsatz dieser Substanz Fieber auftritt. Neben Adriblastin hat das Derivat 4-Epirubicin (Farmorubicin®) bei besserer Verträglichkeit gute zytostatische Wirkung.

Andere Adriblastin-Aufbereitungen sind derzeit in klinischer Prüfung. Besondere Aufmerksamkeit gilt dem liposomal verkapselten Daunorubicin, das aufgrund der Lipidumhüllung offenbar sehr langsam abgebaut wird und damit einen Depoteffekt bei niedrigen Spitzenspiegeln aufweist.

Die Chemotherapie erfordert engmaschige Kontrollen des Blutbilds, mindestens jedoch einmal wöchentlich. Bei Leukopenie (Granulozytopenie) ist eine Dosisreduktion erforderlich: Bei Leukozyten <2000/µl (Granulozyten <1000/µl) ist die Dosis zu halbieren. Eine Alternative bietet die Gabe von G-CSF.

Bei Leukozyten < 1000 Zellen/µl (Granulozyten < 500 Zellen/µl) ist eine Therapiepause und die Gabe von G-CSF indiziert. Ebenso ist bei therapiebedingten Thrombopenien zu verfahren: Bei Abfall auf 75 000/µl ist die Dosishalbierung, unter 50 000/µl eine Therapiepause indiziert. Bei bestehender HIV-assoziierter Thrombopenie ist die Dosis niedriger zu wählen und der Verlauf im Einzelfall zu beobachten.

Neben der Monotherapie werden auch Kombinationstherapien bzw. alternierende Therapieschemata eingesetzt. Um beispielsweise das Risiko der Vinca-Alkaloid-bedingten Polyneuropathie zu minimieren, hat sich die alternierende Therapie mit Bleomycin und Vincristin bzw. Vinblastin bewährt. Vom kombinierten bzw. alternierenden Einsatz von Vincristin und Vinblastin ist hingegen eher abzuraten, da beide Substanzen ein sehr ähnliches Nebenwirkungsspektrum (Polyneuropathie) haben.

Tabelle 7-7 Alternierende und Kombinations-Chemotherapien bei KS.

- Vincristin (2 mg)/Bleomycin (15 mg) zweiwöchentlich
- Vincristin (2 mg)/Bleomycin (15 mg) wöchentlich alternierend
- Vincristin (2 mg)/Bleomycin (15 mg)/4-Epirubicin (20 mg/m² KO) dreiwöchentlich

Kombination von Interferon und Zytostatika

Auch die Kombination von Alpha-Interferon mit Zytostatika wurde bereits klinisch geprüft. Indiziert ist diese Kombination beispielsweise bei Patienten, die sich mit fortgeschrittenem KS erstmals in ärztliche Behandlung begeben. Erfahrungsgemäß ist der kombinierte Einsatz jedoch nur dann sinnvoll, wenn die CD4-Lymphozyten nicht unter 200 Zellen/µl liegen.

Zu bedenken ist die Summation der Nebenwirkungen. Die Granulozytopenie tritt bei der Kombination mit Alpha-Interferon rascher auf als bei der Monotherapie. Durch die Verfügbarkeit von G-CSF ist jedoch eine zuverlässige und deutliche Steigerung der Granulozytopoese möglich.

Kombinierter Einsatz von lokaler und systemischer Therapie

In allen Krankheitsstadien ist es wichtig, daß KS-Herde, die den Patienten besonders beeinträchtigen, beispielsweise durch eine Lokalisation im Gesicht, beseitigt werden. Auch bei gleichzeitiger systemischer Therapie ist nichts gegen eine gleichzeitige Strahlentherapie der störenden Tumoren einzuwenden. Alle systemischen Therapiemaßnahmen haben nur einen langsamen Wirkungseffekt auf kutane KS-Manifestationen.

Einen Überblick über den Einsatz und die Kombination der verschiedenen Therapiemodalitäten in Abhängigkeit von der Höhe der CD4-Lymphozyten gibt Tabelle 7-8.

Die in Tabelle 7-8 gegebenen Empfehlungen sind stark vereinfacht. Im folgenden sollen einige Fallbeispiele die Therapieentscheidung verdeutlichen.

- Ein Patient hat seit über zwei Jahren konstant CD4-Zellzahlen zwischen 200 und 300 Zellen/µl. Er verfügt über einen guten Allgemeinzustand und unbeeinträchtigte körperliche Leistungsfähigkeit. Nun tritt bei ihm ein Kaposi-

Tabelle 7-8 Richtlinien für die Behandlung des KS.

CD4-Zellzahl/μl	lokale Therapie	Interferon-Therapie	Chemotherapie
>500	bei Bedarf	bei Progression	bei massivem Krankheitsbild
200–500	bei Bedarf	ja	bei Versagen von Interferon
<200	bei Bedarf	meist nicht	bei Dissemination o. Organbefall

Herd auf der Nasenspitze auf. Aus kosmetischen Gründen würde man eine Strahlentherapie empfehlen und gleichzeitig eine antiretrovirale Behandlung mit AZT beginnen, falls diese bisher noch nicht eingeleitet wurde. Kommt es im Verlauf zum Auftreten weiterer Herde, ist ein Therapieversuch mit Alpha-Interferon durchaus sinnvoll.

- Ein Patient erhält bereits längere Zeit AZT. Er weist nur 50 CD4-Zellen/μl auf, befindet sich jedoch in gutem Allgemeinzustand mit nur geringgradig eingeschränkter Leistungsfähigkeit. Innerhalb von wenigen Wochen treten drei Kaposi-Herde auf: an der linken Wange und an beiden Oberschenkeln. Da diese Herde den Patienten stark beunruhigen, wird eine Strahlentherapie veranlaßt. Im weiteren Verlauf treten viele neue kutane Herde auf und der Patient klagt über Husten, Fieber und Dyspnoe. Es stellt sich ein pulmonaler KS-Befall heraus. Hier wird unverzüglich eine Chemotherapie eingeleitet.
- Bei einem Patienten ist ein erster KS-Herd strahlentherapeutisch vor drei Jahren behandelt worden. Seitdem nimmt er auch AZT ein. Er weist konstante CD4-Zellwerte um 200 Zellen/μl auf. Er stellt sich nun mit einer fulminanten Progression des KS vor. Aufgrund der über einen langen Zeitraum stabilen Immunitätslage wird eine Therapie mit Alpha-Interferon eingeleitet.

7.2.2 Non-Hodgkin-Lymphome

Nachdem 1984 erstmalig das gehäufte Auftreten von malignen Lymphomen bei homosexuellen Männern mit einer Abwehrschwäche in den Vereinigten Staaten beschrieben wurde, nahmen die Centers for Disease Control im Juni 1985 Non-Hodgkin-Lymphome (NHL) von hohem Malignitätsgrad und vom B-Zelltyp in die Liste der AIDS-definierenden Erkrankungen bei bestehender HIV-Infektion auf.

Hochmaligne B-Zell-Lymphome sind schon per se ein schwerwiegendes Krankheitsbild. Es kann allerdings unter dem Einsatz einer intensiven Polychemotherapie, häufig kombiniert mit einer Strahlentherapie, potentiell kurativ behandelt werden. Die dabei üblicherweise heute angewandten aggressiven Polychemotherapieschemata führen bei HIV-infizierten Patienten im Vergleich zu weniger aggressiven Therapiemaßnahmen zu einer verschlechterten Prognose und einer verkürzten Überlebenszeit. Ohnehin ist die Prognose bei HIV-assoziierten Lymphomen ernst (Tab. 7-9).

Tabelle 7-9 Eckdaten bei HIV-assoziierten Non-Hodgkin-Lymphomen (Zahlen einer Zusammenfassung bei Durchsicht mehrerer amerikanischer Studien).

Vollremisson (CR)	33–57 %
Rezidiv nach CR innerhalb von 6 Monaten	45–50 %
mediane Überlebenszeit	4–7 Monate

Aus der Analyse der Fälle ergeben sich die Faktoren, die für eine ungünstige Prognose beim HIV-assoziierten High-Grade-NHL sprechen (Tab. 7-10).

Zwar kommen Lymphome in allen Stadien der HIV-Infektion vor, besonders häufig sind sie jedoch bei niedriger CD4-Lymphozytenzahl. Ein extranodaler Befall wird bei diesen Lymphomen besonders häufig beobachtet. In verschiedenen Untersuchungsserien trat extranodaler Befall mit einer Häufigkeit von 55 bis 90% auf. In 20% der Fälle handelt es sich um primäre Lymphome des ZNS. Auf die die Überlebenszeit negativ beeinflussende Durchführung einer aggressiven Chemotherapie wurde bereits eingegangen.

Tabelle 7-10 Faktoren einer ungünstigen Prognose bei Non-Hodgkin-Lymphomen.

- bereits bestehendes Vollbild einer AIDS-Erkrankung (Anamnese: opportunistische Infektionen)
- niedrige CD4-Lymphozytenzahl (< 50 Zellen/μl)
- extra-nodaler Befall, insbesondere primärer ZNS-Befall
- schlechter Allgemeinzustand (Karnofsky-Index < 60)
- aggressive Chemotherapie

Therapie

Diese Daten zeigen, daß nur bei einem geringen Teil der HIV-assoziierten Lymphome von einer günstigen Prognose ausgegangen werden kann. So stellt sich nicht selten die Frage, ob eine Therapie des diagnostizierten Lymphoms überhaupt durchgeführt werden soll. Ein Patient, der bereits mehrere opportunistische Infektionen durchgemacht hat bzw. an chronischen Infektionen leidet, der sich in einem schlechten Allgemeinzustand befindet und nur noch wenige CD4-Lymphozyten hat, wird kaum von der Chemotherapie profitieren. Selbst ein mildes Therapieschema kann zu schweren toxischen Nebenwirkungen und sicherlich nicht zu einer Verlängerung der Überlebenszeit führen.

Wenn allerdings das Lymphom zu zusätzlichen Beeinträchtigungen des Patienten führt, können palliative Therapiemaßnahmen sinnvoll sein. Dazu gehören eine involved-field-Bestrahlung oder eine Behandlung mit Prednisolon. Falls keine periphere Polyneuropathie besteht, kann zusätzlich Vincristin gegeben werden. Bei Patienten mit besserem Allgemeinzustand kann diese Therapie durch Endoxan® zu dem klassischen ChOP-Schema ergänzt werden.

Therapieschemata

Bei einem Patienten mit einer CD4-Zahl über 100, der sich in einem guten Allgemeinzustand befindet und bei dem das Non-Hodgkin-Lymphom die AIDS-definierende Erkrankung ist, kann durch den Einsatz einer Polychemotherapie eine Verlängerung der Überlebenszeit erreicht werden. Die neueren, sehr aggressiven Schemata, die eine kurative Behandlung erzwingen sollen, sind jedoch zu vermeiden. Nach vergleichenden Studien wirkt sich auf die Prognose ungünstig aus, wenn die Chemotherapie eine Endoxan-Dosierung über 1 g/m^2 KO enthält. Eingesetzt werden vor allem mitunter dosismodifizierte klassische Therapieschemata wie CHOP, MACOP oder MACOP-B (Tab. 7-11).

Tabelle 7-11 Chemotherapieschemata bei Non-Hodgkin-Lymphomen.

CHOP	
– Cyclophosphamid 750 mg/m^2 KO i.v.	Tag 1
– Adriblastin (Hydroxyldaunomycin) 50 mg/m^2 KO	Tag 1
– Vincristin (Oncovin) 1,4 mg/m^2 KO i.v.	Tag 1
– Prednison 100 mg p.o.	Tag 1–5
Therapiewiederholung an Tag 21 oder 28	
MACOP-B	
– Methotrexat 400 mg/m^2 KO i.v.	Woche 2, 6, 10
– Adriblastin 50 mg/m^2 KO i.v.	Woche 1, 3, 5, 7, 9, 11
– Cyclophosphamid 350 mg/m^2 KO i.v.	Woche 1, 3, 5, 7, 11
– Vincristin 1,4 mg/m^2 KO	Woche 4, 8, 12
– Prednison 100 mg	letzte 15 Tage der 12wöchigen Therapie
– Bleomycin 10 mg/m^2 KO	Woche 4, 8,12

Nicht selten sind allerdings die Lymphome von einer Aggressivität, wie sie sonst bei Nicht-HIV-Infizierten kaum beobachtet wird. Die Lymphome bilden sich zwar unter dem Chemotherapie-Zyklus deutlich zurück, beginnen aber bereits wieder zu wachsen, wenn noch nicht einmal der Leukozyten-Nadir des Therapiezyklus überschritten ist. Das klinische Wachstumsverhalten mancher HIV-assoziierter Lymphome übertrifft nicht selten die Proliferationsrate, die aufgrund der histologischen Diagnose eigentlich zu erwarten wäre.

Tritt unter der Chemotherapie eine komplette Remission ein, wird die Behandlung beendet. Gibt es keinen Anhalt für einen ZNS-Befall, wird auch auf die prophylaktische Schädelradiatio verzichtet. Alternativ kann das CHOP-Schema mit einer intrathekalen Methotrexat-Gabe (15 mg) kombiniert werden.

Primäre ZNS-Lymphome

Das gehäufte Auftreten primärer ZNS-Lymphome ist eine Besonderheit der HIV-Infektion. Palliativ kann eine Strahlentherapie durchgeführt werden. Üblicherweise wird die Gesamtstrahlendosis des Gehirns von 30–35 Gray mit abschließender zusätzlicher Herd-Dosis von 10 Gray nicht überschritten. Die mediane Überlebenszeit liegt unter Therapie bei drei Monaten und differiert nicht wesentlich von der Überlebenszeit bei nicht-therapierten Lymphomen. In einzelnen Fällen sind Überlebenszeiten bis zu zwei Jahren berichtet worden.

Sind die Ausgangsbedingungen (guter Allgemeinzustand, CD4 > 200) für den Patienten günstig, ist der Versuch einer Strahlentherapie legitim. Allerdings muß die ungünstige Prognose mit dem Betroffenen besprochen werden. Nur wenn der Patient voll hinter der Behandlung steht, um möglicherweise noch einige Lebensmonate zu gewinnen, ist die Behandlung vertretbar. Ein prognostisch relevanter Faktor bei den ZNS-Lymphomen ist selbstverständlich die Tumorgröße und das dadurch ausgelöste neurologische Defizit.

Die Behandlung des Non-Hodgkin-Lymphoms hohen Malignitätsgrads findet nahezu ausschließlich in hämatologisch-onkologischen Zentren statt. Die Kooperation mit einem HIV-erfahrenen Arzt sollte angestrebt werden.

7.3 Wasting-Syndrom

Gerd Bauer

Im Zuge der besseren Behandlung opportunistischer Infektionen tritt das Wasting-Syndrom als eigenes Krankheitsbild häufiger in Erscheinung. Aber auch Patienten, bei denen opportunistische Infektionen prophylaktisch vermieden oder durch eine Erhaltungs- bzw. Dauertherapie kontrolliert werden, verfallen zusehends und nehmen an Gewicht ab. Eine Gewichtsabnahme von mehr als 10% des Körpergewichts, begleitet von Fieber und/oder Diarrhöen ohne Erregernachweis bei positivem HIV-Antikörperstatus läßt die Diagnose des Wasting-Syndroms zu. Seit 1985 ist dieses Krankheitsbild auf dem afrikanischen Kontinent als „slim disease“ bekannt. Pathogenetisch bestehen kaum Unterschiede zu Tumorkachexie und Marasmus.

Die frühzeitige Behandlung der einzelnen Erkrankungen ist eine wesentliche Voraussetzung für die Verhinderung des Wasting-Syndroms. Es scheint nämlich, daß rezidivierende Infekte mit Gewichts- und Substanzverlust die Entstehung des Wasting-Syndroms als Trigger beeinflussen. Gleichzeitig gilt es zu berücksichtigen, daß auch intensive Therapiemaßnahmen durch die assoziierten Nebenwirkungen (Übelkeit, Appetitlosigkeit, Erbrechen, Diarrhö) einen zusätzlichen Gewichtsverlust verursachen können. Hat das aktuelle Körpergewicht 66 % des Idealgewichts bzw. Ausgangsgewichts erreicht, ist der Substanzverlust meist irreversibel. Historische Untersuchungen über den Hungertod belegen, daß die Sterbewahrscheinlichkeit groß ist.

Therapie

Das primäre therapeutische Ziel zur Korrektur des Substanz- bzw. Gewichtsverlusts ist die Optimierung der Ernährung. Im einzelnen sind die Hindernisse einer Nahrungsaufnahme (z.B. Soor-Ösophagitis) zu beseitigen. Bei zytopathischer Therapie ist begleitenden Symptomen wie Übelkeit, Erbrechen und Appetitlosigkeit frühzeitig durch die Optimierung der antiemetischen Begleittherapie entgegenzuwirken.

Ernährung

Das zentrale Prinzip in der Prophylaxe und Behandlung des Wasting-Syndroms ist eine ausreichende Kalorienzufuhr (vgl. Kap. 7.3). Der größte Teil der HIV-Patienten, die an Gewicht abnehmen, ernährt sich nicht angemessen. Eine Ernährungsberatung sollte veranlaßt werden. Das Ziel ist, die Ernährung möglichst kalorienreich zu gestalten. Kalorienreiche Kost muß nicht unbedingt unverträglich sein. Viele kleine Maßnahmen können sich summieren: Sahne im Kaffee, Gemüsegerichte in Butter geschwenkt usw. Daneben können kalorienreiche Trinklösungen verordnet werden, die entweder geschmacksneutral einer Suppe beigemengt werden oder zwischen den Mahlzeiten getrunken werden. Es gibt hier ein breites Angebot verträglicher hochkalorischer Trinklösungen. Bei den Krankenkassen gelten diese kalorienreichen Trinklösungen nicht als Therapeutikum, sondern als Nahrungsersatz. In einem Antrag an die zuständige Krankenkasse ist deshalb darzulegen, daß diese Lösungen als zusätzliche Kalorienträger der Behandlung eines Krankheitsbilds mit erhöhtem Kalorienbedarf dienen.

Die zentrale Rolle der Erhöhung der täglichen Kalorienzufuhr kann nicht genug betont werden. Es erweist sich als hilfreich, den Patienten anzuhalten, die Nahrungsaufnahme protokollieren zu lassen. Darüber lassen sich dann Ernährungsfehler aufzeigen bzw. eine gezielte Ernährungsberatung beginnen. In einigen Behandlungszentren wird auch die Ernährungsberatung von Patientengruppen im Rahmen eines Kochkurses gegeben. Die Patienten lernen, kalorienreiche, gut verträgliche Nahrung selbst zuzubereiten.

Ein Beispiel für die Hypothese, daß durch eine Optimierung der Ernährung Gewichtsverlust zu stoppen ist, zeigt sich manchmal in der täglichen Praxis: Eine Mutter besucht ihren erkrankten Sohn. Beunruhigt durch dessen Gewichtsabnahme, bekocht sie ihren Sohn mit den Leibgerichten. Häufig kommt es darunter endlich zur Gewichtszunahme, obwohl der Patient angibt, er hätte sich auch vorher ausreichend kalorienreich ernährt.

In der langfristigen Betreuung von HIV-Patienten ist es von entscheidender Bedeutung, frühzeitig auf die wichtige Rolle einer angemessenen kalorienreichen Ernährung hinzuweisen. Das Gewicht sollte stets begleitend kontrolliert werden. Gleichzeitig ist auf Substanzverlust, also insbesondere Abnahme der Muskulatur, zu achten.

Medikamentöse Stimulation

Neben der zunehmenden enteralen Resorptionsstörung kommt es beim Wasting-Syndrom wie bei der Tumorkachexie zu einem katabolen Stoffwechselprozeß bei erhöhtem Energieverbrauch. Die medikamentös-therapeutischen Möglichkeiten beim Wasting-Syndrom sind sehr begrenzt. Die üblichen Appetitstimulanzien haben keinen Erfolg. Mit Gestagen-Präparaten, die zur hormonellen

Therapie des Mammakarzinoms eingesetzt werden, konnte in einigen Fällen eine vorübergehende Appetitsteigerung mit Zunahme des Körpergewichts erzielt werden. Unklar ist, ob dadurch eine tatsächliche Substanzzunahme erzielt wird oder nur eine Zunahme des extrazellulären Flüssigkeitsvolumens.

Bewiesen ist, daß Cannabis-Derivate bei HIV-Patienten deutlich appetitsteigernd wirken und auch zu einer Gewichtszunahme führen. Aufgrund des deutschen BTM-Gesetzes ist allerdings der Einsatz dieser Substanzen nicht möglich.

Parenterale Hyperalimentation

Ist die optimierte orale Zufuhr voll ausgeschöpft und die Gewichtsabnahme hält weiter an, sollte frühzeitig mit der parenteralen Hyperalimentation begonnen werden. Bei Patienten mit Kurzdarm-Syndrom und onkologischen Patienten werden solche Therapien seit vielen Jahren erfolgreich eingesetzt.

Für die parenterale Ernährung ist ein zentralvenöser Zugang erforderlich. Im Hinblick auf die längerfristige oder intermittierende Hyperalimentation ist die Implantation eines Port-Systems zu erwägen. Oftmals ist bei AIDS-Patienten wegen anderer lebenslanger intravenöser Erhaltungstherapien ein Port erforderlich.

Herstellerfirmen bieten einen umfassenden Service an. Die Patienten werden angeleitet, sich die Nährlösungen selbst zu infundieren. Beispielsweise bieten die Firma Baxter Homecare und die Firma Fresenius einen solchen Service an. Es wird empfohlen, die Ernährungslösungen über Nacht zu infundieren.

7.4 HIV-Enzephalopathie

Gerd Bauer

Die HIV-Enzephalopathie ist ein Krankheitsbild, das in der Regel bei schwerkranken, oft präfinalen AIDS-Patienten eher marginal festgestellt wird. In den seltenen Fällen, in denen eine HIV-Enzephalopathie auftritt, bevor die Immunstörung durch opportunistische Infektionen manifest geworden ist, kann sich eine schwere Persönlichkeitsstörung zeigen, die einen hohen Aufwand an Betreuung erfordert oder gar eine dauerhafte psychiatrische Unterbringung erforderlich macht.

Therapie

Eine gesichert wirksame Therapie der HIV-Enzephalopathie existiert nicht.

Bei frühen Anzeichen einer kognitiven Störung, wie Merk- und Konzentrationsstörungen, ist die Therapie mit Zidovudin (1000 mg/d) zu versuchen. Unter dieser Therapie wurden passagere Besserungen der kognitiven Funktionen beschrieben. Stehen Antriebsarmut und motorische Verlangsamung im Vordergrund, sollte in Kooperation mit einem Psychiater eine antidepressive Behandlung versucht werden. Bei Verläufen mit eher psychotischen Tendenzen kann ein Therapieversuch mit einem Neuroleptikum, z.B. Haloperidol, sinnvoll sein.

Bisweilen läßt sich die Unterbringung in einer geschlossenen psychiatrischen Abteilung nicht umgehen.

In den meisten Fällen wird die HIV-Enzephalopathie erst klinisch manifest, wenn die AIDS-Patienten aufgrund opportunistischer Infektionen bereits schwerkrank sind. Bei der Betreuung dieser Patienten ist Verständnis dafür notwendig, daß Persönlichkeitsveränderungen, aggressives Verhalten, ablehnende Reaktionen gegenüber nahen Bezugspersonen auf eine organische Störung des Gehirns zurückzuführen sind.

Es befinden sich Substanzen in der klinischen Prüfung, die möglicherweise zur Behandlung der HIV-Enzephalopathie eingesetzt werden können. So zeigte eine Studie mit Peptid-T sowohl klinisch Tendenzen zur Besserung der Symptomatik als auch bei der elektronenemissionsspektrographischen Verlaufskontrolle eine verbesserte zerebrale Funktion. Allerdings müssen sich Substanzen wie Peptid-T noch in größeren, kontrollierten Studien bewähren.

7.5 HIV und Augen

Peter Kaulen

Im Bereich des Auges führt die HIV-Infektion zu einer Vielzahl von Funktionsstörungen sowie infektiösen und nicht-infektiösen Erkrankungen. Mit einer Manifestationsrate von ca. 70% bei der fortgeschrittenen HIV-Infektion dürfte das Mikroangiopathie-Syndrom die häufigste pathologische Veränderung bei AIDS überhaupt sein. Damit kommt der augenärztlichen Untersuchung eine besondere Bedeutung für Diagnose und Verlaufsbeurteilung der HIV-Infektion zu.
Im wesentlichen lassen sich Veränderungen durch HIV am Auge in fünf Kategorien einordnen:
- Funktionsstörungen der Netzhaut und des Sehnerven
- Mikroangiopathie-Syndrom
- opportunistische Infektionen
- Neoplasmen
- neuroophthalmologische Erkrankungen

7.5.1 Funktionsstörungen

Zu den Funktionsstörungen, die bei der HIV-Infektion beschrieben wurden und die keiner Behandlung bedürfen, zählt eine herabgesetzte Farbdiskrimination und eine verringerte Kontrastempfindlichkeit. Elektrophysiologische Parameter lassen sich mit diesen Befunden korrelieren. So ist das Elektroretinogramm, das Auskunft über die Funktion der Photorezeptoren gibt, häufig auch bei regelrechtem Fundusbefund verändert.

Ebenso lassen sich häufig pathologisch veränderte Musterelektroretinogramme (gestörte Ganglienzellfunktion) und visuell evozierte kortikale Potentiale beobachten. Ein direkter Zusammenhang mit pathologischen Fundusbefunden konnte jedoch nicht gefunden werden, so daß diese Befunde weder mit dem

Stadium der HIV-Infektion, der Wahrscheinlichkeit des Auftretens einer CMV-Retinitis, noch mit histopathologischen Veränderungen, wie der retinalen Mikroangiopathie, korreliert werden können.

7.5.2 Mikroangiopathie-Syndrom

Im Verlauf der HIV-Infektion treten mit abnehmender Helferzellzahl zunehmend typische konjunktivale und retinale Veränderungen auf. Ihre Häufigkeit wird je nach Stadium der HIV-Infektion mit 50 bis 100% angegeben. Diese Veränderungen lassen sich nicht mit einer erhöhten Wahrscheinlichkeit für das Auftreten einer CMV-Retinitis in Zusammenhang bringen, dürfen aufgrund ihrer Gesamthäufigkeit aber als geradezu typischer Befundkomplex bei der HIV-Infektion angesehen werden.

Diagnostik

Die Untersuchung mit der Spaltlampe zeigt besonders limbusnahe Gefäßveränderungen der Bindehaut. Hier treten Punktblutungen, Mikroaneurysmen und erhebliche Kaliberschwankungen der konjunktivalen Gefäße auf. Außerdem ist häufig ein „körniges“ Strömungsverhalten der Erythrozyten (sludge-Phänomen) in den Kapillaren und Venolen zu beobachten. Im Bereich der Netzhaut finden sich typischerweise Cotton-wool-Herde, die nicht weiter als vier bis fünf Papillendurchmesser von der Papille entfernt sind. In der Regel liegen sie als „weiche“ Exsudate vor, können nach einigen Wochen aber kontrastreicher und kleiner werden und schließlich ganz verschwinden. Die Ausprägung des Mikroangiopathie-Syndroms unterliegt also erheblichen Schwankungen. In der temporalen Peripherie finden sich regelmäßig punktförmige Blutungen, gelegentlich können diese Blutungen auch fleckförmig mit einer diskreten zentralen Aufhellung sein (Rothscher Fleck). Häufig finden sich am hinteren Pol des Auges zwischen den Gefäßbögen Mikroaneurysmen und feine intraretinale Blutungen. Treten diese gemeinsam mit Cotton-wool-Herden auf, so kann eine differentialdiagnostische Abgrenzung zu einer beginnenden CMV-Retinitis schwierig sein (Fluoreszenz-Angiographie durchführen!).

Die bei der HIV-Mikroangiopathie auftretenden Befunde können mit einem veränderten Sedimentationsverhalten der Erythrozyten, der Zunahme von Fibrinogen und der Plasmaviskosität in Zusammenhang gebracht werden. Ähnliche Veränderungen der rheologischen Parameter lassen sich auch bei diabetischer Retinopathie, Sichelzellanämie, systemischem Lupus erythematodes und Leukämie beobachten. Diese Krankheitsbilder haben ähnliche Frühbefunde wie die retinale oder konjunktivale Mikroangiopathie im Rahmen der HIV-Infektion. Ob damit die Pathogenese der Mikroangiopathie hinreichend erklärt ist, bleibt jedoch unklar. Verschiedene Autoren machen unter anderem die verstärkte Ablagerung zirkulierender Immunkomplexe, die Infektion der Gefäßendothelien mit HIV oder die Freisetzung von Monokinen und proteolytischen Enzymen für das Auftreten der Mikroperfusionsstörungen verantwortlich.

Therapie
Therapeutisch läßt sich das Mikroangiopathie-Syndrom nicht sicher beeinflussen. Da der unmittelbare Zusammenhang mit dem Auftreten einer CMV-Retinitis jedoch nicht gänzlich widerlegt ist, sind Therapieversuche mit Calciumdobesilat unternommen worden, deren klinische Wirksamkeit aber nicht bewiesen ist.

7.5.3 Opportunistische Infektionen

Verschiedene Erreger verursachen im Rahmen des AIDS-Syndroms Infektionen der Netzhaut und der Aderhaut. Insgesamt dürfte der Prozentsatz der Patienten, die bei der fortgeschrittenen HIV-Infektion Erkrankungen der hinteren Augenabschnitte aufweisen, bei 20 bis 30% liegen. Dabei steht die Zytomegalie-Virus-Retinitis mit einer Häufigkeit von 20 bis 25% deutlich im Vordergrund, gefolgt von der chorioretinalen Toxoplasmose, die bei 1 bis 2% der Erkrankten auftritt. Weitere Virusinfektionen der Netzhaut, wie die akute Retinanekrose und die Varicella-Zoster-Retinitis, sind eher seltene Ereignisse (< 1%). Dies gilt ebenso für Infektionen der Ader- und Netzhaut durch Bakterien (Mykobakterien, Treponema pallidum), Protozoen (Toxoplasma gondii, Pneumocystis carinii) oder Pilze (Kryptokokken, Candida albicans, Histoplasma capsulatum). Bei intravenös spritzenden Drogenabhängigen treten diese Infektionen jedoch mit einer im Prozentbereich liegenden Häufigkeit auf.

Zytomegalovirus(CMV)-Retinitis
Je nach Autor und untersuchtem Krankengut liegt die Häufigkeit der CMV-Retinitis bei 15 bis 35% der AIDS-Patienten und tritt mit erhöhter Wahrscheinlichkeit bei Helferzellzahlen unter 100/µl auf. War früher eine CMV-Retinitis ein ausgesprochen seltenes Krankheitsbild, das nach Organtransplantationen und immunsuppressiver Therapie auftrat, so stellt die CMV-Retinitis die weitaus häufigste opportunistische Infektion am Auge dar und kann durch die zunehmende Überlebenszeit der Patienten gelegentlich als Erstmanifestation von AIDS auftreten.

Klinisches Bild und Diagnostik
Die Erkrankung beginnt meist einseitig und wird gelegentlich im Rahmen einer augenärztlichen Kontrolluntersuchung entdeckt. Die Patienten bemerken in den Frühstadien häufig keinerlei Symptome. Ist die Retinitis weiter fortgeschritten, so werden insbesondere „fliegende Mücken“ (Glaskörperinfiltrate), Schatten und Flecken (Skotome) und verschwommenes Sehen (Glaskörpertrübungen, Iritis) angegeben. Schmerzen oder eine konjunktivale Injektion treten nicht auf. Spaltlampenmikroskopisch zeigen sich feinste Endothelbeschläge (Riesenzellen im Hornhautendothel) sowie eine geringe zelluläre Infiltration des Glaskörpers. In der Regel ist beim Vorliegen einer CMV-Retinitis der Glaskörper nicht getrübt. Eine Trübung des Glaskörpers kann jedoch in seltenen Fällen vorkom-

men, meist in Kombination mit einer begleitenden Iritis, was differentialdignostische Probleme aufwerfen kann.

Funduskopisch zeigt sich in zwei Drittel der Fälle eine meist peripher gelegene granuläre Läsion mit weichen, kontrastarmen Exsudaten in den Randzonen zur intakten Netzhaut. Es werden keine Blutungen beobachtet, und die Läsionen sind häufig zwischen größeren Gefäßen lokalisiert; bisweilen ragen sie segmentförmig von peripher nach zentral über wenige Uhrzeiten der retinalen Zirkumferenz.

Im Gegensatz dazu zeigt nur etwa ein Drittel der Fälle das in den meisten Lehrbüchern als typisch dargestellte Bild der CMV-Retinitis mit massiven Exsudaten und Blutungen. Hierbei liegt die Läsion häufig parallel zu oder im Bereich der großen Gefäßarkaden und bezieht nicht selten die Papille mit ein. Im Gesichtsfeld liegen vollständige Skotome im korrespondierenden Areal vor. Die Fluoreszenz-Angiographie zeigt massive Farbstoffaustritte.

Eine eher seltene Erscheinungsform der CMV-Retinitis stellt die Kombination mit einer ausgeprägten Periphlebitis dar, die der idiopathischen „acute frosted retinal periphlebitis“ ähnelt. Die englische Bezeichnung rührt vom Aspekt der massiven Gefäßeinscheidungen her, die „eingefrorenen Gefäßen“ ähneln. Sie kommen vermutlich durch eine verstärkte Immunantwort auf das CMV-Antigen zustande.

Alle Erscheinungsformen der CMV-Retinitis führen ohne Therapie zur vollständigen Erblindung.

Therapie

Zur Zeit stehen zwei Medikamente zur Verfügung, die, intravenös verabreicht, dazu geeignet sind, akute CMV-Retinitis jeder Erscheinungsform ins Narbenstadium zu überführen. Beide Medikamente wirken lediglich virustatisch: Nach ihrem Absetzen kommt es zum Wiederaufflammen der Retinitis. Aus diesem Grund müssen beide Medikamente lebenslang verabreicht werden.

Ganciclovir

Das seit 1987 verfügbare Ganciclovir (DHPG, 9-[1,3-Dihydroxy-2-propoxymethyl]guanin; Cymeven®) hemmt intrazellulär die DNS-Polymerase der Zytomegalieviren und mit etwas geringerer Wirkung auch die Replikation von Herpes-simplex-Viren (Typ 1 und 2), Varicella-Zoster-Viren und Epstein-Barr-Viren.

Nach Diagnosestellung sollte möglichst zügig die Initialtherapie mit einer Dosis von zweimal täglich 5 mg/kg KG begonnen werden, wobei das Medikament in der Regel in 250 ml physiologischer Kochsalzlösung innerhalb von 15 bis 30 Minuten gegeben wird. Unter wöchentlicher augenärztlicher Kontrolle wird die vollständige Vernarbung der Retinitis abgewartet, was in der Regel nach drei Wochen der Fall ist. Dann kann die tägliche Ganciclovir-Dosis auf 5–6 mg/kg KG reduziert werden. Kommt es innerhalb von vier Wochen nach diesem Zeitpunkt zu keinem Rezidiv, so kann unter Umständen die vollständige Wochendosis auf fünf bzw. drei Tage verteilt werden (Beispiel: an sieben Tagen

5 mg/kg KG oder an fünf Tagen 7 mg/kg KG oder an drei Tagen ca. 11 mg/kg KG).

Die häufigsten Nebenwirkungen der Therapie mit Ganciclovir stellen die Neutropenie und Thrombozytopenie dar. Deshalb lehnen zahlreiche Autoren eine Kombination mit dem antiretroviralen Zidovudin ab, da es in bezug auf die Neutropenie zu einer überadditiven Verstärkung der Neutropenie kommen kann. Allerdings zeigen andere Arbeiten, daß im Fall drohender Neutropenie zusätzliche subkutane Gaben von Granulozyten-Makrophagenkolonie-stimulierendem Faktor (GM-CSF) oder Granulozytenkolonie-stimulierendem Faktor (G-CSF) eine wirksame Konzentrationserhöhung von voll funktionsfähigen Leukozyten zur Folge haben und so die Hauptnebenwirkung von Ganciclovir zu antagonisieren ist. Die gelegentlich zu beobachtende Verschlechterung der Thrombozytopenie unter GM-CSF und der Knochenschmerzen unter G-CSF begrenzen jedoch die Anwendungsmöglichkeiten dieser Medikamente. Selten werden unter Ganciclovir Fieber, Urtikaria, Phlebitis, Leberfunktionsstörungen und zentrale Verwirrtheitszustände beobachtet.

Die mittlere Überlebenszeit unter Ganciclovir-Therapie ohne Kombination mit Zidovudin und GM-CSF beträgt ca. 8,5 Monate nach Diagnosestellung einer CMV-Retinitis.

Foscarnet

Foscarnet (Phosphonoformat; Foscavir®) ist ein Pyrophosphat-Analogon und hemmt die DNS-Polymerase aller bekannten Herpes-Viren einschließlich CMV, des Hepatitis-B-Virus sowie die reverse Transkriptase des HIV. Neben seiner antiretroviralen Aktivität beeinflußt es nicht die Zahl der neutrophilen Granulozyten und kann so gemeinsam mit Zidovudin gegeben werden.

Da Foscarnet nicht metabolisiert und mit dem Urin ausgeschieden wird, ist bei jeder Therapie mit dieser Substanz auf die Nierenfunktion zu achten. Sie reichert sich im Knochengewebe an und passiert die Blut-Hirn-Schranke, wobei die Liquorkonzentration 20 bis 70% der Plasmakonzentration erreicht. Somit ist Foscarnet das Medikament der Wahl bei nachgewiesener CMV-Enzephalitis.

Wie unter Ganciclovir wird mit Foscarnet eine Initialtherapie bis zur vollständigen Vernarbung der Retinitis angestrebt. Je nach Autor schwanken die Angaben zum Therapieschema. Im Mittel liegt die Dosis der Initialtherapie bei 200 mg/kg KG/d, wobei die Gesamtmenge des Präparats auf zwei bis drei Infusionen pro Tag verteilt wird. Die Infusionszeiten sollten zwischen ein und zwei Stunden liegen. Im Anschluß an jede Infusion muß zur Reduktion der Nephrotoxizität des Medikaments physiologische Kochsalzlösung oder 5%ige Dextroselösung infundiert werden. Nach vollständiger Vernarbung werden zur Erhaltungstherapie täglich 90–120 mg/kg KG mit einer einzigen Infusion, gefolgt von 5%iger Dextrose oder physiologischer Kochsalzlösung, verabreicht.

Besonders während der Erhaltungstherapie sind die Nierenwerte engmaschig zu kontrollieren. Beim Anstieg des Kreatinins sollte unverzüglich die Therapie abgebrochen werden und auf Ganciclovir umgestellt werden. Zu weiteren relativ häufig zu beobachtenden Nebenwirkungen von Foscarnet zählen starke Übelkeit, Proteinurie, Verschiebungen der Kalzium- und Magnesiumkonzentration und die Anämie. Zu den eher seltenen Komplikationen zählen das Auftreten von Genitalulzera bei mangelhafter Hygiene oder zu geringer Hydratation, Leberfunktionsstörungen, Anfallsleiden, Phlebitis und nephrogener Diabetes insipidus.

Zu den wesentlichen Vorteilen, die Foscarnet gegenüber Ganciclovir besitzt, dürfte die längere mittlere Überlebenszeit nach Therapiebeginn mit zwölf Monaten zählen. Hierbei ist nicht klar, ob dies auf die eigene antiretrovirale Aktivität der Substanz oder auf die häufigere gleichzeitige Therapie mit Zidovudin zurückzuführen ist.

Kombinationstherapien
In vitro liegen deutliche Hinweise für eine additive oder synergistische Wirkung der Kombination von Foscarnet und Ganciclovir vor. Ob dies auch in klinischen Studien belegt werden kann, ist noch unklar. Erste Hinweise sprechen für eine zeitlich verlängerte rezidivfreie Erhaltungstherapie unter Kombination beider Präparate.

Medikamente, die über eine Hemmung der reversen Transkriptase insbesondere HIV hemmen (Zidovudin, DDI, DDC), haben keinen direkten Einfluß auf die Therapie oder Auftretenswahrscheinlichkeit der CMV-Retinitis.

Rezidivtherapie
Mit zunehmender Zeit der Therapie ist mit wachsender Wahrscheinlichkeit mit einem Rezidiv zu rechnen. Je nach Studie lag die mittlere Zeit bis zum Rezidiv unter Ganciclovir-Therapie bei 80 bis 100 Tagen, unter Foscarnet-Therapie bei 100 bis 120 Tagen. Daher ist nach erfolgreicher Initialtherapie in regelmäßigen Abständen der Fundus augenärztlich zu kontrollieren (alle drei bis vier Wochen).

Sollte es zum Rezidiv gekommen sein, so ist dringend eine Umstellung auf das verbliebene Alternativpräparat zu empfehlen, da vorübergehende Erhöhungen des bisher verwendeten Medikaments deutlich geringere Erfolge in der Rezidivtherapie aufweisen.

Sollte diese Umstellung aus internistischen Gründen oder Unverträglichkeiten nicht möglich sein, muß initial zweimal wöchentlich, nach Vernarbung einmal wöchentlich, eine intravitreale Injektion von 200 µg Ganciclovir in 0,05 ml physiologischer Kochsalzlösung vorgenommen werden. Die Injektion erfolgt unter sterilen Bedingungen am tropfanästhesierten Patienten, indem mit einer 27,5-G-Kanüle in 3,5 mm Limbusabstand durch die Pars plana des Ziliarkörpers injiziert wird. Da unter dieser Therapie die retinitischen Läsionen besonders schnell abheilen, ist die intravitreale Injektion auch als Initialtherapie geeignet, wenn die Fovea oder die Papille von der Netzhautentzündung direkt bedroht ist und das Sehvermögen des Auges auf dem Spiel steht. Intravitreale Gaben von Foscarnet sind wegen der hohen Retinotoxizität nicht möglich.

Akute Retinanekrose

Die akute Retinanekrose stellt ein seltenes Syndrom aus Iritis, retinaler Arteriitis und nekrotisierender Retinitis dar. Es tritt bei immunkompetenten, sonst gesunden Patienten auf und wird auch im Rahmen von AIDS zunehmend beobachtet. Die Ursache des Syndroms ist nicht vollständig geklärt; es wird jedoch angenommen, daß Varicella-Zoster-Viren und/oder Herpes-simplex-Viren (Typ 1) das auslösende Agens darstellen. Erhöhte intraokulare Antikörpertiter gegen beide Virusarten konnten nachgewiesen werden.

Klinisches Bild und Diagnostik

Die Erkrankung manifestiert sich in der Regel durch eine ein- oder beidseitige Uveitis anterior mit gemischter Injektion, Schmerz und Endothelbeschlägen. Die Patienten bemerken „fliegende Mücken“, eine Sehverschlechterung tritt nur langsam auf.

Am Fundus stellen sich in typischer Weise besonders in der Peripherie gelegene, flauschig-weiße, nicht hämorrhagische Exsudate an den Kapillaren dar. Die Netzhautperipherie nimmt im Verlauf eine typische weißliche Farbe an, während die peripher gelegenen Herde rasch konfluieren und innerhalb weniger Tage die gesamte Zirkumferenz einnehmen. Die Retinitis schreitet weiter nach zentral fort und hinterläßt eine periphere Narbe mit unregelmäßiger Pigmentierung und Gefäßverschlüssen. Die Retinitis verschont meist die Makula. In ca. 80% der Fälle aber treten im Narbenbereich Foramina und Risse auf, die eine Netzhautablösung zur Folge haben.

Therapie

Als Mittel der Wahl bietet sich die Gabe von Aciclovir an, ein Guanosin-Analogon, das eine spezifische virustatische Wirkung auf Herpes-simplex-Viren (Typ 1 und 2) und Varicella-Zoster-Viren hat. Bei unsicherer Diagnose muß, falls eine CMV-Retinitis nicht ausgeschlossen werden kann, zusätzlich mit Ganciclovir therapiert werden, da Aciclovir nur eine geringe virustatische Potenz gegenüber CMV besitzt.

Initial werden Höchstdosen von 30 mg/kg KG/d gegeben. Nach vollständiger Vernarbung kann eine medikamentöse Rezidivprophylaxe mit 1 g/d durchgeführt werden. Wegen der hohen Wahrscheinlichkeit der Netzhautablösung in Folge der Entzündung, müssen engmaschige augenärztliche Kontrollen (mindestens alle vier Wochen) durchgeführt werden.

Varicella-Zoster-Retinitis

Eine weitere im Rahmen von AIDS auftretende Virusinfektion der hinteren Augenabschnitte ist die Varicella-Zoster-Retinitis. Sie zeigt eine schnell fortschreitende Retinitis im Bereich des hinteren Augenpols in der Nähe der Makula (Aspekt des kirschroten Flecks) sowie eine parallel dazu auftretenden Zoster-Dermatitis. Die mit plötzlichem Visusverlust einhergehende Erkrankung kann bi- und monolateral auftreten und breitet sich von zentral nach peripher aus.

Ohne sofortige Therapie mit Aciclovir 30 mg/kg KG/d führt die Entzündung zur vollständigen Vernarbung des Fundus mit Optikusatrophie innerhalb weniger Tage.

Im Unterschied zur peripher beginnenden akuten Retinanekrose liegen bei der zentral beginnenden Varicella-Zoster-Retinitis keine Iridozyklitis, Glaskörperbeteiligung und Gefäßeinscheidung vor.

Okuläre Toxoplasmose

Die wichtigste Differentialdiagnose zur CMV-Retinitis stellt die okuläre Toxoplasmose dar, die in ca. 1 bis 3% der AIDS-Patienten zu beobachten ist. Sie kann in Kombination mit einer zentralen Toxoplasmose vorkommen, wird aber auch isoliert am Auge angetroffen.

Klinisches Bild und Diagnostik

Es handelt sich um eine durch das Protozoon Toxoplasma gondii ausgelöste Chorioretinitis, die funduskopisch im aktiven Zustand nicht immer leicht von einer CMV-Retinitis zu unterscheiden ist. Typisch für die Toxoplasmose sind weiche, teils granulierte, teils unscharfe, gelblich-graue Infiltrationen der Netz- und Aderhaut, die häufig von einer deutlichen Glaskörpertrübung über der Läsion oder im gesamten Glaskörper begleitet sind. Blutungen liegen nur selten vor. Die Chorioretinitis ist häufiger einseitig, kann aber auch auf beiden Augen beobachtet werden.

Die Patienten klagen entweder über eine sich langsam verstärkende Sehverschlechterung (Glaskörpertrübung), oder, in Abhängigkeit von der Lokalisation der Chorioretinitis, über einen plötzlichen Visusabfall (Makulabeteiligung). Es können, besonders bei Beteiligung der vorderen Augenabschnitte im Rahmen einer Uveitis anterior, Schmerzen, gerötetes Auge und Photophobie auftreten. Nach erfolgreicher Behandlung kommt es am Augenhintergrund der betroffenen Patienten zu ausgedehnter chorioretinaler Narbenbildung, die durch erhebliche Pigmentverklumpungen und gelegentlich auftretender Glaskörperstränge gekennzeichnet sind. Sie ähneln den Narben, wie sie für die konnatal erworbene okuläre Toxoplasmose typisch sind.

Die Diagnose erfolgt auch hier weitgehend vom klinischen Bild her, da die Serologie nur in seltenen Fällen eindeutige Befunde liefert. Dies gilt auch für die okuläre Toxoplasmose des immunkompetenten Patienten. So liegen selten erhöhte IgM- oder IgG-Werte vor, die bei einem hohen Infektionsgrad der Bevölkerung (bis zu 70%) noch weniger differentialdiagnostische Hinweise liefern. Die lokale Antikörperproduktion kann zum Beispiel im Kammerwasser nachgewiesen werden, stellt aber wie der direkte Erregernachweis (Übertragung auf Mäuse, Polymerase-Kettenreaktion) eine invasive, aufwendige und auch nicht immer eindeutige Methode dar.

Tafelteil

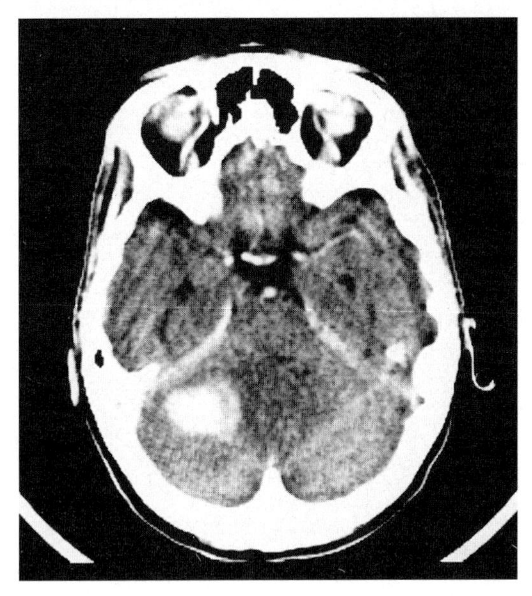

Abb. 1 CT bei zerebraler Toxoplasmose.

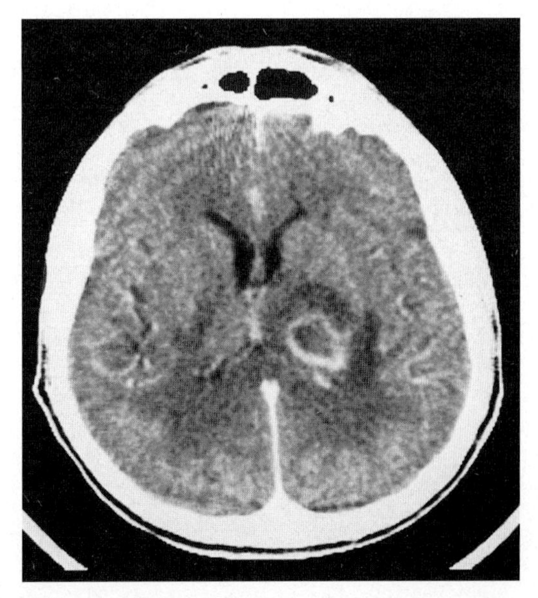

Abb. 2 CT bei zerebraler Toxoplasmose.

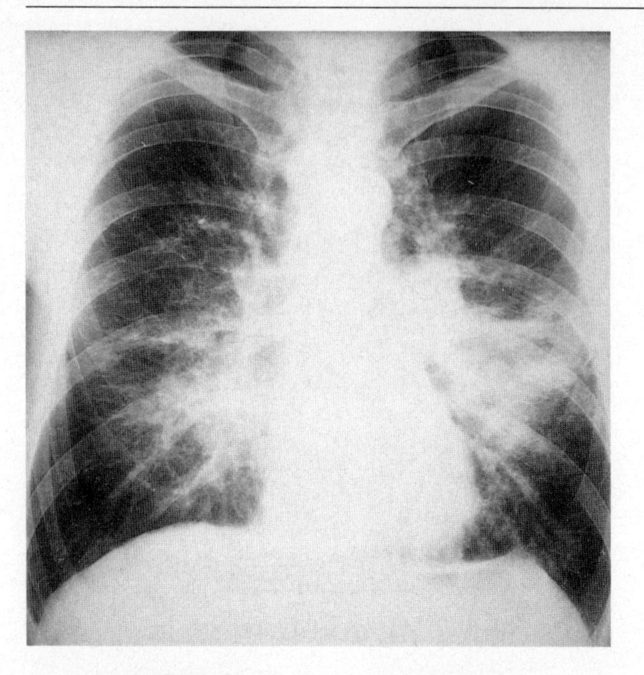

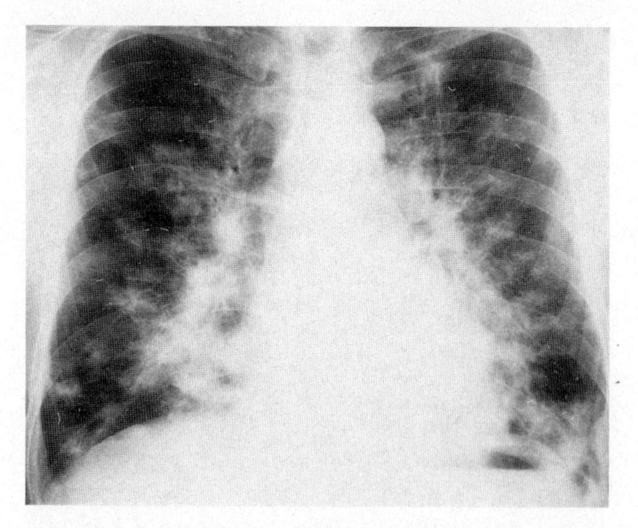

Abb. 3 a) und b) Röntgen-Thorax bei pulmonalem Kaposi-Sarkom.

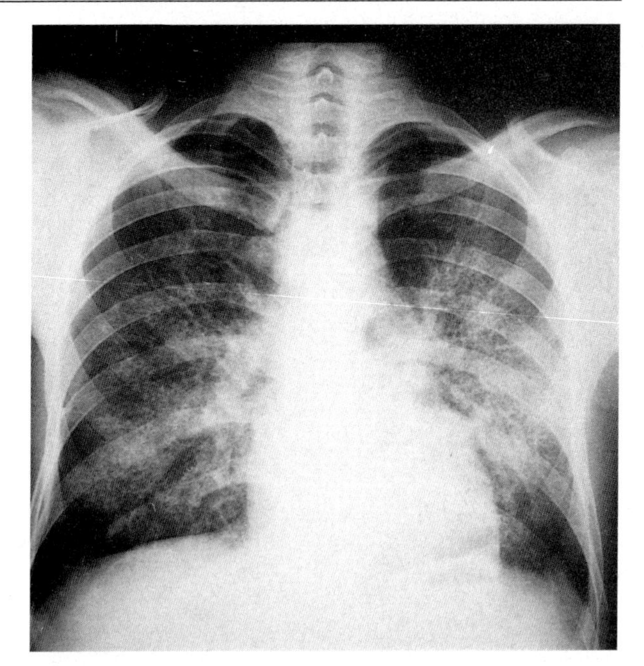

Abb. 4 Röntgen-Thorax bei pulmonalem Kaposi-Sarkom und Aspergillose.

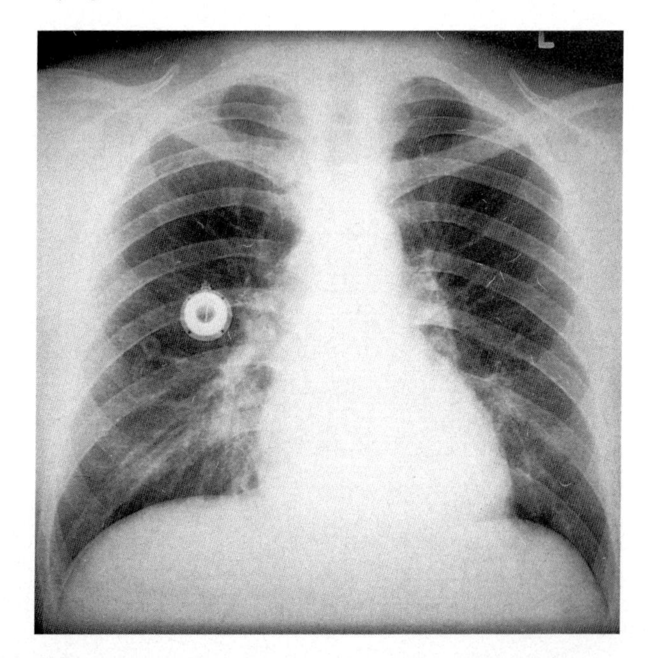

Abb. 5 Röntgen-Thorax bei Pneumocystis-carinii-Pneumonie (Patient mit Port).

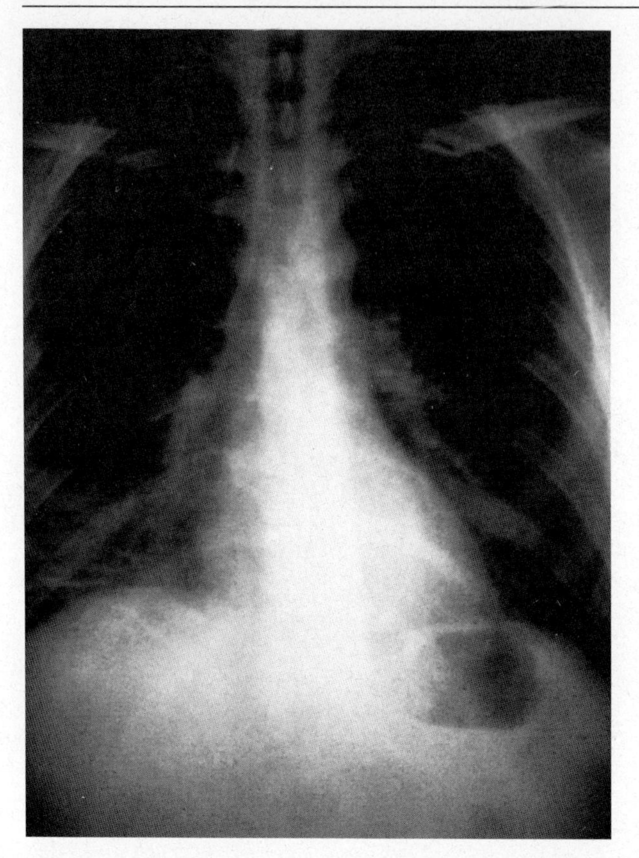

Abb. 6 Röntgen-Thorax bei Pneumocystis-carinii-Pneumonie.

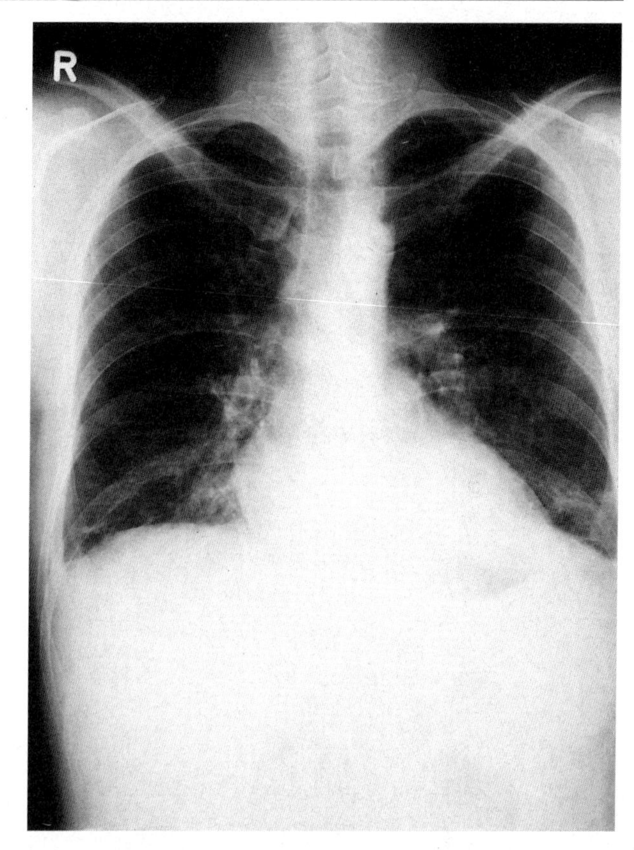

Abb. 7 Röntgen-Thorax bei Lungenbefall durch Mycobacterium avium (Patient mit Port).

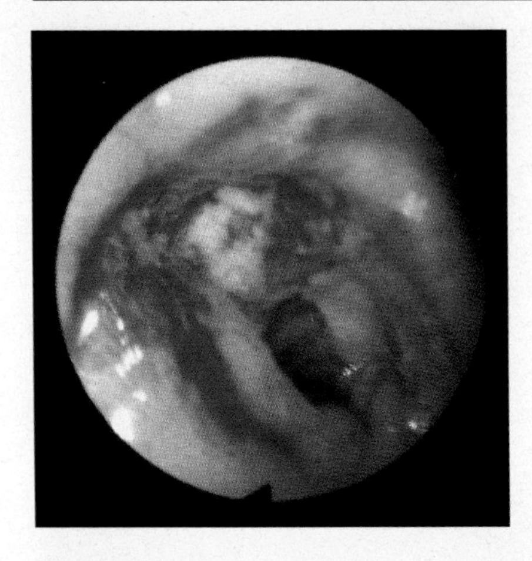

Abb. 8 Gastroskopie bei CMV-Ulzerationen im Magen.

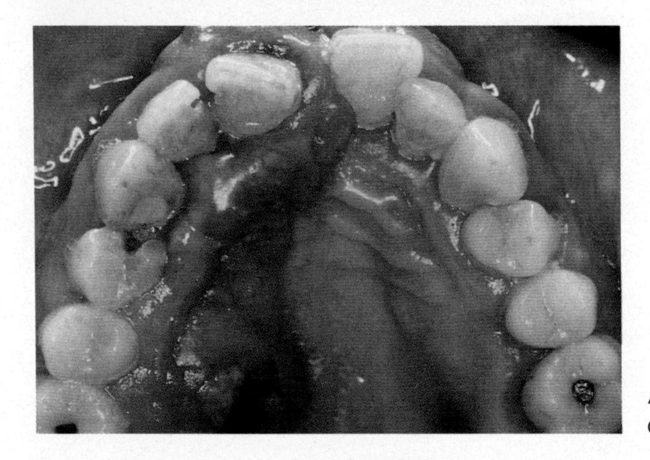

Abb. 9 Kaposi-Sarkom des Gaumens.

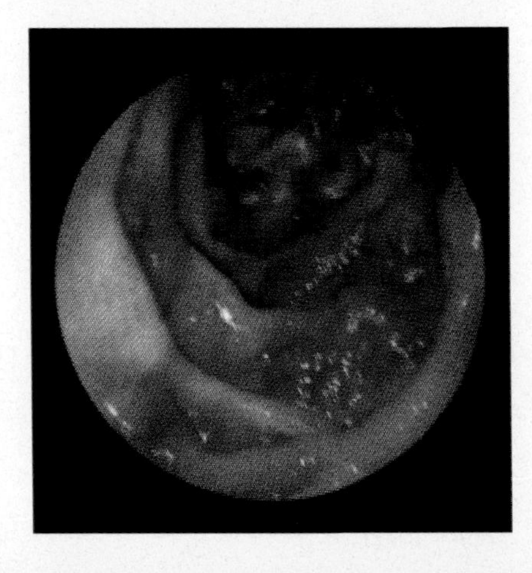

Abb. 10 Endoskopie bei Kaposi-Sarkom des Dünndarms.

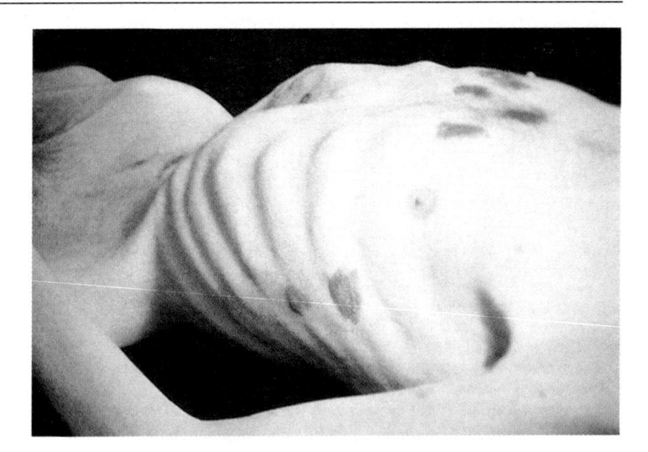

Abb. 11 Kachexie und Kaposi-Sarkom (Leiche).

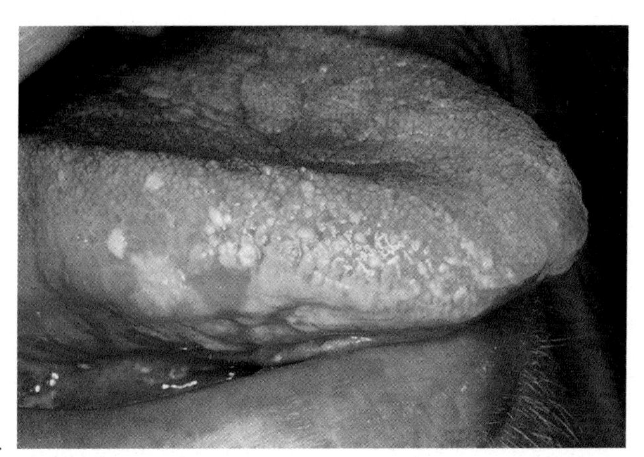

Abb. 12 Orale Haarleukoplakie.

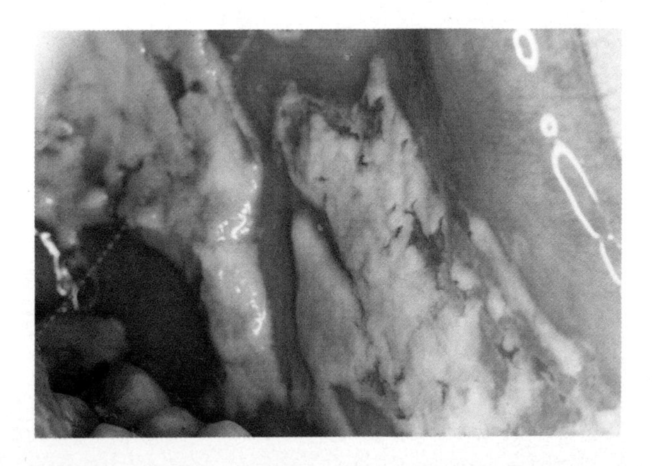

Abb. 13 Mundsoor.

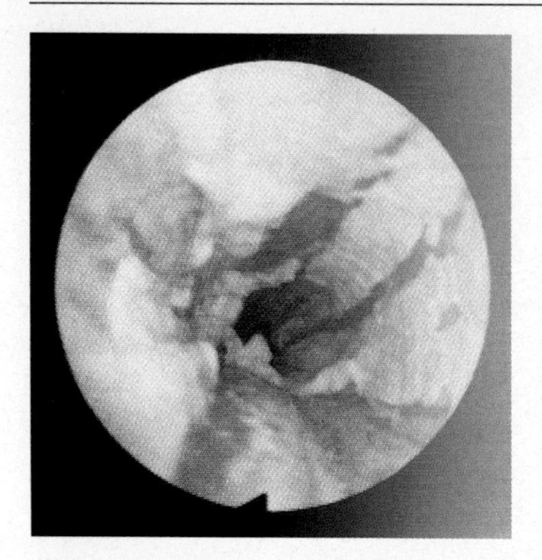

Abb. 14 Endoskopie einer Soor-Ösophagitis.

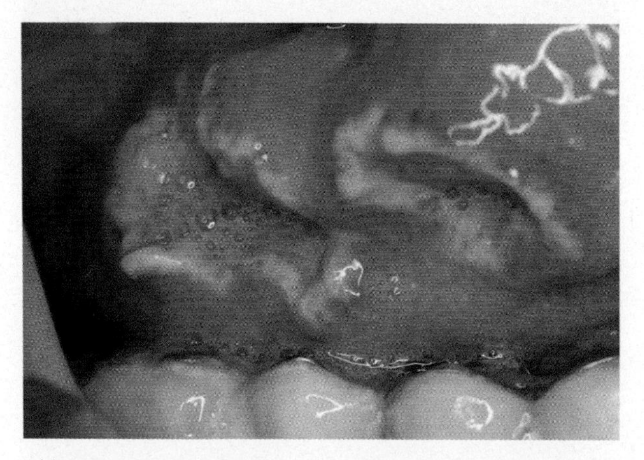

Abb. 15 Progressive Ulzerationen bei nekrotisierend-ulzeröser Gingivostomatitis (NUG).

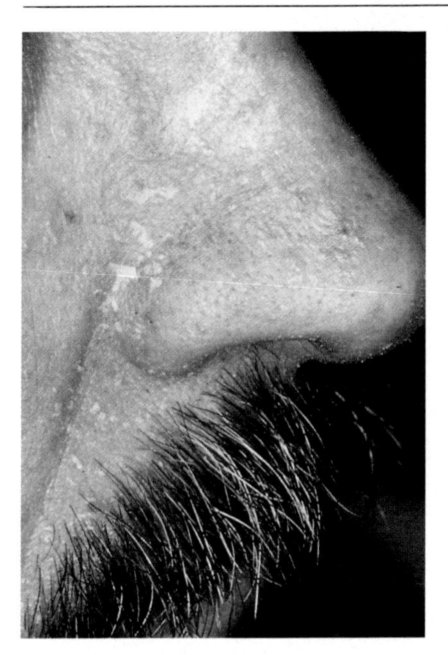

Abb. 16 Seborrhoische Dermatitis.

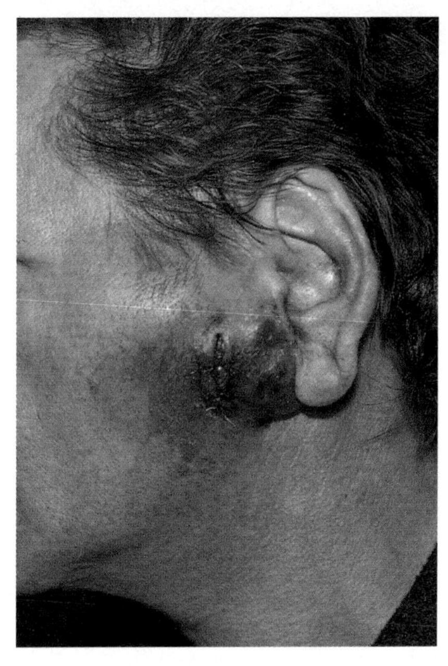

Abb. 17 Lymphom (nach Biopsie).

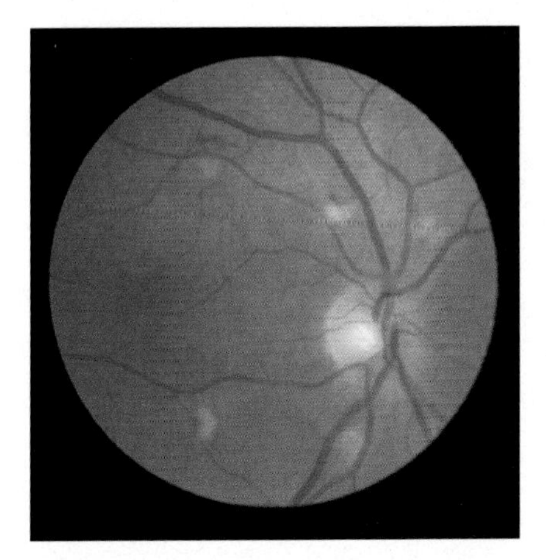

Abb. 18 Typische Erscheinungsform des Mikroangiopathie-Syndroms mit Cotton-wool-Herden in Papillennähe und intraretinalen Blutungen,wie es im Verlauf der HIV-Infektion häufig zu beobachten ist.

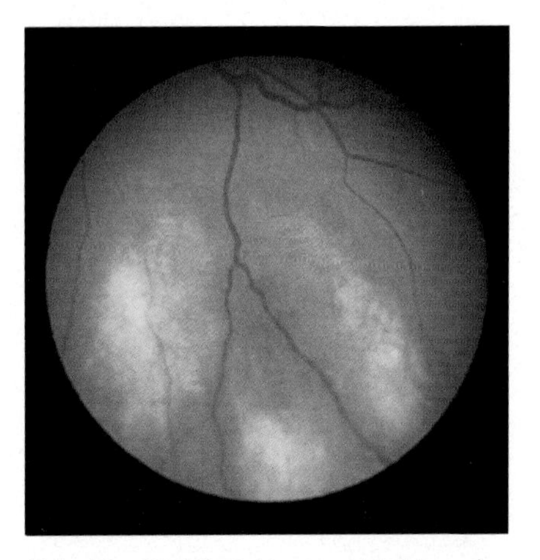

Abb. 19 CMV-Retinitis vom nicht-hämorrhagischen Typ mit zwischen den größeren Gefäßen gelegenen unscharfen, granulierten Läsionen. Diese Form der CMV-Retinitis beginnt meist in der äußeren Peripherie der Netzhaut und weist keine oder nur vereinzelte Blutungen auf. Etwa zwei Drittel aller CMV-Retinitiden entsprechen diesem Erscheinungsbild.

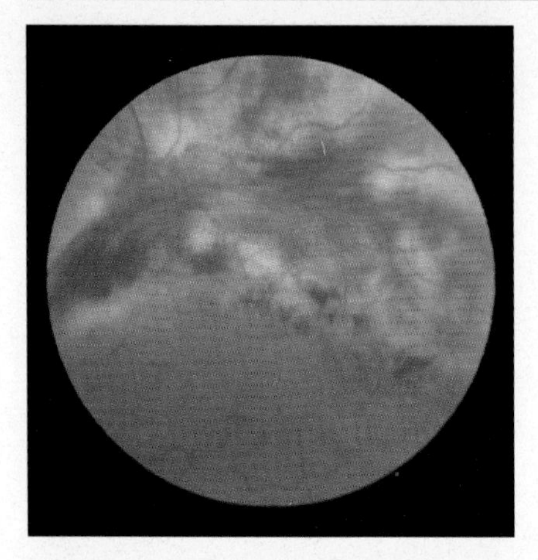

Abb. 20 Exsudative, hämorrhagische Form der CMV-Retinitis im Verlauf der großen Gefäßbögen. Kennzeichnend sind die massiven Exsudationen und Blutungen, die in etwa einem Drittel aller Retinitiden zu finden sind.

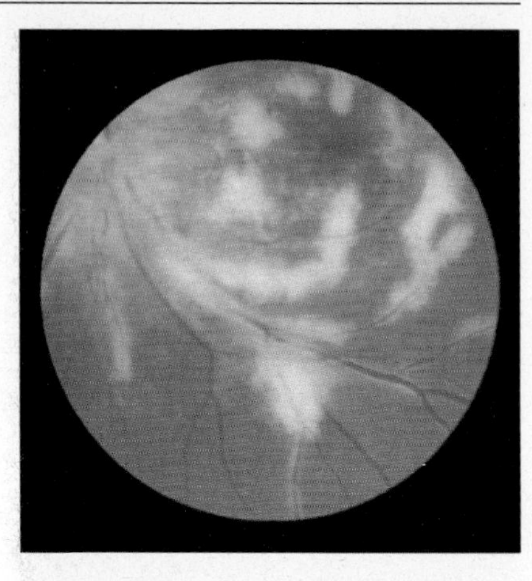

Abb. 21 Seltene Form der CMV-Retinitis mit Gefäßeinscheidungen und überwiegend nicht hämorrhagischen, granulierten Exsudaten parallel zu den Gefäßbögen, die dem Bild „eingefrorener" Gefäße ähneln.

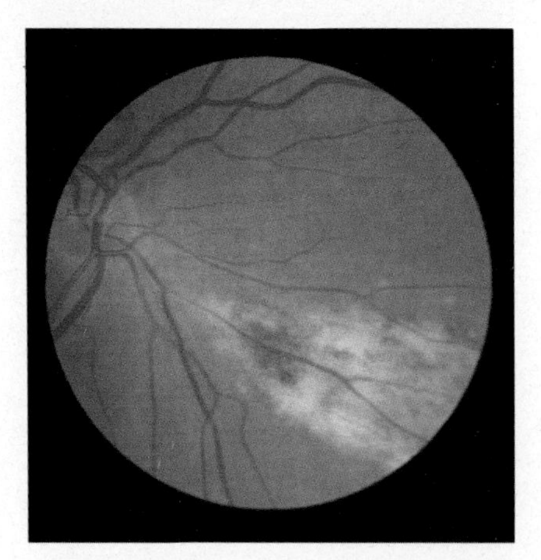

Abb. 22 Häufig zu beobachtende CMV-Retinitis mit segmentalen, von der Peripherie nach zentral sich ausbreitenden Läsionen, die die Eigenschaften der in Abb. 20 und 21 charakterisierten Erscheinungsformen kombiniert. Typisch sind die nur mäßig ausgeprägten Exsudate, die mit deutlichen Hämorrhagien zusammen auftreten.

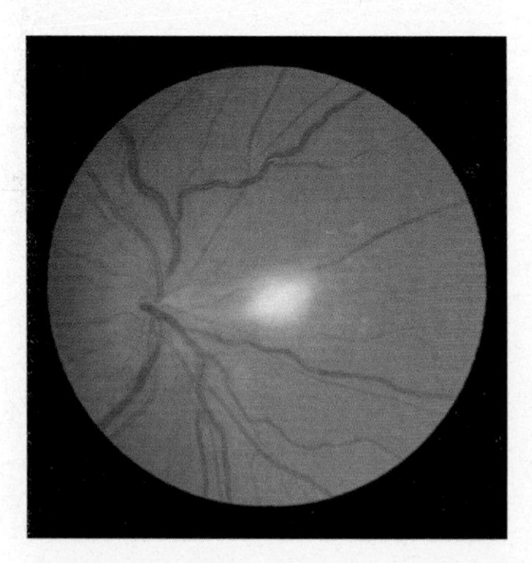

Abb. 23 Toxoplasmose-Chorioretinitis nasal der Papille mit flauschig weicher, nicht-hämorrhagischer Struktur. Meist liegt, wie auch in diesem Fall, eine zunächst umschriebene Glaskörperinfiltration über dem betroffenen Areal vor, was mit Hilfe der binokularen Ophthalmoskopie wesentlich leichter als in einer zweidimensionalen Abbildung zu erkennen ist.

Therapie

Wie im Fall der zentralen Toxoplasmose wird häufig eine Kombinationstherapie mit Pyrimethamin (100–150 mg/d), Sulfadiazin (2 g/d) und Folinsäure (15 mg/d) durchgeführt, wobei anstelle des Sulfadiazins auch Clindamycin (2,4 g/d) gegeben werden kann. Im Gegensatz zur Therapie der okulären Toxoplasmose des Immunkompetenten wird bei AIDS-Patienten in der Regel auf eine systemische Cortison-Therapie verzichtet. Auf die lokale Behandlung einer Uveitis anterior mit cortisonhaltigen Augentropfen kann allerdings nicht verzichtet werden.

Da es nach Absetzen der Therapie fast immer zu einem Wiederaufflammen der Toxoplasmose kommt, muß sich der Akuttherapie eine lebenslange Prophylaxe, zum Beispiel mit Pyrimethamin (50 mg/d) oder Fansidar ® (50 mg Pyrimethamin + 1 g Sulfadoxin), anschließen.

Pneumocystis-carinii-Chorioiditis

Die Pneumocystis-carinii-Pneumonie (PcP) ist eine der häufigsten opportunistischen Infektionen bei AIDS-Patienten und führt ohne Therapie zum Tod. Die Protozoen befallen besonders häufig die Lunge, sind aber auch in anderen Organen lokalisiert worden. Seit Einführung der antibiotischen Therapie der PcP und der Rezidivprophylaxe mit lokaler Gabe (Inhalation) von Pentamidin, werden mit zunehmender Häufigkeit durch Pneumocystis carinii verursachte Aderhautinfiltrationen beobachtet.

Klinisches Bild und Diagnostik

Die oft zahlreich vorhandenen gelblichen Läsionen haben meist die Größe eines Papillendurchmessers und treten in der überwiegenden Zahl der Fälle bilateral auf. Sie liegen meist innerhalb der temporalen Gefäßbögen, nie vor dem Äquator des Auges. Blutungen kommen nicht vor, der Sehnerv ist nicht beteiligt.

Therapie

Die Therapie erfolgt durch systemische Pentamidin-Gabe (4 mg/kg KG/d) oder durch die Kombination von Trimethoprim (10 mg/kg KG/d) und Sulfamethoxazol (100 mg/kg KG/d). Unter dieser Therapie heilen die Läsionen innerhalb weniger Tage ab.

Retinitis syphilitica

Da die Syphilis wie die HIV-Infektion überwiegend sexuell übertragen wird, kann relativ häufig eine Neu- oder Wiederholungsinfektion mit Treponema pallidum bei HIV-infizierten Patienten beobachtet werden. Insgesamt betrachtet sind okuläre Veränderungen durch Syphilis bei HIV-infizierten Patienten sehr selten (Häufigkeit unklar, meist nur Fallbeispiele publiziert). Sie sollen wegen der differentialdiagnostischen Probleme, die sie aufwerfen, aber erwähnt werden.

Klinisches Bild und Diagnostik

Die erworbene Syphilis kann im Sekundär- und Tertiärstadium eine Vielzahl von okulären Symptomen hervorrufen, die andere Erkrankungen vortäuschen können. Eine akute Iridozyklitis stellt den häufigsten Befund dar, gefolgt von einer massiven Glaskörpertrübung und umschriebenen Chorioretinitis. Ein zystoides Makulaödem, Papillitis mit Gefäßeinscheidungen, Episkleritis oder Skleritis können gefunden werden.

Nach erfolgreicher Therapie heilt die Chorioretinitis mit der Bildung einer in typischer Weise gesprenkelten Narbe ab (Pfeffer-Salz-Struktur). Wegen der ausgeprägten Varianz des Krankheitsbilds können die auftretenden Chorioretinitiden bei Syphilis mit einer CMV-Retinitis verwechselt werden, daher ist bei allen unklaren Entzündungen im Augenbereich eine Lues-Serologie mit TPHA- und FTA-ABS-Test sinnvoll.

Therapie

HIV-infizierte Patienten benötigen bei der Therapie höhere Medikamentendosen als Immunkompetente. In den ersten zwei Wochen gibt man 12–24 Millionen E Penicillin G/d i.v. Im Anschluß daran soll eine Rezidivprophylaxe über drei Wochen mit wöchentlichen Gaben von 2,4 Millionen E Depot-Penicillin durchgeführt werden.

Da bei AIDS-Patienten die Herxheimer-Reaktion mit Fieber und Schweißausbruch selten ist, kann auf parallele Gabe eines Kortikoids verzichtet werden. Im Fall von Allergien kann mit Amoxycillin, Doxycyclin oder Cephalosporinen therapiert werden.

Candida-Chorioretinitis

Die häufigste opportunistische okuläre Pilzinfektion erfolgt durch Candida albicans. Zwar kommen oberflächliche Mykosen bei AIDS-Patienten im Verlauf der Erkrankung fast immer vor, tiefe Mykosen sind deutlich seltener und treten am Auge nur in weniger als 1% der Patienten auf. Hierbei scheinen Personen mit i.v.-Drogenabhängigkeit besonders betroffen zu sein. Vermutlich werden die Erreger direkt über verunreinigte Nadeln in die Blutbahn injiziert. Auch Patienten unter Drogenersatztherapie mit Methadon gehören zu den Risikopatienten, da gelegentlich ohne Wissen der betreuenden Ärzte das Medikament nach oraler Gabe im Mund behalten wird, um dann intravenös gespritzt zu werden. Außerdem gelten Dauerkatheter und immunsuppressive Therapie als Risikofaktor.

Klinisches Bild und Diagnostik

Leitsymptom ist auch in diesem Fall eine allmähliche Sehverschlechterung, die gelegentlich von Blitzen und dem Sehen von „fliegenden Mücken“ begleitet wird. Dem kann eine Rötung des betroffenen Auges und eine diffuse Schmerzsymptomatik vorausgehen. Die vorderen Augenabschnitte sind gereizt, im Glaskörper finden sich initial nur wenig Zellen und kleine, über chorioretinalen

Herden liegende wolkenartige Trübungen. In Verlauf der Krankheit bilden sich dann die typischen perlschnurartigen Glaskörperinfiltrationen, die eine ausgeprägte Trübung mit Glaskörperabszeß und Visusverfall verursachen können. Die Chorioretinitis zeigt sich zuerst in Form kleiner rundlicher, gelber Herde im Bereich von Netz- und Aderhaut. Sie können im gesamten Fundusbereich bis hin zur äußersten Peripherie vorkommen.

Gelegentlich ist die Papille betroffen, auch hier zeigt sich zunächst eine geringe Randunschärfe mit präpapillär gelegenen Glaskörperinfiltrationen, die innerhalb weniger Tage stark zunehmen können und das Bild einer Endophthalmitis zeigen.

Der Antikörpernachweis im Blutplasma hat beim isolierten Befall des Auges keinen diagnostischen Wert. Die Anlage von Blutkulturen kann für die Diagnostik vorteilhaft sein, ist aber häufig negativ. Die sicherste diagnostische Methode, die auch von therapeutischem Wert ist, stellt die Vitrektomie dar, bei der neben der Entfernung des Glaskörperabszesses genügend Material zur Erregeridentifikation vorliegt.

Therapie

Therapeutisch steht die Gabe von Amphotericin B (0,1–1 mg/kg KG/d) systemisch, und beim Vorliegen eines Glaskörperabszesses auch intravitreal (10 µg/0,1 ml) im Vordergrund. Hierbei ist wegen der teilweise schwerwiegenden Nebenwirkungen des Medikaments (u.a. nephrotoxisch, hämatotoxisch) eine engmaschige internistische Betreuung notwendig.

Ob alternative Präparate bei der okulären Candidiasis wie Ketoconazol und Flucytosin von therapeutischem Wert sind, ist zur Zeit noch unklar.

Kryptokokkose

Im Rahmen einer Infektion mit dem Sproßpilz Cryptococcus neoformans, an der ca. 5% der AIDS-Patienten erkranken, werden nur sehr selten Chorioretinitiden beobachtet. Sie sind durch runde, flauschige, teils konfluierende Aderhautläsionen gekennzeichnet. Die anfänglich geringen Glaskörperinfiltrationen können im Verlauf zunehmen. Wesentlich häufiger jedoch ist eine Optikus-Neuropathie im Zusammenhang mit einer Meningitis zu beobachten.

Die Therapie entspricht im wesentlichen der Behandlung der Candida-Endophthalmitis.

7.5.4 Neoplasmen

Der häufigste, das Auge betreffende Tumor ist das Kaposi-Sarkom der Binde- oder Lidhaut. Dies kommt gehäuft (ca. 20%) im Rahmen des disseminierten Kaposi-Sarkoms vor. Meist weisen die Patienten noch an anderen Stellen des Körpers die typischen Herde auf. Je nach Lokalisation am Lid oder der Bindehaut kann eine chirurgische Entfernung, Bestrahlung oder Kryotherapie vorgenommen werden.

7.5.5 Neuroophthalmologische Symptome

Neurologische Dysfunktionen stellen eine häufig zu beobachtende Erscheinung im Rahmen von AIDS dar. Hierbei wird die Häufigkeit des Auftretens mit bis zu 40% angegeben. Neurologische Symptome können direkt durch HIV oder durch opportunistische Infektionen wie zentrale Toxoplasmose, Kryptokokkose, Syphilis, CMV-Enzephalitis, progressive multifokale Leukenzephalopathie sowie Neoplasmen (Lymphom mit Befall des ZNS) ausgelöst werden.

Neben den Veränderungen der Sehnerven im Rahmen von okulären Infektionen (Neuritis nervi optici, ischämische Optikopathie, Stauungspapillen) werden besonders häufig Gesichtsfeldausfälle durch Schädigung der zentralen Sehbahn beobachtet. Wird die Verbindung des Corpus geniculatum laterale zur okzipitalen Sehrinde unterbrochen, so zeigen sich unterschiedlich stark ausgeprägte Gesichtsfelddefekte im Sinne einer homonymen Hemianopsie. Hauptverantwortlich hierfür dürfte die zentrale Toxoplasmose sein, gefolgt von Lymphomen und der progressiven multifokalen Leukenzephalopathie.

Treten die zentralen Läsionen im Bereich der Hirnnervenkerne auf, so kann es zu typischen neurogenen Augenmuskelparesen kommen, wobei der Nervus oculomotorius am häufigsten befallen ist. Weiter zentral gelegene Läsionen können Blickparesen und verschiedene Formen eines pathologischen Nystagmus bedingen.

7.5.6 Untersuchungshäufigkeit

Je nach Autor lassen sich verschiedene zeitliche Untersuchungsschemata finden. In der Regel ist zu empfehlen, HIV-infizierte Patienten mit Helferzellzahlen über 500/µl zweimal jährlich und unter 200/µl viermal jährlich augenärztlich untersuchen zu lassen. Patienten im Zwischenbereich sollten je nach Befund häufiger oder seltener untersucht werden.

Bei bekannter extraokulärer Infektion mit CMV ist möglichst alle sechs Wochen eine Untersuchung durchzuführen, bei akuter opportunistischer Infektion am Auge initial wöchentlich, nach Vernarbung der befallenen Netz- oder Aderhaut mindestens alle vier Wochen.

7.6 Medikamentöse Schmerztherapie

Christoph Mayr

Die adäquate Behandlung des Schmerzes gehört zu den grundlegenden Tätigkeiten ärztlichen Handelns. Im Rahmen der HIV-Erkrankung werden Schmerzen gegenüber anderen Beschwerden vergleichsweise selten angegeben. In einem klinisch progredienten Stadium kann der Schmerz allerdings ein differentialdiagnostisches Kriterium in der Differentialdiagnose HIV-assoziierter Erkrankungen bzw. opportunistischer Infektionen sein. In den frühen Stadien der HIV-Infektion sind HIV-assoziierte Schmerzen dagegen selten.

Grundsätzlich folgt die Schmerztherapie bei HIV-Erkrankung den üblichen Grundregeln. Aus im wesentlichen zwei Gründen aber scheint es notwendig, die Schmerztherapie hier gesondert zu berücksichtigen: Zum einen zeigt es sich immer wieder, daß Standardfehler von vornherein den Erfolg der Therapie zum Scheitern verurteilen. Erfahrungsgemäß ist eine zu große Zurückhaltung bei der Rezeptierung BTM-pflichtiger Analgetika zu beobachten, trotz klarer Indikation. Zum anderen erscheint es dringlich, bei der Multimorbidität mancher Patienten und dem Nebenwirkungsspektrum einiger Medikamente Erfahrungswerte zu vermitteln, die sich bewährt haben.

Der Schmerz ist von differentialdiagnostischer Relevanz. Schmerzen sollten aber nur dann vom Patienten ausgehalten werden müssen, wenn die Diagnostik nach Gabe eines Analgetikums erschwert bzw. das klinische Bild verschleiert würde.

Schmerzen bei akuter HIV-Infektion und persistierender generalisierter Lymphadenopathie

Als eher seltenes Begleitsymptom der akuten HIV-Infektion bedarf der Schmerz in der Regel keiner Therapie. Bisweilen werden vom Patienten Schmerzen im Bereich der vergrößerten Lymphknoten angegeben, die klinisch auf eine Lymphadenitis hinweisen. Im Rahmen der persistierenden generalisierten Lymphadenopathie treten Schmerzen jedoch selten auf, Therapiebedürftigkeit besteht ebenso selten. Im gegebenen Falle werden nicht-steroidale Analgetika (z.B. Paracetamol, Diclofenac) empfohlen.

Schmerzen bei Polyneuropathie

Häufiger werden Schmerzen im Bereich der Extremitäten, vor allem der Beine, vom Patienten angegeben. Klinisch ergibt sich – auch bei Fehlen einer neurologischen Symptomatik – der Verdacht auf eine HIV-assoziierte Polyneuropathie. Sie geht gewöhnlich symmetrisch, distal betont sowie mit sensiblen Reiz- oder Ausfallserscheinungen einher. Daneben können mehrere Medikamente ursächlich für eine periphere Neuropathie sein. Neben den antiretroviralen Therapeutika DDI und DDC sind hier Isoniazid, Foscarnet sowie das Chemotherapeutikum Vincristin zu nennen.

Bei medikamentös induzierter Polyneuropathie ist das sofortige Absetzen des mutmaßlich auslösenden Medikaments indiziert. Im übrigen ist die Therapie der Polyneuropathie, sei sie HIV-assoziiert oder Begleitsymptom einer anderen Erkrankung, schwierig. Differentialdiagnostisch ist an einen Vitamin-B_{12}- oder Folsäure-Mangel zu denken und gegebenenfalls zu substituieren.

Therapeutische Ansätze mit α-Liponsäure (Thioctacid®) in oraler oder intravenöser Form haben sich wenig bewährt. Zur Beeinflussung der Schmerzqualität eignet sich in schweren Fällen die Gabe eines Antidepressivums, z.B. Amitriptylin, in einer Dosierung von 50–150 mg/d.

Pleuritischer Schmerz bei Pneumonie

Für die Therapie pleuritischer Begleitbeschwerden bei bakterieller Pneumonie hat sich besonders die Gabe von Diclofenac oral oder in Form von Suppositorien bewährt. Im übrigen ist auf mittelstarke Opioid-haltige Analgetika (z. B. Tramadol oder Tilidin) zurückzugreifen.

Zephalgien

Hartnäckige Zephalgien weisen nicht zuletzt auf zerebrale Prozesse bzw. meningeale Reizungen hin. Bei starken Kopfschmerzen im Sinne einer Trigeminus-Neuralgie hat sich neben Acetylsalicylsäure der Einsatz von Carbamazepin (200 mg/d) bewährt. Daneben kann der Einsatz von Koffein-Tabletten versucht werden.

Die stationäre Abklärung erscheint bei längerdauernden Beschwerden notwendig.

Chronische Schmerzen

Während die Schmerztherapie in der Akutbehandlung in der Regel keine Probleme bereitet, ist die Analgesie beim chronischen Schmerzpatienten, dem multimorbiden Patienten sowie im Präfinalstadium eine notwendige „Kunst", der nach allen Regeln nachgegangen werden sollte.
Grundsätzlich gilt für die Therapie chronischer Schmerzen:
- regelmäßige Einnahme, festes Zeitschema
- individuelle Einstellung
- kontrollierte Dosisanpassung, in der Regel orale Medikamentengabe
- Begleitmedikation zur Prophylaxe von Nebenwirkungen

Die erfolgreiche Therapie chronischer Schmerzen folgt vor allem dem Prinzip der Antezipation, das heißt, die Medikamentengabe erfolgt regelmäßig und der schmerzstillende Effekt ist durch die kontinuierliche Gabe des Analgetikums gewährleistet. Der Sinn einer Schmerztherapie wird dann konterkariert, wenn folgende Elementarfehler begangen werden:
- Unterschätzung der Schmerzintensität
- Verschreibung „nach Bedarf"
- unflexible Dosierung
- Wahl eines inadäquaten Analgetikums
- Angst vor Suchterzeugung
- Fehlen von Begleitmedikamenten

Die Schmerzbehandlung entsprechend einem abgestuften Therapieschema hat sich bewährt. In der Regel kommen die peripher wirksamen Analgetika zuerst zum Einsatz. Reichen diese nicht aus, so erfolgt die Kombination mit einem schwachen Opioid-haltigen Analgetikum. Zuletzt ist der Einsatz von starken Opioid-haltigen Analgetika bzw. Morphium indiziert. Grundsätzlich ist bei der Morphin-Therapie die Kombination mit einem peripher wirksamen Analgetikum der Monotherapie vorzuziehen. Bei schwersten Schmerzzuständen ist die begleitende Gabe von Neuroleptika bzw. Antidepressiva zu erwägen.

Im Einzelfall ist bei starken Schmerzen die sofortige Gabe eines zentral wirksamen Analgetikums indiziert. Häufig wird die Schmerzintensität vom Arzt unterschätzt.

Bei multimorbiden bzw. bettlägerigen Patienten ist den starken Opioiden in der Therapie der Vorzug zu geben, da mittelstark wirksame Opioid-haltige Analgetika einen relativ kurzen analgetischen Effekt aufweisen und somit in kurzen Zeitabständen gegeben werden müssen. Aus oft irrationalen Gründen wird der Einsatz von Morphium in der Schmerztherapie häufig hintangestellt. Die Suchtgefahr beim chronischen Schmerzpatienten ist dann gering, wenn gute und anhaltende Schmerzfreiheit erzielt wird. Beim multimorbiden HIV-Patienten bzw. präfinalen Patienten ist die Suchtfrage nicht von Bedeutung. Folgende Punkte sollten bei der Therapie mit Morphium Berücksichtigung finden:

- orale Gabe vor subkutaner bzw. intravenöser Gabe
- Festsetzung von Zeitintervallen
- bei passagerer Schmerzfreiheit Verkürzung der Zeitintervalle
- bei anhaltenden Schmerzen Erhöhung der Einzeldosen
- Kombination mit peripher wirksamen Medikamenten
- Begleitmedikation zur Verhinderung von Nebenwirkungen (Obstipation, Übelkeit)

Die von Patienten wie Arzt oftmals geäußerten Ängste gegenüber Morphium sind unbegründet. Die bekannten Nebenwirkungen sind gut kupierbar, Atemdepression sowie Sucht kommen bei richtiger Anwendung nicht vor. Aufgrund der obstipierenden Wirkung des Morphiums empfiehlt sich die prophylaktische Gabe von Laxanzien (Bifiteral®, Dulcolax®, Laxoberal®). Morphin-induzierte

Tabelle 7-12 Peripher wirksame Analgetika.

Name - (Handelsname)	**Einzeldosis**	**Zeit-intervall**	**maximale Tagesdosis**	**Nebenwirkungen**
Diclofenac (Voltaren®)	25–100 mg	6–8 h	150 mg	Schwindel, Ohrensausen, Schwerhörigkeit, Magen-Darm-Ulzera, Blutungen
Paracetamol (ben-u-ron®)	1000 mg	4 h	6 g	Cave bei Leberschäden, nicht > 6 g/d; Cave bei schweren Nierenfunktionsstörungen
Acetylsalicylsäure (ASS-ratiopharm®)	500–1000 mg	4 h	6 g	Cave: allergische Reaktionen, Magen-Darm-Ulzera, gastrointestinale Blutung; Cave bei Thrombopenie
Metamizol (Novalgin®)	500–1000 mg	4 h	6 g	Leukopenie, Agranulozytose (sehr selten); Anaphylaxie bei i.v.-Gabe

Tabelle 7-13 Opioid-haltige Analgetika.

Name (Handelsname)	Einzeldosis	Zeit-intervall	maximale Tagesdosis	Nebenwirkungen
Codein (Codeinum phosphoricum Compretten®)	50–100 mg	4–6 h	1000 mg	Obstipation
Tramadol (Tramal®)	50–100 mg	3–4 h	400 mg	Übelkeit, Erbrechen, Schwitzen, Mundtrockenheit
Tilidin (Valoron® N)	50–100 mg	3–4 h	400 mg	Übelkeit, Erbrechen, Schwindel
Buprenorphin (Temgesic®)	0,216 mg	6–8 h	1 mg*	Übelkeit, Erbrechen, Obstipation, Schweißausbrüche; partieller Opioid-Antagonist
Morphium hydrochloricum (Morphin Merck)	2,5–5 mg	4 h	200 mg*	Übelkeit, Erbrechen, Obstipation, Schweißausbrüche; partieller Opioid-Antagonist
Morphinsulfat (MST Mundipharma®)	ab 10 mg	8–12 h	200 mg*	Übelkeit, Erbrechen, Obstipation, Schweißausbrüche; partieller Opioid-Antagonist
Piritramid (Dipidolor®)	11–22 mg	6–8 h	200 mg*	Übelkeit, Erbrechen, Obstipation, Schweißausbrüche; partieller Opioid-Antagonist

* Die hier angegebene Tagesdosis entspricht der einfachen Tageshöchstverschreibungsdosis nach dem Betäubungsmittelgesetz. Sie kann in begründeten Fällen überschritten werden.

Emesis wird durch die begleitende Gabe von Metoclopramid (Paspertin®) oder Haloperidol (Haldol®-Janssen) erfolgreich verhindert.

Tumorschmerzen

In der Tumorschmerztherapie spielen auch Kortikoide eine wichtige Rolle. Infolge der antiödematösen sowie antiphlogistischen Wirkung haben sie sich vor allem beim Kaposi-Sarkom und beim Non-Hodgkin-Lymphom bewährt. Indikationen für Kortikoide bestehen bei Lymphödemen, erhöhtem intrakraniellen Druck, Nervenkompressions-Schmerzen sowie Obstruktionsbeschwerden eines pulmonalen Kaposi-Sarkoms.

Die Tabellen 7-12 und 7-13 geben eine Zusammenstellung der wichtigsten peripher sowie zentral wirksamen Analgetika wieder.

8 Die häufigsten Behandlungsanlässe bzw. Symptome

Christoph Mayr

Der gesteigerte Einsatz neuartiger und ausgefeilter Techniken im Zeitalter der sogenannten Apparate-Medizin kann nicht darüber hinwegtäuschen, daß Anamneseerhebung und körperlicher Untersuchungsbefund in etwa 80% der Fälle zur sicheren Diagnose führen. Für den niedergelassenen Arzt der Grundversorgung spielt der Einsatz technischer Geräte im Vergleich zum Facharzt oder der Klinik eine geringe Rolle. Die Eindeutigkeit der aus Anamnese und Basisuntersuchung gewonnenen Befundkonstellation läßt hier in der Regel weiterführende diagnostische Maßnahmen nicht sinnvoll erscheinen. Wenngleich sich im dogmatischen Sinn die Therapie erst aus der gesicherten Diagnose ergibt, läßt sich der erfahrene Kollege bei typischem Beschwerdebild von der Verdachtsdiagnose leiten. Die Therapie ex juvantibus erweist sich für Arzt und Patient häufig praktikabel, meist bestätigt der Erfolg der Therapie die Diagnose im nachhinein. Gerade bei herkömmlichen Infektionskrankheiten ist die Therapie ohne Erregernachweis in der Praxis weit verbreitet. Die Möglichkeiten der Blickdiagnose weiten sich entsprechend der eigenen Erfahrung.

Die steigende Zahl HIV-infizierter Menschen, die verbesserten Behandlungsmöglichkeiten und Prophylaxemaßnahmen sowie nicht zuletzt die begrenzte Anzahl HIV-spezifischer Einrichtungen verändern die medizinische Versorgungsstruktur bei HIV-Erkrankung. Zunehmend ist es der Hausarzt, der den HIV-Erkrankten über lange Zeit betreut. Durch die HIV-Erkrankung wird der niedergelassene Kollege dann mit einer Vielzahl seltener oder ihm unbekannter Infektionen bzw. Befundkonstellationen konfrontiert.

Im Sinne der Kontinuität der Arzt-Patient-Beziehung nehmen immer mehr Kollegen die fachliche Herausforderung an, sich mit der neuen Krankheit zu beschäftigen. Mit der Kenntnis der grundlegenden klinischen Erscheinungsbilder der HIV-Erkrankung und den diagnostischen Möglichkeiten erwächst dem Hausarzt die wichtige Aufgabe der ärztlichen Basisversorgung des HIV-Patienten. Der enge fachliche Kontakt zu Schwerpunktpraxen, spezifischen Fachabteilungen sowie HIV-erfahrenen Laborgemeinschaften gewährleistet optimale Bedingungen. Die Behandlung HIV-erkrankter Patienten erfordert Erfahrung. Diesbezüglich hat sich der Erfahrungsaustausch mit gleichgesinnten Kollegen anderer Fachrichtungen bewährt. Die bemühten Laboreinrichtungen sind ebenso durch detaillierte und differenzierte Fragestellungen für die Problematik zu sensibilisieren. Die Erfahrung z.B. bei infektiologischem Versandgut zeigt, daß nur das gefunden werden kann, wonach gezielt gefragt wird! Die Zusammenarbeit mit einem versierten Immun-Labor wird unabdingbar, wenn Therapieentscheidungen und differentialdiagnostische Überlegungen von immunologischen Ergebnissen abhängen.

Die folgenden Kapitel Symptom-orientierter Differentialdiagnose bei der HIV-Erkrankung sollen dem bewährten hausärztlichen Konzept dienen. Die Erfahrung zeigt, daß die Mehrzahl der HIV-assoziierten medizinischen Probleme ambulant gelöst werden kann. Die stationäre Einweisung oder ein längerer stationärer Aufenthalt scheint auch für einige opportunistische Infektionen abwendbar.

8.1 Fieber

Christoph Mayr

Im Rahmen der HIV-Erkrankung stellen subfebrile oder febrile Temperaturerhöhungen häufige Beschwerden dar. Von differentialdiagnostischer Bedeutung und für das weitere Procedere hilfreich erweisen sich neben der vom Patienten angegebenen Begleitsymptomatik (z.B. Husten, Diarrhö, Juckreiz) der aktuelle Wert der CD4-Lymphozyten bzw. die krankheitsbezogene Vorgeschichte. Daneben können Fieber-Typ und -Dauer wegweisend sein. Außerdem ist die individuelle Disposition, das heißt, die Neigung, höhergradige febrile Temperaturen zu entwickeln, zu berücksichtigen. In der längeren Betreuung von Patienten chronischer Erkrankung lassen sich erfahrungsgemäß immer wieder Unterschiede erkennen, die im gegebenen Fall bei der Entscheidung weiterer Maßnahmen hilfreich sein können.

Begleitende Symptome verweisen zumeist schnell auf das erkrankte Organ- bzw. Funktionssystem. Genaues Erfragen auch geringer körperlicher Veränderungen und eine eingehende körperliche Untersuchung sind bei der HIV-Erkrankung stets erforderlich.

Als chronische Virusinfektion ist die HIV-Infektion per se phasenweise von subfebrilen (bis 38 °C) oder febrilen (über 38 °C) Temperaturen begleitet. Neben anderen Allgemeinsymptomen (Nachtschweiß, Gewichtsverlust von 5–10% des Körpergewichts, protrahierte Diarrhöen ohne Erregernachweis, Abgeschlagenheit) zählt Fieber zur Symptomatik des früher sogenannten AIDS-related complex. In der neuen CDC/WHO-Klassifikation der HIV-Infektion von 1991 zählen sie als konstitutionelle Symptome zu Kategorie B.

Intermittierende Fieberschübe bei sonst gesunden HIV-Patienten sind häufig, eine spontane Entfieberung ebenso. Beim bisher asymptomatischen HIV-Patienten, der sich mit Fieber vorstellt, gilt – unter infektiologischen Gesichtspunkten – primär das gleiche Keimspektrum wie beim Nicht-HIV-Infizierten.

Zur Abklärung längerer Fieberperioden (länger als zwei Wochen) ist die Bestimmung des Immunstatus (CD4-Lymphozyten, CD4-/CD8-Ratio) notwendig.

Ergeben sich Absolutwerte von CD4 ≥ 250, so ist mit wenigen Ausnahmen – Lymphom, Kaposi-Sarkom, Tuberkulose – von HIV-assoziiertem Fieber auszugehen. CD4-Zellzahlen ≤ 200 weisen auf eine ausgeprägtere zelluläre Immunschwäche hin. Die Gefahr des Auftretens opportunistischer Infektionen ist in diesem Fall gegeben, so daß unverzüglich eine breite Fieberdiagnostik erfolgen muß.

Fieber unklarer Genese (fever of unknown origin, FUO) bezeichnet den monosymptomatischen Fieberpatienten mit intermittierendem, remittierendem oder kontinuierlichem Fieber, wenn die Mehrstufen-Diagnostik keine Ursachen finden konnte. Die Arbeitsdiagnose „Fieber unklarer Genese" kommt bei HIV-Patienten primär häufig vor. Eine retrospektive Auswertung von ca. 2000 Krankenhausaufenthalten HIV-positiver und AIDS-kranker Patienten am Auguste-Viktoria-Krankenhaus Berlin im Jahr 1991 ergab, daß Fieber unklarer Genese (FUO) in nicht wenigen Fällen erst nach Monaten bzw. wiederholter Diagnostik eindeutig abgeklärt werden konnte. Zuletzt zeigten sich nur sehr wenige Fälle, in denen keine Diagnose gefunden werden konnte.

Beim Fieberpatienten ohne klinisch faßbarer Symptomatik und CD4-Lymphozyten < 200 sollte der niedergelassene Kollege immer opportunistische Infektionen in die Differentialdiagnose einbeziehen. Folgende Erkrankungen sind abzuwägen (s. Kap. 5.3):
- zerebrale Toxoplasmose
- CMV-Gastroenteritis
- atypische Mykobakteriose
- Pneumocystis-carinii-Pneumonie im frühen Stadium
- Non-Hodgkin-Lymphom
- Salmonellen-Sepsis

In der Regel findet sich FUO, das länger als zwei Wochen persistiert, in den späten Stadien der HIV-Erkrankung. Bei bisher asymptomatischen Patienten sollte in diesem Fall kurzfristig der Immunstatus bestimmt werden. In Abhängigkeit der aktuellen CD4-Lymphozyten (Absolut- und Relativwert) und des Allgemeinzustands läßt sich eine Gewichtung bezüglich des weiteren Procedere vornehmen (Tab. 8-1).

Die Blutabnahme sollte neben dem Blutbild ein Differentialblutbild, CRP, LDH bzw. HBDH, Amylase und Lipase, Kreatinin, Transaminasen sowie Quick-Wert, CHE sowie Elektrolyte berücksichtigen. Die serielle Abnahme von Blutkulturen (am besten bei Fieberanstieg bzw. im Schüttelfrost) sowie der Tine-Test gehören ebenso zum Standard-Programm wie das Röntgenbild des Thorax und das Sonogramm des Oberbauchs. Bei auffälligen Befunden wird die spezifische Diagnostik des Funktionssystems vertieft bzw. entsprechend behandelt.

Ergeben sich keinerlei pathologische Befunde und läßt es der Allgemeinzustand des Patienten zu, so ist bei Verdacht auf ein bakterielles bzw. septisches Geschehen der probatorische Versuch mit einem Breitbandantibiotikum (z.B. Ciprofloxacin) angezeigt. Auf die Möglichkeit einer Salmonellen-Septikämie sei

Tabelle 8-1 Fieber unklarer Genese (FUO).

Immunstatus	diagnostische Maßnahmen	Krankheitsspektrum
CD4 > 400	körperliche Untersuchung, Blutentnahme, Sonographie bei unauffälligen Befunden: abwartendes Verhalten bei auffälligen Befunden: weiterführende Diagnostik, CT	Virusinfekte, nicht HIV-assoziierte Ursachen HIV-assoziiertes Fieber Tuberkulose, Lymphom
CD4 200–400	körperliche Untersuchung, Blutentnahme, Sonographie, Blutkulturen, Tine-Test, Röntgen-Thorax, Immunstatuskontrolle, evtl. CT	wie oben sowie Salmonellen, Mykobakterien, Lymphom
CD4 < 200	körperliche Untersuchung, Blutentnahme, Sonographie, Blutkulturen, Tine-Test, Röntgen-Thorax, Immunstatuskontrolle, Toxoplasmose-Antikörper-Titer, Kryptokokken-Antigen, serielle Blutkulturen, Schädel-CT, Endoskopie, Bronchoskopie, Erzwingen der Diagnose! Stationäre Einweisung!	wie oben sowie atypische Mykobakterien, Pneumocystis carinii, Toxoplasmose, CMV

hingewiesen. Ergibt sich nach spätestens vier Tagen keine Entfieberung, so ist die gezielte Suche nach einem malignen Prozeß oder einer atypischen Mykobakteriose einzuleiten. In diesem Falle empfiehlt sich die Abklärung in der Fachklinik.

Es ist zu beachten, daß der Patient mit Vollbild AIDS häufig mehrere Medikamente einnimmt. Deshalb ist das allergisch-toxische Phänomen des „drug fever" ebenso in Betracht zu ziehen wie vorübergehende Temperaturerhöhungen bei der Einstellung auf AZT oder die Interaktion zweier Medikamente. Infolge des gestörten Immunsystems kommt es häufiger zu allergischen bzw. toxischen Erscheinungen. Die Therapie sollte sich deswegen in der Dosierung auf das aktuelle Körpergewicht beziehen. Vermeintliche Antibiotika-Allergien haben sich erfahrungsgemäß bei einigen Patienten als toxische Überdosierungserscheinungen herausgestellt (z.B. Bactrim®).

8.2 Symptome des Gastrointestinaltrakts

Christoph Mayr

Allgemeinsymptome, die auf eine Infektion des Gastrointestinaltrakts hinweisen, sind Appetitlosigkeit, Übelkeit, Brechreiz sowie Erbrechen, andererseits Diarrhöen und in der Folge häufig Gewichtsverlust. Schmerzen und Fieber begleiten in wechselnder Ausprägung bzw. wechselndem Verlauf das klinische Bild und können unter Umständen differentialdiagnostisch von Bedeutung sein.

Dysphagie sowie schmerzhaftes Schlucken verweisen neben retrosternalen Schmerzen auf den Ösophagus. Die retrosternalen Schmerzen werden vom Pa-

Tabelle 8-2 Häufige Symptome bei Infektionen des Gastrointestinaltrakts.

- Dysphagie, schmerzhaftes Schlucken
- Appetitlosigkeit
- Brechreiz, Erbrechen
- Diarrhöen
- Gewichtsverlust
- Magen-/Darmblutungen
- retrosternale/abdominelle Schmerzen
- Eiweißverlust-Syndrom
- Peritonismus

tienten bisweilen auch als Brennen beim Schluckvorgang charakterisiert. Brennen im Mund-Rachen-Raum sowie Geschmacksstörungen werden häufig geklagt. Bei oligosymptomatischen Patienten (Appetitlosigkeit und Übelkeit) läßt Foetor ex ore bei sonst unauffälliger Mundhöhle an Infektionen des oberen Gastrointestinaltrakts denken.

Infektionen des unteren Gastrointestinaltrakts sind häufig von Diarrhöen begleitet. Stuhlbeschaffenheit, Frequenz der Defäkation sowie Beimengungen von Blut und/oder Schleim sind differentialdiagnostisch ebenso von Bedeutung wie Abdominalschmerzen. Bisweilen können sie der Diarrhö tagelang vorausgehen, andererseits können sie einziges Symptom sein. Eine schmerzhafte Defäkation, gefolgt von Obstipation, weist auf entzündliche Veränderungen im Anorektalbereich hin. Häufig verbergen sich hinter den Beschwerden erosive bzw. ulzeröse Läsionen viraler Genese (z.B. CMV, Herpes).

Zuletzt können Symptome imponieren, die nicht unbedingt auf ein infektiöses Geschehen schließen lassen. So sind peranale und gastrointestinale Blutungen, lokale peritonitische Beschwerden, Darmperforationen, Meteorismus und Eiweißmangel-Syndrome immer wieder primäres Symptom opportunistischer Infektionen.

Umgekehrt ist eine Reihe von nicht-infektiösen Ursachen differentialdiagnostisch auszuschließen. Die Medikamentenanamnese ist bei HIV-Patienten besonders wichtig. Gegenwärtige und zurückliegende Antibiotika-Behandlungen, Strahlen- und Chemotherapien können die Schleimhaut ebenso mazerieren wie der Abusus von Schmerzmitteln. Wegweisend sind die vom Patienten selbst beschriebene Symptomatik. Eine Unterscheidung bekannter Beschwerden entsprechend einer individuellen Disposition von neuen Symptomen („ich habe es häufig mit dem Magen, aber diesmal ist es anders!") kann manchmal leicht erfolgen. Lebens- und Nahrungsgewohnheiten können unter Umständen zur Genese des Symptoms und zur Klärung der Diagnose beitragen. Süßspeisen fördern z.B. das Wachstum von Mykosen. Wenn ein Patient retrosternale Schmerzen angibt, kann dies auf eine Candida-Ösophagitis hinweisen, auch wenn die Mundhöhle frei ist.

Auslandsaufenthalte verweisen auf mögliche Keime, die in unseren Breitengraden selten vorkommen (Shigellen, Amöben, Histoplasmen, Strongyloides). In Kenntnis der HIV-Anamnese, der Vorerkrankungen sowie des aktuellen Immunstatus erleichtert die vom Patienten gebotene Symptomatik – zumindest in der frühen Phase – das Stellen einer Verdachtsdiagnose. Im Hintergrund steht die entscheidende Frage einer schnellen Zuleitung zu invasiver Diagnostik bzw. Weiterleitung an den Spezialisten. Im Immunstatus verifizierte CD4-Lymphozyten über 400 schließen z.B. eine CMV-Ösophagitis mit Sicherheit aus. Tabelle 8-3 basiert auf Erfahrungswerten und zeigt eine ungefähre Disposition zu opportunistischen Infektionen des Gastrointestinaltrakts in Abhängigkeit vom Immunstatus.

Tabelle 8-3 Schema: pathogene Erreger des Gastrointestinaltrakts bei HIV-Erkrankung in Abhängigkeit vom Immunstatus.

Anzahl der CD4-Zellen	Erregerspektrum (primärer Zeitpunkt des Auftretens)
500	
400	Campylobacter/Lamblien
300	Candida/Mycobacterium tuberculosis
200	Salmonellen, Herpes-Viren/Zytomegalie-Virus
100	Kryptosporidien/Mikrosporidien/atypische Mykobakterien

Mundhöhle und Rachen

Weißliche, abwischbare Beläge im Bereich der Wangenschleimhaut, der Zahnleisten sowie im Bereich des Gaumens und der Rachenhinterwand entsprechen einer *oralen Candidiasis*. Sie stellt den häufigsten Lokalbefund des HIV-Patienten dar. Diskrete Befunde – z.B. ein isolierter Zungenbelag – werden häufig gesehen, ohne daß der Patient Beschwerden angibt. Vom klassischen Bild des oralen Soor abweichend, kann auch eine rein erythematös-hyperämische Schleimhaut auf einen Candida-Befall hinweisen. Häufig werden vom Patienten brennende Schmerzen und Geschmacksstörungen angegeben. In schweren Fällen kann die gesamte Mundhöhle durch die typischen weißlichen Beläge ausgekleidet sein.

Abzugrenzen hiervon ist die sogenannte *orale Haarleukoplakie*, die sich am lateralen Zungenrand als weißer, nicht abwischbarer, in der Regel nicht schmerzhafter Belag zeigt. Die Haarleukoplakie ist pathognomonisch für die HIV-Infektion, eine Behandlung ist in der Regel nicht erforderlich.

Im fortgeschrittenen Stadium der HIV-Infektion sind zunehmend *Gingivitiden* und *Mundulzerationen* zu beobachten, meist von Zahnfleischschwund begleitet. Der Zahnfleischschwund kann bei fehlender Behandlung bis zur Instabilität der Zahnreihen und zum Zahnverlust führen. Bakterielle nekrotisierende Gingivitiden mit fortleitender Beteiligung z.B. der Kieferhöhle und knöcherner Beteiligung wurden beobachtet. Die Überweisung zu einem HIV-erfahrenen

Zahnarzt sollte zügig und frühzeitig erfolgen. Die kurzfristige Anbehandlung mit Clindamycin nach Durchführung eines Abstrichs hat sich bewährt. Neben bakteriellen und mykotischen Infektionen im Bereich der Mundhöhle können auch Ulzera viraler Genese ursächlich für Schmerzen und Dysphagie sein. CMV-induzierte Ulzera zeigen sich als ausgestanzte Hautdefekte mit derb-fibrösem Wundgrund. Eine sorgfältige Inspektion der Mundhöhle (Halogenlampe!, Mundspatel!) offeriert auch jene, die sich im Bereich der Backenzähne bzw. am Zungengrund befinden und in Schleimhautfalten dem ersten Blick verborgen bleiben. Dieser Befund sollte immer durch Biopsie und histologischen Nachweis abgeklärt werden.

Herpes-simplex-Infektionen (HSV I) sind bei typischem Bild klinisch leicht abzugrenzen. Bei Patienten mit ausgeprägtem Immundefekt können sich allerdings ausgeprägte erosiv-ulzeröse herpetische Schleimhautdefekte mit starkem Berührungsschmerz entwickeln.

Kaposi-Sarkome haben nicht selten enoral ihre Erstmanifestation. Rötlich-livide im Schleimhautniveau liegende Spots sind suspekt, eher knotig-tumoröse Veränderungen – meist am Gaumendach, im Bereich der Zahnreihen sowie auf der Zunge – lassen den Erfahrenen eine Blickdiagnose stellen.

Zungenbrennen ohne makroskopischen Befund sollte gerade bei bestehender HIV-Erkrankung auch an *Vitamin-*B_{12}*-* bzw. *Folsäure-Mangel* denken lassen. Ein Malabsorptions-Syndrom, Alkoholabusus sowie wiederholte Antibiotika-Behandlungen können für den Mangel ursächlich sein.

Ösophagus

Retrosternale Schmerzen und Dysphagie bzw. Odynophagie verweisen auf eine Affektion des Ösophagus. Häufig verbirgt sich dahinter eine *Soor-Ösophagitis* (Candida albicans, Candida tropicalis), andere Mykosen sind selten. In 20% der Fälle findet sich parallel kein begleitender Mundsoor. Rezidivierende Soor-Ösophagitiden sind individuell anzutreffen. Ein Behandlungsversuch mit Ketoconazol (2 × 1 Tbl./d) oder Fluconazol (2–4 × 1 Tbl./d) über sieben Tage ist bei entsprechender Verdachtsdiagnose erlaubt, meist verweist der Beschwerderückgang in den ersten 48 Stunden auf die Richtigkeit der Diagnose.

Bei Nicht-Besserung ist eine sofortige Ösophagoskopie unter dem Verdacht einer Virus-Ösophagitis zu veranlassen. Differentialdiagnostisch ist an CMV- und Herpes-simplex-Viren zu denken. Die durch Biopsie gesicherte Diagnose läßt eine adäquate Therapie auch in ambulanter Behandlung zu.

Magen und Duodenum

Mannigfaltig sind die Symptome, die auf Infektionen des gastroduodenalen Bereichs hinweisen: krampfartige oder brennende Schmerzen im epigastrischen Winkel und Oberbauch, Übelkeit, Brechreiz und Erbrechen, bisweilen auch nur Appetitlosigkeit bestimmen das klinische Bild. Teerstuhl bzw. Blutbeimengungen in den Fäzes weisen ebenso auf den oberen Gastrointestinaltrakt. In seltenen Fällen ist die lokalisierte Peritonitis erstes Symptom eines ulzerierten CMV-

Ulkus. Die Differentialdiagnose einer chronischen Anämie beinhaltet Sickerblutungen, hinter denen sich ebenso opportunistische Infektionen bei bestehender HIV-Infektion verbergen können.

Infektionen durch *Herpes-Viren* (CMV, HSV I), nachrangig auch *Pilzinfektionen* (Candida, seltener Aspergillus) bestimmen die HIV-assoziierte Ätiologie. Jedoch können erosive und ulzeröse Veränderungen der Schleimhaut ebenso peptischer Natur sein. Eine sekundäre Besiedlung mit den oben genannten Keimen ist dann bei immunsupprimierten Patienten häufig.

Bei Verdacht auf ein peptisches Ulkus ist der Versuch mit H_2-Blockern bzw. Säurebindern indiziert. Bei CD4-Lymphozyten > 200 sind eher Streßulzerationen anzunehmen. Führt die Therapie nicht innerhalb von sieben Tagen zur Beschwerdefreiheit, ist die invasive Diagnostik einzuleiten. Bei CD4-Lymphozyten < 200, längerdauernden Beschwerden und in jedem Fall bei Zeichen einer Blutung oder lokalen Peritonitis ist eine unverzügliche Abklärung durch Gastroduodenoskopie erforderlich.

Schließlich können auch mykotische Ulzerationen, z. B. durch Candida, ursächlich oder begleitend gefunden werden. Hier wie bei den viralen Affektionen sind schwere Blutungen und Perforationen gefürchtete Komplikationen.

„Enterokolon"

Diarrhöen sind das wegweisende Symptom für Infektionen des unteren Gastrointestinaltrakts. Abdominelle Schmerzen und Fieber werden häufig als Begleitsymptome angegeben. Anamnestische Hinweise ergeben sich aus Stuhlfrequenz, Stuhlbeschaffenheit, eventuellen Blutbeimengungen sowie Schmerzcharakter. Bei längerbestehenden Diarrhöen ist in jedem Falle auf den Gewichtsverlust zu achten. Es empfiehlt sich, den Patienten regelmäßig zur Kontrolle des Körpergewichts anzuhalten.

Tabelle 8-4 Häufige Durchfallerreger bei HIV-Patienten.

Viren	– Zytomegalie-Virus – Herpes-Viren
Mykobakterien	– Mycobacterium tuberculosis – atypische Mykobakterien (Mycobacterium kansasii, MAI-Komplex)
Bakterien	– Salmonella enteritidis, typhimurium – Campylobacter jejuni – Clostridium difficile – Mikrosporidien – Lamblia intestinalis – Isospora belli
Pilze	– Candida – Aspergillus
Protozoen	– Kryptosporidien

Auch hier ist, in Abhängigkeit vom aktuellen Immunstatus des Patienten, bei CD4-Zellen < 200/µl die Gefahr opportunistischer Infektionen gegeben. Tabelle 8-4 zeigt die häufigsten Erreger einer Enterokolitis bei der HIV-Erkrankung.

Abdominelle Schmerzen, teilweise als krampfartig beschrieben, sowie dünnflüssig-wäßrige Stühle mit einer Frequenz von mehr als fünf Stuhlentleerungen pro Tag weisen auf eine intestinale *Kryptosporidiose* hin. Hier zeigt sich im typischen Fall kein Fieber. Begleitende Zeichen einer Cholezystitis oder Pankreatitis sind nicht selten. Der Kryptosporidien-Nachweis erfolgt im Stuhl.

Fieberhafte Durchfallerkrankungen lassen in Abgrenzung hiervon an eine Salmonellen-Enteritis, Infektion mit Campylobacter jejuni, Lamblia intestinalis sowie Isospora belli denken. Septikämische Temperaturen deuten auf eine Salmonellen-Sepsis hin.

Stellt sich unter der antibiotischen oder virustatischen Therapie einer Gastroenteritis erneut eine Diarrhö ein, so sollte differentialdiagnostisch an *Clostridium difficile* gedacht werden. Der Keim verursacht typischerweise eine Antibiotika-assoziierte Kolitis.

Gastroenteritiden *viraler Genese* (CMV, Herpes) sind immer zu erwägen, vor allem, wenn die bisherige mehrstufige Stuhldiagnostik keinen Erregernachweis erbrachte. Der histologische bzw. immunhistochemische Nachweis in der Koloskopie sichert die Diagnose.

Subfebrile Temperaturen in Verbindung mit Abgeschlagenheit und Gewichtsverlust können schließlich auf die *atypische Mykobakteriose* hinweisen. Im Blutbild imponiert häufig eine chronische Anämie; erhöhte AP- und LDH-Werte, gelegentlich auch erhöhte Transaminasen sind zu finden. Diese Erkrankung wird bei HIV-Patienten in steigendem Maße beobachtet. Bei ca. 20% aller AIDS-Patienten können atypische Mykobakterien gefunden werden. Während der Nachweis von Mykobakterien bei fehlender klinischer Symptomatik abwartendes Verhalten erlaubt, ist der Erregernachweis bei Symptomen Anlaß zur Behandlung. Die medikamentöse Einstellung erfordert, ähnlich der Infektion mit Mycobacterium tuberculosis, ein Mehrfach-Schema, das über Monate langsam reduziert wird. Unter Umständen kann eine Monotherapie mit Clarithromycin zumindest Besserung verschaffen. Der Therapieerfolg besteht in der Zurückdrängung der Symptome (Entfieberung!). Eine Erregereliminierung wird aber nur scheinbar bzw. vorübergehend erreicht.

Gastrointestinale Kaposi-Sarkome sind häufig Zufallsbefunde endoskopischer Untersuchungen. Gelegentlich ergibt sich der Primärbefund eines Kaposi-Sarkoms intestinal. Bei ausgeprägtem kutanem bzw. enoralem KS ist der gastrointestinale Befall differentialdiagnostisch zu bedenken, wenngleich tumorbedingte Blutungen oder Stenosen selten sind. Bei *Non-Hodgkin-Tumoren* ist in 10% der Fälle der Gastrointestinaltrakt beteiligt. Komplikationen können sich auch hier durch Blutungen und abdominale Beschwerden ergeben, denen ein Tastbefund entsprechen kann.

Schmerzen bei der Defäkation bzw. im Analkanal sollten eine gründliche

Austastung des Analrings veranlassen. Neben Fissuren und Diarrhö-bedingten Erosionen ergibt sich beim HIV-Patienten häufiger der Befund von *Ulzerationen*, die meist CMV- oder Herpes-bedingt sind. Auch hier führt die (Immun-) Histologie in der Regel zur Diagnose. Wenn sich kein Nachweis ergibt, hat sich entsprechend dem makroskopischen Befund ein Behandlungsversuch mit Cymevene® bzw. Foscavir® oder Aciclovir entsprechend dem klinischen Verdacht bewährt. Bei immunhistologisch mehrfach negativem Befund erscheint ein Therapieversuch mit Kortikoiden auf jeden Fall gerechtfertigt. Abbildung 8-1 faßt in einem Fließschema das diagnostische Procedere bei Diarrhö zusammen.

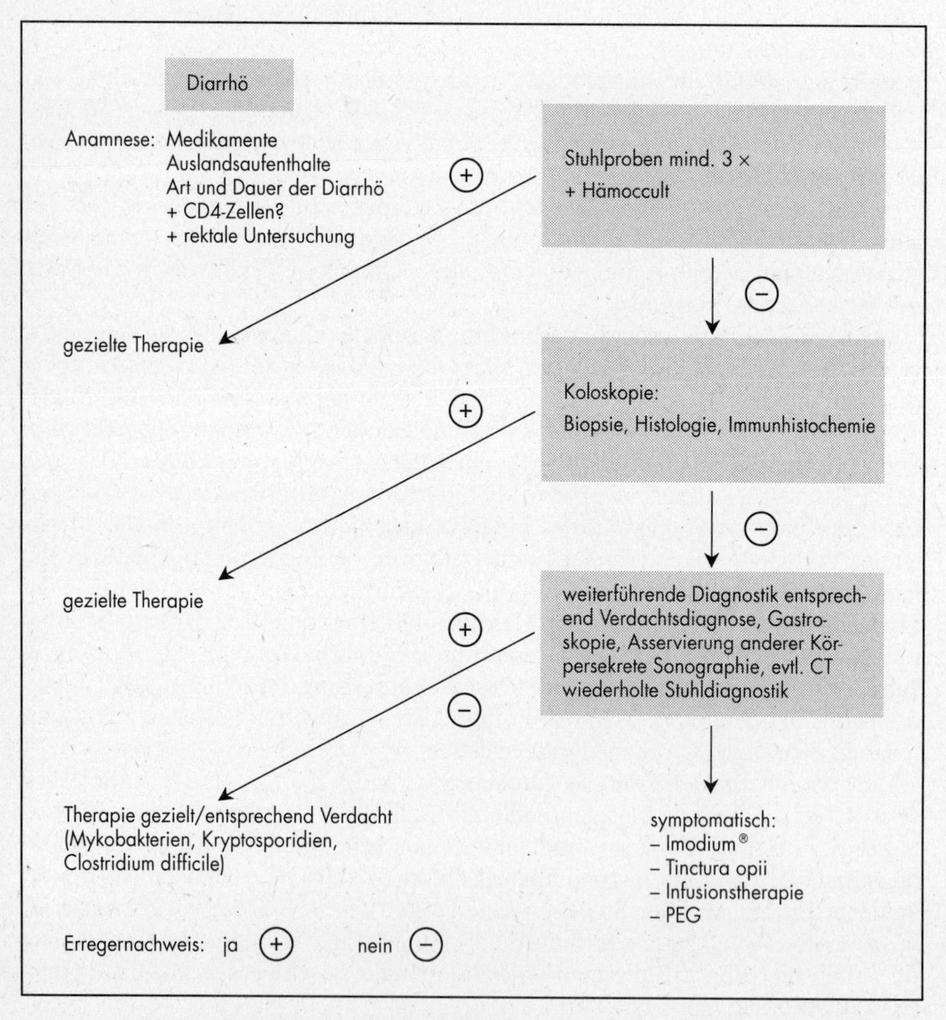

Abb. 8-1 Abklärung bei Diarrhö und HIV-Erkrankung.

8.3 Respiratorische Symptome

Christoph Mayr

Bronchopulmonale Beschwerden gehören zu den häufigsten Anlässen, den Arzt zu konsultieren. Im Rahmen der HIV-Infektion sollten diese immer Anlaß zu einer sorgfältigen und gegebenenfalls gezielten Abklärung sein. Husten, Auswurf, Dyspnoe sowie thorakale Schmerzen, mit und ohne Fieber, gelten als Leitsymptome einer Infektion des Respirationstrakts. Neben dem Symptomprofil lassen sich aus den anamnestischen Angaben sowie in Kenntnis des Immunstatus differentialdiagnostische Gewichtungen vornehmen, die die weitere Diagnostik erleichtern. Letztendlich geht es um die Abgrenzung opportunistischer Infektionen, allen voran der Pneumocystis-carinii-Pneumonie. Bei mehr als 50% der HIV-Patienten stellt diese die erste opportunistische Infektion dar, ca. 85% entwickeln wenigstens einmal im Lauf ihrer Erkrankung eine Pneumocystis-carinii-Pneumonie.

Für den bisher asymptomatischen HIV-Patienten gilt primär das bekannte Keimspektrum ambulant erworbener Infektionen:
- Pneumokokken
- Haemophilus influenzae
- Mycoplasma pneumoniae
- Pseudomonas aeruginosa
- seltener: Staphylococcus aureus und Streptococcus pyogenes

Bei den viralen Erkrankungen dominieren Influenza, Parainfluenza sowie Adenovirus-Infektionen. In den Spätstadien gewinnen die opportunistischen Infektionen verstärkt an Bedeutung. Pulmonale Mykosen (Aspergillus, Cryptococcus neoformans), virale Pneumonien (CMV) sowie pulmonale Mykobakteriosen – in 50% durch atypische Mykobakterien hervorgerufen – weisen auf eine schwere Immundefizienz hin.

Anamnestisch sollten immer Erkrankungen im sozialen bzw. familiären Umkreis erfragt werden. Gelegentlich wurden auch Reinfektionen durch den Partner nach dem „Pingpong-Prinzip" beobachtet. Bei deutlich immunsupprimierten Patienten ist eine Differenzierung in nosokomiale und ambulant erworbene Infektionen nicht hilfreich. Auf dem Boden der ausgeprägten Immunschwäche besitzen beide jeweils hohe Pathogenität.

Zuletzt ist die Frage nach Auslandsreisen von wesentlicher Bedeutung. Hier sind mögliche Erreger zu erfassen, die sonst differentialdiagnostisch wenig relevant wären (USA: Histoplasmose, Kokzidiomykose).

Aus dem zeitlichen Verlauf der klinischen Symptome lassen sich ätiologisch wichtige Rückschlüsse ziehen. Ein hochakuter Verlauf mit Entwicklung von Symptomen über weniger als 48 Stunden läßt primär eher an eine bakterielle Infektion denken. Hingegen weist eine subakute und schleichende Symptomatik über mehrere Tage, manchmal mehrere Wochen eher auf eine Pneumocystis-carinii-Pneumonie oder aber protrahiert verlaufende Mykoplasmen- bzw. Virusinfektionen hin. Bei dem chronischen Symptomverlauf über mehrere Wochen mit

Angabe von Müdigkeit, Abgeschlagenheit sowie Gewichtsverlust ist stets eine Tuberkulose mitzuerwägen. Im Rahmen der HIV-Erkrankung wird sie im Vergleich zum Bevölkerungsdurchschnitt wesentlich häufiger gesehen.

Differentialdiagnostisch von großer Bedeutung ist die Kenntnis des Immunstatus des Patienten, der die CD4-Helferzellen (Absolutzahl und relativer Anteil) berücksichtigt. Liegt die Anzahl der absoluten CD4-Zellen in einem Bereich größer als 200–250/µl, so erscheint eine opportunistische Infektion erfahrungsgemäß unwahrscheinlich. Einzige Ausnahme hiervon bildet die pulmonale Tuberkulose (Mycobacterium tuberculosis).

Dem oben Gesagten folgend, hat sich zur Abklärung pulmonaler Symptome bei HIV-infizierten Patienten folgendes Procedere bewährt:

- Bei Patienten mit hochakutem Verlauf (24–48 Stunden) – Fieber, produktiver Husten – und gutem Helferzellstatus ist ein bakterieller Infekt im Sinne einer eitrigen Bronchitis oder beginnenden Pneumonie am ehesten anzunehmen. Starke thorakale Schmerzen, die bei Bewegung und Atmung zunehmen, weisen auf eine Begleitpleuritis hin (häufig Pneumokokken). Der typische Auskultationsbefund sowie der radiologische Befund führen zur Diagnose.
  Gleichwohl die gezielte Therapie den eindeutigen Erregernachweis voraussetzt, sind in der Praxis kurzfristige Therapieversuche ex juvantibus üblich und erlaubt. Dies gilt auch für den HIV-Patienten mit gutem Immunstatus. Die Behandlung mit β-Lactam-Antibiotika, z.B. Amoxicillin in einer Dosierung von 3 × 750 mg/d oder Erythromycin 3 × 1000 mg/d über sieben bis zehn Tage per os, hat sich bewährt.
- Ergibt sich bei einer länger währenden Anamnese der Verdacht auf eine Tuberkulose, so ist frühzeitig ein Röntgenbild des Thorax anzustreben. Wenn der Patient nicht geimpft ist und bei der Hauttestung eine positive Reaktion aufweist, kann der Tuberkulin-Tine-Test zusätzliche Information geben. Einschränkend sei erwähnt, daß im Rahmen des T-Zell-vermittelten Immundefekts die Hypoergie im Intrakutan-Test die Aussagemöglichkeiten einschränkt.
- Bei der klassischen Symptomen-Trias trockener Husten, Dyspnoe sowie subfebrile Temperaturen bzw. Fieber bei einem Immunstatus mit weniger als 200 CD4-Helferzellen sollte in jedem Fall sofort die Diagnostik zum Ausschluß einer Pneumocystis-carinii-Pneumonie eingeleitet werden. Bei entsprechendem Verdacht hat unverzüglich die Anfertigung eines radiographischen Thoraxbildes zu erfolgen. Im klassischen Falle zeigt das röntgenologische Bild interstitiell alveoläre Infiltrate, teils diffus milchig, sowie typischerweise perihilär in Schmetterlingsform gelegen. Bei leichten Formen der PcP kann das Röntgenbild auch frei von Veränderungen sein. Daneben werden bei HIV-Patienten zunehmend häufiger atypische radiologische Manifestationsformen gefunden, die im Zusammenhang mit der Pentamidin-Primärprophylaxe diskutiert werden. Radiologisch zeigen sich Formen miliarer Aussaat bzw. kleinfleckige noduläre Veränderungen beidseits, einseitige Verschattungen im Oberlappenbereich (erfahrungsgemäß links), sowie Pneumatozelen, die zum

Teil beträchtliche Größe annehmen können. Der Auskultations- bzw. Perkussionsbefund ergibt bei der Pneumocystis-carinii-Pneumonie in der Regel kein pathologisches Korrelat.
Sofern in der Praxis durchführbar, stellt die Blutgasanalyse ein schnelles Verfahren zur differentialdiagnostischen Abklärung dar. Eine Absenkung des pO_2 unter 70 mmHg weist – neben Symptomatik und Röntgen-Thorax – bei einer febrilen Pneumonitis auf eine PcP hin. Fester Bestandteil in der Diagnostik der PcP und in der Praxis leicht durchführbar, sollte die Bestimmung der Vitalkapazität sein.
In der Synopsis der Symptome sowie deren Dauer, des Auskultationsbefunds sowie der Röntgenmorphologie ergibt sich das weitere Procedere. Bei längerer Beschwerdepersistenz, einem frustranen Antibioseversuch oder klinisch-radiologischem Verdacht auf eine PcP ist die Bronchoskopie mit bronchoalveolärer Lavage (BAL) oder die Sputumprovokation zum Erregernachweis unverzüglich anzustreben.
Bei leichter Pneumocystis-carinii-Pneumonie ist in der Hand des erfahreneren Kollegen die orale Therapie mit Trimethoprim/Sulfamethoxazol (4 × 2 g) indiziert, wenn der Patient eine stationäre Einweisung ablehnt. Alternativ steht die Inhalationstherapie mit Pentamidin zur Verfügung. In diesem Fall ist die Begleittherapie mit einem Antibiotikum aufgrund der häufigen Mischinfektionen unbedingt erforderlich (s. Kap. 5.3.1).

- Bei Patienten mit fortgeschrittener Immunsuppression (CD4-Helferzellen ≤ 100) ist ebenso die Diagnostik zügig einzuleiten. Zum erwarteten Keimspektrum zählen in Abgleichung des radiologischen Befunds sowie des klinischen Zustands neben den bisher genannten Infektionen auch atypische Mykobakterien, virale opportunistische Infektionen (CMV-Pneumonie), mykotische Infektionen (Candida-Pneumonien, Aspergillus-Pneumonie, Cryptococcus-neoformans-Pneumonie) sowie Infektionen durch Pseudomonas aeruginosa und Legionella pneumophila. Ähnlich den Immunsuppressionen anderer Genese ist auch im Rahmen der fortgeschrittenen HIV-Infektion bei Verdacht auf Infektionen durch Pseudomonas aeruginosa und Legionella pneumophila eine sofortige stationäre Einweisung dringend angeraten.
  Sollte es der Allgemeinzustand des Patienten zulassen (keine Dyspnoe, keine Tachykardie, keine Zyanose), so ist bei Fieber und Schüttelfrost die Abnahme von Blutkulturen, gegebenenfalls von Mittelstrahl-Urin in der Praxis indiziert.
  Wenn sich die Bronchoskopie mit bronchoalveolärer Lavage für den Patienten verbietet, ist alternativ die Gewinnung von provoziertem Sputum aussagekräftiger als die Gewinnung von Material per Rachenabstrich bzw. einfachem Sputum. Sputumproben zeigen erfahrungsgemäß häufig Kontaminationen durch Erreger der Mundflora. Im Sputum nachgewiesene Erreger können nicht sicher als ätiologisches Agens einer Pneumonie angenommen werden. Zudem zeigen die Ergebnisse bronchoalveolärer Lavage in 70% der Fälle Mischinfektionen.
  Bei unklaren radiologischen Befunden sowie einem erfolglosen Antibiosever-

such ist in jedem Falle eine gezielte Diagnostik einzuleiten bzw. die stationäre Aufnahme anzustreben.

- Bei Patienten mit mukokutanem Kaposi-Sarkom und pulmonaler Symptomatik ist differentialdiagnostisch an die pulmonale Beteiligung des Tumors zu denken. Meist stehen klinisch hartnäckiger trockener Husten, Müdigkeit und Abgeschlagenheit im Vordergrund, das Röntgenbild zeigt in der Regel feinfleckige bis streifige Zeichnungsvermehrungen. Die Bronchoskopie erscheint

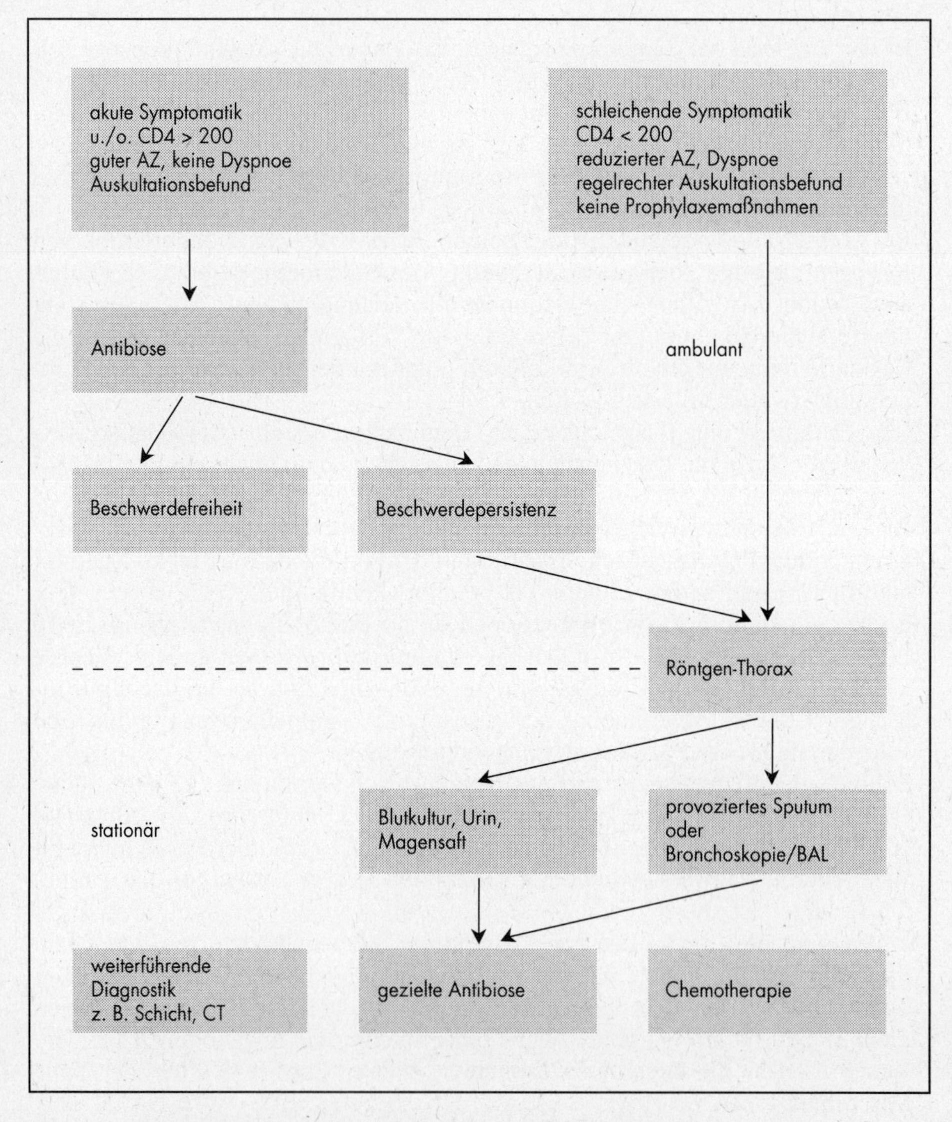

Abb. 8-2 Procedere bei pulmonaler Symptomatik und HIV-Erkrankung.

Tabelle 8-5 Radiologische Differentialdiagnostik der Lunge bei HIV.

radiologischer Befund	mögliche Erkrankung/möglicher Krankheitserreger
perihiläre streifige Zeichnungsvermehrung, interstitielle Zeichnung, ein-/beidseitige Infiltration (segmentaler, lobärer Befall)	Pneumocystis-carinii-Pneumonie, Kaposi-Sarkom, Mykoplasmen, Toxoplasmen, Zytomegalie-Viren Staphylokokken, Pneumokokken,
Rundherde	
– hilusnah	Lymphom, Mykobakteriose (auch Oberlappen)
– peripher	Aspergillus atypische Pneumocystis-carinii-Pneumonie (Oberlappen!)
– multipel	Staphylokokken (Begrenzung unscharf) Kryptokokken (Begrenzung scharf)
Kavernen	Tuberkulose evtl. Überbesiedlung (Aspergillen! CMV! Pneumocystis!) atypische Mykobakterien
mediastinale Lymphknotenvergrößerung	Non-Hodgkin-Lymphom atypische Mykobakteriose
Pleuraerguß	Staphylokokken, Pneumokokken Kaposi-Sarkom Non-Hodgkin-Lymphom Pneumocystis-carinii-Pneumonie
Lungenzysten	Mykobakterien Staphylokokken (Pleuraempyem!) Klebsiellen Pseudomonas (Unterlappen) Proteus (Unterlappen) Pneumokokken (Oberlappen) Pneumocystis carinii Aspergillen
Bullae	Pneumocystis carinii Zytomegalie-Virus

auch hier zur Diagnosesicherung und für das weitere therapeutische Procedere nötig.

Bei soliden Verschattungen im Röntgenbild, Mediastinalverbreiterung sowie einer Betonung des Hilusbereichs ist neben lymphotropen Infektionen (Mykobakteriose) differentialdiagnostisch ein Malignom, bei HIV-Patienten meist ein Non-Hodgkin-Lymphom in Erwägung zu ziehen.

Abbildung 8-2 faßt in einem Fließdiagramm die empfohlenen differentialdiagnostischen Schritte zusammen. Tabelle 8-5 gibt einen Überblick über röntgenologische Befunde häufiger pulmonaler Infektionen bei HIV-Patienten.

8.4 Neurologisch-psychiatrische Symptome

Gerd Bauer

Neurologische Symptome sind bei HIV-infizierten Patienten sehr häufig. In großen Kohortenstudien fanden sich bei 30 bis 40% der AIDS-Patienten neurologische Symptome. Bei etwa 10% der HIV-positiven Patienten lassen sich neurologische Symptome feststellen, bevor die Vollbild-Diagnose AIDS gestellt wird. Bei der Sektion finden sich bei 75 bis 90% pathologische Veränderungen am ZNS.

Bei neuropsychologischen Tests zeigen HIV-positive Patienten in über 50% Normabweichungen, z.B. der kognitiven Leistungsfähigkeit.

Das Spektrum der neurologisch-psychiatrischen Symptomatik im Verlauf der HIV-Erkrankung ist breit. Die zerebralen Symptome reichen von Kopfschmerzen und Krampfanfällen über Ausfallserscheinungen bis hin zu hirnorganischen Abbau-Syndromen. In einer Untersuchung an hospitalisierten AIDS-Patienten in San Francisco fand sich bei etwa 35% eine periphere Polyneuropathie.
Bei der Verlaufsbeobachtung muß neurologischen Veränderungen besondere Aufmerksamkeit gewidmet werden. Schon diskrete neurologische Zeichen, die vom Patienten eher beiläufig erwähnt werden, können Hinweis auf eine schwerwiegende Grunderkrankung sein.

8.4.1 Differentialdiagnostische Bewertung

Bei allen neurologisch-psychiatrischen Auffälligkeiten stellt sich stets die prinzipielle Frage, ob sie auf einen Herdbefund hindeuten oder Ausdruck eines systemischen Krankheitsgeschehens sind. Während die Hemiparese auf einen lokalisierten zerebralen Herdbefund hinweist und die beidseitig strumpfförmig ausgeprägte Polyneuropathie der unteren Extremität eine Erkrankung des Systems bedeutet, ist die Unterscheidung bei Persönlichkeitsveränderungen meist schwierig. Hinter einer Persönlichkeitsveränderung kann sich sowohl ein zerebraler Herdbefund als auch eine HIV-Enzephalopathie verbergen.

Wie bei allen anderen Symptomen, stellt die aktuelle Immunitätslage ein richtungweisendes Kriterium dar. Bei vielen Krankheitsbildern steht fest, daß sie erst unter einer bestimmten CD4-Zellzahl auftreten.

8.4.2 Fokale neurologische Störungen

Hemiparese oder halbseitiger Sensibilitätsverlust

Die häufigste Ursache ist ein kontralateraler zerebraler Herdbefund, am wahrscheinlichsten hervorgerufen durch eine *zerebrale Toxoplasmose* oder ein *ZNS-Lymphom.* Allerdings werden gelegentlich auch zerebrovaskuläre Infarkte bei HIV-Patienten gesehen, deren Genese vielfältig sein kann. Während mit einer zerebralen Toxoplasmose erst bei einer CD4-Lymphozytenzahl unter 150 gerechnet werden muß, kann ein primäres ZNS-Lymphom prinzipiell in allen

Stadien der HIV-Infektion auftreten. Differentialdiagnostisch ist weiterhin die *progressive multifokale Leukenzephalopathie* zu erwähnen, die allerdings erst bei einer schweren Immunstörung (CD4-Lymphozyten unter 100) zu erwarten ist.

Die primäre Abklärung erfolgt durch Schädel-CT oder NMR.

Fokale Lähmungen oder Sensibilitätsstörungen

Hier gelten dieselben differentialdiagnostischen Überlegungen wie bei der kompletten motorischen oder sensiblen Halbseitenstörung. Bei *zerebraler Toxoplasmose, zerebralen Lymphomen* und *progressiver multifokaler Leukenzephalopathie* breiten sich die fokalen Störungen oft kontinuierlich über eine Extremität oder die ganze Körperhälfte aus.

Differentialdiagnostisch kann es sich beim Befall eines einzelnen Nerven auch um ein entzündliches, peripheres Geschehen handeln. Ein typisches Beispiel ist die *periphere Fazialisparese*, die bei HIV-Infizierten meist bei der akuten HIV-Infektion vorkommt. Sie tritt allerdings ausschließlich bei Patienten mit noch guter Immunitätslage auf (CD4-Lymphozyten meist über 300). Ganz selten wurde auch eine *Mononeuropathia multiplex* beschrieben, bei der mehrere periphere Nerven motorisch und sensorisch gestört sind. Auch diese entzündliche Nervenerkrankung, deren Genese weitgehend unklar ist, wurde bei relativ guter Immunitätslage beobachtet.

Hemianopsie

Der plötzliche Visusverlust eines Gesichtsfelds ist in der Regel auf einen zerebralen Herdbefund zurückzuführen. Entzündungen der Netzhaut zeigen dagegen eine allmähliche Visus- bzw. Gesichtsfeldeinschränkung sowie erhöhte Lichtempfindlichkeit.

Neben den radiologischen Verfahren (CT, NMR) ist stets eine augenärztliche Konsiliaruntersuchung zur Abklärung erforderlich.

Hörminderung, Hörsturz

Eine leichte bis mäßiggradige Hörminderung, vor allem im hochfrequenten Bereich, kommt im Krankheitsverlauf bei fast der Hälfte der HIV-Patienten vor.

Ein akuter einseitiger, in seltenen Fällen auch beidseitiger Hörsturz wird in der Regel bei HIV-Patienten mit guter Immunitätslage beobachtet. Eine einseitige Leitungsschwerhörigkeit kann durch einen *serösen Erguß im Mittelohr*, aber auch durch ein *Kaposi-Sarkom* in diesem Bereich bedingt sein. Entzündungen des Hörnerven mit konsekutivem Hörverlust können durch *Viren* (vor allem CMV), *Mykobakterien* oder auch *Pilze* bedingt sein. Differentialdiagnostisch ist bei Hörsturz an eine *Lues-Infektion* zu denken.

Bei Verdacht auf eine zerebrale Raumforderung ist die Indikation zum CT oder LMR gegeben. Die Liquor-Diagnostik hat bei Verdacht auf entzündliche Veränderungen zügig zu erfolgen.

Bei multimorbiden Patienten, bei denen Hörstörungen auftreten, sollte eine sorgfältige Revision der eingesetzten *Medikamente* erfolgen: Zytostatika, Antimykotika und Tuberkulostatika können Hörstörungen verursachen.

8.4.3 Allgemeine neurologische Symptome

Krampfanfälle

Prinzipiell können alle AIDS-assoziierten ZNS-Erkrankungen Krampfanfälle auslösen. Die häufigsten Ursachen sind in absteigender Wahrscheinlichkeit:
- zerebrale Raumforderung (Toxoplasmose, Lymphom, progressive multifokale Leukenzephalopathie)
- Enzephalitis einschließlich HIV-Enzephalopathie
- Meningitis

Bei einem nicht geringen Teil der Patienten (ca. 20%) wird bei der Diagnostik zum Zeitpunkt des ersten Auftretens der Anfälle keine definitive Ursache gefunden. Eine medikamentöse Anfallsprophylaxe (Zentropil®, Tegretal®) sollte auf alle Fälle eingeleitet werden. Regelmäßige Kontrolluntersuchungen sind erforderlich, um frühzeitig sichtbare Veränderungen zu erfassen, da sowohl Computertomographie als auch Kernspintomographie ein begrenztes Auflösungsvermögen haben. Eine etwa 2 mm große zerebrale Raumforderung kann potentiell einen Krampfanfall auslösen, ist aber mit den bildgebenden Verfahren nicht nachweisbar.

Kopfschmerzen

Kopfschmerzen sind bei der HIV-Infektion ein häufiges Symptom. Sie sind dann unbedingt abklärungsbedürftig, wenn der Patient früher nie unter Kopfschmerzen litt, oder wenn Ausmaß, Lokalisation, Frequenz oder Schmerzcharakter der Zephalgien variieren.

Kopfschmerzen können wie der zerebrale Krampfanfall mit dem ganzen Spektrum zerebraler Erkrankungen assoziiert sein. Eine *Meningitis* oder *Enzephalitis, zerebrale Raumforderungen* und die *progressive multifokale Leukenzephalopathie* sind die häufigsten Ursachen.

Eine Meningitis geht in der Regel mit Nackensteifigkeit einher. Eine wichtige Ausnahme ist die Kryptokokken-Meningitis, bei der dieses Symptom fehlen kann. Die Kopfschmerzen sind bei der Kryptokokken-Meningitis meist besonders stark. Bei der Symptomkonstellation von Fieber und starken Kopfschmerzen muß diese Erkrankung unverzüglich ausgeschlossen werden (Nachweis des Kryptokokken-Antigens in Liquor und Blut).

Ataxie

Die Ataxie ist oft primäres Zeichen eines raumfordernden oder entzündlichen Prozesses in der hinteren Schädelgrube. Häufig ist sie von Schwindel, Hirnnervenstörungen, Doppelt-Sehen und Kopfschmerzen begleitet. Fehlen Hinweise auf eine Hirnstammbeteiligung (z.B. Hemiparese), ist eine meningeale Reizung wahrscheinlicher.

Die diagnostischen Maßnahmen entsprechen dem oben Gesagten.

8.4.4 Reflexveränderungen, spinale und periphere Symptome

Seitendifferenzen bei Muskeleigenreflexen
Genauso wie fokale, sensible oder motorische Störungen sind Seitendifferenzen meist ein Hinweis auf einen zentralen Prozeß. In Frage kommen *zerebrale Toxoplasmose, ZNS-Lymphom* und *progressive multifokale Leukenzephalopathie.*

Beidseitige Reflexminderung (insbesondere Achillessehnenreflex)
Meist ein frühes Zeichen einer symmetrischen, distal beginnenden *Polyneuropathie.* Wie eingangs erwähnt, leidet etwa ein Drittel der AIDS-Patienten unter dieser Erkrankung. Mißempfindungen bzw. brennende Schmerzen an den Fußsohlen und den Fingerspitzen sind oft die ersten Beschwerden. Die Polyneuropathie bildet sich meist handschuh- bzw. strumpfartig aus.

Bei einigen Patienten hat die Polyneuropathie eine *toxische Genese.* Daneben können Therapien mit Vinca-Alkaloiden (Vincristin, Vinblastin) und INH ursächlich verantwortlich sein.

Eine gesicherte Therapie existiert bisher nicht.

Spastik
Verbunden mit Übererregbarkeit der Muskeleigenreflexe, fehlenden Bauchdeckenreflexen, möglicherweise positivem Babinski-Zeichen und einer zunehmenden Paraparese ist die Spastik ein deutlicher Hinweis auf eine Rückenmarkserkrankung. Im Sektionsgut weisen etwa 30% der AIDS-Patienten eine *Myelopathie* auf. Dies betrifft in besonderem Maß die Patienten, die unter einer HIV-Enzephalopathie litten.

Infolge der Myelopathie kommt es zum Verlust der Sphinkterkontrolle und zur Stuhl- und Harninkontinenz. Von der chronischen Myelopathie ist die selten vorkommende akute Verlaufsform abzugrenzen, bei der sich die Symptomatik sehr rasch entwickelt. Ursachen einer *akuten Myelopathie* können sein:
- Kompression des Rückenmarks durch Lymphommetastasen
- tuberkulöse Rückenmarksabszesse
- Infektionen durch CMV oder Herpes-Viren

8.4.5 Psychiatrische Symptome

Konzentrationsstörungen, Vergeßlichkeit, psychomotorische Verlangsamung
Diese Symptomkonstellation stellt häufig die Anfangssymptomatik der *HIV-Enzephalopathie* dar. Im Anfangsstadium ist die differentialdiagnostische Abgrenzung zur Depression oft schwierig. Die neurologische Symptomatik der HIV-Enzephalopathie ist wechselnd. Finden sich Zeichen einer Halbseitensymptomatik, ist eine zerebrale Raumforderung auszuschließen. Im Computertomogramm des Gehirns zeigt die HIV-Enzephalopathie entweder ein unauffäl-

liges Bild oder Zeichen einer internen bzw. externen Gehirnatrophie. Kernspintomographisch sind gegebenenfalls fleckige oder diffuse Substanzänderungen der weißen Hirnrindensubstanz zu sehen.

Der mehr oder minder schnelle Verlust der kognitiven Fähigkeiten macht eine immer intensivere Betreuung des Patienten erforderlich. Beim fortgeschrittenen Krankheitsbild reagiert der Patient meist nicht mehr adäquat auf seine Umwelt. In einzelnen Fällen tritt völliger Realitätsverlust ein, häufig auch in bezug auf materielle Angelegenheiten. Diese Ausprägungsart der HIV-Enzephalopathie ist häufig von Überaktivität, Schlaflosigkeit und leichter Reizbarkeit begleitet. Meist geht die HIV-Enzephalopathie in fortgeschrittenem Stadium mit einem raschen körperlichen Verfall einher.

Die HIV-Enzephalopathie tritt vorwiegend bei Patienten mit einer fortgeschrittenen Immunstörung auf. Gelegentlich kann die Enzephalopathie die erste AIDS-definierende Erkrankung sein.

Passagere Bewußtseinstrübungen

Im Sinne eines Durchgangs-Syndroms kommen passagere Bewußtseinstrübungen häufig vor. Sie sind oft verbunden mit gestörtem Schlaf-Wach-Rhythmus und gewissermaßen einer Überfunktion des autonomen Nervensystems, gekennzeichnet durch Tachypnoe und Tachykardie. Gelegentlich sind sie von psychotischen Phänomenen wie Halluzinationen begleitet.

Diese Zustandsbilder können ein Paraphänomen bei nahezu jeder bei AIDS vorkommenden Erkrankung sein. Eine zerebrale Erkrankung ist in jedem Fall auszuschließen.

Falls das Krankheitsbild nicht auf wenige Tage begrenzt bleibt, stellt es oft den akuten Anfang einer HIV-Enzephalopathie dar.

Depression

Insbesondere Patienten, die bereits früher an einem depressiven Syndrom gelitten haben, neigen zu Rezidiven, wenn beispielsweise die AIDS-Diagnose gestellt wird. Suizidgedanken sowie Suizidversuche sind nicht selten.

Die differentialdiagnostische Abgrenzung einer endogenen Depression von Symptomen im Rahmen einer HIV-Enzephalopathie ist oft nicht möglich. Dennoch sollte bei länger anhaltenden depressiven Phasen eine Behandlung mit Psychopharmaka eingeleitet werden.

Psychotische Symptome, z.B. Halluzinationen

Psychotische Reaktionen können Ausdruck der Reaktivierung einer schon länger bestehenden psychiatrischen Erkrankung sein. Nicht selten treten sie im Rahmen einer HIV-Enzephalopathie auf oder auch bei einem Durchgangs-Syndrom, ausgelöst durch eine schwerwiegende organische Erkrankung. Nicht selten bleibt allerdings der Zusammenhang zwischen Psychose und HIV-Infektion unklar. In einigen dieser Fälle ist die Psychose möglicherweise die Erstmanifestation der HIV-assoziierten ZNS-Schädigung.

8.5 Hautprobleme

Gerd Bauer

Betreut man HIV-Betroffene über einen längeren Zeitraum, so zeigt sich, daß nahezu jeder Patient im Krankheitsverlauf mit Hautproblemen konfrontiert ist. Dabei entspricht der Großteil der Hauterkrankungen, die von den HIV-Patienten präsentiert werden, den Erkrankungen, die bei der nicht-HIV-infizierten Bevölkerung vorkommen. Der wesentliche Unterschied ist, daß viele Hauterkrankungen bei HIV-Positiven wesentlich häufiger auftreten und meist auch einen ausgeprägteren, langwierigeren Verlauf haben. Zusätzlich ist zu beobachten, daß oft mehrere Hauterkrankungen gleichzeitig oder in rascher Abfolge bei demselben Patienten auftreten. So kann auch diese Konstellation ein Hinweis auf eine zugrundeliegende Störung des Immunstatus bei einem Patienten mit unbekanntem HIV-Serostatus sein.

Neben den wenigen eindeutig HIV-assoziierten Krankheitsbildern der Haut und den vielen „klassischen“ Hauterkrankungen, die im Lauf der HIV-Infektion gehäuft auftreten, kommt es insbesondere bei fortgeschrittener Immunstörung häufig zu Hautveränderungen, die ätiologisch schwer zuzuordnen sind. Sie haben zumindest zum Teil eine multifaktorielle Genese und können häufig therapeutisch auch nur mäßiggradig beeinflußt werden.

8.5.1 Virale Erkrankungen

Herpes simplex

Bei noch intaktem Immunsystem entspricht der Verlauf der Herpes-simplex-Infektion bei HIV-Infizierten dem bei HIV-negativen Patienten. Bei fortgeschrittener Immunstörung (CD4-Lymphozyten > 200) können sich perioral und perirektal ausgedehnte, verkrustete Erosionen bilden, die für den Patienten sehr schmerzhaft sind.

Die Diagnose einer Herpes-simplex-Infektion kann bisweilen rasch lichtmikroskopisch gestellt werden. In einem Abstrich aus dem Rand der Ulzeration, der auf einem Objektträger getrocknet und anschließend mit Giemsa-Lösung gefärbt wird, lassen sich häufig vielkernige Riesenzellen nachweisen. Diese vielkernigen Riesenzellen sind beweisend für die HSV-Infektion.

Aciclovir (200–400 mg/5 × täglich) ist das Mittel der Wahl. Bei Rezidiven ist eine niedrigdosierte Erhaltungstherapie empfehlenswert.

Bisweilen kann es zu einer Disseminierung der Herpes-Läsionen am ganzen Körper kommen. Hierbei wird eher eine kutane Ausbreitung als eine hämatogene Streuung angenommen.

In seltenen Fällen kommt es zu Formen einer nekrotisierenden Follikulitis, deren Effloreszenzen als bis zu 1 cm breite Papeln mit einer festen zentralen Kruste erscheinen.

Herpes zoster

Herpes zoster gilt durch die relative Häufigkeit als HIV-assoziierte Erkrankung. Er tritt meist als Früherkrankung auf und kann somit erstes Zeichen einer Störung der zellulären Immunität sein. Trotz des meist noch guten Immunstatus tritt er in der Regel ausgeprägter auf als bei HIV-Negativen und umfaßt häufig mehr als ein Dermatom. Lang anhaltende Post-Zoster-Neuralgien sind häufig.

In seltenen Fällen wurde eine Generalisierung des Krankheitsbilds berichtet. Schon deshalb ist eine antivirale Behandlung mit Aciclovir unumgänglich. Diese kann normalerweise oral durchgeführt werden (5 × 800 mg täglich). Bei einem Zoster ophthalmicus ist aber unbedingt eine intravenöse Behandlung erforderlich. Die Dosierung beträgt hier 10–12 mg/kg KG dreimal täglich als Kurzinfusion.

Molluscum contagiosum

Diese an sich ungefährliche virale Hauterkrankung stellt häufig ein kosmetisches Problem dar, da die kleinen Papeln bei zunehmender Immunstörung häufig zu schneller Disseminierung neigen.

Therapeutisch stehen die Exkoriation mit dem scharfen Löffel oder die Kauterisierung als erfolgreichste Maßnahmen zur Verfügung. Meist kommt es aber innerhalb kurzer Zeit zu Rezidiven.

Humanes Papilloma-Virus

Das humane Papilloma-Virus ist ursächlich für Condylomata accuminata. Der klinische Verlauf unterscheidet sich nicht von dem anderer Patienten. Dem humanen Papilloma-Virus wird eine entscheidende Rolle in der Genese des Zervixkarzinoms und des anorektalen Karzinoms des Mannes zugeschrieben.

Das humane Papilloma-Virus findet sich oft in der intakten vaginalen bzw. rektalen Schleimhaut, auch wenn die typischen Läsionen fehlen.

8.5.2 Pilzerkrankungen

Kutane Begleiterscheinungen bei Mundsoor

Isoliert oder in Verbindung mit Mundsoor kommt es bei HIV-Positiven häufig zu Mundwinkelrhagaden und -erythemen (Perlèche).

Intertriginöse Pilzinfektionen

In Hautfalten wie der Achselhöhle, im Anogenitalbereich und in der inframamillären Region bei Frauen kommt es häufig zu Hautpilzinfektionen.

Das klinische Bild ist bei Tinea corporis und Candida unterschiedlich. *Candida* präsentiert sich in der Regel als ein rotes Exanthem mit kleinen Erosionen in den Hautfalten. Die Oberfläche ist rauh, und die Erosionen sind von einer weißen Membran bedeckt. Ein typisches Zeichen für diese Candida-Infektion ist die Bildung von Absiedlungen, die sich zentrifugal um den Entzündungsherd bilden. Bei Männern ist das Skrotum meist mitbefallen. Dieses ist typischerweise bei *Tinea* ausgespart. Der Tinea-Befall des Leisten- und Genitalbereichs ist mit starkem Juckreiz verbunden. In der Tiefe der Hautfalten findet sich meist keine Entzündung. Der Pilzbefall dehnt sich als scharf abgegrenztes Erythem auf die Innenseite der Oberschenkel aus. Bei extensivem Befall kann sich die Entzündung über die Schamhaargrenze auf die vordere Bauchwand und dorsal im Glutealbereich ausdehnen.

Bei intertriginösen Pilzinfektionen ist eine Lokalbehandlung meist ausreichend. Imidazol-haltige Salben (Clotrimazol, Miconazol oder Ketoconazol) sind die Therapie der Wahl. Die Behandlungsdauer beträgt in der Regel zwei Wochen. Eine Weiterbehandlung nach Rückgang der Läsionen ist für weitere sieben Tage zu empfehlen.

Mykosen von Nägeln, Füßen und Händen

Im Gegensatz zu Tinea befällt *Candida* meist nur die Fingernägel. Dabei haben die Patienten meist eine deutliche Entzündung des Nagelbetts und des umgebenden Gewebes. Eitriges Material läßt sich herauspressen. Chronische Entzündungen führen häufig zu einer Zerstörung der Nagelplatte.

Die lokale Behandlung mit Imidazol ist die Therapie der Wahl. In refraktären Fällen kann zusätzlich systemisch Ketoconazol (200–400 mg täglich) oder Itroconazol gegeben werden.

Tinea-Infektionen von Nägeln, Füßen und Händen sind bei HIV-Infizierten häufig. Im Gegensatz zu Candida ist hier primär die Nagelplatte befallen. Der Befall der Fußnägel ist häufiger als der der Fingernägel. Gleichzeitig besteht oft eine Pilzinfektion der Fußsohlen oder der Zehenzwischenräume, gekennzeichnet durch eine ausgetrocknete, schuppige, zum Teil bläschenbildende Haut. Gelegentlich können die Handflächen in ähnlicher Weise betroffen sein. Auch die Ausbreitung auf behaarte Körperregionen, besonders die Unterschenkel und das Gesicht, kann vorkommen. Hier zeigt sich dann das Bild einer chronischen Follikulitis, die als bakterielle Entzündung mißgedeutet werden kann.

Die Behandlung erfolgt auch hier lokal mit Imidazol, wobei die Therapie oft über mehrere Monate ausgedehnt werden muß. Bei Rückfällen ist eine dauernde antimykotische Behandlung erforderlich.

8.5.3 Bakterielle Infektionen

Bakterielle Hautinfektionen bei HIV-Patienten werden hauptsächlich durch *Staphylococcus aureus* hervorgerufen. Es kommen unterschiedliche klinische Bilder vor.

Follikulitis

Eine Follikulitis durch Staphylococcus aureus findet sich vor allem in behaarten Körperregionen (Achselhöhle, Schamhaarbereich, Gesicht des Mannes). Oft besteht starker Juckreiz. Differentialdiagnostisch sind andere Hauterkrankungen wie Skabies auszuschließen. Mitunter bilden sich Follikelabszesse.

Durch Gram-Färbung und Kultur läßt sich die Diagnose sichern.

Impetigo bullosa

Flache, oberflächliche Erosionen, die sich vor allem in den Leisten oder in der Achselhöhle finden. Die makroskopische Abgrenzung zu einer Candida-Infektion ist oft schwierig.

Ekthymatöse Veränderungen

Hier sind oberflächliche Erosionen von einer fest anhaftenden Kruste überzogen. Nach deren Entfernung findet man eine flache, eitrige Ulzeration.
Im Abstrich lassen sich dann meist Staphylokokken nachweisen.

8.5.4 Hauterkrankungen durch Parasiten

Skabies

Bei fortgeschrittener HIV-Erkrankung (CD4-Zellen < 200) kann eine Skabies sehr untypisch verlaufen und beispielsweise die üblich befallenen Regionen wie die Zwischenfingerräume, Genitalbereich und intertriginöse Hautfalten aussparen.

Diese Verlaufsformen der Skabies sprechen wesentlich schlechter auf die Therapie an als die übliche Form bei Patienten ohne manifeste Immunstörung.

8.5.5 Nicht-infektiöse Hauterkrankungen

Psoriasis

Die Inzidenz der Psoriasis ist bei HIV-Infizierten häufiger als üblicherweise. Bereits in den frühen Stadien der Infektion, wenn die Immunitätslage noch weitgehend normal ist, kann die Psoriasis auftreten. Während die Psoriasis normalerweise in der dritten Lebensdekade auftritt, kann sie sich bei der HIV-Infektion auch im höheren Lebensalter manifestieren.

Das klinische Erscheinungsbild ist bei HIV-Infizierten und Nicht-Infizierten gleich. Allerdings sind im Rahmen der HIV-Infektion schwerere Verläufe häufiger. So kommt nicht selten ein generalisiertes psoriatisches Exanthem vor. Häufig treten auch Superinfektionen mit Staphylococcus aureus auf.

Die Psoriasis stellt ohnehin ein schwieriges dermatologisches Problem dar, bei dem keine in jedem Fall kurative Therapie existiert. Die Behandlung bei gleichzeitiger HIV-Infektion ist meist noch schwieriger.

Seborrhoisches Ekzem

Diese Hauterkrankung ist bei der HIV-Infektion sehr häufig. Typischerweise betrifft das seborrhoische Ekzem die behaarte Kopfhaut und die zentralen Gesichtsbereiche. Bei der HIV-Infektion ist der Gesichtsbefall meist ausgeprägter, auch ein Befall der vorderen Brustwand kann vorkommen, vor allem, wenn diese behaart ist. Bei ganz schweren Verlaufsformen sind auch intertriginöse

Hautfalten, Achselhöhlen und Leisten befallen. Diese schweren Verläufe können Psoriasis-artig erscheinen.

Die Therapie des seborrhoischen Ekzems bei bestehender HIV-Infektion ist prinzipiell nicht anders als bei nicht HIV-infizierten Patienten. Allerdings bedürfen die Hauteffloreszenzen bei der HIV-Infektion oft intensiverer und längerer Therapiemaßnahmen.

Trockene Haut, Juckreiz

Mit zunehmender Immunstörung klagen fast alle HIV-Patienten über zunehmend trockene Haut, verbunden mit oft quälendem Juckreiz. Am ausgeprägtesten ist diese Symptomatik oft auf der Vorderseite der Unterschenkel, nicht selten betrifft sie aber auch den ganzen Körper. Die trockene Haut ist häufig Ausgangspunkt für eine Dermatitis.

Die Behandlung dieser Symptomatik ist schwierig und langwierig. Bei ausgeprägter Dermatitis sollten lokal Kortikosteroide angewandt werden. Grundsätzlich ist es auf Dauer sehr wichtig, daß alle trockenen Areale nach dem Baden und vor dem Schlafengehen mit Feuchtigkeitscreme eingerieben werden.

Arzneimittel-Exanthem

Überempfindlichkeitsreaktionen auf Medikamente treten bei der HIV-Infektion extrem häufig auf. Bei fast der Hälfte der Patienten, die mit Trimethoprim/Sulfamethoxazol behandelt werden, kommt es zu Hauterscheinungen. Bei allen Antibiotika wurden bei HIV-Infizierten Nebenwirkungen beobachtet. Im Gegensatz zu einer klassischen Allergie kann es bei der HIV-Infektion vorkommen, daß bei einer Reexposition gegenüber dem Medikament, das ursprünglich das Arzneimittel-Exanthem ausgelöst hatte, keine Hauterscheinungen auftreten.

Morphologisch stellen sich die Hautreaktionen auf Medikamente meist als makulopapulöse Exantheme dar. Daneben werden auch Urtikaria-artige Erscheinungen beobachtet oder auch so schwere Hautveränderungen wie eine toxische, bullöse Epidermolyse.

Erhöhte Sonnenlichtempfindlichkeit

Nicht selten kommt es im Laufe der HIV-Infektion zu einer erhöhten Photosensitivität. Sonnenexposition führt dann zu erythematösen Flecken.

Sonnenschutzmittel mit hohem Lichtschutzfaktor und Meidung direkter längerer Sonnenexposition können diese Symptomatik meist lindern.

8.5.6 Hautsymptomatik bei AIDS-definierenden Erkrankungen

Tumoren

Kaposi-Sarkom

Das Kaposi-Sarkom ist primär eine Tumorerkrankung der Haut. Auf klinisches Erscheinungsbild, Diagnose und Therapie wird an anderer Stelle dieses Buchs eingegangen (s. Kap. 5.3.13).

Opportunistische Infektionen

Mykobakterien

Sowohl bei einer Infektion durch Mycobacterium tuberculosis als auch bei einer atypischen Mykobakteriose kann es gelegentlich zu Hautmanifestationen kommen.

Besonders disseminierte, ätiologisch unklare, chronische Ulzerationen der Haut sollten biopsiert und auf säurefeste Stäbchen untersucht werden.

Kryptokokkose

Bei etwa 10% der Patienten mit disseminierter Kryptokokkose kommt es zu Hautläsionen.

Prädilektionsstellen sind Kopf und Nacken. Die Hautveränderungen beginnen als schmerzlose erythematöse oder überpigmentierte Papeln, die sich zu knotigen oder ulzerösen Veränderungen fortentwickeln.

Histoplasmose

Auch in etwa 10% der Histoplasmose-Fälle werden Hauterscheinungen berichtet. Diese sind allerdings in der Regel unspezifisch, können sich als makulopapulöse Dermatitis, akneiforme Veränderungen oder auch Ulzerationen darstellen.

Führt man eine Hautbiopsie durch, läßt sich daraus die Diagnose der generalisierten Histoplasmose stellen.

Pneumocystis carinii

Es sind einige wenige Patienten beschrieben, die im äußeren Gehörgang polypöse Veränderungen hatten, die auf eine Pneumozystose zurückzuführen waren. Zum Zeitpunkt der kutanen Veränderungen hatten die Patienten noch keine Lungenentzündung.

8.6 Veränderungen der Laborwerte

Gerd Bauer

Zur differentialdiagnostischen Klärung klinischer Syndrome kann die Labordiagnostik entscheidende Hinweise geben. Bei der HIV-Erkrankung kann allerdings die Interpretation schwierig sein. Mehrere Ursachen können für die Veränderung eines Laborparameters ursächlich sein bzw. sich überlagern: Durch die HIV-Erkrankung selbst treten pathologische Veränderungen auf, opportunistische Erkrankungen führen zu entsprechend veränderten Laborwerten, und schließlich können veränderte Laborwerte auf die eingesetzten Therapeutika zurückgehen.

8.6.1 Blutbild

Anämie

Zellvolumen (MCV) und Hämoglobin-Gehalt (Hb) der Erythrozyten liefern erste differentialdiagnostische Hinweise bei Anämie. Das MCV zeigt, ob eine mikro- oder makrozytäre Anämie vorliegt; der HbE gibt an, ob es sich um eine hypo-, normo- oder hyperchrome Anämie handelt.

Bei fortgeschrittener *HIV-Erkrankung* entwickelt sich meist eine normozytäre, normochrome bzw. hypochrome Anämie. Diese Anämie ist einerseits auf eine HIV-bedingte Knochenmarksschädigung zurückzuführen, andererseits ist sie im Rahmen von schweren Infektionen als Infektanämie interpretierbar.

Die Einnahme von *AZT* führt typischerweise zu einer Makrozytose, die dosisabhängig von einer mehr oder minder stark ausgeprägten Anämie begleitet ist. In seltenen Fällen kann AZT auch dosisunabhängig eine schwere normochrome Anämie auslösen.

Bei *gastrointestinalen Infektionen* kann es zu einer chronischen Blutungsanämie kommen, die – falls eine Depletion der Eisenspeicher eingetreten ist (Ferritin-Bestimmung) – hypochrom ist.

Vitamin B_{12}*-Mangel*, der zu einer makrozytären Anämie führt, wird gehäuft bei der HIV-Infektion beobachtet. Als Folsäure-Antagonisten führen die *Toxoplasmose-Medikamente* ebenfalls zu einer makrozytären Anämie (deshalb parallele Substitution mit Folinsäure).

Bestehen mehrere Anämie-verursachende Faktoren, können sich die zur Mikrozytose bzw. Makrozytose der Erythrozyten führenden Faktoren gegenseitig aufheben, und es resultiert eine normozytäre Anämie. Die Ursachen einer Anämie bei HIV-Infektion sind in Tabelle 8-6 zusammengefaßt.

Tabelle 8-6 Ursachen einer Anämie bei der HIV-Infektion.

Ursache	**Pathogenese**	**Vorkommen**
HIV-Anämie	Stammzellschädigung im Knochenmark	CD4-Zellen < 200
Infekt-Anämie	multifaktoriell	CD4-Zellen < 200
Anämie durch AZT	Störung der Erythropoese im Knochenmark	AZT-Therapie
Medikamententoxische Anämie	Hemmung der Umwandlung von Folsäure in Folinsäure	Toxoplasmosetherapie
Anämie durch Zytostatika und Virustatika	Knochenmarkstoxizität	zytostatische Therapie (maligne Lymphome, Kaposi-Sarkom, virustatische Therapie bei CMV)
chronische Blutungsanämie	gastrointestinale Blutung	opportunistische Infektionen, Kaposi-Sarkom im Gastrointestinaltrakt

Da der Allgemeinzustand des Patienten mit fortgeschrittener HIV-Erkrankung ohnehin reduziert ist, sollte bei chronischer Anämie die Indikation zur Transfusion großzügig gestellt werden. Sinkt der Hämoglobinwert unter 8,0, ist auf jeden Fall zu transfundieren.

Thrombopenie

Bei ca 10% der HIV-Patienten tritt im Krankheitsverlauf eine Thrombopenie auf.

Die HIV-assoziierte Thrombopenie ist selten so schwer, daß eine therapeutische Intervention nötig ist. Als Grenzwert für therapeutische Interventionen gelten Werte unter 20 000 Thrombozyten/mm^3. Häufig ist bei der HIV-Thrombopenie mit AZT eine Anhebung der Thrombozytenwerte zu erzielen. Bei schweren Thrombopenien wird mit Prednisolon und Immunglobulinen behandelt. Selten ist eine Splenektomie indiziert.

Leukozyten und Differentialblutbild

Leukozytose

Bei bakteriellen Infektionen kommt es typischerweise zu einer Leukozytose. Chronische Leukozytosen sind beispielsweise bei starken Rauchern bekannt. Bei einer fortgeschrittenen HIV-Erkrankung kommt die Leukozytose – auch bei schweren bakteriellen Infekten – nur noch selten vor.

Jede Leukozytose ist durch ein differenziertes weißes Blutbild zu klären, um festzustellen, ob es sich um eine Granulozytose, Lymphozytose oder Monozytose handelt.

Leukopenie

Bei AIDS-Patienten ist eine Leukopenie (< 4000/mm^3) häufig.
Wie bei der Anämie ist die Genese meist multifaktoriell. Die wichtigsten Ursachen der Leukopenie sind in Tabelle 8-7 zusammengefaßt.

Tabelle 8-7 Ursachen einer Leukopenie bei HIV-Infektion.

- HIV-bedingte Stammzellstörung im Knochenmark
- zunehmende Lymphopenie im Krankheitsverlauf (Zytolyse)
- Medikamenten-toxische Ursachen (Zytostatika, Virustatika, Antibiotika)
- infektionstoxische Störung des Knochenmarks
- Knochenmarksinfiltration durch malignes Lymphom

Bei einer Leukopenie ist stets durch das differenzierte Blutbild abzuklären, ob primär eine Granulozytopenie oder eine Lymphopenie vorliegt.

Granulozytopenie

Bei einer medikamentös induzierten Leukopenie sind primär die Granulozyten betroffen. So kommt es bei zytostatischer Behandlung zu einem Granulozytenabfall, der seinerseits ein Maß für die Dosisanpassung darstellt. Normalerweise sollten die Granulozyten nicht unter 1000 Zellen/mm^3 fallen. Bei Granulozytopenien unter 1000 mm^3 ist häufig ein Therapiestopp erforderlich. Eine Behandlung mit G-CSF, das die Granulozytenreifung im Knochenmark stimuliert, ist daneben einzuleiten.

Lymphopenie

Die HIV-Infektion führt im späten Stadium zu einer Lymphopenie.

Im Krankheitsverlauf finden Veränderungen der Subgruppen der T-Lymphozyten (80–90% der Lymphozyten im peripheren Blut) statt. Initial wird der Abfall der CD4-Lymphozyten durch einen Anstieg der CD8-Lymphozyten ausgeglichen; im späten Stadium der Erkrankung kommt es dann zu einer absoluten Verminderung der CD4- und CD8-Lymphozyten, so daß eine ausgeprägte Lymphopenie auftritt.

8.6.2 Lymphozyten-Subpopulationen und Immunstatus

Das Ergebnis einer Bestimmung der Lymphozyten-Subpopulationen stellt einen zentralen Wert in der Verlaufsbeobachtung der HIV-Erkrankung dar. Die Immunstatusbestimmung trägt bei der Entscheidung zur Einleitung einer antiretroviralen Therapie wesentlich bei. Außerdem ist sie von Bedeutung bei differentialdiagnostischen Fragestellungen. Der Beginn prophylaktischer Maßnahmen wird ausschließlich vom Verlauf dieser beiden Werte abhängig gemacht.

Von entscheidender Bedeutung sind die Untergruppen der T-Lymphozyten, CD4- und CD8-Lymphozyten sowie deren Verhältnis (CD4-/CD8-Ratio). In der Regel werden sie als prozentualer Anteil an der Gesamtzahl der T-Lymphozyten angegeben. Die absolute Zellzahl ergibt sich rechnerisch. Die absoluten Werte der CD4- und CD8-Zellen sind weitaus größeren Schwankungen unterworfen als deren Relativwert (prozentualer Anteil an den Gesamtlymphozyten). Dies erklärt sich dadurch, daß die Absolutzahlen direkt von der Gesamtzahl der Lymphozyten und Leukozyten abhängig sind, die großen zirkadianen Schwankungen unterworfen sind. Von einer Verschlechterung der Abwehrlage ist also nicht zwingend auszugehen, wenn sich die absolute Anzahl der CD4-Lymphozyten verringert hat.

Die Beurteilung des individuellen Immunstatus erfolgt durch die wiederholte Bestimmung der Lymphozyten-Subpopulationen. Der Einzelbefund hat nur relative Aussagekraft. Eine verläßliche Einschätzung ergibt sich erst durch die Verlaufsbeobachtung. Bei langjährigen Verläufen, bei denen 20 oder mehr Meßzeitpunkte vorliegen, finden sich immer einzelne Abweichungen nach oben oder unten. Unter Berücksichtigung der hohen Fehleranfälligkeit der Bestimmungsmethoden sollten wichtige therapeutische Entscheidungen erst dann getroffen werden, wenn Verlaufsbefunde vorliegen. Eine Ausnahme davon ist die Einleitung prophylaktischer Maßnahmen. Sie sollten auf jeden Fall begonnen werden, wenn eine entsprechende CD4-Zellzahl vorliegt (s. Tab. 8-8).

Tabelle 8-8 Therapeutische und prophylaktische Maßnahmen in Abhängigkeit von der CD4-Zellzahl.

CD4-Zellzahl	Maßnahme
< 500	Erwägen der antiretroviralen Therapie, falls Beschwerden vorliegen und die CD4-Zellen im Verlauf abfallen
< 200	Beginn der PcP-Prophylaxe mit Pentamidin-Inhalationen
< 150	Beginn einer Toxoplasmose-Prophylaxe (?)
< 100	Beginn einer Prophylaxe gegen atypische Mykobakteriosen (MAC-Infektionen) (?)

(?) bisher nicht gesichert, ob die genannten Prophylaxemaßnahmen die Lebenszeit verlängern

8.6.3 Klinische Chemie

Transaminasen, Gamma-GT, alkalische Phosphatase und LDH

Alle diese Enzyme können ansteigen, wenn eine Lebererkrankung vorliegt. Die Konstellation des Anstiegs oder der isolierte Anstieg einzelner Enzyme kann auf bestimmte Erkrankungen hindeuten.

GOT und GPT

Ein Teil der HIV-Infizierten leidet an einer chronischen Hepatitis. Ein isolierter Anstieg von GOT und GPT, evtl. auch von LDH, deutet auf eine Hepatitis oder die Reaktivierung innerhalb eines chronischen Verlaufs hin.

Zur weiteren Abklärung muß die Serologie von Hepatitis A, B und C bestimmt werden.

Gamma-GT

Ein isolierter Anstieg der Gamma-GT weist meist in Richtung eines toxischen Leberschadens. Die häufigste Ursache ist ein Alkoholabusus. Daneben können aber auch viele Medikamente – beispielsweise Ketoconazol – einen toxischen Leberschaden auslösen. Hierbei ist meist auch ein Anstieg von GOT und GPT zu beobachten.

Gamma-GT, alkalische Phosphatase, Alpha-Amylase und Lipase

Bei dieser Konstellation ist von einer cholangiogenen Lebererkrankung auszugehen. Es muß an eine aszendierende Infektion gedacht werden.

Bei gleichzeitiger Erhöhung des *Bilirubins* besteht ein cholestatischer Ikterus; sonographisch sollten Gallengangskonkremente ausgeschlossen werden.

Die Kontrolle der Pankreasenzyme *Alpha-Amylase* und *Lipase* ist zusätzlich sinnvoll, um eine konsekutive Pankreasaffektion früh zu erkennen. Unter einer Behandlung mit DDI oder DDC ist die regelmäßige Kontrolle von Alpha-Amylase und Lipase erforderlich. Bei einem Anstieg dieser Enzyme ist die antiretrovirale Therapie sofort zu unterbrechen.

LDH

Zu einem Anstieg der LDH kommt es stets, wenn entzündliche Veränderungen oder Gewebsnekrosen in Organen stattfinden. Ein deutlicher LDH-Anstieg ist bei Pneumocystis-carinii-Pneumonie, zerebraler Toxoplasmose, aber auch bei malignem Lymphom zu beobachten. Auch entzündliche Veränderungen in der Leber führen zu einem LDH-Anstieg.

Bei der HIV-Infektion ist die LDH ein wichtiger Parameter, der oft frühzeitig auf neue Komplikationen hinweist. Die photometrische Bestimmungsreaktion der LDH ist äußerst temperaturlabil, so daß eine isolierte LDH-Erhöhung immer noch einmal kontrolliert werden sollte, um einen Laborfehler auszuschließen.

Harnstoff, Kreatinin und Harnsäure

Eine Nierenbeteiligung bei einer opportunistischen Infektion ist selten. Allerdings können einige wichtige Chemotherapeutika wie Pentamidin oder Foscarnet zu einer Niereninsuffizienz führen. Darüber hinaus ist bei eingeschränkter Nierenfunktion bei vielen Therapien eine Dosisanpassung notwendig.

Massiver Gewebszerfall durch entzündliche oder neoplastische Erkrankungen kann zu erhöhter Harnsäure führen. In einigen Fällen wurden auch Gichtanfälle beobachtet.

Blutzucker

Entzündliche Erkrankungen oder toxische Schädigungen des Pankreas können zu einer Blutzuckerentgleisung führen. Besonders beachtenswert ist, daß es bei bzw. nach einer intravenösen Pentamidin-Behandlung zu Blutzuckerstörungen kommen kann. Diese können bis zu 14 Tage nach der Infusion auftreten.

Kreatinkinase (CK)

Eine direkte HIV-assoziierte Myositis mit CK-Anstieg ist sehr selten. Auch eine Myokarditis im Rahmen der HIV-Infektion ist ein nicht häufig zu beobachtendes Krankheitsbild. Unter AZT-Behandlung sind Muskelentzündungen beschrieben, die mit einem CK-Anstieg einhergehen.

Blutfette

In einigen Fällen geht die HIV-Infektion mit einer Fettstoffwechselstörung einher. Über die prognostische Relevanz dieser Stoffwechselstörung ist bisher nichts bekannt. Unter einer Interferon-Behandlung kommt es häufig zu einem Anstieg der Triglyzeride.

8.6.4 Serumeiweiße

Einen Überblick über die Serumeiweiße gibt die Serumeiweiß-Elektrophorese.

Gamma-Globuline

Bei nahezu allen HIV-Infizierten findet sich eine mehr oder minder ausgeprägte Vermehrung der Gamma-Globuline. Gamma-Globulinwerte um die 30 Relativprozent sind keine Seltenheit.

Bisher gibt es keinen Hinweis darauf, daß das Ausmaß der Gamma-Globulinvermehrung mit der Prognose korreliert. Bei sehr starker Vermehrung der Gamma-Globuline sollte aber das gleichzeitige Vorliegen einer chronischen Lebererkrankung ausgeschlossen werden.

Zeigt sich in der Elektrophorese eine schmalbasige Gammazacke, sollte unbedingt eine Immunelektrophorese (bzw. Immunfixation) durchgeführt werden, um ein monoklonales Paraprotein auszuschließen. Zwar sind die malignen Lymphome, die bei der HIV-Infektion beobachtet werden, zu nahezu 90% von hohem Malignitätsgrad, aber es werden auch vereinzelt plasmozytische oder immunozytische Lymphome (Plasmozytom bzw. Morbus Waldenström) gefunden.

In der Regel ist die Gamma-Globulinvermehrung oligo- oder polyklonal. Im einzelnen findet sich bei der Bestimmung der Immunglobuline meist eine Vermehrung von IgA, IgG und IgM. Eine Vermehrung von IgE liegt meistens nur dann vor, wenn die Patienten schon vor der HIV-Infektion an einer allergischen Diathese litten. Bei den häufigen Arzneimittel-Exanthemen tritt meist keine IgE-Vermehrung auf.

Beta$_2$-Mikroglobulin

Beta$_2$-Mikroglobulin ist ein Polypeptid, das von lymphatischen Zellen gebildet wird und bei einer Stimulierung dieses Systems verstärkt im Serum nachzuweisen ist. Ein signifikanter Anstieg kann ein Hinweis auf eine Krankheitsprogression sein.

Albumin

Bei fortgeschrittener AIDS-Erkrankung, insbesondere bei einem Wasting-Syndrom, ist der Albuminspiegel erniedrigt. Beinödeme weisen auf den Albuminmangel hin.

8.6.5 Elektrolyte

Gastrointestinale Erkrankungen können Elektrolytstörungen verursachen, insbesondere, wenn sie mit massiven Durchfällen oder auch starkem Erbrechen einhergehen. Kalium, Natrium, Chlorid und Kalzium müssen regelmäßig überwacht werden. Eine Hypokaliämie, die beispielsweise bei den über 20 wäßrigen Stühlen eines Patienten mit Kryptosporidiose sehr schnell auftreten kann, muß durch Kaliumzufuhr ausgeglichen werden.

Eine Erniedrigung des anorganischen Phosphats kann bei längerfristiger parenteraler Ernährung auftreten.

8.6.6 Weitere Laborparameter

Neopterin

Neopterin ist eine Substanz, die im Folsäurestoffwechsel auftritt. Erhöhungen werden bei viralen und bösartigen Erkrankungen gefunden.

Bei der Verlaufskontrolle HIV-Infizierter zeigte sich in einigen Studien eine deutliche Korrelation zwischen einem signifikanten Neopterinanstieg und dem baldigen Auftreten der ersten opportunistischen Infektion. Als signifikanter Anstieg sind Veränderungen um den Faktor 5 bis 10 zu betrachten.

p24-Antigen

p24 ist ein Protein aus der Hülle des HI-Virus. Zur Verlaufsbeobachtung kann es nur herangezogen werden, wenn eine quantitative Bestimmung möglich ist. Mit den bisher üblichen Labortests ist das p24-Antigen nur etwa bei einem Drittel der Patienten nachzuweisen.

Ein hoher p24-Antigenspiegel und vor allem ein Ansteigen im Verlauf korrelieren mit einer Krankheitsprogression. In klinischen Studien zur antiretroviralen Therapie wird ein Abfall des p24-Antigenspiegels auch als ein Parameter für das Ansprechen der Therapie gesehen.

Im Alltag der Praxis ist das p24-Antigen nicht sehr relevant; selbst unter Einsatz des Säuredissoziationsverfahrens ist es bei einem Großteil der Patienten nicht nachweisbar, auch wenn klinisch eine deutliche Krankheitsprogression vorliegt. Weiterhin gilt es zu berücksichtigen, daß bei der frischen HIV-Infektion die p24-Antigenspiegel hoch sind und nach der Bildung der entsprechenden Antikörper abfallen.

Virusanzucht

Die In-vitro-Anzucht des HI-Virus ist ein extrem aufwendiges Verfahren, das in der klinischen Routine fast nie eingesetzt wird. Indiziert ist es allenfalls in den wenigen Fällen (unter 0,5% der Patienten), die auch bei einer jahrelang bestehenden HIV-Infektion noch einen völlig normalen Immunstatus haben. Hier ist die Frage interessant, ob das Virus überhaupt noch aufzufinden ist.

Nach Virusanzucht läßt sich eine AZT-Resistenzbestimmung durchführen. Daneben ist eine Resistenzbestimmung auch durch DNS-Sequenz-Analyse möglich. Diese Untersuchungen sind Forschungsprojekten vorbehalten. Die Resistenz gegen eine antiretrovirale Medikation läßt sich auch allein aufgrund klinischer Parameter gut einschätzen.

Weiterführende Literatur

1. Jäger, H.: Therapiechancen bei AIDS, Behandlungsmöglichkeiten der Immunschwäche. Mosaik, München 1990.
2. Kamps, B. S.: AIDS 1992, Diagnostik und Therapie HIV-assoziierter Erkrankungen. Steinhäuser, Frankfurt 1992.
3. Heizmann, W. R., G. Ehninger: Infektionen bei abwehrgeschwächten Patienten. Wissenschaftliche Verlagsgesellschaft, Stuttgart 1991.

9 HIV-infizierte Drogenabhängige

Jörg Gölz

9.1 Gesellschaftlicher Kontext

Weltweit werden pro Jahr 800 Milliarden DM mit illegalen Drogen umgesetzt. Der geschätzte Reingewinn beläuft sich auf 200 Milliarden DM. Allein in dem Jahrzehnt von 1980 bis 1990 sind zwei Billionen DM mit illegalen Drogen verdient worden. Die Gewinne fließen über verschiedene Kanäle zurück in den internationalen Kapitalkreislauf. Ihre Herkunft ist damit verschleiert. Kritische Stimmen bezweifeln, ob bei einer so geballten Finanz- und Korruptionsmacht polizeiliche Maßnahmen auf nationaler oder internationaler Ebene noch irgendeinen nennenswerten Einfluß nehmen können. Es muß gefragt werden, ob nicht nach neuen Lösungen gesucht werden muß.

Der amerikanische Senat zog vor kurzem kritische Bilanz: In den Jahren 1989 bis 1991 wurden 32 Milliarden US-Dollar im „Krieg gegen Drogen" aufgewandt. In derselben Zeit sind drei Millionen Amerikaner kokain- oder heroinsüchtig geworden, eine Million Süchtige konnten wegen fehlender Plätze keine Behandlung erhalten, 900 000 Säuglinge kamen drogenabhängig zur Welt und 71 700 Menschen wurden im Zusammmenhang mit Drogen ermordet. Der einzige meßbare Effekt des „war on drugs" war eine Verteuerung des Kokains, bei gleichzeitiger Verschlechterung der Qualität.

Neben den drei großen Drogenkartellen in Südamerika, im Nahen Osten und im Fernen Osten entsteht eine neue, vierte Gruppierung in den asiatischen Staaten der ehemaligen Sowjetunion. Sie möchte in Zukunft sowohl die Gebiete Osteuropas und der Sowjetunion beliefern als auch auf dem lukrativen westeuropäischen Markt mit Dumping-Preisen Fuß fassen. Die BRD wird aller Voraussicht nach zum zentralen Schlachtfeld in diesem Kampf um Marktanteile werden. In dieser Situation ist in der Bundesrepublik eine heftige öffentliche Auseinandersetzung über das drogenpolitische Konzept der Zukunft entbrannt. Auf der einen Seite steht die Bundesregierung mit ihrem Nationalen Rauschgiftbekämpfungsplan, der eine Verschärfung und Intensivierung der repressiven Maßnahmen gegen die Anbieter und für die Abhängigen eine Ausweitung der Abstinenzangebote vorsieht. Auf der anderen Seite werden zunehmend Stimmen laut, die eine Abkehr von Verbot, Strafe und Abstinenzdogma fordern. Statt dessen sollen suchtakzeptierende, schadensmindernde Hilfsangebote im breiten Rahmen angeboten werden. Auch niedergelassene Ärzte, die sich im

Einzelfall zur Substitution ihrer Patienten entscheiden, werden in das Spannungsfeld dieser Diskussion geraten und Stellung beziehen müssen, wenn von politischer Seite in ihre Therapiefreiheit eingegriffen wird.

In der BRD leben heute circa 120 000 Drogenabhängige. Der Einbruch der HIV-Infektion in diese Gruppe konnte erstmals im Jahr 1982 nachgewiesen werden. 1984 wurde erstmals das Vollbild AIDS bei einem Drogenabhängigen diagnostiziert. Die HIV -Prävalenz schwankt je nach Kollektiv und Region zwischen 10 und 84%. Die Epizentren der HIV-Infektion sind gleichzeitig auch Ballungsgebiete des Drogenkonsums: Berlin, Hamburg, Bremen, Frankfurt, Köln/Düsseldorf, München. Hier liegen die Infektionsraten hoch, in ländlichen Regionen sind sie niedriger. Die Entwicklung der aktuellen Fallzahlen läßt noch keinen Wendepunkt erkennen. Insgesamt ist von einer durchschnittlichen Infektionsrate von 20% auszugehen. In der BRD leben also mindestens 25 000 HIV-infizierte Drogenabhängige. Davon befinden sich je 1500 in Methadon- oder Kodeinsubstitution und ungefähr 300 in den Einrichtungen der Langzeittherapie. Der überwiegende Teil der infizierten Drogenabhängigen ist damit bis jetzt nicht in ärztlicher Behandlung.

9.2 Biographie und Verlauf der Abhängigkeit

9.2.1 Verlaufsformen

Zum besseren Verständnis der drogenabhängigen Patienten und zu deren Behandlung sind Grundkenntnisse über typische biographische Merkmale und Verlaufscharakteristika nötig.

In den meisten Fällen ist Drogenabhängigkeit ein sechs bis fünfzehn Jahre dauerndes Durchgangsstadium einer fundamentalen Entwicklungsstörung. Danach findet der größte Teil der Abhängigen in ein mehr oder weniger geordnetes Leben zurück. Die Faktoren sind unterschiedlich, sei es durch Therapie oder durch „maturing out", das heißt, ein allmähliches Nachreifen. Vor diesem Hintergrund sind ärztliche Maßnahmen gerechtfertigt, die auf Schadensminderung während der Zeit der Drogenabhängigkeit abzielen. Diese Maßnahmen sollen soziale Ausgrenzung, schwere körperliche Erkrankungen und vorzeitigen Tod verhindern.

Nach dem Grad der sozialen Integration lassen sich drei typische Verlaufsformen abgrenzen:

- Der erste Typus ist sozial vollständig unauffällig, regelmäßig berufstätig und ohne körperliche Schäden. Meist findet sich gehobenes akademisches oder künstlerisches Ausbildungsniveau. Der intravenöse Heroinkonsum beginnt immer erst nach abgeschlossener Berufsausbildung und beruflicher Etablierung. Bei sehr guten finanziellen Verhältnissen ist immer genügend Heroin und steriles Injektionsbesteck vorhanden. Der Kauf findet nur über Privatdealer statt. Wie groß diese Szene ist, läßt sich schwer schätzen, da diese Abhängigen selten in Arztpraxen oder Krankenhäusern auftauchen.

- Der zweite Typus ist durch wechselnde soziale Integration und Berufstätigkeit gekennzeichnet: Meist ist ein Schulabschluß erreicht und anschließend wenigstens eine Ausbildung abgeschlossen worden. Diese Abhängigen pendeln ständig zwischen Phasen leidlicher Integration und dem Absturz in die Drogenszene. Unterschiedlich schwere körperliche Erkrankungen treten auf. Relativ häufig haben sie sich einer oder mehrerer Langzeittherapien unterzogen.
- Der dritte Typus hat entweder keinen Schulabschluß oder keine abgeschlossene Berufsausbildung. Der intravenöse Drogenkonsum beginnt sehr früh, im 13. bis 15. Lebensjahr. Sie leben überwiegend auf der offenen Drogenszene, haben meist mehrere Gefängnisaufenthalte oder den Maßregelvollzug hinter sich. Sie sind körperlich schwer geschädigt und stellen das Hauptkontingent der HIV-infizierten Drogenabhängigen.

9.2.2 Herkunft

Nach einer Untersuchung von Uchtenhagen an 248 Drogenabhängigen zeigt sich eine Häufung stigmatisierender Faktoren im Herkunftsmilieu [9]: 55% stammen aus einer unvollständigen Familie, 27% hatten Ersatzeltern, 32% hatten Heimerfahrung. In 50% der Fälle fand sich mindestens ein süchtiger Elternteil. Auch die äußerlich vollständigen und geordnet erscheinenden Elternhäuser sind bei genauerer Betrachtung durch Gleichgültigkeit, Verwöhnung, gefühlsmäßige Unberechenbarkeit gegenüber den Kindern charakterisiert. Besonders häufig wird von den Drogenkonsumenten die Unzugänglichkeit des Vaters beklagt. Drogenkonsumenten verlassen im Durchschnitt ihr Elternhaus 4,5 Jahre früher als ihre Altersgenossen.

Die Ausbildungs- und Arbeitssituation ist im Vergleich zu einer Kontrollgruppe durch schlechtere Schulausbildung und den häufigen Abbruch der danach begonnenen Ausbildung – 66% brechen die erste Ausbildung ab – gekennzeichnet. Die Hälfte der Drogenkonsumenten hat keinen Berufsabschluß.

9.2.3 Geldbeschaffung

Der durchschnittliche Tagesbedarf für Heroin beläuft sich auf 100 bis 300 DM. Der finanzielle Bedarf ist abhängig vom aktuellen Tagespreis für Heroin, von der injizierten Menge und von günstigen oder ungünstigen Beschaffungsmöglichkeiten. Das „Szene-Pack“ – die für den Endverbraucher abgepackte Menge – enthält J Gramm gestrecktes Heroin und kostet durchschnittlich 50 DM. Bei 120 000 Drogenabhängigen und einem durchschnittlichen Tagesbedarf von 150 DM müssen also in der BRD täglich 18 Millionen DM durch Dealen, Einbruch, Betrug, Überfall und Prostitution „erwirtschaftet“ werden. Nach Untersuchungen des Bundeskriminalamts begeht jeder Drogenabhängige im Durchschnitt pro Tag vier Straftaten. 34% der Einbruchsdelikte und 40% der Autodiebstähle werden durch Drogenabhängige begangen.

50 bis 80% der weiblichen Drogenabhängigen und 10% der männlichen Dro-

genabhängigen finanzieren gelegentlich oder langfristig ihren Drogenkonsum durch Prostitution. Sie sind in außergewöhnlichem Maße Demütigungen, Gewalt und Beraubung durch Freier ausgesetzt. Unter den Freiern ist bekannt, daß Drogenabhängige keine Anzeige erstatten, aus Angst, sich dabei selbst der polizeilichen Verfolgung auszusetzen. Da sie allein und auf sich selbst gestellt anschaffen gehen, fehlt ihnen auch der Schutz, den das professionelle Prostitutionsmilieu seinen Mitgliedern gegenüber Freiern bietet. Wer die desolate, oft abstoßende körperliche Verfassung der drogenabhängigen Prostituierten aus der Arztpraxis kennt, fragt sich, wie man angesichts dieses Verfalls etwas anderes als Erbarmen empfinden kann. Die Freier dieser Frauen und Männer sind selbst Randexistenzen, die weniger sexuelle Befriedigung suchen als vielmehr das Gefühl, Macht über jemand anderen zu haben, der sich noch schlechter zur Wehr setzen kann als sie selbst. So wird zum Beispiel die Drogenabhängige, die zunächst noch auf Kondombenutzung besteht, im Verlauf des Abends wiederholt aufgesucht, bis sie unter dem Druck des beginnenden Entzugs schließlich doch noch auf ungeschützten Verkehr eingeht, um endlich die letzten noch fehlenden 50 DM zu erhalten.

9.2.4 Gefängnis und Maßregelvollzug

Der überwiegende Teil der in der offenen Drogenszene Lebenden hat eine oder mehrere Gefängnisstrafen wegen Verstößen gegen das Betäubungsmittelgesetz oder Beschaffungsdelikte hinter sich. Durchschnittlich sind in der BRD 4500 Drogenabhängige in Haft. Sie stellen 10% der Inhaftierten.

In allen Vollzugsanstalten sind ausreichend Heroin und andere Drogen erhältlich. Überaus knapp sind Spritzen und Nadeln. Dies führt dazu, daß bis zu zwanzig Abhängige über Monate die gleiche Spritze, die gleiche Nadel oder die scharf gefeilte Kugelschreibermine zur Injektion gemeinsam benutzen müssen. Das Gefängnis ist damit heute zu dem Ort geworden, an dem man eine HIV-Infektion am schwersten verhindern kann.

Sofern eine Strafaussetzung auf Bewährung ausscheidet, kann nach § 35ff. BtMG bei Freiheitsstrafen oder Strafresten von unter zwei Jahren die Vollstreckung ausgesetzt werden, wenn der Drogenabhängige sich einer Therapie unterzieht („Therapie statt Strafe"). Die Strafe muß verbüßt werden, wenn die Therapie nicht angetreten oder vorzeitig abgebrochen wird. Der innere Widerspruch einer solchen Maßnahme liegt auf der Hand. Welcher Mensch läßt sich zwangsweise mit seinen Konflikten konfrontieren? Entsprechend sieht die Wirklichkeit aus: Mit solchen „Fünfunddreißigern" sind circa zwei Drittel der 3000 Therapieplätze belegt. Die Abbruchrate liegt um 70%, der Rest schmuggelt sich unauffällig und unberührt durch die Zwangstherapie. Während bisher aber nur Abstinenztherapien als Strafalternative galten, gehen Richter zunehmend dazu über, auch eine Methadonsubstitution als Therapie zuzulassen. Dies führt die behandelnden Ärzte in eine berufsfremde Situation: Sie müßten bei vorzeitigem Therapieabbruch ihre Patienten der zuständigen Vollstreckungsbehörde melden, damit der Patient per Haftbefehl zum Antritt der Reststrafe geholt werden kann. Eine der vielen Ungereimtheiten in der Umbruchsituation, in der sich die Suchttherapie zur Zeit befindet.

Nach § 65 StGB kann der Richter bei Drogenabhängigen neben einer Freiheitsstrafe als Maßregel der Besserung eine Unterbringung in einer Entziehungsanstalt anordnen, wenn die Gefahr besteht, daß sie aufgrund ihrer Sucht erhebliche rechtswidrige Taten begehen werden. Solche Aufenthalte in geschlossenen Anstalten finden sich oft in der Vorgeschichte der Patienten.

9.2.5 Prognostische Faktoren

Zur Abschätzung der Prognose und der Chancen einer sozialen und beruflichen Rehabilitation können einige biographische Merkmale dienen (Tab. 9-1). Zwar zeigt die Lebenswirklichkeit immer wieder überraschende Abweichungen, dennoch geben diese Faktoren ein ungefähres Bild und schützen Arzt und Patient vor übertriebenen Erwartungen.

Tabelle 9-1 Prognostische Faktoren.

prognostisch ungünstig	**prognostisch günstig**
Heimerziehung, Herkunft aus „broken home", kein Schulabschluß, keine Arbeitsversuche	Schulabschluß, Berufsausbildung, Arbeitsversuche
häufige Haftstrafen, Kriminalität vor Beginn der Abhängigkeit	längerdauernde Partnerschaften, drogenfreier Partner, Versorgung von Kindern
lange Periode wohnungslos	eigene Wohnung
keinerlei Kontakte zum Drogenhilfssystem	Langzeittherapien
schwere seelische und körperliche Erkrankungen	Fehlen lebensbegrenzender Erkrankungen

9.3 Psychische Störungen

Eine psychopathologisch definierte „Suchtpersönlichkeit" gibt es nicht. Ätiologisch können in unterschiedlichem Ausmaß Störungen der Persönlichkeit oder des sozialen Milieus für die Suchtauslösung wirksam werden. In Gesellschaften mit Ausgrenzung von Bevölkerungsgruppen, z.B. von ethnischen Minderheiten in den Großstadt-Ghettos der USA, wird die soziale Perspektivlosigkeit nachhaltiger zum Drogenkonsum beitragen als die psychische Störung des Individuums. In Gesellschaften mit Chancengleichheit fallen Persönlichkeitsstörungen als disponierender Faktor mehr ins Gewicht.

Entsprechend finden sich je nach Herkunftsland und Auswahl der untersuchten Gruppe unterschiedliche Angaben über Häufigkeit und Schwere psychiatrischer Begleiterkrankungen neben der Drogenabhängigkeit. Eine Gruppe Drogenabhängiger, die der Klientel des niedergelassenen Arztes am ähnlichsten ist, haben Rösinger und Gastpar untersucht [8]: Es handelt sich um 128 Opiatabhängige, die im Rahmen der substitutionsgestützten Rehabilitation in NRW behandelt wurden. Neben der Drogenabhängigkeit weisen 80% der Untersuchten mindestens eine psychiatrische Erkrankung auf. Die Hälfte ist so schwer gestört, daß eine spezielle Behandlung indiziert ist. In der überwiegenden Zahl handelt es sich dabei um sehr frühe Störungen: Borderline-Strukturen und narzißtische Persönlichkeitsstörungen, daneben charakterlich fixierte neurotische Deformierungen wie infantile, asthenische und hysterische Persönlichkeiten. Weniger häufig sind gutstrukturierte neurotische Fehlhaltungen, überwiegend in Form einer Depression oder Angstneurose. Darüber haben bis zu 10% der stationär psychiatrisch behandelten Drogenabhängigen eine Psychose. Diese Daten bestätigen sich in den Praxen der substituierenden Ärzte. Der Behandlungsverlauf wird wesentlich durch die psychische Grundstörung beeinflußt.

Bei den ersten Kontakten mit dem Patienten wird meist nicht deutlich, mit welcher Störung zu rechnen ist. Die uniforme Fixer-Mentalität, das heißt, die in vielen Jahren auf der Szene eingeübte Verhaltens- und Ausdrucksweise, verdeckt den tatsächlichen Hintergrund der Persönlichkeit. Die Substitution legt in den ersten Wochen diese „Schutzschicht" frei:

Im einfachsten Fall zeigt sich das Verhaltensspektrum eines *„unkomplizierten" Süchtigen*: Anspruchshaltung, Ungeduld, Selbstbezogenheit, Unfähigkeit, zu warten, Großspurigkeit, Maßlosigkeit bezüglich Zeit, Geld und Anforderungen an sich und andere. Dies läßt sich in der Regel ohne zusätzliche therapeutische Maßnahmen beherrschen, indem Arzt und Drogenberater immer wieder klare Grenzen ziehen, angemessene Forderungen stellen und dem Patienten unermüdlich die Realität spiegeln. In solchem Setting findet dann eine Nachreifung statt. Mit zunehmenden Erfolgen bei der Bewältigung der Alltagsprobleme wachsen Selbstsicherheit und ein realistisches Selbstwertgefühl, das die „coole" Großspurigkeit überflüssig werden läßt.

Im zweiten Fall tauchen neben den eben genannten Eigenschaften *neurotische Verhaltensstörungen* auf, die nach Stabilisierung der sozialen Verhältnisse einer psychotherapeutischen Behandlung bedürfen.

Im dritten Fall wird eine *Borderline-Störung* freigelegt. In den ersten Gesprächen – noch unter Heroin-Wirkung – hinterlassen diese Patienten oft einen relativ unauffälligen, geordneten, zielgerichteten und handlungsfähigen Eindruck. Mit Beginn der Substitution sind sie nicht mehr wiederzuerkennen: Sie produzieren in rascher zeitlicher Reihenfolge die unterschiedlichsten Störungen und Verhaltensauffälligkeiten. Eine Woche lang befinden sie sich in schwer einfühlbarer ängstlicher Panik, anschließend planen sie euphorisch ihre Zukunft. Kurz darauf wirken sie psychotisch gestört mit paranoiden Symptomen. Unvermittelt zeigen sie sich dann kleinkindhaft anhänglich und distanzlos, kurz darauf wieder kontaktarm, schweigsam und mißtrauisch in sich zurückgezogen und anschließend einige Tage depressiv verstimmt. Äußere Gründe für diese abrupten Wechsel sind nicht erkennbar. Dieses Chaos ist Ausdruck schwerer Strukturdefekte im Bereich von Selbst und Ich. Das Ich nimmt die innere und äußere Wirklichkeit wahr. Es vermittelt zwischen beiden Bereichen und zieht Grenzen. Es garantiert ein Handeln, in dem Triebwünsche in Einklang mit den Bedingungen der Außenwelt und den internalisierten Normen erfüllt werden. Das Selbst reguliert Gefühle des eigenen Werts und der Achtung vor sich selbst. Es verleiht ein stabiles Selbstwertgefühl, und zwar unabhängig von äußeren Bestätigungen. Die Heroin-Injektion „heilt" die schwerwiegend gestörte Funktionsfähigkeit beider Strukturen. Der „Kick" bescherte für jeweils kurze Zeit ein Gefühl der Ich-Stärke und der eigenen Großartigkeit. Die orale Gabe des Methadons kann diesen „Kick" nicht bieten. Die fehlende innere Regulierung wird sichtbar: Ein Ich, zu schwach, um zwischen impulsiven Triebansprüchen und den Anforderungen der Außenwelt zu vermitteln, wird durch die Heroinwirkung vor dem drohenden Zerfall bewahrt. In der anflutenden Euphorie und Sedierung wird einerseits der Triebdruck gemindert, andererseits die Illusion gewaltiger Stärke vorgetäuscht. Das fehlentwickelte oder fragmentierte Selbst, das bei alltäglichen Versagungen mit unerträglichen Entwertungs- und Vernichtungsgefühlen droht, wird so zur Selbstwert-spendenden Struktur komplettiert.

Diese Patienten haben nur mit Drogen die inneren Stürme der Pubertät ohne psychotische Dekompensation überstehen können. Unter gelassener, wohlwollend akzeptierender Begleitung durch Arzt und Drogenberater beruhigt sich allmählich das chaotische Geschehen. Die Heftigkeit der Stimmungs- und Gefühlsschwankungen läßt nach, die einzelnen Phasen sind nicht mehr so heftigem Wechsel unterworfen, bizarre Verhaltensweisen verlieren sich, kleinere konkrete Aufgaben werden bewältigt. Schließlich stabilisieren sich diese Patienten auf einem bestimmten Niveau, überraschen aber immer wieder mit kurzfristigen Zusammenbrüchen bei vergleichsweise geringen Kränkungen und Zurückweisungen. Mit den stufenweise zunehmenden Anforderungen und der Selbstkonfrontation innerhalb einer Abstinenztherapie sind diese Patienten von ihren inneren Möglichkeiten her völlig überfordert.

Im vierten Fall trifft man auf diejenigen, die ohne Heroin sofort *psychotisch* dekompensieren. In ihrer Vorgeschichte finden sich fast immer Aufenthalte in geschlossenen psychiatrischen Abteilungen. Diese Gruppe muß mit beginnender Substitution gleichzeitig neuroleptisch behandelt werden. Wegen der mangelhaften Compliance empfiehlt sich die intramuskuläre Injektion von Depot-Neuroleptika (z.B. Fluanxol® Depot).

9.4 Therapie der Abhängigkeit

Voraussetzung für eine regelmäßige ärztliche Behandlung ist die Loslösung des Abhängigen aus dem Drogen- und Geldbeschaffungskreislauf. Drei Möglichkeiten stehen zur Verfügung:
- Motivation zu einer Langzeittherapie mit dem Ziel der Abstinenz
- Abstinenz mit Unterstützung durch Opiat-Antagonisten
- Substitutionsbehandlung mit Methadon oder Kodein

Alle drei Möglichkeiten sollten dem Patienten realistisch vorgestellt werden.

9.4.1 Traditionelle Abstinenztherapie

Bei einem Drogenkonsumenten, der sich mit HIV infiziert hat, besteht nicht automatisch eine Indikation zur Substitutionsbehandlung. Ist der Immunstatus gut (CD4-Lymphozyten 800–1300), so kann davon ausgegangen werden, daß der Infizierte lange Jahre beschwerdefrei leben wird. Aus dieser Perspektive ist eine Abstinenztherapie anzustreben. Gerade die Konfrontation mit einer zwar begrenzten, aber dennoch langen Überlebenszeit läßt bei einigen Patienten den Wunsch aufkommen, in der verbleibenden Zeit abstinent zu leben. In diesen, sicher nicht sehr häufigen Fällen sollte die bestehende Motivation bestärkt werden. Mit Hilfe einer Drogenberatungsstelle ist die Abstinenz über den stationären Entzug mit anschließender ambulanter oder stationärer Langzeittherapie anzustreben.

9.4.2 Abstinenztherapie mit Naltrexon

Ein kleiner Teil der Drogenabhängigen wird weder die Langzeittherapie noch die Substitutionsbehandlung wählen. Sie möchten drogenfrei leben, trauen sich dies aber aufgrund ihrer bisherigen Erfahrungen mit sich selbst nicht zu. Für diese Patienten lohnt sich ein Versuch mit dem langwirkenden Opiat-Antagonisten Naltrexon (Handelsname Nemexin®). Prinzip der Therapie ist der ambulante oder stationäre Entzug von Opiaten und die regelmäßige Einnahme des Opiat-Antagonisten, der die Injektion von Opiaten nutzlos macht, da diese ihre Wirkung nicht entfalten können. Voraussetzung dafür ist aber der abstinenzwillige, kooperative Patient.

Geeignet für diesen Therapieversuch sind am ehesten Patienten, die äußerlich in einer stabilen Situation leben, keine Polytoxikomanie aufweisen und in ihrer Vorgeschichte eine gewisse soziale Stabilität erkennen lassen.

Naltrexon ist ein Opiat-Antagonist ohne Morphin-agonistische Wirkungen. Die hohe, langanhaltende Affinität zu den Opiat-Rezeptoren verhindert die Wirkung jedes oral oder intravenös applizierten Opiats in üblicher Dosierung. 50 mg Naltrexon blockieren für 24 Stunden die Wirkung von 25 mg reinem Heroin. Kontraindikation: schwere Leberinsuffizienz und akute Hepatitis.

Vor Beginn der Therapie muß der Patient sieben bis zehn Tage opiatfrei sein. Dies ist entweder durch stationären Entzug oder ambulanten Entzug mit täglichen Urinkontrollen zu erreichen. Um bei der ersten Verabreichung kein akutes Entzugssyndrom auszulösen, muß vorher ein Test mit einem kurzdauernden Opiat-Antagonisten durchgeführt werden: Dies geschieht durch die intravenöse Injektion von 0,5 ml Naloxon (Narcanti®). Zeigt sich nach 30 Sekunden kein Entzugssymptom, werden durch die liegende Nadel weitere 1,5 ml Naloxon intravenös appliziert. Stellt sich dann 30 Minuten lang keine Entzugssymptomatik ein, kann mit der Gabe von Naltrexon (Nemexin®) begonnen werden. Üblicherweise verabreicht man montags und mittwochs je 100 mg Naltrexon (2 Tbl.), und freitags 150 mg (3 Tbl.).

Parallel zu dieser Therapie ist zumindest in den ersten drei Monaten eine psychotherapeutische Begleitung nötig. Der Patient hat in dieser Zeit die Depression und Dysphorie des seelischen Entzugs zu ertragen. Unter Umständen sind dem Patienten allabendliche Besuche bei den Gruppen der Anonymous Narcotics zu empfehlen.

Da die Therapie mit Naltrexon nicht zur Leistungspflicht der Krankenkassen gehört, muß vor Beginn von der betreffenden Kasse eine Kostenübernahme eingeholt werden. Dabei sollte der Modus der Therapiedurchführung (kontrollierte Einnahme in der Praxis) und die Art der psychosozialen Begleittherapie kurz dargestellt werden.

9.4.3 Methadonsubstitution

Pharmakologie von Methadon

Methadon ist ein vollsynthetisch hergestelltes Racemat aus rechts- und linksdrehendem 4,4-Diphenyl-6-Dimethylamino-3-Heptanon. Nur die linksdrehende Form ist biologisch wirksam. In der Bundesrepublik ist nicht das racemische Gemisch, sondern nur das reine L-Isomer unter dem Handelsnamen L-Polamidon® im Handel. L-Polamidon® ist also doppelt so wirksam wie Methadon.

Die Substanz besitzt eine hohe enterale Absorption. Die Bioverfügbarkeit bei oraler Gabe beträgt 70 bis 95%. Im Gegensatz zu Morphin gibt es keinen „first pass effect". Es findet eine rasche Verteilung im Organismus statt. Es tritt in die Muttermilch über und passiert die Plazenta. Methadon wird in Leber, Muskel, Fettgewebe, Niere, Milz und Lunge mit intensiver Bindung gespeichert, weshalb es zu einem verzögert einsetzenden Entzugssymptom kommt. Die fehlende Einnahme an einem Tag wird deshalb gut vertragen.

Der Abbau geschieht durch das Leberenzym Zytochrom P 450. Dies ist bedeutsam für Interaktionen mit anderen Medikamenten. Durch die lange Halbwertzeit (15–60 Stunden) im Vergleich zu anderen Opiaten ist Methadon besonders geeignet zur Substitution, da eine einmalige tägliche Einnahme ausreicht. Methadon ist äquianalgetisch dem Morphin, besitzt aber eine sehr viel geringere sedative Wirkung. Aufmerksamkeit, Reaktionszeit und Konzentrationsfähigkeit werden nicht eingeschränkt. Oral verabreicht fehlt dem Methadon eine euphorisierende Wirkung. Der „Heroinhunger" wird ausgezeichnet gedämpft. Wegen der großen Affinität zu den Opiat-Rezeptoren ist eine gleichzeitige Heroin-Injektion wirkungslos.

Als Nebenwirkungen können Atemdepression, Schwitzen und Obstipation auftreten. Selten sind Erbrechen, Spasmen der glatten Muskulatur, Bronchospasmen, Blasenentleerungsstörungen, Schwindel und Kopfschmerzen. Die Schwere dieser Nebenwirkungen ist nicht nur dosisabhängig, sondern variiert individuell. Eine lebensgefährliche Atemdepression kann in Kombination mit Alkohol, Barbituraten und Tranquilizern auftreten, ebenso beim verzweifelten Hochdosieren mit Heroin, um neben dem Methadon doch noch einen „Kick" zu erreichen. Dabei sind Patienten mit einer hohen Dosis Methadon besser

Tabelle 9-2 Interaktionen mit anderen Medikamenten.

Beschleunigter Methadonabbau	Verzögerter Methadonabbau
– Rifampicin	– Cimetidin
– Phenytoin	– Chinidin
– Phenobarbital	– β-Blocker
– Carbamazepin	– Antidepressiva
	– Antimykotika
	– Antiarrhythmika
	– Kontrazeptiva

gegen die atemdepressiven Gefahren des Beikonsums geschützt. Die Toleranzentwicklung bezüglich der atemdepressiven Wirkung wächst nämlich mit der Dosis exponentiell an.

Es gibt einige für die medikamentöse Therapie bedeutsame Interaktionen mit anderen Substanzen (Tab. 9-2).

Betäubungsmittelgesetz und NUB-Richtlinien

Voraussetzungen, Durchführung und Kostenübernahme der Methadonsubstitution sind durch betäubungsmittelrechtliche und kassenarztrechtliche Vorschriften geregelt. Nach dem Betäubungsmittelgesetz (BtMG) ist die Verschreibung und Verabreichung von Betäubungsmitteln im Rahmen der ärztlichen Behandlung nur dann gestattet, wenn deren Anwendung begründet ist. Im Fall eines HIV-infizierten Drogenabhängigen ist also die Behandlungsnotwendigkeit der körperlichen Erkrankung bei fehlender Motivation zur Abstinenztherapie in der Regel eine Begründung für die Substitution.

Die betäubungsmittelrechtlichen Vorschriften für die Methadonsubstitution sind in Tabelle 9-3 zusammengefaßt. Sie gelten ab dem 1.1.1993.

Tabelle 9-3 BTM-rechtliche Vorschriften für die Methadonsubstitution.

- Begleitung durch eine kontinuierliche Psycho- und Sozialtherapie
- BTM-Rezepte dürfen nur durch Arzt oder ärztliches Hilfspersonal in der Apotheke eingelöst werden
- tägliche Verabreichung in einer zur parenteralen Anwendung nicht mehr verwendbaren Form unter ärztlicher Aufsicht
- an Wochenenden, Feiertagen und häuslicher Pflegebedürftigkeit Vergabe durch eingewiesenes Krankenpflegepersonal
- Urinkontrollen auf Nebengebrauch in unregelmäßigen Abständen
- Nach einjähriger Substitution kann der Arzt einmal pro Woche die Menge für drei Tage dem Patienten mitgeben. Zuvor muß die Zustimmung des Bundesgesundheitsamts eingeholt werden
- Pro Tag können höchstens 150 mg Levomethadon verordnet werden. Pro Rezept können bis zu 1500 mg Levomethadon verordnet werden. Pro Rezept kann der Bedarf bis zu 30 Tagen verordnet werden.

Rezepturbeispiele mit 50 mg Tagesdosis

<table>
<tr><td>L-Polamidon 50 mg
Trpf.-Fl. Nr. 30 (dreißig)
S. Bedarf für 30 Tage
50 mg/die</td><td>bei kontinuierlicher Vergabe durch Arzt oder angelerntes Personal</td></tr>
<tr><td>L-Polamidon 50 mg
Trpf.-Fl. Nr. 22 (zweiundzwanzig)
S. Bedarf für 22 Tage
50 mg/die

L-Polamidon Trpf.-Lsg. 20.0
Orangensaft ad 40.0
M. f. sol.
Div. i. part. equ. Nr. 2 (zwei)
50 mg Levometh./20 ml
S. Bedarf für 2 Tage
20 ml/die</td><td>1. Jahr der Substitution
Mo – Fr in Praxis
Sa./So. durch angelerntes Personal</td></tr>
<tr><td>L-Polamidon 50 mg
Trpf.-Fl. Nr. 18 (achtzehn)
S. Bedarf für 18 Tage
50 mg/die

Datum der drei Tage
L-Polamidon Trpf.-Lsg. 30.0
Orangensaft ad 60.0
M. f. sol.
Div. i. part. equ. Nr. 3 (drei)
50 mg Levometh./20 ml
S. Bedarf für 3 Tage
20 ml/die
Mit Zustimmung der Landesbehörde</td><td>nach einem Jahr
Mo – Do in Praxis
Fr./Sa./So. mit Rezept</td></tr>
<tr><td>Barbara Beispiel
Fliegerstr. 15
1000 Berlin 31
16.1.93
Nur zur Vorlage beim Arzt

Frau Beispiel wird von mir mit
L-Polamidon (50 mg/die) substituiert.
Gültigkeit bis 16.2.93

Dr. A. Exempel
Kantstr. 10
1000 Berlin 12 Unterschrift</td><td>BTM-Rezept für Urlaubszeiten
(bis 30 Tage)</td></tr>
</table>

Seit dem 1.10.1991 regeln bundesweit die NUB-Richtlinien zur Methadon-Substitutionsbehandlung das praktische Vorgehen durch den Kassenarzt. Nach diesen Richtlinien haben die einzelnen Kassenärztlichen Vereinigungen jeweils für ihren Bereich eine Methadon-Kommission eingerichtet. Sie entscheidet über die Zulassung des einzelnen Arztes zur Substitutionsbehandlung, die inzwischen den Status einer genehmigungspflichtigen Leistung erhalten hat. Die Kommission berät während der laufenden Substitutionsbehandlung den substituierenden Arzt und entscheidet über die Kostenübernahme aller jener Substitutionen, die nicht primär im Indikationskatalog genannt sind. Vor der ersten Substitutionsbehandlung muß also ein Antrag auf Zulassung gestellt werden. Der Beginn jeder Substitutionsbehandlung muß der Krankenkasse und der KV-Kommission schriftlich mitgeteilt werden.

Kontraindikationen

Es gibt Kontraindikationen der Methadonsubstitution, die sich aus der Substanzwirkung oder der Person des Abhängigen ergeben (Tab. 9-4). Bei den personenbezogenen Kontraindikationen handelt es sich um allgemein anerkannte Vereinbarungen aufgrund der bisherigen Erfahrungen. Im Einzelfall können Konstellationen vorliegen, in denen trotz dieser Ausschlußmerkmale eine Substitution medizinisch geboten sein kann.

Tabelle 9-4 Kontraindikationen für Methadonsubstitution.

Durch Methadonwirkung begründet
- erhöhter Hirndruck
- Erkrankungen, bei denen eine Dämpfung des Atemzentrums vermieden werden muß
- akute hepatische Porphyrie

Relative Kontraindikation:
- Hyperthyreose
- Colitis ulcerosa
- Pankreatitis

Durch Person und Biographie begründet
- Alter < 20 Jahre
- kurzzeitige Heroinabhängigkeit
- phasenweise Heroinabhängigkeit
- echte Polytoxikomanie

Eine echte Polytoxikomanie liegt nur dann vor, wenn langjährig wahlloser Konsum aller Drogen ohne Präferenz für Heroin bestand. Der heute übliche Mehrfachkonsum zur Überbrückung von Beschaffungsengpässen beim Heroin stellt keine Kontraindikation dar.

Ziele der Substitutionsbehandlung

Das Ziel der Substitution ist zunächst Schadensminderung. Die illegalen Bedingungen des Heroin-Gebrauchs wirken krankheitsverursachend und -verschlim-

Tabelle 9-5 Ziele der Substitution.

- Behandlung körperlicher und seelischer Erkrankungen
- Lösung aus der Drogenszene
- Trennung von drogenabhängigen Partnern
- Entkriminalisierung
- Klärung der strafrechtlichen Situation
- fester Wohnsitz
- Schuldenregulierung
- Versorgung von eigenen Kindern
- berufliche Neuorientierung
- Aufbau neuer sozialer Bezüge und Partnerschaften
- Übergang zu Abstinenz

mernd. Durch die Substitution werden unmittelbar drohende körperliche, seelische und soziale Schäden verhindert. Je nach Grad der Erkrankung ist aber auch ein suchttherapeutisches Ziel mit der Substitution verbunden (Tab. 9-5).

Handhabung der Substitution in der Praxis

Im Erstgespräch mit dem Patienten sollte zunächst geprüft werden, ob eine Indikation vorliegt, ob man persönlich mit diesem Patienten eine langjährige therapeutische Beziehung eingehen kann und welcher Drogenberater zur Betreuung bereit ist. In einem zweiten Termin erhebt man den medizinischen Befund und eine biographische Anamnese mit den in Tabelle 9-6 genannten Schwerpunkten.

Danach werden mit dem Drogenberater die therapeutischen Ziele, die vorläufige Dauer der Substitution und die psychosoziale Betreuung abgestimmt. Für die Substitution HIV-infizierter Drogenabhängiger ist kein gesonderter Antrag vorgeschrieben.

Vor Beginn der Substitution wird die KV-Kommission und die Krankenkasse benachrichtigt. Gleichzeitig unterzeichnen Drogenberater, Patient und Arzt den Behandlungsvertrag. In diesem Vertrag werden Abgabemodalitäten, vorläufige Dauer der Substitution, Form der Betreuung, Abbruchgründe und Ziele der Behandlung festgehalten. Anschließend erhält der Patient ein ärztliches Attest, auf dem die tägliche Dosis und die Abgabemodalitäten vermerkt werden. Dieses

Tabelle 9-6 Biographische Anamnese.

- Kindheit/Elternhaus
- Ausbildung/Berufsleben
- Partnerschaften/Kinder/außerszenische Kontakte
- detaillierte Drogenkarriere mit Therapien
- Haftstrafen, Maßregelvollzug
- aktuelle Verhältnisse (Wohnung, Schulden, strafrechtliche Situation)

Attest hat er in seiner Brieftasche leicht auffindbar aufzubewahren. Es dient zur Information anderer Kollegen, z.B. bei Unfällen, Verhaftungen oder bei stationären Aufnahmen.
Die Anfangsdosis wird nach folgender Faustformel ermittelt:

tägliche Heroinmenge in mg/30 = L-Polamidon® in mg

Der Patient gibt zum Beispiel an, er habe 1 g pro Tag gespritzt. Das ergibt 1000 mg/30 = 33 mg Polamidon pro Tag. Ausgehend von dieser Dosis sollte dann in der ersten Woche eine Dosisanpassung in Absprache mit dem Patienten erfolgen: Zeigt der Patient Entzugssymptome in den ersten 24 Stunden, sollte täglich in 5-mg-Schritten höherdosiert werden. Ist der Patient mit der errechneten Anfangsdosis überdosiert (Schwindelgefühl, Konzentrationsstörungen, „leerer Kopf"), sollte die Dosis in 5-mg-Schritten reduziert werden. Der Patient darf auf keinen Fall zu knapp dosiert sein, so daß er unter latentem Heroinhunger leidet. Er soll ja innerlich frei sein für die Aufgaben, die ihm gestellt sind.

Die gefundene Dosis bleibt oft jahrelang unverändert. Nur bei körperlichen Erkrankungen und bei psychischen und sozialen Streßsituationen kann sich der Bedarf erhöhen. Klagt also ein Substituierter plötzlich über Entzugserscheinungen im Verlauf von Streßsituationen oder neuen Erkrankungen, dann sollte man sich von den Angaben des Patienten bei der neuen Dosisfindung leiten lassen. Vorsicht ist nur geboten, wenn bei einer Fülle unerledigter Probleme und Konflikte ständig nach Höherdosierung verlangt wird. Andererseits erfüllen Substitutionen, in denen ständig um die Dosierung gekämpft wird, sicher nicht ihren Zweck.

Urinkontrollen

In unregelmäßigen Zeitabständen wird der Urin des Patienten kontrolliert. Das Screening umfaßt mehrere Substanzen (Tab. 9-7).

Bei Verdacht empfiehlt sich auch die Bestimmung des Blutalkoholspiegels, um das Ausmaß des Beigebrauchs zu objektivieren.

Um Manipulationen der Urinproben zu begegnen, sind bei Arzt und Personal einige Grundkenntnisse notwendig (Tab. 9-8).

Um fruchtlose Diskussionen über angeblich einmalige Rückfälle abzukürzen, ist die Kenntnis der durchschnittlichen Nachweisdauer verschiedener Substanzen nach einmaligem Gebrauch notwendig (Tab. 9-9).

Tabelle 9-7 Im Urin kontrollierte Substanzen.

- Polamidon (zur Kontrolle, ob Urin vom Patienten)
- Heroin
- Kokain
- Barbiturate
- Tranquilizer
- Amphetamine

Tabelle 9-8 Maßnahmen gegen manipulierte Urinkontrollen.

- Urinkontrolle immer unregelmäßig und unangekündigt, sonst wird „sauberer" Urin mitgebracht
- Kontrolle, ob der frische Urin Körpertemperatur hat
- Kontrolle auf Zusatz verfälschender Substanzen:
  Urin trübe: Flüssigseife beigefügt, verhindert Nachweis von Benzodiazepinen und Barbituraten
  Urin-pH > 7: Bleichmittel, Augentropfen beigefügt, verhindert Nachweis aller Substanzen
  spezifisches Gewicht >1030: NaCl beigefügt, verhindert Nachweis von Kokain, Opiaten, Amphetaminen

Tabelle 9-9 Nachweisdauer von Drogen/Medikamenten.

Amphetamine	1–3 Tage
Opiate	1–4 Tage
Kokain	1–2 Tage
Barbiturate	1–7 Tage
Secobarbital	1 Tag
Phenobarbital	7 Tage
Benzodiazepine	1–4 Tage

Die Kontrollen erfolgen im ersten Vierteljahr ein- bis zweimal im Monat. Sind sie regelmäßig negativ, reichen im weiteren Kontrollen alle zwei bis drei Monate. Bei regelmäßigem Nebenkonsum kontrolliert man weiterhin in 14tägigen Abständen. Serien mit mehreren Urinkontrollen im Abstand von wenigen Tagen sind indiziert, wenn der Verdacht auf regelmäßigen Nebenkonsum bestätigt werden soll.

Die Standardausrede beim Nachweis von Opiaten ist der angebliche Genuß von Mohnkuchen oder die Einnahme von kodeinhaltigem Hustensaft. Beides ist also während der Substitution verboten. Die Standardausrede beim Nachweis anderer Substanzen ist die Tablette, die man sich von einem Bekannten wegen Zahnschmerzen hat geben lassen. Die Einnahme unbekannter Tabletten ist ebenfalls verboten. Die Ausreden werden nicht akzeptiert, die gefundenen Substanzen werden als Nebenkonsum gewertet.

Abbruch der Substitution

Ein Abbruch der Substitution mit täglicher Reduktion der Ausgangsdosis um 10% erfolgt in der Regel aus zwei Gründen:
- dauerhafter Nebenkonsum anderer Drogen
- fortgesetztes kriminelles Verhalten

Der gelegentliche Nebenkonsum im ersten Jahr der Substitution und der isolierte Rückfall in späteren Jahren sind kein Anlaß zum Abbruch. In diesen Fällen müssen im Gespräch die auslösenden Faktoren bearbeitet werden. Ein besonderes Problem ist der regelmäßige Beikonsum, der beim Herannahen des Todes beginnt. Wenn die damit verbundene Angst nicht mehr ertragen wird, sollte der Arzt selbst die angstlösenden Substanzen verordnen.

Wird die Substitution beendet, weil Ziele erreicht sind und der Patient sich für ein Leben ohne Methadon gewappnet fühlt, kann das Herunterdosieren auch über einen längeren Zeitraum aufgeteilt werden.

Betreuung während der Substitution

Der Betreuungsaufwand während der Substitution unterliegt je nach Ausgangssituation und Stadium der Behandlung erheblichen Unterschieden. Auch sind je nach Einzelfall der Arzt und der Drogenberater unterschiedlich stark in Anspruch genommen.

In der Regel stehen im ersten Halbjahr existentielle Probleme im Vordergrund. In der darauffolgenden Zeit sollten Lösungsversuche aus problematischen Beziehungen erfolgen und erste Versuche einer beruflichen Integration. In dieser Phase beginnen neue soziale Beziehungen, bei denen der Patient erstmals seine Verhaltensstörungen wahrnimmt. In der stabilisierten sozialen Lage ist es möglich, sich mit Persönlichkeitsstörungen auseinanderzusetzen. In welcher Form dies geschieht und welche Unterstützung hierbei nötig wird, ist von Fall zu Fall verschieden.

Wenn bei Arzt und Drogenberater der Eindruck entsteht, daß der Patient im wesentlichen seine Alltagsprobleme ohne Drogen zu lösen im Stande ist, kann an eine Beendigung der Substitution gedacht werden. Dies wird selten vor Ablauf von drei Jahren erreicht sein. Gemessen an dem Nachreifungsprozeß ist das kein langer Zeitraum. Eine der wichtigsten Aufgaben von Arzt und Drogenberater ist es, den ungeduldigen Patienten eine realistische Zeitplanung ihrer sozialen Rehabilitation zu vermitteln. Oft wünscht der Abhängige schon nach einem halben Jahr die Beendigung der Substitution, obwohl noch keines der geplanten Ziele verwirklicht ist. Das ist aber nicht Ausdruck einer außergewöhnlich raschen Heilung, sondern ein Ausweichen vor dem begonnenen Weg. Die anfänglich großen Erwartungen an die Substitution sind geschrumpft, der Weg der kleinen Schritte ist mühsam. Die Abhängigkeit wird im banalen täglichen Gang zur Arztpraxis viel intensiver erlebt als noch vor einem halben Jahr auf der Szene, wo die spannende „action" bei der Geld- und Drogenbeschaffung für Ablenkung sorgte.

Phasen der Substitution

Unabhängig von der Vielfalt der Charaktere lassen sich bestimmte Phasen in der Substitutionsbehandlung abgrenzen. Je nach körperlicher, seelischer und sozialer Ausgangslage ergeben sich im Einzelfall verschiedene Schwerpunkte. Zur Orientierung der zeitlichen Dimension soll die folgende Einteilung dienen.

Erstes Halbjahr

Im ersten Halbjahr werden akute körperliche Erkrankungen behandelt und eine Therapieplanung chronischer Erkrankungen erstellt. Die Ordnung der sozialen

Situation beginnt mit Wohnungssuche, finanzieller Basisversorgung, Klärung offener Strafverfahren und Schuldenregulierung. Dabei wird erste Alltagsroutine gelernt.

Häufig besteht eine unangemessene Euphorie. Zu Krisen kommt es durch die plötzlich mit großer Heftigkeit eintretende Rückkehr der Gefühle. Dies ist der Hauptgrund für die häufigen Rückfälle in dieser Zeit. Zusätzlich treten erste Enttäuschungen auf, da nicht alles so glatt und reibungslos geht, wie vorgestellt.

Zweites Halbjahr
Im zweiten Halbjahr wird mit begrenzten Arbeitsversuchen ein zeitlich strukturierter Tagesablauf erlernt. Dabei beginnt automatisch eine Konfrontation mit den eigenen Persönlichkeitsdefekten.

Zweites Jahr
Im zweiten Jahr kann eine berufliche Neuorientierung ins Auge gefaßt werden. Es beginnen jetzt Schwierigkeiten mit der Langeweile, da aktive Freizeitgestaltung erst erlernt werden muß. Konflikte mit den neuen Kontaktpersonen treten auf. Regeln des Umgangs mit anderen Menschen müssen mühsam erlernt werden.

Drittes Jahr
Im dritten Jahr entstehen in neuen Partnerschaften Probleme im Bereich der Sexualität. Der Wechsel zwischen Nähe und Distanz im Verhältnis zum Partner muß erlernt werden. Der Umgang mit der Wut, die entsteht, wenn der Partner nicht alle Wünsche erfüllt, schafft erhebliche Probleme. Hier ist oft der Zeitpunkt für gezielte psychotherapeutische Maßnahmen.

Folgende Jahre
In den folgenden Jahren entstehen neue Interessen, ein stabileres Selbstwertgefühl und sekundäre Anpassung an unlösbare seelische Defekte. Der Wunsch, ohne Methadon zu leben, regt sich. Nach dem ausschleichenden Herunterdosieren droht vorübergehend die Gefahr eines schleichenden Wiedereinsetzens des Drogenkonsums über legale Drogen wie Alkohol und Tabletten. Der Kontakt zum Patienten sollte in dieser Zeit nicht abreißen.

Dynamik der therapeutischen Dreier-Konstellationen
Die Substitution spielt sich innerhalb von zwei Drei-Personen-Konstellationen ab: Arzthelferin–Abhängiger–Arzt und Drogenberater–Abhängiger–Arzt. Die besondere Dynamik solcher Konfigurationen kann sinnvoll zu therapeutischen Zwecken genutzt werden oder aber unkontrolliert jeden therapeutischen Fortschritt verhindern. Es ist eine einladende Bühne für alle Beteiligten, eigene unbearbeitete Konflikte auszuagieren. Der Abhängige kann mit seinem Instinkt für die Schwächen seiner Mitmenschen meisterhaft die anderen Beteiligten gegeneinander ausspielen. In Supervisionsgruppen mit substituierenden Ärzten über-

raschen immer wieder die heftigen Gefühle von Wut, Enttäuschung und Mißtrauen, die der Abhängige unter seinen Betreuern auslösen kann.

Die *Arzthelferin*, die überwiegend das Methadon ausgibt, hat in der Substitutionsbehandlung eine bedeutsame Rolle. Ihr berichten die Patienten täglich von ihren Alltagssorgen. Sie gewinnt dadurch oft wertvolle Eindrücke über den Verlauf. Andererseits muß sie sich mit allen Tricks auseinandersetzen, mit denen der Substituierte sich kleine Vorteile zu verschaffen sucht: Die Hälfte der Dosis für den Abend mitzubekommen, bei der Urinprobe ausgelassen zu werden, Tablettenmuster mitzubekommen etc. Die Arzthelferin wird oft ins Vertrauen gezogen bei Problemen, die noch nicht mit dem Arzt besprochen werden, oder aber sie wird zur heimlichen Verbündeten gegen den „strengen Doktor" gemacht. Die Helferin muß von Anfang an über den Zweck der Behandlung aufgeklärt werden, sie darf sich nicht mit den Patienten und deren Wünschen identifizieren. Ideal ist eine Zusammenarbeit zwischen Arzthelferin und Arzt, in der sich beide Seiten wechselseitig auf solche Schwächen aufmerksam machen. Denn oft ist auch der Arzt zu ungewöhnlichen Zugeständnissen geneigt, und die Helferin hält unbeirrt den abgesprochenen Kurs.

Eine längerdauernde klientenzentrierte Zusammenarbeit zwischen *Arzt und Drogenberater* ist für Angehörige beider Berufsgruppen ein unbekanntes Arbeitsfeld. Gegenseitige Vorurteile sind abzubauen. Der berufsspezifisch unterschiedliche Umgang mit der Erkrankung muß wechselseitig akzeptiert werden. Arzt und Drogenberater müssen ihr jeweiliges fachliches Können als Teil einer erfolgreichen Substitutionstherapie verstehen lernen.

Eine zusätzliche Schwierigkeit ergibt sich aus dem Umstand, daß bei dieser Form der Behandlung ein suchtstillendes Mittel an den Patienten verabreicht wird. Während bei der traditionellen Abstinenztherapie für alle Beteiligten die Forderung der Abstinenz als therapeutische Basis gilt, ist das Setting der methadongestützten Behandlung doppelgesichtig: Arzt und Drogenberater stellen einerseits therapeutische Anforderungen und versorgen andererseits gleichzeitig mit Opiaten. Die praktische Erfahrung zeigt, daß der Drogenabhängige dazu tendiert, diese Situation leicht mißzuverstehen: Jemand, der ihn mit „Stoff" versorgt, braucht mit seinen Forderungen nicht ernstgenommen zu werden. Deshalb sind bei der methadongestützten Behandlung Drogenabhängiger mehr noch als bei der Abstinenztherapie primär klare Grenzen zu setzen.

In der Praxis ergeben sich immer wieder die gleichen typischen Konstellationen, die zur Stagnation oder zum Scheitern des therapeutischen Prozesses führen:

- Arzt und Drogenberater konkurrieren von Anfang an miteinander. Das häufigste Motiv für diese Konkurrenz ist die Überzeugung: „Ich bin der bessere Therapeut, nur ich verstehe, was der Patient braucht." Der Drogenabhängige spielt die Kampfhähne geschickt gegeneinander aus, erhält sein Methadon, ohne koordinierten Anforderungen ausgesetzt zu sein.
- Einer der beiden Therapeuten identifiziert sich mit den Wünschen des Drogenabhängigen und bekämpft den zweiten Therapeuten, der die therapeutische Distanz wahrt und die Erfüllung der gesetzten Ziele einfordert.

- Arzt und Drogenberater solidarisieren sich gegen den Patienten, meist in Form eines allwissenden Elternpaars, und halten den Patienten unmündig wie ein kleines Kind.
- Die Substitution verläuft, gemessen an den primär gesetzten Zielen, ohne erkennbaren Erfolg. Trotzdem sind alle drei Beteiligten mit dem Lauf der Dinge hoch zufrieden. Offenbar gibt es in dieser Konstellation unlösbare Probleme, denen gemeinsam mit Verleugnung und Idealisierung begegnet wird.
- Die Substitution verläuft, gemessen an den konkreten Zielen, zufriedenstellend. Dennoch sind alle unzufrieden und enttäuscht von dem Geschehen. Die Ursachen dieser Diskrepanz zwischen Realität und Erleben können sehr unterschiedlich sein, meist steckt gemeinsamer „Größenwahn" dahinter.
- Arzt, Drogenberater und -abhängiger verbünden sich zu einer Kampffront gegen die versagende Umwelt: Sozialamt, Krankenkassen und Wohnungsamt, die durch Verweigerung von Hilfen und Unterstützung den Fortgang der Therapie behindern. Es wird nicht mehr nach konkreten Lösungsmöglichkeiten für Probleme gesucht, sondern man verharrt in wohliger Resignation.

9.4.4 Dihydrokodeinsubstitution

Länger als die Methadonsubstitution ist die Substitution mit Dihydrokodein bei niedergelassenen Ärzten üblich. Sie hat gegenüber der Methadonsubstitution Vor- und Nachteile:

- Der Vorteil besteht in größerer Freiheit im Umgang mit der Substanz, die nicht den Verschreibungsvorschriften des Betäubungsmittelgesetzes unterliegt. Der Arzt bestimmt nach eigenem Eindruck die Menge und Häufigkeit der Abgabe. Die Behinderung der beruflichen Reintegration durch die tägliche Abgabe fällt weg. Ein weiterer Vorteil ist die geringere Suchtpotenz gegenüber dem Methadon.
- Nachteil ist die kürzere Wirkdauer der Substanz, die von Anfang an ein Mitgeben von einzelnen Dosen erzwingt. Ein weiterer Nachteil ist der Umstand, daß der Patient das Mittel selbst bezahlen muß, da die Krankenkassen bis auf Ausnahmen nicht die Kosten übernehmen. So können sich nur sozial integrierte und gut verdienende Patienten diese Therapie leisten. Die Haltekraft dieser Substitutionsform ist dadurch schlechter als beim Methadon: Viele Patienten können das Geld nicht regelmäßig beschaffen und brechen ab.

Pharmakologie des Dihydrokodeins (DHC)

Dihydrokodein ist ein Opium-Alkaloid, das im Vergleich zu Kodein länger wirksam ist. Es wird im Körper zum Teil in Dihydromorphin umgewandelt und stillt dadurch den Opiathunger.

Neben einer sehr guten enteralen Resorption (90%) besteht ein ausgeprägter first-pass-Effekt in der Leber, so daß nur 20% biologisch verfügbar bleiben. Die Wirkungsdauer der Einzeldosis beträgt fünf bis sechs Stunden, so daß zur Substitution vier Tagesdosen notwendig sind.

Die Wirkung ist antitussiv, mild euphorisierend, sedierend und leicht analgetisch. Nebenwirkungen sind Obstipation, Sphinkterspasmen (Magen, Darm, Gallen- und Harnblase), Übelkeit und Schwindel.
Eine Intoxikation geht mit Atemdepression, Krämpfen, Koma, Miosis und Bradykardie einher. Die Therapie der Intoxikation geschieht durch Morphin-Antagonisten. Ausscheidung des DHC und seiner Metabolite erfolgt überwiegend extrarenal.

Durchführung
Im wesentlichen gelten auch hier die Grundregeln einer Substitutionsbehandlung mit Methadon:
- Einbettung in eine personale Beziehung zwischen Arzt, Drogenkonsument und Drogenberater
- Kontrolle auf Beigebrauch
- definierte Zielsetzungen

Die Verordnung geschieht auf dem rötlich eingefärbten Kassenrezept mit Aufschrift „Privat" oder auf gefärbtem Privatrezept. So wird das Photokopieren der Rezepte verhindert, die sonst beliebig oft in verschiedenen Apotheken eingelöst werden könnten. Es ist für den Patienten erheblich billiger, wenn das Dihydrokodein nicht als Spezialität (z.B. Remedacen® Kapseln) verordnet wird, sondern als 2,5%iger Saft, der vom Apotheker hergestellt wird (Tab. 9-10). Dies ist die höchste verkehrsfähige DHC-Konzentration, die noch nicht unter die Vorschriften des Betäubungsmittelgesetzes fällt.
Das Rezept sieht folgendermaßen aus:
- Dihydrocodeinhydrogentartrat 2,5%
- Acidum ascorbicum 0,5%
- Himbeersirup 30%
- Aqua conservans DHC ad 500,0 (fünfhundert)

S. 4mal täglich 10 ml
Die Errechnung der Dosierung erfolgt nach der Faustformel:

tägliche Heroinmenge in mg = tägliche DHC-Menge in mg

Diese Menge wird in drei bis vier Einzeldosen aufgeteilt eingenommen. Eine tägliche Höchstdosis von 2500 mg (= 100 ml Saft) sollte nicht überschritten werden.

Tabelle 9-10 Monatliche Kosten der Substitution bei Konsum von 1 g Heroin/d.

Remedacen® Kps.	4 × 8 Kps.	ca.	1400 DM
DHC 120 Mundipharma®	4 × 2 Tbl.	ca.	960 DM
2,5%iger DHC-Saft	4 × 10 ml	ca.	250 DM
L-Polamidon®	1 × 33 mg	ca.	300 DM

9.5 Diagnostik und Therapie bei HIV-infizierten Drogenabhängigen

9.5.1 Besonderheiten bei Drogenabhängigen

Diagnostik und Therapie neu auftretender oder sich verschlimmernder Krankheitsbilder sind bei Drogenkonsumenten sehr häufig durch die besonderen Umstände erschwert: Die Patienten verheimlichen Symptome vor sich selbst und vor dem Arzt, oder sie bemerken durch ihre hochgradig gestörte Wahrnehmung im körperlichen Bereich Veränderungen tatsächlich nicht. Hier machen sich die frühen seelischen Störungen und die damit verbundenen primitiven Abwehrformen bemerkbar.

Auffällig ist die überdurchschnittliche Toleranz gegenüber schwersten körperlichen Beeinträchtigungen, die jeden anderen Menschen alarmieren würden: Ein substituierter Patient fällt zum Beispiel auf, weil er in der Rezeption seine Unterschrift nicht leisten kann, da sein rechter Arm gelähmt ist. Im Gespräch stellt sich heraus, daß er seit einer Woche zunehmend Kopfschmerzen hat und seit drei Tagen der Arm schlaff herabhängt. Auf Nachfrage, warum er sich nicht gemeldet habe, meint er: „Ach das ist doch nichts Schlimmes, das geht wieder vorbei, der Arm ist eben ein bißchen schwach, das gibt sich wieder, machen Sie sich mal keine Sorgen, Doktor." Im kranialen CT zeigen sich dann mehrere Rundherde einer zerebralen Toxoplasmose. Dieses Verhalten ist ein charakteristisches Beispiel für eine Verleugnung: Mein Arm ist zwar gelähmt, aber das hat keinerlei Bedeutung.

Ein ebenso häufiger Abwehrvorgang ist die Externalisierung: Ein Patient hat vor drei Wochen mit der antiretroviralen Therapie begonnen. Die zu erwartenden Nebenwirkungen des Medikaments sind zuvor ausführlich mit ihm besprochen worden. Keine der Nebenwirkungen ist aufgetreten. Nach drei Wochen wird er kurzatmig, hat Husten und Fieber. Obwohl diese Symptomatik nicht als mögliche Nebenwirkung annonciert worden ist, nimmt er die Tabletten nicht mehr ein, in der Überzeugung, seine Symptome kämen daher. Schließlich muß er mit einer PcP stationär aufgenommen werden. Die Abwehr verschiebt etwas Unerträgliches aus der Innenwelt in die Außenwelt: „Das Krankmachende ist nicht in meinem Körper, sondern der Arzt hat es mit seinen gefährlichen Tabletten da hineingebracht."

Der Abwehrvorgang der Isolierung führt oft zu unverständlichen Interaktionen: Mit einem Patienten wird das mitgebrachte Computertomogramm seines Kopfes besprochen. Aufgrund zweier hypodenser Zonen wird die Notwendigkeit einer stationären Abklärung besprochen und erläutert, daß mit dem Befund der Grund für seinen zunehmend ataktischen Gang der letzten Wochen gefunden ist. Ohne darauf einzugehen, fragt der Patient nach, ob ihm ein Medikament gegen sein starkes Schwitzen verschrieben werden kann. Nochmals damit konfrontiert, daß eine möglicherweise lebensgefährdende Erkrankung vorliegt, die einer sofortigen Einweisung bedarf, beharrt der Patient: „Ich will doch nur was gegen das Schwitzen."

Ein weiteres, die Diagnostik und Therapie verzögerndes Problem stellt die Angst vor unbekannten Untersuchungsmethoden und dem Krankenhaus dar. In der täglichen Praxis ist man immer wieder frappiert, welche banalen Gründe zum Verschweigen von Krankheitssymptomen führen: So stirbt ein Patient an einer zu spät behandelten zerebralen Toxoplasmose, deren Symptomatik er drei Wochen verheimlicht. Von der Freundin ist später zu erfahren, daß er Angst vor einer Blutentnahme hatte! Auch hier begegnet man wieder dem verwirrenden Ergebnis einer Mischung primitiver Abwehrformen, Realitätsverleugnung und magisch gefärbte Hoffnung auf Besserung, Projektion und Verkehrung ins Gegenteil: Nicht die jahrelange Injektion unbekannter Substanzen in unbekannter Konzentration wird als Lebensgefährdung erlebt, sondern der harmlose Einstich durch den Arzt ist die Gefahr, vor der man sich schützen muß.

Die Angst vor Krankenhausaufenthalten hat allerdings auch reale Gründe. So werden langjährig Substituierte plötzlich während des stationären Aufenthalts in Kontaktsperre genommen. Nur bei der Visite und zur Essensausgabe wird ihr Krankenzimmer aufgeschlossen. Oder die langjährig verabreichte Methadon-Dosis des Patienten wird von Stationsärzten reduziert, weil sie ihnen bedrohlich hoch erscheint oder weil sie der Meinung anhängen, den stationären Aufenthalt gleich zur Entziehung benutzen zu müssen.

Therapeutisch erschwerend sind auch Rückfälle in alte Szenegewohnheiten: So wird zum Beispiel das verordnete AZT nicht mehr eingenommen, sondern am Bahnhof Zoo an durchreisende schwarzafrikanische Geschäftsleute verkauft, die es für Angehörige in Afrika mitnehmen. Die Gewohnheit, alles zu Geld zu machen, ist in der Anfangsphase der Behandlung noch so tief im Verhaltensrepertoire verankert, daß mit einer bunten Fülle solcher Verhaltenswei-

Tabelle 9-11 Therapieerschwerende Besonderheiten bei Drogenabhängigen.

Freilegung der psychopathologischen Grundstörung durch die Substitution:
- Psychose
- Borderline-Struktur
- narzißtische Persönlichkeitsstörung
- infantile, asthenische Persönlichkeit
- Angstneurose, Phobie, Depression

Vorherrschen primitiver Abwehrmechanismen:
- Verleugnung
- Spaltung
- Projektion
- Externalisierung
- Isolierung

Gestörtes Körperschema mit extremer Toleranz im Ertragen körperlicher Funktionsstörungen

Gesteigerte Angst vor unbekannten Untersuchungen, vor fremden Ärzten und vor dem Krankenhaus

Schlechte Compliance

sen zu rechnen ist. Dies muß geduldig in Gesprächen bearbeitet werden, da es ein Symptom der Sucht ist.

Zusammenfassend läßt sich sagen, daß durch die schlechte Compliance, das Verbergen von Symptomen und die Angst vor dem Unbekannten der Verlauf der HIV-Infektion ungünstig beeinflußt wird (Tab. 9-11): Häufiger als andere HIV-Infizierte sterben Drogenabhängige an gut therapierbaren opportunistischen Infektionen, deren Behandlungsbeginn sie zu lange hinausgezögert haben. Häufiger entstehen auch Defektheilungen durch zu späten Behandlungsbeginn. Häufiger treten Rezidive opportunistischer Infektionen auf, da die Rezidivprophylaxe nicht regelmäßig durchgeführt wurde.

Neben den genannten, durch die Psychopathologie verursachten Besonderheiten gibt es noch eine Reihe weiterer Merkmale, mit denen sich der Verlauf der HIV-Infektion bei Drogenabhängigen von dem anderer HIV-Infizierter unterscheidet (Tab. 9-12).

Tabelle 9-12 Charakteristika des HIV-Verlaufs bei Drogenabhängigen.

- Unfälle und Intoxikationen führen häufig zu zusätzlichen Komplikationen oder Tod.
- Krankheitsverlauf, Prognose und Therapiechancen werden oft mehr durch eine chronisch aggressive Hepatitis, Endokarditisfolgen oder durch eine Tuberkulose beeinflußt als durch die Progression der HIV-Erkrankung.
- Es sterben mehr HIV-infizierte Drogenabhängige an Überdosierungen, unkontrolliertem Mischkonsum, bakteriellen Pneumonien, foudroyant verlaufender Endokarditis und Leberversagen als an AIDS.
- Substituierte Drogenabhängige zeigen unkompliziertere, leichtere Verläufe der HIV-Infektion als andere Infizierte. Dies ist zumindest der Eindruck aller Kollegen, die gleichzeitig über längere Zeit eine größere Anzahl beider Risikogruppen behandeln.
- Bei Drogenabhängigen treten sehr viel seltener HIV-assoziierte Tumoren auf. Das Kaposi-Sarkom ist bei männlichen Drogenabhängigen eine Rarität, bei weiblichen Drogenabhängigen ist es etwas häufiger. Möglicherweise besteht ein Zusammenhang mit der größeren Häufigkeit sexuell übertragbarer Erkrankungen bei weiblichen Abhängigen, die überwiegend der Beschaffungsprostitution nachgehen.
- Darminfektionen sind durch die obstipierende Wirkung des Methadons häufig längere Zeit verschleiert. Dasselbe gilt für Lungenerkrankungen bei kodeinsubstituierten Patienten.
- Die Tuberkulose ist bei Drogenabhängigen eine häufige Erkrankung.
- Sehr häufig sind septische Bilder und Organabszesse bei lymphangitischen, thrombophlebitischen und phlegmonösen Prozessen nach unsteriler Injektion.
- Die Endokarditis mit Streuherden und Embolien ist häufig. Sie muß bei allen Erkrankungen von Gehirn, Niere, Milz, Pankreas, Pleura und mesenterialen Gefäßen differentialdiagnostisch in Betracht gezogen werden.
- Liegt bei Behandlungsbeginn eine CD4-Zellzahl von unter 250 vor, sollte zunächst mit der antiretroviralen Therapie noch drei Monate abgewartet werden. Unter der Substitution steigen die CD4-Lymphozyten häufig um mehrere 100 Zellen an.

9.5.2 Anamnese und Erstuntersuchung

Die Ausgangslage bei Therapiebeginn ist meist desolat: Die Patienten sind sozial isoliert und diffamiert, stehen unter Beschaffungsdruck, Gefängnisstrafen und Strafverfahren drohen, sie sind wohnungs- und arbeitslos und in schlechtem Allgemein- und Ernährungszustand. In dieser Situation werden sie mit einer unheilbaren tödlichen Erkrankung konfrontiert. Diese Bündelung an Bedrohungen trifft auf ein schwaches Verarbeitungsvermögen. Daraus resultiert das irrationale Verhalten der Patienten in der Anfangszeit. Zeigt sich der Patient in der ersten Zeit überwiegend inadäquat und konfus, sollte man als Arzt zunächst nur seine Befunde erheben. Die detailliertere Aufklärung des Patienten über Stadium und therapeutische Notwendigkeiten hat meist so lange Zeit, bis er sich in seinen neuen Alltag mit der Substitution hineingefunden hat.

Die anamnestische Befragung sollte die in Tabelle 9-13 aufgeführten Punkte umfassen.

Tabelle 9-13 Inhalte der anamnestischen Befragung.

Erkrankungen und Defekte vor der HIV-Infektion
- Traumata: Frakturen von Extremitäten,Thorax, Beckenring, Schädel-Hirn-Traumen
- hirnorganische Erkrankungen
- Häufigkeit und Lokalisation von Abszessen,
- Osteomyelitiden
- Gefäßprozesse, Endokarditis
- Hepatitis
- Geschlechtskrankheiten
- Lungenerkrankungen
- psychiatrische Erkrankungen
- letzter negativer und erster positiver HIV-Test

Angaben zum bisherigen Verlauf der HIV-Infektion
- Gewichtsveränderungen
- Lymphknotenvergrößerungen
- Fieber, Nachtschweiß, Diarrhö
- Husten, Dyspnoe
- neurologische Störungen, seelische Veränderungen

Bei der körperlichen Untersuchung soll der Patient ganz entkleidet sein (Tab. 9-14).

Unabhängig vom HIV-Stadium ist eingangs ein augenärztliches Konsil mit Fundoskopie indiziert zur Dokumentation der drogenbedingten Veränderungen. Bei weiblichen Drogenkonsumenten muß ein zytologischer Abstrich der Zervix erfolgen. Bei schweren Schädel-Hirn-Traumata in der Anamnese ist ein kraniales CT zu empfehlen, um bei späteren neurologischen Erkrankungen alte von frischen Veränderungen unterscheiden zu können.

Tabelle 9-14 Körperlicher Status.

- Gebißstatus
- Abszeßnarben, Lymphknoten
- Einstiche an Hals und Leiste
- noch vorhandene Venen
- Veränderungen an Haut und Schleimhäuten
- infizierte Einstichtrichter
- Herzgeräusche, Hinweis auf Klappendefekte, Zyanose
- Lunge, Thoraxdeformierungen
- Größe und Konsistenz von Leber und Milz, Caput medusae
- sekundäre Varikosis nach Verlegung der Femoralvene
- neurologische Ausfälle
- Feststellung des Gewichts

Die Blutentnahme bereitet oft Schwierigkeiten, da alle oberflächlich liegenden Venen zerstört sind. Bei vielen Drogenabhängigen ist aber eine der beiden Femoralvenen noch durchgängig. Ist auch dies nicht der Fall, kann man den Patienten auf einer Untersuchungsliege mit leicht herabhängendem Kopf lagern. Dann soll er pressen, wobei die Vena jugularis externa leicht zu punktieren ist. Manchmal finden die Patienten selbst noch Venen, so daß man sie auf ihren Wunsch hin bei der Blutentnahme einbeziehen soll.

Tabelle 9-15 Apparative Untersuchungen und Labor.

- EKG
- Spirometrie, Thorax-Röntgen
- Tine-Test
- Urintest
- BSG, Hb, Thrombozyten, Differentialblutbild
- GOT, GPT, γ-GT, AP, LDH
- Harnstoff und Kreatinin
- Elektrophorese, Immunglobuline
- T4-/T8-Lymphozyten
- Hepatitis-, Lues-Serologie
- Toxoplasmose-, Zytomegalie-, Herpes-Titer

9.5.3 Verlaufskontrolle

Die regelmäßige Verlaufskontrolle ist bei Drogenabhängigen besonders wichtig und strikt einzuhalten. Der Grund dafür liegt in ihrer Tendenz zum Verschweigen und Bagatellisieren von Veränderungen im körperlichen Bereich. Die Verlaufskontrolle umfaßt die in Tabelle 9-16 aufgeführten Untersuchungen und Parameter.

Tabelle 9-16 Parameter der Verlaufskontrolle.

CD4-Zellzahl	Frequenz	Untersuchung
> 400	alle 3 Monate	Ganzkörperstatus, Körpergewicht, BSG, großes Blutbild CD4-/CD8-Lymphozyten; zusätzliche Parameter je nach Bedarf
< 400	alle 3 Monate	Ganzkörperstatus, Körpergewicht, BSG, großes Blutbild CD4-/CD8-Lymphozyten; zusätzliche Parameter je nach Bedarf
	alle 12 Monate	psychiatrisch-neurologischer Status, EEG, Fundoskopie
< 200	alle 3 Monate	Ganzkörperstatus, Körpergewicht, BSG, großes Blutbild, CD4-/CD8-Lymphozyten; zusätzlich Fundoskopie, bei Frauen Zervixabstrich

9.5.4 Differentialdiagnostik

Die differentialdiagnostische Abklärung neuer Symptome ist kompliziert, da neben HIV-spezifischen Möglichkeiten immer andere Ursachen mitberücksichtigt werden müssen (Tab. 9-17).

Tabelle 9-17 Differentialdiagnostisch zu berücksichtigende Faktoren.

- Intoxikation oder Nebenwirkung beigebrachter Drogen
- Entzugssymptomatik bisher verheimlichter Drogen oder Medikamente
- akute Injektionskomplikation
- Komplikation oder Aufflackern einer früheren Erkrankung
- HIV-assoziierte Erkrankung
- Kombination verschiedener Ursachen

Injektions- und drogenbedingte Symptome

Unsterile Injektionen führen um so häufiger zu Komplikationen, je stärker das Immunsystem durch die HIV-Infektion geschädigt ist. Jede Sepsis kann deshalb injektionsbedingt sein. Auch bei Patienten, die drei Jahre in Substitution sind und deren Urinkontrollen seit zwei Jahren immer negativ waren, sind solche Vorfälle nicht automatisch ausgeschlossen. Auch sie können in einer krisenhaften Situation wieder eine Injektion gemacht haben.

Komplikationen bestimmter Injektionsorte

Sind alle peripheren Venen verlegt, werden die Vena femoralis oder die oberflächlichen und tiefen Halsvenen zur Injektion benutzt. Sind auch die zerstört, benötigt man die Hilfe anderer Drogenabhängiger, die einem die Injektion in schwierige Stellen oder in die für einen selbst unerreichbaren Venen setzen. Bei diesen Injektionen kommt es zu typischen Komplikationen, die ätiologisch

Tabelle 9-18 Komplikationen bei Injektion in Bein- und Halsvenen.

Injektion in die V. femoralis
- aneurysmatische Erweiterungen der A. femoralis
- arteriovenöse Fistel
- infiziertes venöses Pseudoaneurysma
- Thrombose mit varikösem Symptomenkomplex
- oberflächliche Abszesse
- Retroperitonealabszesse

Injektion in Halsvenen (Vv. jugularis interna, subclavia, brachiocephalica)
- Fehlinjektion in Arterie mit Hirnabszeß
- Abszesse im Halsbereich
- Mediastinitis
- Osteomyelitis der Klavikula und der ersten Rippe
- Pneumothorax, Hämatothorax, Pyopneumothorax
- venöse oder arterielle Thrombose
- arteriovenöse Fistel
- Rekurrens- und Fazialisparese, Horner-Syndrom

rasch geklärt werden können, wenn frische Einstiche in der Fossa supraclavicularis minor und major und unterhalb des Leistenbands zu sehen sind (Tab. 9-18).

Entzugs- und Intoxikationssymptomatik

Grundkenntnisse von Entzugs- und Überdosierungssymptomen der am häufigsten mißbrauchten Substanzen sind bei der Behandlung Drogenabhängiger not-

Tabelle 9-19 Entzugs- und Intoxikationssymptome.

Droge	Entzugssymptome	Intoxikation
Opiate	Frieren, Unruhe, Extremitätenschmerz, Schlaflosigkeit, Magen-Darm-Krämpfe, Schwitzen, Tränenfluß, Speichelfluß, Diarrhö	Atemdepression, Blutdruckabfall, Miosis, Zyanose, Hypothermie, Bradykardie, Lungenödem, abgeschwächte Reflexe, Koma
Barbiturate	Tremor, Angst, Krämpfe, delirante Syndrome	Atemdepression, Temperaturabfall, Vigilanzminderung
Tranquilizer	Angst, Schlaflosigkeit, Unruhe, Tachykardie, Schwitzen, Zittern, Dysphorie, delirante Syndrome	motorische Koordinationsstörungen, Ataxie, Sprechstörungen, Atemdepression, Nystagmus
Kokain/ Amphetamine	Depression, Angst, Gereiztheit, Tremor, Hunger, Schüttelfrost, Schlafbedürfnis, Suizidalität	erhöhter Blutdruck, Tachykardie, Arrhythmie, erhöhte Körpertemperatur, Halluzinationen, Stereotypien, Nystagmus, Krämpfe

wendig, da sie andere Krankheitsbilder vortäuschen oder überlagern können. In Tabelle 9-19 sind die wichtigsten Symptome zusammengefaßt.

In der Praxis geben einfache Untersuchungen und Beobachtungen (Vigilanz, Nystagmus, Weite der Pupillen, Blutdruck, Temperatur, Atem- und Herzfrequenz) einen ersten richtungweisenden Anhalt bei der oft verwirrenden Varianz der Symptomatik.

Eine Untersuchung des Urins klärt dann das Bild.

Spezielle differentialdiagnostische Probleme

Im folgenden sind die häufigsten differentialdiagnostischen Situationen bei der Behandlung drogenabhängiger HIV-Infizierter tabellarisch dargestellt (Tab. 9-20 bis Tab. 9-23).

Tabelle 9-20 Differentialdiagnose bei Fieber unklarer Genese.

Intoxikation/Entzug	Injektionskomplikation	Reaktivierung früherer Erkrankung	HIV-assoziiert
Kokain-Intoxikation akutes Drogen-Entzugssyndrom Filterfieber (Pyrogene der Filterwatte) Überempfindlichkeit gegen Drogen	Endokarditis Abszesse Thrombophlebitis Osteomyelitis septische Arthritis Pneumonie Hepatitis Sepsis	Tuberkulose	Zytomegalie Herpes simplex Herpes zoster andere virale Infekte Shigellen Salmonellen Tuberkulose Protozoen-Infektion Tumoren

Tabelle 9-21 Differentialdiagnose bei ZNS-Symptomatik.

Intoxikation/Entzug	Injektionskomplikation	Reaktivierung früherer Erkrankung	HIV-assoziiert
Somnolenz, Koma Delir, Krämpfe Hirnödem intrazerebrale Blutung, subarachnoidale Blutung subdurales Hämatom	embolischer Gefäßverschluß Meningitis Hirnabszeß subdurales Empyem	Hirntrauma Hirnatrophie Leberversagen Neurolues	Demenz Meningitis Enzephalitis progressive multifokale Leukenzephalopathie Toxoplasmose Kryptokokkose Pilze Tumoren

Tabelle 9-22 Differentialdiagnose bei Symptomatik von seiten des Thorax und der Lungen.

Intoxikation/Entzug	Injektionskomplikation	Reaktivierung früherer Erkrankung	HIV-assoziiert
akutes interstitielles Lungenödem	Pneumothorax	Tuberkulose	Pneumocystis-carinii-Pneumonie
Atemdepression	Mediastinitis Lungenembolie bakterielle Pneumonie Lungenabszeß Perikarditis Myokarditis Empyem Pleuritis	Herzklappendefekt Atelektasen Lungenfibrose	Tuberkulose atypische Mykobakteriose, Kryptokokkose Pilzpneumonie Non-Hodgkin-Lymphom, Kaposi-Sarkom

Tabelle 9-23 Differentialdiagnostik bei Symptomen von seiten des Magen-Darm-Trakts.

Intoxikation/Entzug	Injektionskomplikation	Reaktivierung früherer Erkrankung	HIV-assoziiert
Krämpfe durch Obstipation	Milzabszeß	Leberzirrhose	Diarrhö ohne Erreger
Diarrhö bei Opiatentzug	Mesenterialinfarkt Ileus	Pankreatitis	opportunistische Infektionen durch Viren, Pilze, Bakterien, Parasiten Tumor

9.5.5 Erkrankungen der einzelnen Organe

Das Immunsystem Drogenabhängiger vor der HIV-Infektion

Das Immunsystem Drogenabhängiger weist schon vor einer HIV-Infektion Abweichungen und Regulationsstörungen auf. Das ist die Folge einer ständigen Stimulation durch intravenös zugeführte antigene Substanzen (Streckmittel im Heroin, zerriebene Tabletten, verunreinigte Flüssigkeiten) und durch rezidivierende bakterielle und virale Infektionen. Die auf schnell verbrennbare Zucker konzentrierte Fehlernährung und die Leberfunktionsstörungen treten als weitere Faktoren hinzu.

Typische Laborbefunde sind die Hypergammaglobulinämie, eine insgesamt verringerte Zahl der CD-Lymphozyten bei deutlich erhöhten CD8-Lymphozyten, eine verringerte Zahl und Aktivität der „natural killer"-Zellen und eine Vermehrung der im Blut zirkulierenden Immunkomplexe. Gehäuft falsch-positive serologische Reaktionen (VDRL, ANA) sind Ausdruck einer unspezifischen Aktivierung des Immunsystems. Klinisch findet sich als Hinweis einer gestörten Immunfunktion häufig eine kutane Anergie und eine unspezifische Schwellung der lymphatischen Gewebe. Die Beeinträchtigung des Immunsystems ist also gekennzeichnet durch unspezifische Schwächung der zellulär vermittelten Abwehr bei gleichzeitiger gesteigerter Aktivität der humoral vermittelten Abwehr.

Die auffällig günstige Wirkung des Methadons auf das Immunsystem (Anstieg der CD4-Lymphozyten und anderer Lymphozyten-Typen, Normalisierung der erhöhten Immunglobuline, größere Infektresistenz) beruht unter anderem auf der Zunahme der zytotoxischen Aktivität der „natural killer"-Zellen, die die erste Abwehrlinie des Immunsystems verkörpern. Sie können ohne Vermittlung durch frühere Kontakte eindringende Organismen unschädlich machen. Ihre Verminderung ist Folge der zuvor mehrmals täglich auftretenden Entzugssymptomatik mit Ausschüttung immunsuppressiver Substanzen wie ACTH, Beta-Endorphinen und Glukokortikoiden.

Zentrales Nervensystem

Komatöse und somnolente Bilder sind in der Regel durch Überdosierungen von Heroin, Kokain, Amphetaminen, Tranquilizern und Barbituraten oder Kombinationen dieser Stoffe ausgelöst. Die Urinprobe und substanzspezifische Symptome sind differentialdiagnostisch wegweisend. Intrazerebrale und subarachnoidale Blutungen sowie Gefäßspasmen mit zerebralem Infarkt können bei Kokain- und Amphetamin-Gebrauch auftreten. Arterielle Vaskulitiden mit kompletten Gefäßverschlüssen können Folge regelmäßiger Amphetamin-Injektion sein.

Die nicht HIV-assoziierten entzündlichen Erkrankungen des ZNS resultieren überwiegend aus Endokarditiden und Fehlinjektionen in die Arteria carotis interna. Bei Drogenkonsumenten finden sich als zerebrale Komplikationen der Endokarditis häufiger multiple Mikroabszesse mit Kopfschmerzen und meningoenzephalitischen Zeichen als große embolische Gefäßverschlüsse mit apoplektischer Symptomatik. Das hängt damit zusammen, daß die Trikuspidalklappe dreimal häufiger als die Mitralklappe betroffen ist und die vom rechten Herzen abgeschwemmten Embolien den „Filter" intrapulmonaler arteriovenöser Shunts passieren müssen. Fehlinjektionen in die Halsarterien führen in der Regel zu Hirnabszessen. Während endokarditisch bedingte Hirnabszesse zu 80% Staphylococcus aureus enthalten, sind bei Abszessen nach Fehlinjektion fast alle Keime zu finden.

Zu den durch die HIV-Infektion verursachten Symptomen von seiten des Rückenmarks kommen bei Drogenabhängigen noch zwei weitere Ursachen in Frage:

- entzündliche oder embolische Prozesse der Spinalarterien
- Rückenmarkskompression durch epidurale Abszesse bei Wirbelkörperosteomyelitis

Bei Ausfällen peripherer Nerven sind neben HIV-assoziierten Erkrankungen differentialdiagnostisch immer Läsionen des Nerven durch Fehlinjektion, Hämatome oder entzündliche Erkrankungen des einbettenden Bindegewebes (Plexitis des Plexus brachialis bei Injektion in Halsvenen) oder durch Druckschäden nach Intoxikation auszuschließen.

Zentralnervöse Symptome werden bei substituierten Patienten häufig zu spät diagnostiziert. Dafür sind zwei Gründe verantwortlich:

- Psychische und motorische Auffälligkeiten werden von Arzt und Praxispersonal leicht als Folgen des Nebenkonsums fehlinterpretiert.
- Der Patient selbst hat durch die jahrelange zerebrale Intoxikation eine erstaunliche Toleranz gegenüber solchen Störungen entwickelt.

Als sekundäre ZNS-Erkrankungen der HIV-Infektion treten opportunistische Infektionen und Tumoren auf, meist aber erst bei CD4-Zellzahlen unter 200. Sie sind klinisch vor allem durch eine Herdsymptomatik gekennzeichnet. CD4-Zellzahl und Herdsymptomatik bieten also eine wichtige differentialdiagnostische Unterscheidung von intoxikationsbedingten und primären HIV-assoziierten ZNS-Störungen.

Die HIV-assoziierten Tumoren des ZNS (zu 95% maligne Non-Hodgkin-Lymphome) treten bei HIV-infizierten Drogenabhängigen ungefähr zehnmal seltener auf als bei homosexuellen HIV-Infizierten. Die Ursachen für diesen Unterschied sind ungeklärt.

Haut, Weichteile, Knochen, Gelenke

Wiederholte unsterile Injektionen, paravenöse Injektionen, alkalische Substanzen (Streckmittel und Barbiturate) und vasokonstriktorische Stoffe wie Amphetamine und Kokain schaffen Gewebsschäden, durch die bakterielle Infektionen von Haut, Bindegewebe und Venen begünstigt werden. So sind Entzündungen des subkutanen Bindegewebes, Abszesse mit Übergreifen auf tiefere Kompartimente, chronische Ulzera und septische Thrombophlebitiden die häufigsten Erkrankungen der Drogenabhängigen.

Staphylokokken und Streptokokken sind die häufigsten Keime. Aber auch Keime der Mundflora (durch das Befeuchten der Nadel mit der Zunge vor der Injektion) oder Pneumokokken (Durchblasen der Nadel vor Injektion) werden gefunden.

Als Komplikationen sind chronische Osteomyelitiden und die Amyloidose der Nieren zu nennen. Epidemieartig tritt bei den auf der Drogenszene Lebenden immer wieder die Impetigo contagiosa auf.

Haut

Bei der Betreuung HIV-infizierter Drogenabhängiger sind Erkrankungen der Haut häufig. In der Anfangsphase der Substitution überwiegen Fixer-spezifische Hauterkrankungen wie Pyodermien, Abszesse, Erysipel nach unsteriler Injektion, Impetigo contagiosa (im Szenejargon: „Schleppscheiße") und Skabies. Mit der Stabilisierung und der Entfernung vom alten Lebensstil treten dann die HIV-spezifischen Erkrankungen in den Vordergrund:

- Herpes simplex und Herpes zoster
- seborrhoisches Ekzem
- papulöse Follikulitiden
- Mykosen (überwiegend Candida, Pityriasis, Trichophytie)
- Warzen, Mollusca contagiosa, Condylomata accuminata

Differentialdiagnostisch kommen bei fast allen Hauterkrankungen eine Arzneimittel-Allergie (z.B. Trimethoprim-Sulfamethoxazol, Fansidar®, Pentamidin, Retrovir®) und, bei vorausgegangener Beschaffungsprostitution, die Lues in Frage. Wegen der oftmals untypischen Lokalisation und Morphologie der Hauterkrankungen empfiehlt sich häufiger ein dermatologisches Konsil.

Knochen und Gelenke

Ungefähr 10% der Drogenabhängigen weisen entzündliche Erkrankungen am Knochen und Knorpel auf. Die Mitbeteiligung entsteht überwiegend auf hämatogenem Weg (nach Injektion oder Endokarditis) oder durch Übergreifen von chronischen Ulzera und tiefen Abszessen per continuitatem. Typische Prädilektionsstellen sind:

- Lendenwirbelkörper
- Sternum mit seinen knorpeligen Verbindungen zu Rippen und Klavikula
- Sakroiliakalgelenke und die Symphyse
- alle Extremitätenknochen, je nach Injektionsläsion

Als Keime finden sich nicht nur Staphylokokken und Streptokokken (Hautoberfläche), sondern auch Pseudomonas aeruginosa, E. coli, Enterobacter und Klebsiellen (Toilettenwasser, kontaminierte Drogen und Bestecke). Außerdem kann die Osteomyelitis auch durch M. tuberculosis oder Pilze verursacht sein.

Entsprechend sind auch septische Arthritiden der großen Gelenke (vor allem Knie- und Hüftgelenk, Ellbogen- und Schultergelenk) häufige Erkrankungen.

Lungenerkrankungen

Bei kodeinsubstituierten Patienten empfiehlt es sich, schon auf geringen Husten oder Dyspnoe zu achten, und diagnostische Schritte auch dann einzuleiten, wenn das klinische Bild noch wenig ausgeprägt ist. Die antitussive Wirkung des Kodeins verschleiert die Symptome.

Pneumocystis-carinii-Pneumonie

Da substituierte Abhängige auch bei guter Kontrolle die sekundär prophylaktische Pentamidin-Inhalation unregelmäßig durchführen, kommt es bei ihnen häufig zu PcP-Rezidiven leichteren Grades. Die Rezidive sind meist ambulant zu beherrschen.

Tuberkulose

Die Tuberkulose ist eine sehr häufige Erkrankung drogenabhängiger HIV-Infizierter bei CD4-Zellzahlen unter 400 (200mal häufiger als in Normalbevölkerung).

Die Symptomatik ist mit Fieber, Nachtschweiß, Gewichtsabnahme und Husten sehr unspezifisch. Durch die Immunschwäche entstehen Veränderungen zum normalen Verlauf: Der Tuberkulin-Test ist häufig negativ, Kavernen sind selten. In über 50% der Fälle finden sich auch extrapulmonale Manifestationen. Die Röntgenbefunde sind untypisch mit vergrößerten Hilus-Lymphknoten und Infiltraten im Mittel- und Unterfeld. Zur Diagnose führen säurefeste Stäbchen im Sputum (evtl. Bronchiallavage), Urin, Magensaft und Blut.

Die Therapie der Tuberkulose bei Methadonsubstituierten ist durch drei Faktoren kompliziert:
- Rifampicin kann oft nicht eingesetzt werden, da die dabei notwendige Erhöhung der Methadon-Dosis wegen Nebenwirkungen nicht akzeptiert wird.
- Das Rifampicin-freie Therapieregime überfordert in der Regel die Compliance dieser Patienten.
- Fast alle Patienten haben Leberschäden unterschiedlichen Ausmaßes, so daß die lebertoxischen Substanzen INH, PTH und PZA in Kombination nicht ausreichend lange angewandt werden können.

In der Praxis sollte man folgendermaßen vorgehen:

1. Therapieregime
- Rifampicin + Isoniazid (6 Monate) + Ethambutol (3 Monate)

Muß dabei zur Vermeidung von Entzugssymptomen das Methadon so hoch dosiert werden, daß die Nebenwirkungen (ganztägiges starkes Schwitzen, bedrohliche Obstipation, Atemdepression) nicht mehr tolerabel sind, kann ein weiterer Versuch mit erhöhter Tagesdosis und Aufteilung in eine morgendliche und eine abendliche Gabe unternommen werden. Gelingt auch das nicht, ist auf das 2. Therapieregime umzustellen.

2. Therapieregime
- Isoniazid + Ethambutol + Pyrazinamid (über 18 Monate)

Bei fehlender Compliance oder lebertoxischen Komplikationen bleibt noch ein 3. Therapieregime als weitere Möglichkeit.

3. Therapie-Regime
- Isoniazid + Ethambutol + Pyrazinamid (als intermittierende Therapie mit kontrollierter Einnahme bei der Methadon-Verabreichung an 2 Tagen der Woche)

Gesundheitspolitisch erwächst das Problem, daß immer mehr Patienten mit nicht ausbehandelten Tuberkulosen und resistenten Stämmen als Infektionsquellen auftreten.

Bakterielle Pneumonien

Bakterielle Pneumonien sind relativ häufige Erkrankungen unter Drogenabhängigen auch bei gutem Immunstatus. Sie treten auf nach Aspiration (Barbiturat-, Benzodiazepin- und Alkoholnebenkonsum), Endokarditiden und unsteriler Injektion. Die Therapie erfolgt in der Regel stationär.

Non-Hodgkin-Lymphom

Der häufigste Tumor der Lunge ist das maligne Non-Hodgkin-Lymphom (NHL). Kaposi-Sarkome der Lunge sind bei Drogenkonsumenten eine Rarität. NHL-verdächtig sind alle mediastinalen Lymphknotenvergrößerungen bei CD4-Zellzahlen unter 400.

Die Differentialdiagnostik und Therapie ist der Schwerpunktpraxis oder Klinik vorbehalten.

Herz und Gefäße

Die Endokarditis ist neben infektiöser Hepatitis, Tuberkulose und Abszeß die häufigste der klassischen Fixer-Krankheiten. Differentialdiagnostisch wird relativ selten an sie gedacht. Die Wahrscheinlichkeit einer Endokarditis wächst mit Dauer und Häufigkeit der Drogeninjektion.

Entsprechend dem Infektionsweg (unsterile venöse Injektion) sind die Klappen des rechten Herzens dreimal so häufig befallen wie die des linken. Pathophysiologisch ist davon auszugehen, daß durch den jahrelangen Kontakt der Klappen mit infizierten korpuskulären Verunreinigungen eine Mikrotraumatisierung der Oberfläche entsteht. Damit sind die Voraussetzungen für die Klappenthrombosierung gegeben.

Staphylococcus aureus ist der vorherrschende Keim, gefolgt von Enterococcus und Pseudomonas.

Durch den überwiegenden Befall der Trikuspidalklappen treten selten bedrohliche kardiale Symptome auf. Es überwiegen Lungenembolien mit nachfolgender Infarktpneumonie. Die klinischen Symptome – Fieber mit Schüttelfrost, Schwitzen, Kopfschmerz, rasches Ermüden – sind unspezifisch; meist führen erst die Symptome der extrakardialen Komplikationen – Thoraxschmerz, Dyspnoe, neurologische Ausfälle, Meningitis, Glomerulonephritis und Nierenabszeß, Milzinfarkt, Milzabszeß, Mesenterialinfarkt, akutes Abdomen – zum diagnostischen Verdacht. Die Vielzahl der Organe, an denen sich Komplikationen manifestieren, führt dazu, daß diese Erkrankung bei HIV-infizierten Drogenabhängigen ständig als differentialdiagnostische Möglichkeit berücksichtigt werden sollte. So muß z.B. bei Fieber unklarer Genese immer auch nach einer Endokarditis gesucht werden.

Bleiben mehrere Blutkulturen negativ und kann keine andere Ursache für das fortbestehende Fieber gefunden werden, ist eine intravenöse Therapie mit Flucloxacillin, Cefotaxim und Metronidazol im stationären Rahmen angezeigt.
Ist anamnestisch eine Endokarditis bekannt und steht eine Zahnextraktion bevor, sollte eine Amoxicillin-Prophylaxe (3 × 1 g) 24 Stunden vor bis 24 Stunden nach der Extraktion durchgeführt werden.

Lebererkrankungen

Die Virushepatitis und der Alkoholabusus sind die beiden Hauptfaktoren der meist vorhandenen Leberschädigung. Opiate sind nicht leberschädigend. Am häufigsten sind inzwischen Infektionen mit Hepatitis C, gefolgt von Hepatitis B und Hepatitis A. Der überwiegende Teil der Drogenkonsumenten hat mindestens eine dieser Infektionen durchgemacht, ein großer Teil mehrere.

Die Hepatitis-Serologie gehört bei Drogenabhängigen zur Routinediagnostik. Differentialdiagnostisch ist bei positiver Serologie weiter abzuklären, ob eine chronische Verlaufsform posthepatitischer oder alkoholtoxischer Natur vorliegt. Eine alkoholbedingte chronische Hepatitis hat einen GOT-/GPT-Quotient über 2; HbE, MCV und IgA sind erhöht. Ein Zustand nach Hepatitis C ist prognostisch am ungünstigsten, da häufiger als bei der Hepatitis B chronisch persistierende oder chronisch aggressive Verlaufsformen vorkommen.

Die Leberschädigung schränkt häufig die therapeutischen Möglichkeiten in der Behandlung opportunistischer Infektionen ein. Dies gilt beim Einsatz lebertoxischer Medikamente, wie z.B. Trimethoprim-Sulfamethoxazol, Ketoconazol, Isoniazid, Oxacillin, Pentamidin, Sulfonamide.

In vielen Fällen bestimmt nicht die Progression der HIV-Infektion die Prognose quoad vitam, sondern die chronisch aggressive Hepatitis mit zirrhotischem Leberumbau.

Erkrankungen der Mundhöhle und des Ösophagus

Mundhöhle und Ösophagus werden am häufigsten durch Candida albicans befallen. Begünstigt wird das durch den erheblichen Konsum von Süßigkeiten. Beläge im Mundbereich, Dysphagie und retrosternaler Schmerz sind diagnostisch richtungweisend.

Erkrankungen von Magen-Darm-Trakt

Durch die obstipierende Wirkung des Methadons sind Durchfallerkrankungen häufig für längere Zeit maskiert und imponieren dann klinisch mit akutem und dramatischem Bild. Deshalb sollte auch bei länger andauerndem weichem Stuhl schon mit der Stuhldiagnostik begonnen werden.

Spezifische Erkrankungen des Magen-Darm-Trakts sind bei drogenabhängigen HIV-Infizierten weniger häufig als bei homosexuellen HIV-Infizierten. Wahrscheinlich hängt das mit der fehlenden Infektionsmöglichkeit durch rezeptiven Analverkehr zusammen. Dennoch ist der Verdauungstrakt eines der am häufigsten befallenen Organsysteme. Vor allem die chronischen Diarrhöen ohne Erregernachweis bereiten therapeutisch erhebliche Schwierigkeiten. Der bevorzugte Genuß von Süßigkeiten beim Opiat-gesteuerten Stoffwechsel, der schlechte Gebißzustand und allgemeines Desinteresse an Ernährung schaffen bei Drogenabhängigen zusätzliche therapeutische Probleme.

Zahnsanierungen sollten noch bei guter Abwehrlage durchgeführt werden. Müssen Zähne wegen chronischer Granulome oder Vereiterungen erst bei CD4-Zellzahlen unter 100 entfernt werden, kommt es häufig zu chronischen Wundheilungsstörungen und septischen Bildern. Zahnextraktionen sollen grundsätzlich antibiotisch abgedeckt werden.

Bei anhaltenden Beschwerden im Bereich des Magens und des Duodenums sollte die Endoskopie mit Biopsie durchgeführt werden. Nach Häufigkeit kommen hier folgende Erkrankungen in Frage: CMV-Ulzera, atypische Mykobakteriosen, Herpes-Infektionen und Kryptosporidien, selten Tumoren.

Bei Erkrankungen von Jejunum und Kolon, einhergehend mit chronischen Diarrhöen, Gewichtsverlust und Bauchkrämpfen ist zuerst eine wiederholte Stuhluntersuchung auf Bakterien, Pilze, intestinale Parasiten und Wurmeier durchzuführen. Bleibt sie ohne Ergebnis, muß eine endoskopische Kontrolle mit Biopsie erfolgen. Bleibt auch sie ohne Ergebnis, kann symptomatisch behandelt werden.

Beim akuten Abdomen sollte immer an ein perforiertes CMV-Ulkus oder eine Mesenterialembolie nach Endokarditis gedacht werden.

Wird eine atypische Mykobakteriose als Ursache chronischer Diarrhöen gefunden, ist zu entscheiden, ob überhaupt behandelt werden soll. Zum Therapieregime gehört Rifampicin, und damit treten wieder die schon bei der Tuberkulose geschilderten Probleme mit der Methadon-Dosierung auf. Da eine Behandlung der Mykobakteriose keine Lebensverlängerung erbringt, die Lebensqualität des Substituierten aber erheblich beeinträchtigt wird, stellt sich die Frage, ob auf eine Behandlung nicht besser verzichtet werden soll. Eventuell kann auch eine Therapie mit Clarithromycin versucht werden.

Erkrankungen des Auges

Im Verlauf der Drogenabhängigkeit können eine Reihe von Augenerkrankungen auftreten. So haben 17 bis 40% der Drogenabhängigen Fundusanomalien. Häufige Vorerkrankungen sind:
- subkapsuläre Katarakte
- Defekte nach nekrotisierender Angiitis
- Zustand nach Gefäßverschlüssen
- Mikroaneurysmen der Retina
- Zustand nach bakteriellen und mykotischen Endophthalmitiden im Zusammenhang mit einer Endokarditis

Die Fundoskopie gehört daher zur Erstuntersuchung, damit später HIV-assoziierte Erkrankungen besser abgegrenzt werden können.

Eine Beteiligung des Auges tritt bei 80% der HIV-Infizierten auf. Die wichtigste Erkrankung im fortgeschrittenen Stadium ist die CMV-Retinitis, die – zu spät erkannt – zur Erblindung führt.

Neben der Routine-Fundoskopie vierteljährlich muß der Patient bei jeder Störung oder Verschlechterung des Sehvermögens schnell augenärztlich untersucht werden.

Die Therapie der CMV-Retinitis erfolgt stationär, anschließend ist eine lebenslange intravenöse Sekundärprophylaxe nötig. Wegen der schlechten Venenverhältnisse muß dazu ein Port-System implantiert werden. Dieser Zugang stellt eine Verführung zur bequemen Drogeninjektion dar. Der Patient ist auf die besonderen Gefahren hinzuweisen, die durch unsterile Manipulation am Port entstehen. Zunehmend werden Port-Infektionen gesehen, die zur Explantation führen.

9.6 Interventionstherapien

Wegen der häufig auftretenden irrationalen Ängste vor Sonderuntersuchungen, vor Krankenhauseinweisung oder Überweisung in eine Schwerpunktpraxis ist man bei Drogenkonsumenten manchmal gezwungen, akut auftretende Erkrankungen bei fortgeschrittenem Immundefekt (< 400 CD4-Lymphozyten) intervenierend auf Verdacht zu behandeln. Dies sollte jedoch die Ausnahme sein. Dazu haben sich die in Tabelle 9-24 aufgeführten Schemata bewährt.

Tabelle 9-24 Interventionstherapie bei Drogenabhängigen.

Fieber unklarer Genese	3 × 300 mg Clindamycin p.o. o. 2 × 500 mg Ciprofloxacin p.o.
Zephalgie, Fieber, Anfälle, fokale neurologische Ausfälle	4 × 25 mg Pyrimethamin p.o. + 4 × 300 mg Clindamycin p.o. + 1 × 30 mg Folinsäure p.o.
einseitige Pneumonie	3 × 1 g Cefazolin i.v.
beidseitige Pneumonie	4 × 2 g Co-trimoxazol p.o.
schwere Enteritis	2 × 500 mg Ciprofloxacin p.o. + 2 × 400 mg Metronidazol p.o.

9.7 Schmerztherapie bei Substituierten

Auch bei methadonsubstituierten Patienten kann eine zusätzliche opiatpflichtige Schmerztherapie notwendig werden, z.B. bei HIV-assoziierten Tumoren oder Osteomyelitiden der Wirbelkörper. Die zur Unterdrückung des Opiathungers verabreichte Methadon-Dosis reicht nicht zur Analgesie aus. Es müssen also zusätzlich Opiate gegeben werden. Zur Analgesie verbieten sich alle Substanzen, die neben Opiat-agonistischen auch -antagonistische Effekte haben: Buprenorphin (Temgesic®), Pentazocin (Fortral®), Tilidin (Valoron®) und Nalbuphin. Auch Kodein und Tramadol (Tramal®) sind neben hochpotenten Opiaten nicht sinnvoll.
Als Schmerzmittel bei Substituierten eignen sich:
- Morphin
- Hydromorphon (Dilaudid®)
- Levomethadon (L-Polamidon®)

Praktisches Vorgehen
Als Basismedikation wird das zur Substitution benötigte L-Polamidon® beibehalten. Für die Schmerzbekämpfung erhält der Patient eines der drei angeführten Opiate zusätzlich in regelmäßigen Abständen, bis eine ausreichende Schmerzfreiheit erreicht wird. Dabei ist in der ambulanten Behandlung möglichst die orale, rektale, subkutane oder intramuskuläre Verabreichung zu

wählen, damit suchtstimulierende Boluseffekte vermieden werden und die Abgabe durch die häusliche Krankenpflege gesichert ist. Die intravenöse Dauerinfusion muß der Klinik vorbehalten sein.

Wegen der Toleranzentwicklung muß auch bei schmerzbedingt hohen zusätzlichen Dosen von Opiaten eine Atemdepression nicht befürchtet werden. Es empfiehlt sich aber zur Vermeidung von Kumulationseffekten, bei substituierten Patienten kürzer wirksame und damit leichter steuerbare Opiate (Morphin und Hydromorphon) zu verwenden. Nach der alten Fassung des BtMG durften am Tag nicht zwei verschiedene Opiate für den Patienten verordnet werden, so daß bislang die Schmerztherapie bei Substituierten nur mit L-Polamidon® möglich war. Nach dem novellierten BtMG (ab 1.1.1993) kann der Arzt mehr als ein Betäubungsmittel für den Patienten verordnen, so daß jetzt auf die kürzer wirksamen Opiate zurückgegriffen werden kann. Dafür muß aber die schriftliche Genehmigung der für den Opiatverkehr zuständigen Landesbehörde eingeholt werden.

Beispiele für eine Schmerztherapie bei einem Substituierten

- 1 × 50 mg L-Polamidon® p.o. als Substitutionsgabe
  + 5 × 60 mg MST Mundipharma® p.o. als Schmerztherapie
- 1 × 30 mg L-Polamidon® p.o. als Substitutionsgabe
  + 5 × 1 Supp. Dilaudid-Atropin® rektal als Schmerztherapie
- 1 × 50 mg L-Polamidon® p.o. als Substitutionsgabe
  + 4 × 10 mg Morphium hydrochloricum subkutan als Schmerztherapie

9.8 Psychopharmakotherapie bei Substituierten

Es treten im wesentlichen fünf psychische Symptomenkomplexe auf, die – je nach Schwere – einer medikamentösen Behandlung mit psychoaktiven Substanzen bedürfen:

- psychotische Episoden
- schwere Depersonalisations- und Derealisationserlebnisse
- Angstreaktionen
- Depression
- hartnäckige Schlaflosigkeit

Vor der medikamentösen Therapie solcher Störungen müssen differentialdiagnostisch alle HIV-assoziierten und drogenbedingten Ursachen ausgeschlossen sein. Bei der Therapie verbieten sich bis auf besondere Ausnahmefälle alle Tranquilizer und Barbiturate, da sonst ärztlich verordnete Substanzen den nicht verordneten Nebenkonsum verdecken (Tab. 9-25).

Die Demaskierung einer psychotischen Grundstörung ist kein seltenes Ereignis bei Beginn einer Substitution. Falls der Patient überhaupt in der Praxis gehalten werden kann, sollte rasch mit der intramuskulären Gabe eines Depot-Neuroleptikums begonnen werden. Zur Weiterbehandlung ist dann ein Neurologe hinzuzuziehen.

Tabelle 9-25 Psychopharmakotherapie bei Substituierten.

Krankheitsbild	Generic	Medikament/Dosierung
psychotische Episoden	Bromperidol	10 mg Tesoprel®
	Haloperidol	6 mg Haldol®
Depersonalisiation/ Derealisation	Perazin	150 mg Taxilan®
Angstreaktionen/ Depression	Amitriptylin	75 mg Saroten®
	Doxepin	100 mg Aponal®
	Clomipramin	100 mg Anafranil®
hartnäckige Insomnie	Levomepromazin	100 mg Neurocil®
	Promazin	100 mg Protactyl®

Derealisations- und Depersonalisationserlebnisse lassen sich mit mittelstarken Neuroleptika mildern.

Panikzustände oder phobische Ängste lassen sich gut mit trizyklischen Antidepressiva behandeln (Saroten®, Aponal®). Anxiolytika aus der Benzodiazepin-Reihe sollten vermieden werden. Ängste, die mit dem herannahenden Tod zusammenhängen, sind natürlich von dieser Regel ausgenommen.

Bei den häufig auftretenden Depressionen während der Substitution ist noch ungeklärt, ob es sich um Nebenwirkungen des Methadons handelt oder ob einfach nur die nach Ausschaltung des Heroins vorhandene Depression zu Tage tritt. Die euphorisierende Heroin-Wirkung und der hektische Lebensvollzug auf der Drogenszene wirken sicherlich antidepressiv. In der anfänglichen Ruhe der Substitution kann dann die Depression zum Vorschein kommen. Die traurige Verstimmtheit ist eine angemessene Reaktion am Anfang einer Substitution, weil die Zerstörung des eigenen Lebens wahrgenommen wird. Eine medikamentöse Behandlung ist nur notwendig, wenn Apathie oder Suizidalität vorherrschen. Medikamente der Wahl sind trizyklische Antidepressiva (Saroten®, Aponal®, Anafranil®).

Schlafstörungen treten bei Substituierten sehr häufig auf. Meist sind es Entzugssymptome der vor der Substitution benutzten Schlafmittel. Bei hartnäckig andauernden Schlafstörungen, die auch nach Beseitigung der auslösenden Ursachen anhalten, sind ebenfalls Benzodiazepine oder Barbiturate zu meiden. Gut wirksam sind Phenodiazin-Derivate (Promazin, Levopromazin).

9.9 Ambulante Infusionstherapie

Für die langfristige regelmäßige Infusionstherapie (z.B. Zytomegalie-Retinitis) muß ein intravenöser Zugang über ein Port-a-cath-system geschaffen werden. Das Infektionsrisiko bei unsteriler Injektion über den Port ist natürlich ungleich größer als bei intravenöser Injektion. Darüber ist der Patient nachdrücklich aufzuklären, denn ein bequemer Zugang zum Venensystem verlockt zur Drogeninjektion.

Für kurzfristige Infusionstherapien (z.B. einwöchige Antibiotika-Gabe bei Pneumonien oder Aciclovir-Gabe bei generalisiertem Herpes zoster) läßt sich ohne peripheren Zugang ein Krankenhausaufenthalt nicht vermeiden.

Weiterführende Literatur

1. Bossong, H., H. Stöver: Methadonbehandlung. Campus, Frankfurt 1992.
2. Jage, J.: Anästhesie und Analgesie bei Opiatabhängigen. Anaesthesist 37 (1988), 470–482.
3. Jage, J.: Medikamente gegen Krebsschmerzen. VCH, Weinheim 1991.
4. Keup, W.: Naltrexon als Nüchternheitshilfe bei Opiat-Abhängigkeit, Hessisches Ärztebl. 51 (1990), 116–122.
5. Levine, D. P., J. D. Sobel: Infections in Intravenous Drug Abusers. Oxford University Press, New York 1991.
6. Miller, N. S.: The Pharmacology of Alcohol and Drugs of Abuse and Addiction. Springer, New York 1991.
7. O'Brien, C. P., J. H. Jaffe: Addictive States. Raven Press, New York 1992.
8. Rösinger, C., M. Gastpar: Methadon-Substitution in der Behandlung schwerkranker Opiatabhängiger. Dtsch. Ärztebl. 88 (1991), 38–56.
9. Uchtenhagen, A., D. Zimmer-Höfer: Heroinabhängige und ihre normalen Altersgenossen. Haupt, Bern 1985.

10 HIV-infizierte Kinder

Rita Bunikowski, Agnes Runde, Gabriele Wilke, Ilse Grosch-Wörner

10.1 Epidemiologische Aspekte der kindlichen HIV-Infektion

Zwischen 1979 und 1983 wurden die ersten Fälle von AIDS bei Kindern in den USA bekannt. Die Mütter stammten überwiegend aus der Gruppe der intravenös Drogenabhängigen, oder es handelte sich bei den HIV-infizierten Kindern um Empfänger von HIV-kontaminierten Bluttransfusionen bzw. Blutprodukten [2, 39, 47].

Seitdem hat die Zahl der infizierten Kinder deutlich zugenommen. Nach Schätzungen der WHO sind 1 000 000 Kinder über ihre HIV-positive Mutter prä- oder perinatal infiziert worden und 600 000 an AIDS erkrankt (Pattern II countries) [15]. In den USA steigen die HIV-/AIDS-assoziierten Todesfälle nach Untersuchungen von Epidemiologen bei Kindern deutlich an. Die Rate der HIV-bedingten Todesfälle wurde für das Jahr 1987 bei Kindern unter einem Jahr mit 2,1 pro 100 000 ermittelt. Die HIV-Erkrankung gehört seit 1987 zu den neun häufigsten Todesursachen bei Kindern in der Altersgruppe der Ein- bis Vierjährigen. Für das Jahr 1992 wird, bei gleichbleibender Entwicklung, prognostiziert, daß sie zu den fünf häufigsten Todesursachen aufsteigen wird [16, 38, 41].

Auch wenn in der Bundesrepublik Deutschland die in den Anfängen der HIV-Epidemie befürchtete rasche Verbreitung in der heterosexuellen Bevölkerung ausgeblieben ist, sind in den letzten Jahren deutliche Anstiege der AIDS-Fallzahlen bei Frauen im gebärfähigen Alter zu verzeichnen [8]. Dieses ist vor allem auf den steigenden Anteil der weiblichen i.v.-Drogenabhängigen und der Frauen zurückzuführen, die sich über heterosexuelle Transmission infizieren. Bemerkenswert ist, daß sich die Fallzahlen der AIDS-kranken Kinder trotz deutlichem Anstieg der HIV-Prävalenz bei Frauen nicht wesentlich geändert haben. Dieser Trend deutet darauf hin, daß Frauen aus den Risikogruppen eine Schwangerschaft vermeiden.

Bis zum 31.10.1992 waren dem AIDS-Fallregister des Bundesgesundheitsamts 8985 AIDS-Fälle gemeldet worden. Davon sind 4698 Patienten (52%) bereits verstorben. Im Fallregister sind 84 AIDS-Erkrankungen bei Kindern unter 13 Jahren registriert. Dies entspricht einem Anteil von ca. 1% an der AIDS-Gesamtzahl. Der größte Anteil der betroffenen Kinder (ca. 74%) wurde durch vertikale Transmission des Virus infiziert. Bei dem Rest der Kinder erfolgte die Infektion durch Gerinnungsfaktoren (10%) oder über Bluttransfusionen (13%), bei 4% ist der Übertragungsweg unbekannt.

In der deutschen multizentrischen Studie wurde eine AIDS-Prävalenz von 24% im ersten Lebensjahr gefunden [29]. Vergleichbare Daten zeigen andere internationale Studien. In der Studie der Europäischen Gemeinschaft hatten nach 12 Monaten 26% der Kinder AIDS [23], in der Pariser Studie waren nach 18 Monaten 59% der Kinder an AIDS erkrankt [5]. Aus diesen Daten ergibt sich die Konsequenz, daß die Kinder besonders im ersten Lebensjahr engmaschig klinisch und immunologisch zu überwachen sind. Tabelle 10-1 zeigt die AIDS-Prävalenz verschiedener prospektiver Studien in den ersten Lebensmonaten.

Tabelle 10-1 AIDS-Prävalenz in den ersten Lebensmonaten.

EG-Studie	26%
Grosch-Wörner et al. (Deutsche Studie)	24%
Blanche et al. (Pariser Studie)	59%
Hutto et al. (USA)	40%

[Die Autoren danken Herrn Dr. Hamouda und Herrn Prof. Dr. Koch (AIDS-Zentrum im Bundesgesundheitsamt) für die Auswertung der Daten aus dem AIDS-Fallregister.]

10.2 Risiko- und Kofaktoren für die kindliche HIV-Infektion

10.2.1 Risikofaktoren

Risikofaktoren für eine kindliche HIV-Infektion sind in Tabelle 10-2 aufgeführt.

Tabelle 10-2 Risikofaktoren für eine kindliche HIV-Infektion.

Prä-/perinatale Transmission
- i.v.-Drogenabhängigkeit der Mutter
- Sexualkontakte der Mutter zu Personen aus den Hauptbetroffenengruppen (bisexuelle Männer, i.v.-Drogenabhängige; Sexualpartner aus HIV-Endemiegebieten)
- Promiskuität/Prostitution der Mutter
- Mutter aus HIV-Endemiegebiet (z.B. Afrika)
- Empfänger von HIV-kontaminierter Muttermilch [11]

Horizontale Transmission
- Hämophilie
- Empfänger von HIV-kontaminiertem Blut oder Blutprodukten
- nosokomiale Infektionen (z.B. Rumänien, UDSSR) [9, 10]

10.2.2 Kofaktoren

Seitdem bekannt ist, daß die HIV-Infektion von der Mutter auf das Kind übertragen werden kann und daraus die meisten Fälle von pädiatrischem AIDS resultieren, werden Häufigkeit und Begleitumstände der materno-fetalen HIV-Übertragung weltweit in prospektiven Studien untersucht. An Kofaktoren, die die vertikale Übertragung beeinflussen können, wurden der Gesundheitszustand der Mutter, vaginale Entbindung, Sectio, Stillen oder Frühgeburtlichkeit des Neugeborenen ermittelt.

Gesundheitszustand der Mutter

Es korreliert in einzelnen Studien der Gesundheitszustand der Mutter mit der Transmissionsrate [20]. Es wurden höhere Transmissionsraten gefunden, wenn der Anteil der CD4-positiven Zellen zum Zeitpunkt der Geburt unter 500 lag und die Mütter p24-Antigen-positiv waren [19, 20].

Entbindung

Die frühere Annahme, daß eine vaginale Entbindung zu einer Erhöhung der Transmissionsrate beitragen könnte, scheint sich durch neuere Studienergebnisse zu bestätigen [27].

Goedert und Mitarbeiter publizierten 1991 Ergebnisse einer Studie zum Übertragungsrisiko von HIV, die bei 100 untersuchten Zwillingspärchen von HIV-infizierten Müttern ermittelt wurden. Das höchste Übertragungsrisiko wurde für die Erstgeborenen mit vaginaler Entbindung mit 50% gefunden, im Gegensatz dazu lag das Risiko für die Erstgeborenen, die durch Sectio caesarea entbunden wurden, bei 38%, also deutlich niedriger. Für die Zweitgeborenen wurde ein insgesamtes Übertragungsrisiko (bezogen auf beide Entbindungsarten) von 19% ermittelt. Bei den 17 monozygoten Zwillingspärchen wurde eine HIV-Prävalenz von 26% (für alle diese Kinder dieser Gruppe) gefunden. Bei den 43 dizygoten Pärchen wurde eine HIV-Prävalenz von 34% errechnet.

Die Autoren der Studie folgern aus den Ergebnissen, daß eine HIV-Transmission in utero pränatal möglich ist [27]. Jedoch geben diese Ergebnisse auch Hinweise, daß während des Geburtsvorgangs HIV-Übertragungen in einem nicht unerheblichen Maß erfolgen. Möglicherweise könnte eine elektive Kaiserschnitt-Entbindung, die durchgeführt wird, bevor die Austreibungswehen beginnen und es zum Blasensprung kommt, das HIV-Übertragungsrisiko minimieren und protektiven Charakter haben.

Da die Begleitumstände des Geburtsmodus noch nicht eindeutig geklärt sind und es sich um geringe Fallzahlen handelt, liegt eine generelle Empfehlung zur Schnittentbindung noch nicht vor.

Stillen

Übertragungen durch die Muttermilch von HIV-infizierten Frauen auf ihre Säuglinge wurden in einzelnen Fällen nachgewiesen [6, 17, 59, 60]. HIV kann beim Stillen von infizierten Kindern auf deren Mütter übertragen werden, wenn das Kind blutende Läsionen im Mund und die Mutter Verletzungen an der Brustwarze hat. Es wurden in der UDSSR 123 nosokomial infizierte Kinder von ihren Müttern gestillt. Elf von diesen Frauen hatten sich über ihre Säuglinge mit HIV infiziert. Von den übrigen nichtstillenden 94 Frauen mit HIV-positiven Kindern wurde jedoch keine infiziert [43]. Aus diesem Grund wird empfohlen, daß HIV-infizierte Wöchnerinnen ihre Kinder nicht stillen sollten, da in den hochindustrialisierten Ländern andere Ernährungsmöglichkeiten problemlos sind.

Diese Empfehlung gilt nicht für Entwicklungsländer mit schlechten hygienischen Verhältnissen. Der Einfluß des Stillens auf die HIV-Übertragung wurde von Ryder und Mitarbeitern an 106 Kindern HIV-infizierter Mütter in einer Geburtsklinik in Kinshasa, Zaire, untersucht. Ein Zusammenhang von Stillen und HIV-Übertragung konnte statistisch nicht gesichert werden. Die Morbidität an Diarrhö, Fieber und Infektionen der tiefen Atemwege war bei ausschließlich mit Muttermilch ernährten Kindern deutlich geringer als nur bei teilgestillten oder mit Formula ernährten Säuglingen. Die Vorteile des Stillens für alle nicht-infizierten Kinder und das wahrscheinlich kleine Risiko einer HIV-Übertragung durch Muttermilch läßt die Autoren zu dem Schluß kommen, die bisherige Empfehlung der WHO, alle Kinder in Entwicklungsländern zu stillen, weiterhin zu unterstützen [48].

Schwangerschaftsdauer

Studienergebnisse zeigen, daß mit zunehmender Schwangerschaftsdauer die Übertragungshäufigkeit deutlich geringer wird. Vor der 34. Woche beträgt sie im Mittel 33%, danach 14% [25]. Eine Erklärung könnte sein, daß die unreifen Kinder während der Geburt mangels ausreichender Abwehrmechanismen mehr gefährdet sind als die reifen Kinder.

Intrauterine Übertragung

Wenige Erkenntnisse liegen darüber vor, zu welchem Zeitpunkt und unter welchen Umständen die intrauterine Übertragung erfolgt. Als gesichert gilt, daß sie in der frühen Phase der Schwangerschaft erfolgen kann [31].

10.3 Klassifikation der HIV-Infektion im Kindesalter

Die klinische, serologische und immunologische Vielfalt erschwert die prognostische Einschätzung HIV-infizierter Kinder. Aus diesem Grund wurde ein Klassifikationssystem der HIV-Infektion bei Kindern unter dreizehn Jahren erarbeitet [10].

In den Tabellen 10-3 und 10-4 ist eine Zusammenfassung der Klassifikation der HIV-Infektion für Kinder dargestellt.

Bei Kindern gab es nie eine offizielle Definition eines AIDS-related-Complex (ARC) wie bei den Erwachsenen.

Tabelle 10-3 Klinische Klassifikation bei kindlicher (<13 Jahre) HIV-Infektion.

Klasse	Merkmal
P0	unsichere Infektion
P1	asymptomatische Infektion
P1A	normale Immunfunktion
P1B	abnorme Immunfunktion (eine o. mehrere Auffälligkeiten: Hypergammaglobulinämie, T-Helferzell-Lymphopenie, verminderte Ratio, absolute Lymphopenie)
P2	symptomatische Infektion

Tabelle 10-4 Klinische Klassifikation bei symptomatischer HIV-Infektion bei Kindern <13 Jahren (P2).

Klasse	Merkmal
P2A	unspezifische Befunde
P2B	progressive neurologische Erkrankungen
P2C	lymphoide interstitielle Pneumonie
P2D	
P2D1	spezifische opportunistische Infektionen
P2D2	rezidivierende schwere bakterielle Infektionen
P2D3	andere Infektionskrankheiten (z.B. orale Candidiasis, Herpes-Stomatitis, Zoster)
P2E	
P2E1	spezifische Sekundärmalignome
P2E2	andere möglicherweise HIV-assoziierte Malignome
P2F	andere möglicherweise HIV-assoziierte Erkrankungen (z.B. Kardiomyopathie, Nephropathie, Anämie, Thrombozytopenie, dermatologische Erkrankungen)

10.4 Diagnostische Probleme bei der kindlichen HIV-Infektion

10.4.1 HIV-Diagnostik bei Kindern seropositiver Mütter

Bei jedem Neugeborenen einer HIV-Antikörper-positiven Mutter sind durch passiven diaplazentaren Antikörper-Transfer mütterliche Antikörper im Serum nachzuweisen, unabhängig ob das Kind infiziert ist oder nicht [22, 24, 28]. Es kann aber erst im weiteren Verlauf festgestellt werden, ob diese Antikörper passiv von der Mutter übertragen wurden, sogenannte Leih-Titer darstellen, oder ob sie selbst gebildet werden und damit Ausdruck der tatsächlichen Infektion mit HIV sind. Die Kinder werden deshalb so lange als HIV-exponiert bezeichnet, bis ihre HIV-Infektion sicher nachgewiesen oder ausgeschlossen werden kann.

Bis heute gibt es keine einfache Methode, die zuverlässig und früh den Nachweis der HIV-Infektion bei intrauterin exponierten Kindern erlaubt. Der früheste sichere Nachweis einer Infektion des Kindes ist der Nachweis von Virusanti-

genen bzw. Virusanzucht aus dem Nabelschnurblut. Der Nachweis HIV-spezifischer IgG-Antikörper ist bei Neugeborenen HIV-infizierter Mütter wegen des passiven Transfers mütterlicher Antikörper auf das Kind bis über dem 18. Lebensmonat nicht verwendbar. Nach Untersuchungen einer Multicenter-Studie der Europäischen Gemeinschaft haben 30% der Kinder mit 15 Monaten noch mütterliche Antikörper [24]. Daher müssen kompliziertere direkte Virusnachweisverfahren wie Virusanzucht, Virusantigennachweis (Kernprotein p24) oder Nachweis im Genom (Nukleinsäurenhybridisierung, Polymerasekettenreaktion) zusätzlich eingesetzt werden. Es hat sich gezeigt, daß bei allen Methoden mit falsch-negativen und falsch-positiven Ergebnissen zu rechnen ist. Beim Einsatz der Methoden zur HIV-Diagnostik und bei der Beurteilung ihrer Aussagefähigkeit sind für alle Methoden gültige Kriterien zu beachten. Neben der hohen Testqualität der Methoden (Sensitivität und Spezifität) sind zunächst Besonderheiten, die aus dem natürlichen Verlauf der HIV-Infektion resultieren [22, 36], zu beachten.
Folgende Beispiele seien genannt:

- Das Kernprotein p24 und auch HIV-spezifisches IgM werden nur in bestimmten Krankheitsphasen gebildet. Nur dann können sie auch gefunden werden. So ist IgM nur in der Frühphase der HIV-Infektion nachweisbar und auch abhängig von einer funktionierenden kindlichen Antikörperbildung. Eine negative Bestimmung für HIV-spezifisches IgM schließt somit eine kindliche HIV-Infektion nicht aus. p24 kann ebenfalls nur in bestimmten Krankheitsphasen, wie direkt nach der Infektion, nachgewiesen werden. Weiter limitiert ist der Einsatz dadurch, daß postnatal p24 durch passiv transferierte mütterliche Antikörper neutralisiert wird.
- Die HI-Virusanzucht und auch die Polymerasekettenreaktion (PCR) ist von der Anzahl der infizierten Lymphozyten, die in der Blutprobe gefunden werden, abhängig [28, 36].

Solange es keinen zuverlässigen Test für die HIV-Infektion gibt, läßt sich die HIV-Infektion eines Kindes also nur feststellen, indem das Kind klinisch, immu-

Tabelle 10-5 Standardisiertes Untersuchungsprogramm für Kinder seropositiver Mütter bei Geburt und alle drei Monate.

Klinik
Labor (CDC-Kriterien)
HIV-Diagnostik
- HIV-Serologie (ELISA, Western-Blot)
- HIV-Direktnachweis (Kultur, Antigen, PCR, In-situ-Hybridisierung)

Immunologie
- Immunglobuline (IgG, IgA, IgM, IgE)
- Phänotypisierung der Lymphozyten
- Subklassen der T-Lymphozyten (CD4, CD8)
- Funktionsuntersuchungen (Pokeweed-Mitogenstimulation [PWM], Phythämagglutinin [PHA], OKT3, antiretikulär-zytotoxisches Serum [SAC]

nologisch und virologisch für längere Zeit in bestimmten Abständen beobachtet wird. Daraus ergibt sich die Forderung, daß bei allen positiven Ergebnissen diese vor Bekanntgabe an die Eltern durch ein zweites positives Ergebnis bestätigt sein müssen.

In unserem Behandlungszentrum erfolgt die HIV-Diagnostik dreimonatlich serologisch (ELISA, Bestätigung durch den Western-Blot) und durch Direktnachweis des HI-Virus mittels des Antigennachweises von Kernprotein p24 im Serum. Eine Viruskultur wird in sechsmonatlichen Abständen durchgeführt. Tabelle 10-5 ist das standardisierte Untersuchungsprogramm zu entnehmen.

10.4.2 HIV-Diagnostik bei Kindern seronegativer Mütter

Hier erfolgt die Diagnostik mit Hilfe der HIV-Serologie. Ist der Antikörpersuchtest (ELISA) reaktiv, hat eine Bestätigung durch den Western-Blot oder eine ihm äquivalente Methode (z.B. indirekte Immunofluoreszenz, Radioimmunopräzipitation) zu erfolgen [28].

10.4.3 Definition des Infektionsstatus der Kinder

Als infiziert gilt ein Kind einer seropositiven Mutter
- wenn der Direktnachweis des Virus durch Kultur oder Nachweis von Kernprotein p24 im Serum gelingt oder
- wenn neben der positiven Serologie bei Kindern unter 18 Monaten immunologische Auffälligkeiten bestehen wie erhöhte Serumwerte für IgG und mindestens eine Auffälligkeit wie absolute Lymphopenie, verminderte T-Helferzahl, verminderte CD4-/CD8-Ratio.

Bei Kindern über 18 Monate wird der Nachweis von HIV-Antikörpern als beweisend für eine HIV-Infektion angesehen.

Bei seropositiven Kindern unter 18 Monaten ohne direkten Virusnachweis wird der Infektionsstatus als „zur Zeit nicht definierbar" bezeichnet. Als wahrscheinlich nicht infiziert definiert werden Kinder eingruppiert, die im Verlauf seronegativ geworden sind und bei denen kein HI-Virus im Kernprotein-p24-Test oder in der Viruskultur nachgewiesen werden konnte [29].

Bei im Beobachtungszeitraum seronegativ gewordenen Kindern mit positivem Direktnachweis des HI-Virus sollte an eine mögliche Verunreinigung des Untersuchungsmaterials gedacht werden. Hier sind weitere virologische und immunologische Kontrollen notwendig.

10.5 Klinik der kindlichen HIV-Infektion

10.5.1 Frühsymptome der kindlichen HIV-Infektion

Ergebnisse der deutschen multizentrischen Langzeitstudie zeigen, daß die HIV-infizierten Kinder im Vergleich mit dem Kontrollkollektiv der intrauterin HIV-

exponierten Kinder bei Geburt klinisch und immunologisch unauffällig sind. Im Verlauf zeigen die Kinder in den ersten Lebensmonaten eine deutliche Erhöhung der IgG-Werte im Serum, wobei bei den infizierten Kindern nach dem ersten Lebensjahr der Wert für die IgG-Werte außerhalb des Normbereichs liegt [29]. Generalisierte Lymphknotenvergrößerungen sowie Leber- und Milzvergrößerungen sind weitere auffällige Organbefunde. Klinisch sind die orale Candidose, chronische rezidivierende Durchfälle und bakterielle Infektionen Indikatorsymptome der beginnenden HIV-Erkrankung [5, 23, 29].
Tabelle 10-6 stellt die häufigsten Frühsymptome der HIV-Infektion dar.

Tabelle 10-6 Indikatorsymptome und andere häufige Symptome der beginnenden HIV-Erkrankung im Kindesalter.

Indikatorsymptome
- deutlich erhöhte IgG-Werte im Serum
- orale Candidose
- chronisch rezidivierende Durchfälle
- bakterielle Infektion
- Leber-/Milzvergrößerung

Andere häufige Symptome
- Lymphknotenvergrößerungen
- Infekte der oberen Luftwege
- Hautveränderungen

10.5.2 AIDS-Erkrankungen bei Kindern

Die klinische Manifestation des Immundefekts ist dem Verlauf von an AIDS erkrankten Erwachsenen sehr ähnlich. Besonderheiten im Kindesalter stellen die rezidivierenden bakteriellen Infekte, die lymphoide interstitielle Pneumonie und die Pneumocystis-carinii-Pneumonie dar [1, 9]. Sie werden deshalb in diesem Beitrag gesondert dargestellt (s. Kap. 10.6). Das Kaposi-Sarkom, das überwiegend bei homosexuellen Patienten auftritt, ist im Kindesalter eine Seltenheit [7]. Tabelle 10-7 zeigt die Erstmanifestationen der AIDS-Erkrankungen bei Kindern, die bis zum 31.10.1992 an das AIDS-Fallregister des Bundesgesundheitsamts gemeldet worden sind.

Tabelle 10-7 Gemeldete AIDS-Fälle in der BRD bei Kindern <13 Jahren, Verteilung nach Erstmanifestation.

Erstmanifestation	Anteil
opportunistische Infektionen	60%
lymphoide interstitielle Pneumonie	29%
neurologische Erkrankungen	7%
Lymphom	2%
Wasting-Syndrom	2%

10.6 Einzelne Krankheitsbilder

Die Pathogenese der AIDS-Erkrankungen beim Erwachsenen wurde bereits an anderer Stelle ausführlich beschrieben. Da die kindlichen AIDS-Erkrankungen denen der Erwachsenen vergleichbar sind [25], werden nachfolgend nur die Besonderheiten im Kindesalter wie die rezidivierenden bakteriellen Infektionen, die lymphoide interstitielle Pneumonie und die Pneumocystis carinii-Pneumonie dargestellt.

10.6.1 Bakterielle Infektionen

Bakterielle Infektionen sind in den ersten zwei Lebensjahren auch bei immungesunden Kindern nicht ungewöhnlich. In einer Untersuchung der Johns Hopkins Klinik in Baltimore traten nur bei ca. 9% aller Kinder unter zwei Jahren im Beobachtungszeitraum von zwölf Monaten keine Infektionen auf. Die am weitesten verbreiteten Infektionen waren in dieser Untersuchung absteigender Häufigkeit:

- Otitis media
- Infektionen der oberen Luftwege
- Gastroenteritis
- Pneumonie

Im Durchschnitt machten die Kinder der Studie drei Infektionen pro Jahr durch. Nur eines der beobachteten Kinder hatte mehr als eine Pneumonie in einem Jahr. Es hatten 18% der immungesunden Kinder mehr als zwei Otitiden in einem Jahr [26].

Unter Berücksichtigung dieser Beobachtung können mehrfache einfache Infektionen innerhalb eines Jahres nicht als AIDS-Indikatorerkrankung gewertet werden. Als Ausdruck des HIV-bedingten Immundefekts im Kindesalter kann nur das mindestens zweimalige Auftreten von schweren, invasiven bakteriellen Infektionen innerhalb von zwei Jahren gewertet werden [1]. Schwere, invasive bakterielle Infektionen sind in diesem Zusammenhang Septikämie, Pneumonie, Meningitis, Abszeß eines inneren Organs oder Empyem (ausgenommen Otitis media und oberflächliche Haut- oder Schleimhautabszesse). Das Erregerspektrum ist dabei mit Streptococcus pneumoniae, Haemophilus influenzae, Staphylococcus aureus und E. coli für das Kindesalter nicht ungewöhnlich [1, 26, 45, 46].

Rezidivierende Septikämien durch Salmonellen (außer Salmonella typhi) werden als eigene AIDS-Indikatorerkrankung gewertet [1], da das Auftreten von Bakteriämien eine Besonderheit darstellt.

Eine besondere Situation liegt bei Kindern vor, denen aus therapeutischen Gründen ein zentralvenöser Katheter implantiert werden mußte. Bei den Katheterinfektionen spielen gramnegative Enterobakterien und Pseudomonas aeruginosa sowie Staphylococcus aureus und Staphylococcus epidermidis eine wichtige Rolle [33, 45, 46].

Klinik

Die Klinik der bakteriellen Infektionen unterscheidet sich kaum von der bei Kindern ohne HIV-Infektion. Quantitativ sind die schweren Infektionen überproportional häufiger.

Diagnostik

Die Diagnostik bakterieller Infektionen erfolgt in üblicher Weise, wobei auf Untersuchung von spezifischen Antikörpern in der Regel verzichtet werden kann: Zum einen bilden die Kinder aufgrund ihres Immundefekts nur unzureichend Antikörper, zum anderen werden Kindern mit symptomatischer HIV-Infektion in der Regel i.v.-Immunglobuline prophylaktisch verabreicht.

Therapie

Die antibiotische Therapie bakterieller Infektionen bei HIV-Infektion macht in der Regel keine besonderen Probleme und erfolgt nach den üblichen infektiologischen Kriterien.

Sekundärprophylaxe

Klinische Studien belegen, daß die Inzidenz der bakteriellen Infektionen durch die intravenöse Gabe von polyvalenten Immunglobulinen deutlich gesenkt werden kann [37, 49, 58]. Aus diesem Grund wird bei symptomatischen HIV-infizierten Kindern alle vier Wochen eine Substitutionstherapie mit Immunglobulinen durchgeführt. Bei folgenden immunologischen Auffälligkeiten ist die Immunglobulin-Gabe indiziert:

- Hypergammaglobulinämie (im Abstand von drei Monaten zweimal bestimmt)
- verminderte Pokeweed-Mitogenstimulation (das heißt, verminderte Lymphozytenfunktion!)
- schwere bakterielle Infektionen in der Anamnese

10.6.2 Lymphoide interstitielle Pneumonie

Die lymphoide interstitielle Pneumonie (LIP und/oder pulmonale lymphoide Hyperplasie [PLH]) ist eine chronische Lungenerkrankung. Sie scheint pathognomonisch für die kindliche HIV-Infektion zu sein. Rubinstein und Mitarbeiter haben 1986 als erste diese Lungenveränderung bei Kindern mit AIDS oder HIV-assoziierter Symptomatik beschrieben [45, 46]. Sie fanden röntgenologisch bilaterale retikulonoduläre Infiltrate, die bis weit in die Peripherie reichten. Im weiteren Krankheitsverlauf nahm das noduläre Muster an Intensität und Ausdehnung zu, und mediastinale und hiläre Lymphknotenvergrößerungen kamen hinzu.

Histologisch erweisen sich diese nodulären Veränderungen als Aggregate mononukleärer Zellen wie Lymphozyten und Plasmazellen. Diese Aggregate sind um das Bronchusepithel und in den angrenzenden interalveolären Septen bis hin zur Pleura zu finden. Die größeren Aggregate haben Keimzentren [45, 46].

Eine kausale Beziehung zu einer Epstein-Barr-Virus-Infektion wird abgeleitet von typischen serologischen Befunden bei allen Kindern; bei einigen Kindern konnte das EBV-Genom nachgewiesen werden. Über HIV im Lungengewebe wird nichts berichtet, von Chayt und Mitarbeitern wurde allerdings HIV-Genom gefunden [14].

Aufgrund der nachweisbaren röntgenologischen Veränderungen bei LIP/PLH ist eine Biopsie nicht mehr notwendig. Auch nach der AIDS-Definition von 1987 ist bei nachgewiesener HIV-Infektion die röntgenologisch nachgewiesene LIP als Indikatorerkrankung für AIDS zu werten [1].

Nach Scott und Mitarbeitern haben Kinder, die an der AIDS-Indikatorerkrankung LIP erkrankt sind, im Vergleich zu den Kindern mit anderen AIDS-Erkrankungen, z. B. opportunistischen Infektionen oder Enzephalopathien, die längste Überlebenszeit nach der Diagnosestellung [50]. Somit ist die Prognose dieser AIDS-definierenden Erkrankung relativ gut.

Klinik

Klinisch erkennt man die LIP am Fehlen eines typischen Auskultationsbefunds und an langsam zunehmender Hypoxie. Anfangs haben die Kinder keine Dyspnoe. Im späteren Krankheitsverlauf kann eine chronische Hypoxie auftreten. Die Ausbildung von Trommelschlegelfingern wird beobachtet [45, 46]. Weiterhin haben die betroffenen Kinder oft ausgeprägte periphere Lymphknotenschwellungen. Aufgrund einer zunehmenden interstitiellen Fibrosierung der Lunge können bakterielle Superinfektionen häufiger auftreten.

Diagnostik

Die Diagnose wird in der Regel durch die beschriebenen retikulonodulären Infiltrate mit oder ohne hiläre Lymphknotenbeteiligung im Röntgenbild nachgewiesen [61]. Histologisch sind typische Resultate der Lungenbiopsie wie interstitielle plasmazelluläre und lymphozytäre Infiltrate zu finden [45].

Therapie

Die lymphoide interstitielle Pneumonie muß nicht sofort therapiert werden. Der Zeitpunkt des Therapiebeginns und die Steuerung wird abhängig gemacht vom pO_2 (Beginn bei einem $pO_2 < 60$ mmHg).

In Fällen mit schwerer Hypoxie und Atemnot-Syndrom liegen gute Erfahrungen mit alternierenden Gaben von Steroiden nach anfänglich täglicher Gabe (Substitutionsdosis) vor [45].

10.6.3 Pneumocystis-carinii-Pneumonie

Die Pneumocystis-carinii-Pneumonie (PcP) ist die häufigste HIV-assoziierte opportunistische Infektion bei Kindern. Nach Angabe der CDC wurde die PcP bei 1080 (39%) der bis Ende 1990 pädiatrisch gemeldeten AIDS-Fälle diagnostiziert. Die PcP war bei 8 bis 12% der Kinder die initiale AIDS-Indikatorerkrankung. In der BRD ist die PcP mit einem Anteil von 38% bei den Erstmanifestationen von AIDS im Kindesalter mit den Daten der USA vergleichbar. Die PcP wurde am häufigsten zwischen dem 3. und 6. Lebensmonat nachgewiesen.

Bei diesen Kindern war das Auftreten der PcP oft das erste klinische Zeichen der symptomatischen HIV-Infektion. Bei einigen dieser Kinder wurde die PcP noch vor Sicherung der HIV-Infektion diagnostiziert, wobei vorher bei einigen Kindern HIV-assoziierte Symptome bemerkt wurden.

Die Mortalität der PcP ist hoch. Nach Angaben der CDC versterben 35% der Kinder mit PcP zwei Monate nach Diagnosestellung. Im Vergleich dazu versterben nur 13% der Kinder mit anderer AIDS-Diagnose. Laut amerikanischen Untersuchungen betrug die mediane Überlebenszeit nach Diagnose der PcP trotz adäquater Therapie nur ein bis vier Monate. Die Prognose erscheint noch ungünstiger, wenn die Kinder bereits im Säuglingsalter erkranken [11, 54].

Da offensichtlich bei diesen Kindern die PcP die erste opportunistische Infektion im Vorfeld zu anderen reaktiven Infektionen darstellte, ist aus diesen Befunden die Forderung nach effektiver primärer und sekundärer Prophylaxe abzuleiten (s.u.).

Klinik

Die Klinik der PcP ist mit Fieber, trockenem Husten, Dyspnoe, Abgeschlagenheit und häufig unauffälligem Auskultationsbefund meist schleichend und symptomarm. Andererseits gibt es besonders im Säuglingsalter auch foudroyante Verläufe mit akuter pulmonaler Symptomatik. Extrapulmonale Infektionen von Leber, Milz, Nebennieren, Retina, Knochenmark, Mastoid sind beschrieben [11, 18, 32, 54, 55].

Diagnostik

Diagnostisch beweisend ist der direkte mikroskopische Erregernachweis in zum Beispiel nach Grocott und Giemsa gefärbtem Material. Bei Erwachsenen ist eine hohe Ausbeutung durch induziertes Sputum zu erreichen. Dieses ist bei Kindern aufgrund der bekannten Problematik nicht erreichbar, so daß zur Zeit als sicherste Methode des Erregernachweises die Bronchiallavage gilt.

Auf eine PcP hinweisende Befunde mit hoher Sensitivität, aber geringer Spezifität sind [11, 54]:

- eine feine perihiläre Zeichnungsvermehrung in der Röntgenaufnahme
- eine LDH-Vermehrung über 600 U/l, wohl aufgrund der Destruktion des Lungengewebes
- eine Erniedrigung der arteriellen Sauerstoffspannung
- eine Aktivitätsanreicherung in der ^{47}Gallium-Szintigraphie bei noch unauffälliger Röntgenaufnahme des Thorax

Therapie

Als Standardtherapie gilt die 21tägige Gabe von Trimethoprim-Sulfamethoxazol (TMP/SMZ) in einer Dosis von 20/100 mg/kg KG/d in zwei bis drei Einzeldosen entsprechend dem Zustand des Patienten oral oder bei schwerer Symptomatik intravenös. Nebenwirkungen, die bei HIV-Patienten gehäuft auftreten, sind allergische Exantheme, Neutropenien, Thrombopenien und Leberwerterhöhungen.

Ist diese Therapie zum Beispiel aufgrund einer bekannten Allergie nicht möglich, so kommt als Alternativtherapie die intravenöse Gabe von 4 mg/kg KG/d Pentamidiniisethionat als Kurzinfusion in Betracht. Mögliche Nebenwirkungen dieser Therapie sind Blutdruckabfall, Hypoglykämien, Thrombo- und Neutropenien, Pankreatitis, Herzrhythmusstörungen, Nierenversagen und Hypokalziämien, Spiegelbestimmungen und eine eventuelle Reduktion auf 2 mg/kg KG/d sind notwendig.

Bei Versagen der Therapie nach drei bis fünf Tagen, insbesondere nach Präsumptivdiagnostik ohne Erregernachweis, muß eine Reevaluierung stattfinden.

Für Kinder, die älter als 13 Jahre sind und eine PcP mit einem arteriellen Sauerstoffdruck < 70 mmHg haben, wird empfohlen, Glukokortikoide zu verabreichen. Vom ersten bis fünften Behandlungstag zweimal täglich 40 mg, vom sechsten bis zum zehnten Tag einmal täglich und bis zum 21. Tag der Therapie 20 mg Prednison pro Tag [54].

Prophylaxe

Trimethoprim-Sulfamethoxazol hat sich als effektive Prophylaxe bewährt.

Die Pentamidin-Inhalationstherapie ist für die jüngeren Kinder limitiert durch die Benutzung des Verneblers. Jedoch ist bei Kindern über dem 5. Lebensjahr eine Inhalationstherapie mit 4 mg/kg KG Pentamidin über einen Respigard-II-Inhalator monatlich möglich [11]. Der Zeitpunkt des Beginns der PcP-Prophylaxe ist den Empfehlungen der CDC (Tab. 10-8) zu entnehmen.

Laut Empfehlungen der CDC sollten alle Kinder ab dem ersten Lebensmonat PcP-Prophylaxe erhalten, die

- HIV-infiziert sind
- HIV-seropositiv sind
- unter zwölf Monate alt und von einer HIV-infizierten Mutter geboren sind und die genannten immunologischen Auffälligkeiten zeigen

Tabelle 10-8 PcP-Prophylaxe bei Kindern (mod. nach CDC 1991).

Alter	CD4-Zellzahl bei Beginn der Prophylaxe	Kontrolle der CD4-Zellzahl nach 1 Monat	Kontrolle der CD4-Zellzahl nach 3–4 Monaten	Kontrolle der CD4-Zellzahl nach 6 Monaten
1–11 Monate	< 1500	1500–2000	2000	
12–23 Monate	< 750	750–1000	>1000	
2–5 Jahre	< 500	500–750	750–1000	> 1500
> 6 Jahre	< 200	200–300	300–600	> 600

Die Empfehlungen basieren auf den schweren Verläufen der PcP und der hohen Mortalitätsrate bei der Erstmanifestation dieser opportunistischen Infektion.

Das Medikament der ersten Wahl im Kindesalter, Trimethoprim-Sulfamethoxazol, wird in einer Tagesdosis von 150/750 mg/m^2 KO, verteilt auf eine oder zwei Gaben an drei aufeinanderfolgenden Tagen der Woche gegeben. Die Dosis ist dem Gewicht im Verlauf der Entwicklung anzupassen. Alternativ kann diese Tagesdosis kontinuierlich über die ganze Woche in zwei Gaben pro Tag verabreicht werden.

Als Nebenwirkung wurden häufig Leuko- und Thrombozytopenien, Leberwerterhöhungen und häufig allergische Hautreaktionen beschrieben. Bei anaphylaktischen Reaktionen sollte auf eine Alternativtherapie ausgewichen werden [11]. Spiegelbestimmungen sind anzuraten, da besonders bei Kindern mit symptomatischer HIV-Infektion Resorptionsstörungen nachzuweisen sind.

10.7 Schutzimpfungen

Impfempfehlungen für Kinder HIV-infizierter Mütter liegen inzwischen von mehreren Stellen vor, die Empfehlungen wurden dem jeweiligen Kenntnis- und Erfahrungsstand angepaßt [13, 30].

10.7.1 Diphtherie, Tetanus, Pertussis, Masern, Mumps, Röteln, Poliomyelitis, Haemophilus influenzae

Zunächst wurde von den Centers for Disease Control empfohlen, asymptomatische Kinder mit Diphtherie-, Tetanus- und Pertussis-Impfstoff und ebenso mit dem Impfstoff gegen Masern/Mumps/Röteln regulär zu impfen. Gegen Poliomyelitis sollte Totvakzine verabreicht werden, die Haemophilus-influenzae-Typ-B-Impfung ist allgemein empfohlen [4, 21]. Bei symptomatischen Kindern sollten Lebendimpfstoffe gegen Masern, Mumps, Röteln und Tuberkulose nicht gegeben werden. Gegen Poliomyelitis sollte mit inaktivierter Vakzine immunisiert werden. Empfohlen wird die Influenza-Impfung mit inaktiviertem Impfstoff bei Kindern, die älter als sechs Monate sind, und die Pneumokokken-Impfung bei über zweijährigen Kindern. Bei Masern- und Varizellen-Exposition sollten Hyperimmunglobuline verabreicht werden, sofern nicht schon routinemäßig Immunglobuline intravenös monatlich substituiert werden.

Rosendahl und Mitarbeiter differenzierten bei asymptomatischen Kindern weiter in immunologisch kompetente oder insuffiziente, also nach P1A und P1B [12]. Sie empfehlen, bei P1B auf Lebendimpfstoffe zu verzichten. Es wird weiter empfohlen, die Indikation zur sehr immunogenen und somit auch HIV-Replikation-induzierenden Pertussis-Impfung eng zu stellen.

Die Poliomyelitis-Impfung sollte mit Totimpfstoff durchgeführt werden, auch um eventuell im Haushalt lebende, immundefiziente Familienangehörige nicht zu gefährden.

1988 (CDC 1988) revidierten die Centers for Disease Control ihre Impfempfehlungen dahingehend, daß auch symptomatische Kinder eine Masern-/Mumps-/Röteln-Impfung erhalten sollten, da zwei von sechs HIV-infizierten, nicht geimpften Kinder an einer Masern-Infektion verstarben [13].

10.7.2 Virushepatitis

Die Mütter HIV-exponierter Kinder stammen zum überwiegenden Anteil aus einer mit Hepatitis belasteten Risikogruppe. Neugeborene HBs-Antigen-positiver Mütter sollten unbedingt eine passive und aktive Immunisierung gegen *Hepatitis B* erhalten [12, 30, 52].

Zur Grundimmunisierung wird der Impfstoff üblicherweise dreimal intramuskulär (bei Säuglingen in den M. vastus lateralis) appliziert; die ersten beiden Impfungen erfolgen in vierwöchigem Abstand, die dritte Impfung wird nach sechs (bis zwölf) Monaten verabreicht. Immungesunde Impflinge sprechen in der Regel auf die Grundimmunisierung an und weisen Wochen nach der letzten Injektion einen Spiegel an spezifischen, gegen HBs-Antigen gerichteten Antikörpern (Anti-HBs) von mehr als 10 I.E. auf.

Dieser Wert gilt als die untere Grenze der Protektion; wird er unterschritten, ist ein Schutz vor Infektionen nicht mehr gewährleistet. Bei HIV-Infizierten ist es dringend notwendig, die Höhe der spezifischen Antikörper zu kontrollieren, da bei ihnen aufgrund des kombinierten Immundefekts die Immunantwort nicht ausreichend sein kann. Wie bei allen aktiven Impfungen benötigt der Impfschutz eine gewisse Zeit (Wochen bis Monate) zu seiner Entwicklung.
Aus diesem Grund muß beim Neugeborenen der HBs-Antigen-positiven Mutter die aktive Impfung mit der Gabe von Hepatitis-B-Immunglobulin (HB-Ig) kombiniert und möglichst innerhalb von 48 Stunden verabreicht werden [12, 52]. Neugeborene sollten daher noch im Kreißsaal HB-Ig erhalten; die erste Dosis des Impfstoffs sollte gleichzeitig kontralateral appliziert werden. Die sofortige passiv-aktive Immunprophylaxe reduziert die Infektionsfrequenz bei gefährdeten immungesunden Neugeborenen um 90 bis 95%. Für HIV-infizierte Kinder liegen derzeitig keine entsprechenden Studien vor.

Auch die *Hepatitis C* kann vertikal übertragen werden. Nachdem gerade erst die Sequenzen der Ribonukleinsäure gegen Hepatitis C bekannt sind, ist jedoch in naher Zukunft noch nicht mit einem Impfstoff gegen Hepatitis C zu rechnen [30].
Die derzeitigen Impfempfehlungen sind in Tabelle 10-9 aufgelistet.

10.8 Antiretrovirale Therapie

Azidothymidin (AZT, Retrovir®) ist als antiretrovirale Substanz zur Behandlung von HIV-infizierten Patienten in Deutschland am längsten zugelassen [2]. Im Herbst 1986 wurde erstmals über das Ergebnis einer Plazebo-kontrollierten Doppelblindstudie an 282 Patienten mit dem Vollbild AIDS oder fortgeschritte-

Tabelle 10-9 Impfempfehlungen bei HIV-infizierten Kindern.

Impfstoff	HIV-Infektion/Klassifikation			
	P0	P1A	P1B	P2
BCG	∅	∅	∅	∅
Diphtherie, Tetanus (Pertussis)	+	+	+	+
Poliomyelitis inaktiviert	+	+	+	+
Masern/Mumps/Röteln				
– CDC [13]	+	+	+	+
– DVV [21]	+	+	+	∅
– Belohradsky, Rosendahl [4, 44]	+	+	∅	∅
Haemophilus influenzae Typ B (CDC [13])	+	+	+	+
Pneumokokken (CDC [13])	∅	∅	∅	+
Influenza (CDC [13])	∅	∅	∅	+
Hepatitis-B-Prophylaxe bei HBs-Antigen-positiver Mutter	+	+	+	+

nem ARC berichtet. Nach 24 Wochen hatten in der Plazebo-Gruppe signifikant mehr Patienten eine opportunistische Infektion erlitten als in der Verumgruppe. Diese Studie erbrachte erstmals eindeutig den Nachweis, daß eine antiretrovirale Therapie einen positiven Effekt auf den Krankheitsverlauf haben kann.

Seit Ende 1986 begannen auch Therapiestudien mit AZT bei Kindern [3, 42]. AZT ist durch das Bundesgesundheitsamt ab P2A zur Behandlung symptomatischer HIV-infizierter Kinder zugelassen. Phase-I-Studien an kleineren Kohorten von Kindern zeigten, daß Kinder sowohl die orale und auch die intravenöse Therapie gut vertragen.

McKinnsey und Mitarbeiter präsentierten im April 1991 die Forschungsergebnisse einer multizentrischen Studie über 88 symptomatische Kinder mit HIV-Infektion. Diese Kinder erhielten im Studienzeitraum von 24 Wochen 180 mg/m^2 KO Azidothymidin in vier Einzeldosen alle sechs Stunden verabreicht [35]. Die Ergebnisse waren mit denen von Erwachsenen vergleichbar. Es waren unter der Therapie deutliche Gewichtsanstiege bei den Kindern meßbar. Bei den Kindern unter drei Jahren war eine deutliche Verbesserung der kognitiven Funktionen zu beobachten. Im Serum und Liquor waren eine Abnahme des p24-Antigens nachzuweisen. Weiterhin wurde eine Reduktion der meßbaren Virämie bei diesen Patienten beobachtet. Innerhalb der ersten Therapiewochen wurde ein deutlicher Anstieg der absoluten CD4-Helferzahlen gesehen.

An Nebenwirkungen wurden überwiegend milde myelotoxische Effekte bei 61% der behandelten Patienten beschrieben. Bei 26% der Kinder traten Anämien und bei 48% Neutropenien auf. Bei den meisten dieser Nebenwirkungen kam es zu spontaner Besserung.

Bei etwa einem Drittel der Kinder war entweder eine Modifikation der Therapie notwendig oder auch die Verabreichung einer Bluttransfusion. Bei drei Kindern mußte die Therapie wegen der myelotoxischen Effekte ganz abgebrochen werden [35].

Die HIV-Enzephalopathie stellt in der Behandlung von HIV-infizierten Kindern ein großes Problem dar. Hier zeigten klinische Studien, daß bei Kindern mit HIV-Enzephalopathie, die eine Behandlung mit AZT über einen Zeitraum von zwölf Monaten erhielten, sich das Krankheitsbild deutlich besserte [35].

Indikation

Die Indikation zur AZT-Therapie wird in unserer Klinik nach den Zulassungskriterien des Bundesgesundheitsamts gehandhabt:

- fortgeschrittene HIV-Krankheit im Stadium P2B bis P2E (AIDS)
- Patienten, die, unabhängig vom Immunstatus, folgende klinische Symptome (CDC-P2A) zeigen: Gedeihstörung, persistierende oder rezidivierende orale Candidose, schwere Diarrhöen, Hepatomegalie, Splenomegalie, Kardiomyopathie, Nephropathie
- Thrombozytopenien, unabhängig von der Helferlymphozytenzahl
- HIV-Enzephalopathie, unabhängig vom Immunstatus

Dosierung

Über die optimale Dosierung von AZT bestehen noch Unklarheiten. Möglicherweise haben niedrigere Dosierungen von 90 mg/m^2 KO alle sechs Stunden oral den gleichen therapeutischen Effekt. Da es bisher noch keine kontrollierten Studien gibt, die die Effektivität einer solchen niedrigen Dosierung belegen, wurde die kürzlich initiierte multizentrische pädiatrische Studie (ACTG 128) um eine Dosisfindungsstudie erweitert. Vom Bundesgesundheitsamt ist die hohe Dosis von 4×180 mg/m^2 KO/Tag bei Kindern als Standartdosis zugelassen.

Nebenwirkungen

Wie eingangs schon erwähnt, sind die praktisch wichtigsten Nebenwirkungen der Behandlung mit Azidothymidin Anämie, Leukopenie und Neutropenie.
Bei einem großen Teil der Patienten muß in Analogie zur Erwachsenentherapie mit einer Transfusionsbedürftigkeit im Therapieverlauf gerechnet werden. Als Frühzeichen einer sich anbahnenden Anämie gilt der Anstieg des mittleren korpuskulären Volumens der Erythrozyten. Die Thrombozytenzahl wird durch Zidovudin nicht oder nur unwesentlich beeinflußt. Die hämatologischen Nebenwirkungen sind besonders ausgeprägt bei Patienten mit niedriger CD4-Zellzahl (T4-Helferzellen $< 100/\mu l$). Je fortgeschrittener der Immundefekt, um so häufiger und schwerwiegender ist das Auftreten von Nebenwirkungen.

Während der Behandlung kann ein reversibler Anstieg der Transaminasen und des Serumkreatinins auftreten (regelmäßige Kontrollen).

Erfolgsparameter

Der Rückgang der Häufigkeit opportunistischer Infektionen und die verlängerte Überlebenszeit sind die angestrebten Therapieerfolge. Hier sind bei der Behandlung von Kindern noch weitere prospektive Studien notwendig, um diese Therapieziele statistisch absichern zu können. Deutliche Hinweise, die schon jetzt für den Therapieerfolg sprechen, sind: Gewichtszunahme, deutlicher Anstieg der CD4-Helferzahlen und Besserung der kognitiven zerebralen Leistung.

Weiterhin kommt es unter AZT zu einem Abfall des zirkulierenden HIV-p24-Kernantigens, dessen Konzentration im Serum einen wichtigen prognostischen Faktor für den Krankheitsverlauf darstellt. Kinder, bei denen die in HIV-1-In-vitro-Resistenzbestimmung mit den klinischen Erfolgsparametern der AZT-Therapie übereinstimmten, profitieren von der antiretroviralen Monotherapie. Bei möglichen HIV-Resistenzbestimmungen sollte an eine andere Alternative der retroviralen Therapie gedacht werden [53].

Aus den hier skizzierten Gründen und wegen fehlender Langzeiterfahrungen mit den antiretroviralen Substanzen, sollten nur solche Behandlungszentren die Therapie und das Monitoring von HIV-infizierten Kindern übernehmen, die über hinreichende Erfahrung verfügen.

10.9 Psychosoziale Betreuung HIV-infizierter Kinder und ihrer Mütter

Die psychosoziale Betreuung der Mütter, Kinder und Pflegepersonen erfolgt integriert in dem interdisziplinären Team der HIV-Ambulanz durch eine Sozialarbeiterin und Psychologin.

Zur Betreuung der kranken Kinder zu Hause steht der „Externe Pflegedienst", ein Verein für häusliche Kinderkrankenpflege, zur Verfügung. Betreuungseinsatz, teilweise auch Betreuungskonzept und konkrete Handlungsansätze werden im Klinikteam abgesprochen. Es findet eine enge Kooperation mit der Frauenklinik statt, die die Mütter während der Schwangerschaft und in der Zeit danach medizinisch und psychosozial betreut.

Zur psychosozialen Betreuung der Familien gehört auch die Suche nach geeigneten Pflegepersonen und die Begleitung bei der oft recht schwierigen Kooperation zwischen der leiblichen, manchmal schon kranken Mutter und den Pflegeeltern. Dieses geschieht in Zusammenarbeit mit dem „Arbeitskreis zur Förderung von Pflegekindern e.V.".

Psychosoziale Arbeit

Beim Prozeß der Krankheitsverarbeitung erweist sich die folgende Frage als relevant: Erleben sich die Betroffenen überwiegend als ihr eigenes Leben aktiv gestaltend, oder empfinden sie sich eher dem Schicksal, anderen Menschen und der Krankheit ausgeliefert? In der Beantwortung dieser Frage liegt ein Hauptanteil der psychosozialen Arbeit: die Unterstützung und die Beratung der Mütter/Eltern bei der aktiven Bewältigung der eigenen Infektion und der Infektion des Kindes.

Partnerberatungen werden oft dann angenommen, wenn die Frauen einen neuen Partner haben und sich Probleme ergeben, wie zum Beispiel Beibehaltung von alten Verhaltensweisen. Das Vorliegen der HIV-Infektion erfordert häufig ausführlichere Partnerberatungen.

Bei Eltern mit einer Drogenproblematik sind Reflektionen bezüglich des Entstehens und der Aufrechterhaltung der Drogenabhängigkeit oder des Drogengebrauchs erforderlich: Welche Streßverarbeitungsmuster standen früher, welche stehen heute zur Verfügung? Sind sie zufriedenstellend für die Alltagsbewältigung oder müssen sie, wenn ja wie, verändert werden? Eine Zusammenarbeit mit Drogenberatungsstellen speziell bei der Vermittlung von Plätzen in Drogentherapieeinrichtungen ist erforderlich.

Die Beratung der Eltern ist in der Regel schwerpunktmäßig auf die Infektion des Kindes ausgerichtet. Was soll das Kind wann, wie, von wem, erfahren? Aber auch unabhängig vom Infektionsstatus des Kindes ergibt sich für leibliche Eltern, Großeltern und Pflegeeltern häufig eine Beratungsnotwendigkeit, zum Beispiel: Wann soll das Pflege- oder Enkelkind vom eventuell eingetretenen Tod der Mutter erfahren? Wann soll das Kind etwas über den im Strafvollzug befindlichen Vater erfahren? Was kann die leibliche Mutter tun, damit das Kind sie im Fall eines frühen Todes in guter Erinnerung behält?

Es findet für die Mutter und/oder das Kind eine Begleitung beim progredienten Verlauf der Erkrankung statt, bis hin zur Sterbebegleitung.

Erkennen und Aufnehmen von vorhandenen oder sich entwickelnden Sinnfragen oder religiösen Haltungen ist hier von großer Bedeutung. Ohnmacht, Verzweiflung und Wut beim Gewahrwerden des Versagens der lebenswichtigen Körperfunktion und die Angst vor der menschlichen Endlichkeit müssen mitgetragen werden.

Eventuell ist auch das Ansprechen von sog. „unerledigten Geschäften" (mit wem ist noch was zu erledigen oder zu klären) von Wichtigkeit. Die Eltern benötigen häufig Unterstützung und Hilfe, wenn ihre eigene Invalidität zunimmt.

Psychosoziale Arbeit beinhaltet auch die Vermittlung bei Konflikten zwischen den leiblichen Müttern und den Pflegemüttern. Müssen die leiblichen Mütter aus gesundheitlichen Gründen die Kinder in Pflege geben, wird von der Seite der Institutionen aus das Aufrechterhalten des Mutter-Kind-Kontakts ermöglicht. Das Kind wird regelmäßig von einer Mitarbeiterin zur Mutter gebracht oder die Mutter zum Kind. Die leiblichen Mütter werden durch die Versorgung der Kinder entlastet, dennoch empfinden sie die Unterbringung des Kindes in einer fremden Familie als eigenes Versagen. Emotionale Reaktionen wie Wut, Trauer, Resignation, Aggression, Konkurrenzverhalten usw. treten auf. Diese Situationen müssen mit den leiblichen Müttern und den Pflegeeltern bearbeitet werden.

In allen Lebensphasen der Eltern und Kinder, bei gesundheitlichen, emotionalen, interpersonellen Ereignissen, wie z. B. Schul- oder Kindergartenproblemen sowie Ehe- oder Familienproblemen, können Kriseninterventionen notwendig werden. Es werden in diesen Situationen Hausbesuche ebenso durchgeführt wie Sitzwachen am Bett des kranken Kindes oder der Mütter/Väter.

Ein gut besuchter Treffpunkt für die Eltern und Kinder ist ein monatlich organisiertes Frühstück in einem Cafe geworden. Die Eltern finden Zeit zum Reden und Kennenlernen, die Kinder werden in einem Spielraum betreut. Das Frühstück wird von Spendengeldern finanziert.

Reisen mit Eltern und Kindern haben zu intensiven Kontakten der Eltern untereinander sowie der Eltern und Kinder zu den psychosozialen Mitarbeiterinnen geführt. Diese Reisen finden einmal jährlich statt und werden auch durch Spendenmittel getragen.

Zusätzlich wird eine Gesprächsgruppe für betroffene Mütter, Eltern und Pflegeeltern angeboten. Hier geht es um die Frage, wie und ob ein Kind über die HIV-Infektion aufgeklärt werden soll oder nicht, durch wen diese Aufklärung stattfinden soll usw.

Neben diesen Tätigkeiten werden Öffentlichkeitsarbeit, Fortbildungen und Aufklärungsgespräche in Schulen, Kindergärten etc. durchgeführt.

Umgang mit den bestehenden Beratungs- und Betreuungsangeboten

Es ist auffällig, daß es den ehemals oder noch drogenabhängigen Müttern sehr schwer fällt, das bestehende Beratungs- und Betreuungsangebot zu nutzen. Zwar ist dieses Verhalten auch bei anderen Familien zu finden, aber speziell bei diesen Müttern ist es besonders deutlich.

Auch im Bereich der medizinischen Versorgung ist es oft schwierig, den Müttern die Notwendigkeit einer regelmäßigen medizinischen Untersuchung für ihre Kinder nahezubringen. Durch die Untersuchungen werden die Mütter immer wieder mit ihrer eigenen Infektion, ihrer Vergangenheit und den Schuldgefühlen, ihr Kind angesteckt zu haben, konfrontiert. Sie erleben das oft verzweifelte Weinen und die tiefen Ängste der Kinder vor den medizinischen Eingriffen.

Das Angebot der Sozialarbeit wird hingegen eher genutzt, da diese über Mittel verfügt, um die materielle Not abzuwenden, bei der Wohnungsbeschaffung zu helfen oder eine gemeinsame Reise mit dem Kind zu organisieren und zu finanzieren.

Für die Betroffenen ist es oft schwierig, auf das Angebot der Psychologin zurückzugreifen. Ein wesentlicher Grund dafür ist, daß nach oft mehrstündigen medizinischen Untersuchungen und Behandlungen die Eltern kaum motiviert sind, die Psychologin aufzusuchen. Hinzu kommt die tiefe Angst, daß die mühsam verdrängten Ängste aufgedeckt werden könnten.

Ein weiterer Punkt ist, daß die Kinder von ihrer Infektion nichts erfahren dürfen. Die Sorge der Eltern, speziell in den Herkunftsfamilien, das Kind könnte während des Gesprächs etwas über die HIV-Infektion erfahren, ist sehr groß. Zusätzliche Ängste bestehen, daß die Kinder über die Infektion der Mutter und ihre ehemalige Drogenabhängigkeit oder bestehende Drogenabhängigkeit etwas erfahren könnten. Die Ängste vor Repressalien und Verachtung veranlassen die Mütter nicht nur, sich selbst, sondern vor allem das Kind vor dieser sozialen Katastrophe zu schützen.

Ein wichtiger Aspekt unserer Arbeit ist es, den Eltern immer wieder das Angebot zu machen, für sie da zu sein. Hierbei haben sich niedrigschwellige Angebote wie Hausbesuche in der Praxis bewährt. Dies gilt auch für andere HIV-Betroffene, da die Berührungsängste in diesem Bereich besonders groß sind. Diese aufsuchende Tätigkeit gibt den Eltern nicht nur das Gefühl, wichtig zu sein, sondern sie gibt ihnen Sicherheit durch die „eigenen vier Wände“ und erspart ihnen den Streß mit oft zu langen Anfahrten. In dieser für die Mütter vertrauten Atmosphäre und im Reden über alltägliche Dinge, die mit der Krankheit nicht in Verbindung stehen, kann mit der Mutter langsam und behutsam eine Basis für eine therapeutische Arbeit aufgebaut werden. Ist eine stabile, vertrauensvolle und tragfähige Beziehung aufgebaut, fangen die Eltern langsam an, über ihre Ängste, Sorgen und Nöte zu sprechen.

Familiärer/sozialer Kontext HIV-infizierter Mütter

Der überwiegende Anteil der Mütter mit der Diagnose HIV-infiziert sind ehemals Drogenabhängige. Erschwerend kommt für viele Mütter hinzu, daß sie Alleinerziehende sind. Ein Kind bedeutet für die Mutter den Aufbau einer eigenen Familie, verbunden mit dem Wunsch und der Chance eines drogenfreien Lebens. Zusätzlich zu dieser schweren Krankheit und der Erkrankung ihres Kindes müssen sie sich mit Arbeitslosigkeit und Wohnungsproblemen auseinandersetzen.

Bedingt durch ihre Herkunft haben diese Mütter kaum hinreichende Bewältigungsmöglichkeiten in Krisen und bei Streß erlernt und verfügen oft nur über eine labile Persönlichkeitsstruktur.

Krankheitserleben des Kindes

Das HIV-infizierte und/oder an AIDS erkrankte Kind ist in einem noch höheren Maß durch die ausbrechende Krankheit belastet, weil es nicht über die kognitiven Verarbeitungsmöglichkeiten der Erwachsenen verfügt.

In den meisten Fällen wird dem Kind die Diagnose der Krankheit nicht mitgeteilt. Es merkt jedoch durch seine veränderte Umgebung, der großen Besorgtheit, der Bevorzugung gegenüber den Geschwistern oder Spielkameraden, daß mit ihm etwas nicht stimmt. Das Kind spürt, daß etwas besonders Schmerzhaftes in seinem Körper passiert. Es erlebt die ständigen, bedrohlichen, mit Schmerzen verbundenen medizinischen Eingriffe als etwas Unheimliches und ist häufig mit seiner Phantasie diesem Geschehen hilflos, verängstigt und zutiefst verunsichert ausgesetzt.

Die Krankheit nötigt diese Kinder zu einer verfrühten psychischen Entwicklung. Sie müssen sich mit Dingen auseinandersetzen, für die gleichaltrige Kinder oft noch viele Jahre Zeit haben.

Beginnt das Kind Fragen zu stellen, ist es wichtig, ihm nicht auszuweichen und auf seine Fragen behutsam, offen und altersentsprechend zu antworten. Die Diagnose HIV-Infektion muß dem Kind nicht in jedem Fall mitgeteilt werden, da die Folgen dieser Diagnosemitteilung nicht erfaßt werden können. Das Kind hat keine Vorstellung von der sozialen Diskriminierung, die das Bekanntwerden dieser Diagnose nach sich zieht. Es ist keine Lüge, dem Kind zu sagen, daß sein Blut nicht in Ordnung ist, ohne ihm die HIV-Infektion mitzuteilen. Das Kind kennt dann den Grund seiner häufigen Klinikbesuche.

Bei manchen Jugendlichen ist eine Aufklärung notwendig, da diese wissen wollen, warum sie zu den Kontrolluntersuchungen kommen oder notwendige Medikamente einnehmen müssen. Notwendig auch deshalb, da diese Jugendlichen erste sexuelle Kontakte ausprobieren und später der Wunsch nach einer Partnerschaft und Kinderwunsch entsteht. Grundsätzlich ist eine Aufklärung dann erforderlich, wenn die Kinder oder Jugendlichen gezielte Fragen stellen. Es muß ein Klima der Offenheit und Vertrautheit herrschen, damit das Kind immer wieder zu den medizinischen Untersuchungen kommt. Dem Kind können dadurch bestimmte Ängste genommen werden, es muß den Raum haben, seine Ängste, Verzweiflung und Ratlosigkeit so ungehindert wie möglich ausdrücken zu können. Dieser Raum kann ihm eventuell von der leiblichen Mutter nicht gegeben werden, da diese von ihren Ängsten zu sehr absorbiert ist.

Oftmals spürt das Kind die unausgesprochenen Ängste der Mutter und hält sich mit dem Ausdruck seiner Gefühle zurück, um die Mutter nicht zusätzlich zu belasten. Es ist wichtig, daß ein professioneller Dritter, der von der Krankheit unbelastet ist, die Familie psychosozial unterstützt. Diese vertrauensvolle Bezugsperson sollte die Fragen des Kindes aufrichtig beantworten und seinen Ängsten standhalten, um dem Kind die nötige Sicherheit zu vermitteln, damit dieses seinen Ängsten nicht mehr so hilflos ausgeliefert ist.

Der Betreuer

Für den Betreuer ist es wichtig, daß er sich mit seiner Lebensgeschichte und den eigenen Vorstellungen über Tod und Trauer auseinandergesetzt hat. Supervision ist für diese Arbeit unabdingbar. Die Gefahr ist sonst groß, daß er von den existentiellen Nöten überschwemmt und hilflos gemacht wird.

Dem Betreuer sollte es immer bewußt sein, daß seine Möglichkeiten, zu helfen, begrenzt sind. Er kann den Tod nicht aufhalten und die tiefe Verzweiflung nicht verhindern, die eine innere unbefragbare Berechtigung hat. Er kann die Familie unterstützen, so daß diese unter der schweren körperlichen und psychischen Belastung nicht zerbricht.

Danksagung: Für das Erstellen der Graphiken und das sorgfältige Schreiben des Manuskriptes danken die Autoren Frau Syberberg.

Literatur

1. AIDS, Neufassung der CDC-Falldefinition zur einheitlichen epidemiologischen Erfassung. Dtsch. Ärztebl. 85 (1988).
2. Ammann, A. J., D. W. Wara, S. Dritz et al.: AIDS in an infant: Possible transmission by means of blood product. Lancet 1 (1983), 956.

3. Balis, M. F., P. A. Pizzo, R. F. Murphy et al.: The pharmacokinetics of zidovudine administered by continuous infusion in children. Ann. intern. Med. 110 (1989), 279–285.
4. Belohradsky, B. H.: Impfungen bei primären und sekundären Immundefekten. In: Pädiatrische Allergologie und Immunologie. Fischer, Stuttgart–New York 1987.
5. Blanche, S., C. Rouziox, M. L. G. Moscato, F. Verber, M. J. Mayaux, C. Jacomet, J. Tricoire, A. Deville, M. Vial, G. Firtion, A. De Crepy, D. Douard, M. Robin, C. Courpotin, N. Ciraru-Vigneron, F. Le Deist, C. Gricelli, HIV Infection in Newborns (French Collaborative Study Group): A prospective study of infants born to women seropositive for human immunodeficiency virus type 1. New Engl. J. Med. 320 (1989), 1643–1648.
6. Bucens, M., J. Armstrong, M. Stuckey: Virological and electron microscopic evidence for postnatal HIV transmission via breast milk. IV. International Conference on AIDS, Stockholm 1988 (abstract 5099).
7. Buck, B. E., G. B. Scott, M. Valdes-Dapena, W. P. Parks: Kaposi sarcoma in two infants with acquired immune deficiency syndrome. J. Pediatr. 103 (1983), 911–913.
8. Bunikowski, R., J. Estermann, M. A. Koch: HIV-Epidemie bei Frauen und bei prä- oder perinatal infizierten Kindern. TW Gynäkologie 3 (1990), 127–140.
9. Bunikowski, R., M. A. Koch: Das zentrale AIDS-Fallregister: AIDS im Kindes- und Jugendalter. Sozialpädiatr. Prax. Klin. 10 (1988), 886–890.
10. Centers for Disease Control: Classification system for human immunodeficiency infection in children under 13 years of age. MMWR 36 (1987), 225–236.
11. Centers for Disease Control: Guidelines for prophylaxis against pneumocystics carinii pneumonia for children infected with human immunodeficiency virus. MMWR 40 (1991), 1–13.
12. Centers for Disease Control: Hepatitis B virus. MMWR 40 (1991), 1–13.
13. Centers for Disease Control: Immunization of children infected with human immunodeficiency virus – supplementary ACIP Statement. MMWR 37 (1988), 181–195.
14. Chayt, K. H., M. E. Harper, L. M. Marsello et al.: Detection of HTLV-III RNA in lungs of patients with AIDS and pulmonary involvement. J. Amer. med. Ass. 252 (1986), 2356–2359.
15. Chin, J.: Current and future dimensions of the HIV-AIDS pandemic in woman and children. Lancet 336 (1990), 221–224.
16. Chu, S. Y., W. J. Buehler, R. L. Bertelmann: Impact of human immunodeficiency virus epidemic on mortality in women of reproductive age, United States. J. Amer. med. Ass. 264 (1990), 225–229.
17. Colbunders, R. L., B. Kapita, W. Nekwei, Y. Bahwe, F. Baenda, R. Ryder: Breast feeding and transmission of HIV. IV. International Conference on AIDS, Stockholm 1988 (abstract 5103).

18. Connor, E., M. Bagarazz, Y. Mc Sherry et al: Clinical and laboratory correlates of pneumocystis carinii pneumonia in children infected with human immunodeficiency virus. J. Amer. med. Ass. 265 (1991).
19. Defraissy, J. F., D. Sereni, J. C. Pons, D. Meier, V. Chambrin, L. Keros, P. H. Engelmann, E. Papiernik, R. Henrion (HIV-Pregnancy-Study-Group, Paris, France): Antigenemia p24 and CD4 cells counts in HIV pregnant women. International Congress: The implication AIDS or mothers and children, Paris, CNIT La Defense 1989.
20. Defraissy, J. F., J. C. Pons, L. Keros, F. Boue, V. Chambrin, D. Sereni, P. H. Engelmann, E. Papiernik, R. Henrion (HIV-Pregnancy-Study-Group, Paris, France): Does risk for HIV perinatal transmission vary with the mothers stage of HIV Infection? International Congress: The implication AIDS for mothers and children, Paris, CNIT La Defense 1989.
21. DVV (Deutsche Vereinigung zur Bekämpfung der Viruskrankheiten e. V.): Durchführung der Schutzimpfungen nach dem „Impfkalender für Kinder" der WHO bei HIV-Infizierten und AIDS-Kranken. Bundesgesundheitsblatt 30 (1987), 443–444.
22. Eberle, J.: Besonderheiten der virologischen HIV-Diagnostik in der Pädiatrie. In: Spiess, H. (Hrsg.): HIV-Infektion und AIDS bei Kindern. S. 61–64. Medizinische Verlagsgesellschaft, Marburg 1988.
23. European Collaborative Study: Children born to woman with HIV-1 infection: natural history and risk of transmission. Lancet 337 (1991), 253–260.
24. European Collaborative Study: Mother-to-child transmission of HIV-infection. Lancet 2 (1988), 1039–1042.
25. European Collaborative Study: Risk factors for mother-to-child transmission of HIV-I. Lancet 339 (1992), 1007–1012.
26. Fosarelli, P. D., C. Deangelis, J. Winkelstein, E. D. Mellits: Infectious illness in the two years of life. Pediatr. infect. Dis. 4 (1985), 153–159.
27. Goedert, J. J., A. M. Duliege, C. I. Amos, S. Felton, R. J. Biggar, International Registry of HIV-Exposed Twins: High risk of HIV-1 infection for first-born twins? Lancet 338 (1991), 1472–1475.
28. Grosch-Wörner, I., J. Eberle: HIV-Diagnostik beim Kind – Methodik, rationeller Einsatz und Aussagefähigkeit. Mschr. Kinderheilkd. 138 (1990), 784–786.
29. Grosch-Wörner, I., B. H. Belohradsky, K. M. Debatin, S. Enenkel-Stoodt, P. Höger, C. Landwehr-Dobberstein, V. Wahn, U. Wintergerst: Zwischenergebnisse einer multizentrischen Studie zur Langzeitbetreuung HIV-exponierter und -infizierter Kinder. (im Druck).
30. Jilg, W.: Beste Maßnahme gegen chronische Leberentzündung ist Prävention. Forsch. Prax. 11 (1992), 10–11.
31. Jimenez, E., M. Unger, F. Eitelbach, Z. Huang, G. Wagner, M. Vogel, I. Grosch-Wörner, A. Schäfer: Demonstration of HIV-antigens in birth placentae and therapeutic abortions. INSERM 199 (1990), 269–275.
32. Kovacs, A., T. Frederick, J. Church: CD4 T-lymphocyte counts and pneu-

mocystis carinii pneumonia in pediatric HIV-infection. J. Amer. med. Ass. 265 (1991), 1698–1703.
33. Krasinski, K., W. Borkowski, S. Robert et al: Bacterial infections in human immunodeficiency virus-infected children. Pediatr. infect. Dis. J. 7 (1988), 323–328.
34. Levine, S. J., H. Masur, V. J. Gill: Effect of aerolised pentamidine prophylaxis on the diagnosis of pneumocystis carinii pneumonia by inducted sputum examination in patients with the human immunodeficiency by inducted sputum examination in patient with the human immunodeficiency virus. Amer. Rev. respir. Dis. 144 (1991), 760–764.
35. Mc Kinney, R. E., M. A. Maha M. A., E. M. Connor et al: A multicenter trial of oral zidovudine in children with advanced human immunodeficiency virus disease. New Engl. J. Med. 324 (1991), 1018.
36. Moelling, K.: PCR: Genanalyse ohne Gentechnik. Dtsch. Ärztebl. 86 (1989), 1803–1806.
37. National Institut of Child Health and Human Development, Intravenous Immunglobulin Study Group: Intravenous immunglobulin for the prevention of bacterial infections in children with symptomatic human immunodeficiency virus infection. New Engl. J. Med. 325 (1991), 73–80.
38. Novello, A. C., H. Wise, M. D. Willoughby, P.A. Pizzo: Final report of the United States Department of Health on human immunodeficiency virus infection and disease: content and implications. Pediatrics 84 (1989), 547–555.
39. Oleske, J., A. Minnefora, R. Cooper et al.: Immune deficiency syndrome in children. J. Amer. med. Ass. 249 (1983), 2345–2349.
40. Onorato, J. M., T. S. T. Jones, W. A. Orenstein: Immunizing children infected with HIV. Lancet 1 (1988), 354–355.
41. Oxtoby, M. J.: Perinatally acquired human immunodeficiency virus infection. Pediatr. infect. Dis. J. 9 (1990), 609–619.
42. Pizzo, P. A., J. Eddy, J. Falloon et al.: Effect of continuous intravenous infusion of zidovudine (AZT) in children with symptomatic HIV-infection. New Engl. J. Med. 319 (1988), 889–896.
43. Pokrovski, V. V., J. Kuznetsova, J. Eramonva: Transmission of HIV-infection from an infected infant to his mother by breast-feeding. 6. International Conference on AIDS, San Francisco 1990 (abstract Th. C. 48).
44. Rosendahl, C., K. Auberger, B. H. Belohradsky, C. Brückmann, S. Gandenberger, U. Wintergerst: Impfplan beim HIV-infizierten Kind. Deutscher AIDS-Kongreß, München 1988 (Abstract Nr. 102).
45. Rubinstein, A.: Pediatric AIDS. Curr. Probl. Pediatr. 16 (1986), 365–409.
46. Rubinstein, A., L. Bernstein: The epidemiology of pediatric acquired immunodeficiency syndrome. Clin. Immunol. Immunopathol. 40 (1986), 115–121.
47. Rubinstein, A., M. Sicklick, A. Gutpa et al.: Acquired immunodeficiency with reversed T4/T8 ratios in infants born to promiscuous and drugaddicted mothers. J. Amer. med. Ass. 249 (1983), 2350–2356.

48. Ryder, R. W., T. Manzila, E. Baude et al.: Evidence from Zaire that breast-feeding by HIV-1-seropositive mothers is a major route for perinatal HIV-1 transmission but does decrease morbidity. AIDS 5 (1991), 709–714.
49. Schaad, U. B., B. Gianella-Borradori, B. Perret, P. Imbach et al: Intravenous immunglobulin in symptomatic paediatric human immunodeficiency virus infection. Europ. J. Pediatr. 147 (1988), 300–303.
50. Scott, G. B., C. Hutto, R. W. Makuch et al.: Survival in Children with perinatally acquired human immunodeficiency virus type 1 infection. New Engl. J. Med. 321 (1991), 1791–1796.
51. Smith, D., B. Gazzard: Treatment and prophylaxis of pneumocystis carinii pneumonia in AIDS patients. Drugs 42 (1991), 628–639.
52. Ständige Impfkommission des Bundesgesundheitsamtes: Impfempfehlungen der Ständigen Impfkommission des Bundesgesundheitsamtes (Sticko). Bundesgesundheitsblatt 8 (1991).
53. Tudor-William, G. T., M. H. St. Clair, R. E. Mc Kinney et al.: HIV-1 sensivivity to Zidovudine and clinical outcome in children. Lancet 339 (1992), 15–19.
54. Wahn, V., S. Enenkel-Stoodt, I. Grosch-Wörner et al.: Behandlung von Sekundärinfektionen bei symptomatischer HIV-Infektion. (im Druck).
55. Weber, R., M. Opravil, K. Bloch et al.: Pneumocystis-carinii-Pneumonie bei HIV-Infektion: bessere Prognose durch frühe Diagnose. Dtsch. med. Wschr. 115 (1990), 1619–1623.
56. WHO: Modes of transmission. Global Programme on AIDS, Progress Report 5 (1989), 4.
57. WHO: WHO Report No. 33: AIDS surveillance in Europe. AIFO 7 (1990), 477–489.
58. Yap, P L., M. A. A. Todd et al.: Use of intravenous immunglobulin in acquired immune deficiency syndrome. Cancer 68 (Suppl.) (1991), 1440–1449.
59. Ziegler, J. B., D. A. Cooper, R. D. Johnson: Postnatal transmission of AIDS-associated retrovirus from mother to infant. Lancet 1 (1985), 896–897.
60. Ziegler, J. B., G. J. Steward, R. Penny, D. A. Cooper, J. Gold, M. Stuckey, S. Good: Breast feeding and risk of transmission of HIV from mother to infant. International Congress: The Implication of AIDS for Mothers and Children, Paris, CNIT La Defence 1989.
61. Zimmermann, B. L., J. O. Haller, A. P. Price, W. L. Thelmo, S. Fikrig: Children with AIDS – Is pathologic diagnosis possible based on chest radiographs? Pediatr. Radiol. 17 (1987), 303–307.

11 Die HIV-Infektion in Gynäkologie und Geburtshilfe

Axel Schäfer

Bei der Entwicklung der HIV-Infektion in der weiblichen Bevölkerung fallen zwei, den ursprünglichen Prognosen nicht entsprechende Gesichtspunkte auf:

- Die anfänglich prognostizierte exponentielle Transmission des HIV konnte durch die heute verfügbaren epidemiologischen Daten nicht bestätigt werden.
- Die zuerst meist auf der Basis retrospektiver Studien erwarteten hohen Transmissionsraten der schwangeren Frau auf ihr Kind sind nicht bestätigt worden.

Anfangs gab es zum Teil überschießende präventivmedizinische Reaktionen, wie z.B. die generelle Empfehlung zur Kaiserschnitt-Entbindung, ausgehend von der Vorstellung, daß eine Virustransmission quantitativ bei der vaginalen Passage über Schleimhautkontakte möglich sein könnte. Die Erfahrung mit diesen übertriebenen Reaktionen zeigt, wie vorsichtig sich der Arzt diesen Fragestellungen nähern sollte, vor allem, wenn er Empfehlungen zu verantworten hat.

Anfänglich führte die allgemeine Hysterie über die mögliche epidemische Bedrohung durch die HIV-Infektion auch von wissenschaftlicher Seite zu einer Vielzahl exotischer Einzelfall-Publikationen. Diese fanden in den Medien eine schnelle Verbreitung und verstärkten die Unsicherheit im Umgang mit den HIV-Betroffenen. Ein spektakuläres Thema war dabei natürlich das Schicksal der HIV-infizierten Mutter und ihres potentiell in der Schwangerschaft infizierten Kindes. All dies hat leider häufig eine realistische Auseinandersetzung mit dem Thema auf der Basis solider Erfahrungen verhindert, sowohl für den Arzt als auch die Patientin. Das Spektrum der Verunsicherung reicht vom angstvollen Umgang mit einem eventuell positiven HIV-Testergebnis in der Schwangerenvorsorge bis hin zu nur unregelmäßig wahrgenommenen Vorsorgeuntersuchungen aus mangelnder Einsicht in die präventive Bedeutung. Da HIV aber mehr als alle anderen sexuell übertragbaren Erkrankungen auch ein sozial- und gesellschaftspolitisches Phänomen darstellt, sollte der soziale Kontext bei der Betreuung HIV-Betroffener neben gesicherten medizinischen Erkenntnissen Berücksichtigung finden.

In der Gynäkologie und Geburtshilfe werden Frauen mit einer AIDS-Symptomatik und Frauen mit einer asymptomatischen HIV-Infektion betreut. Frauen mit einer AIDS-Symptomatik werden meist primär durch den sie behandelnden

Internisten konsiliarisch bei gynäkologischen Beschwerden oder zur Vorsorge überwiesen. Das Spektrum des Frauenarztes umfaßt die:
- Familien- und Sexualberatung
- Schwangerschaftskonflikt-Beratung
- Durchführung von gynäkologischen Vorsorgeuntersuchungen unter Berücksichtigung des Ausmaßes der Immunsuppression
- Durchführung operativer Eingriffe
- Befundmitteilung bei positivem HIV-Test in der Schwangerschaft mit der entsprechenden Beratung
- Betreuung von HIV-infizierten Schwangeren mit Drogenabhängigkeit

Dabei ergeben sich zwangsläufig einige thematische Schwerpunkte, die teilweise spezifisch gynäkologisch sind, andererseits aber auch allgemeine epidemiologische Gesichtspunkte und Fragen zur Wechselwirkung anderer Erkrankungen mit einer Immunsuppression betreffen.

Schwerpunkte der gynäkologischen und geburtshilflichen Betreuung sind:
- HIV-Test in der Schwangerschaft
- geburtshilfliche und HIV-spezifische Risiken in der Schwangerschaft für Mutter und Kind
- Auswirkung der HIV-Infektion und der begleitenden Immunsuppression auf gynäkologische Erkrankungen
- Sexualität und der Umgang mit dem infizierten oder nicht-infizierten Partner
- Betreuung von HIV-infizierten Patientinnen mit Drogenproblemen in der Geburtshilfe und Gynäkologie

11.1 Epidemiologie der HIV-Infektion und der HIV-Test in der Schwangerenvorsorge

Legt man für eine Einschätzung der epidemiologischen Verbreitung der HIV-Infektion bei Frauen die Daten des zentralen AIDS-Fallregisters und der Laborberichtspflicht, in der anonym bestätigte HIV-Tests durch das Bundesgesundheitsamt registriert werden, zugrunde, so ist bei allgemeinen Seroprävalenzen von 0,1% eine HIV-Prävalenz von ca. 0,025% für Frauen zu erwarten. Dies sind allgemeine Angaben, die die Prävalenz in den entsprechenden Altersgruppen von 15 bis 35 Jahren und in großstädtischen Ballungsräumen nur unvollständig wiedergeben. Aus den Auswertungen der Untersuchungen auf HIV bei Schwangeren an der UKRV-Berlin und bei niedergelassenen Ärzten scheint eine Prävalenz von maximal 0,1% für Frauen im gebärfähigen Alter in Berlin realistisch.

Nach anfänglich höheren Inzidenzen positiver HIV-Tests pro Jahr bei Schwangeren, bedingt durch die primäre Testung von Frauen aus Betroffenengruppen mit Drogenanamnese, ist die Inzidenz positiver HIV-Tests bei Schwangeren mit ca. 4 bis 6/10 000 in den letzten Jahren unverändert geblieben. Diese Aussage wird allerdings eingeschränkt dadurch, daß zum Beispiel in Berlin bei Schwangeren nur in etwa 50% der HIV-Test in der Schwangerenvorsorge wahrgenommen wird. In dem Klientel der UKRV-Berlin, bei dem erstmals in der

Schwangerschaft die Diagnose einer HIV-Infektion gestellt wurde, hat sich jedoch die Struktur deutlich gewandelt. Mehrheitlich wird heute die Diagnose einer HIV-Infektion in der Schwangerschaft nicht mehr bei Frauen gestellt, die aus Hauptbetroffenengruppen stammen oder mit einem Partner aus einer Betroffenengruppe wissentlich Kontakt haben oder hatten. Die Diagnose ist für die heute betroffenen Frauen häufig unerwartet. Dieser Umstand und die vermehrte Diagnosestellung durch niedergelassene Geburtshelfer verweist auf ein wesentliches Problem im Umgang mit dem HIV-Test. Für den Arzt stellt sich die Frage, wie er das Testergebnis gerade in der besonderen Situation einer Schwangerschaft mitteilen soll und wie er die Schwangere am besten berät.

Beratung bei positivem Testergebnis

Für die Schwangere entsteht eine desperate Lebenslage, in der nicht nur die beängstigende Auseinandersetzung mit der eigenen möglicherweise begrenzten Lebenserwartung und Bedrohung durch eine symptomatische Erkrankung beginnt. Es werden auch Konflikte mit der Verantwortung ihrem Kind gegenüber aufgeworfen. Die gesamten Beziehungen zu ihrem sozialen Umfeld, ihrer Familie und ihrem Partner geraten in ein krisenhaftes Stadium, das sehr viel Verständnis durch den Arzt, aber vor allem auch durch Freunde und Familienmitglieder erfordert. Diese für die betroffene Schwangere katastrophale Situation ist keinesfalls mit anderen Infektionskomplikationen wie Röteln oder Toxoplasmose vergleichbar. Die HIV-Infektion gefährdet direkt neben den medizinischen Implikationen die sozialen Beziehungen. Ohne besondere Berücksichtigung dieser Umstände ist die Patientin in ihrer Lage als werdende Mutter meist hoffnungslos allein gelassen. Das reaktive Verhaltensspektrum reicht von dem Gefühl der Stigmatisierung, Isolation bis hin zur Entwicklung einer aggressiven Haltung gegenüber dem ihr den Befund mitteilenden Arzt.

Deshalb sollte die Aufklärung über den positiven HIV-Befund auch in mehreren Gesprächen erfolgen. Die Gespräche sollten neben der in dieser Situation notwendigen Empathie einen breiten informativen Charakter haben. Der Betroffenen sollte die Zeit gegeben werden, einen eigenen Standpunkt zu ihrer besonderen Lage als Trägerin des HIV zu entwickeln. Wichtig kann hier auch die Einbeziehung engster Familienmitglieder und Freunde für die Patientin sein, denn es entstehen natürlich eine Vielzahl von Fragen, die weit über den reinen geburtshilflichen Rahmen hinausgehen, zum Beispiel:

- Welche Unterstützungen sind für die Patientin möglich, wenn ihr Kind HIV-infiziert sein sollte, oder, wenn sie selbst symptomatisch erkrankt und nicht mehr in der Lage ist, ihr Kind zu versorgen?
- Wie stabil ist die bestehende Partnerschaft zum Kindesvater oder Freund und wieviel Hilfe kann die Patientin dadurch erwarten?
- Welche zusätzlichen sozialen oder beruflichen Probleme werden von der Patientin als Belastung empfunden und erschweren ihr die Rolle als Mutter?

Da die Möglichkeit eines Abbruchs der Schwangerschaft bis zur 22. Schwangerschaftswoche nach Konzeption aus eugenischer Indikation besteht, sollten die informativen Gespräche die Schwangere in die Lage versetzen, eine eigene Entscheidung vor dem Hintergrund ihrer Emotionen und Lebensziele zu stellen. Keinesfalls darf der Arzt die Patientin in die eine oder andere Richtung einseitig beraten; er sollte mit persönlichen Empfehlungen sehr zurückhaltend sein.

11.2 Die geburtshilfliche Betreuung HIV-infizierter Frauen

Einfluß der Schwangerschaft auf das Immunsystem

Die Schwangerschaft selbst führt zu einer in vielen Methoden meßbaren Immunsuppression der Mutter. Die Schwangerschaft ist nach heutigen Erkenntnissen von der Einnistung der Frucht in der Gebärmutter bis zur Entstehung von Wehen und der Geburt ein zentrales immunologisches Regulationsphänomen. Die Frucht kann durch die väterlichen Gene und den damit zur Hälfte mit der Mutter nicht identischen Antigenanteil als fremdes Gewebe erkannt werden. Die Frucht spielt also die Rolle eines Transplantats, das vor der mütterlichen Immunabwehr geschützt werden muß. Für eine HIV-infizierte Schwangere bedeutet dies, daß alle in der normalen Praxis verwendeten immunologischen Untersuchungen wie T4-Helfer-Zellzahlen, Lymphozyten-Funktionstests etc. durch die Schwangerschaft beeinflußt werden. Dieser Effekt der Schwangerschaft ist auch bei immungesunden Schwangeren nachweisbar. Er ist bei HIV-infizierten Schwangeren mit bereits eingeschränkten oder auch noch erhaltenen Immunfunktionen verstärkt. Deshalb sind zum Beispiel die im zweiten und am Anfang des dritten Trimenons gemessenen T4-Helfer-Zellzahlen meist niedriger als dies außerhalb der Schwangerschaft der Fall wäre.

AIDS-symptomatische Patientinnen in der Schwangerschaft sind eine Ausnahme. Damit überlagert die physiologische Belastung einer Schwangerschaft nur selten ein bereits dekompensiertes Immunsystem. So sind auch aus der passageren Immunsuppression der Schwangerschaft und der physiologischen Belastung entstehende Komplikationen, wie die Entwicklung einer AIDS-Symptomatik, in der Schwangerschaft einer HIV-infizierten Frau selten. Extreme Schwankungen der T4-Helfer-Zellzahlen sind jedoch kurzfristig möglich. Diese sind fast immer Ausdruck der immunologischen Interferenz der Gravidität mit dem bei HIV-Infizierten labileren Immunsystem. Sie können nicht als Indikator einer weiteren Progression der HIV-Infektion herangezogen werden, da sich nach der Entbindung fast immer eine deutliche Verbesserung der Werte einstellt.

Einfluß der Schwangerschaft auf die HIV-Infektion

Die vielfältigen immunologischen Einflüsse der Schwangerschaft hatten anfangs die Frage nach einem eventuell für die HIV-infizierte Frau bestehenden mütterlichen Risiko aufgeworfen. Das Fehlen prognostisch verwertbarer Parameter bei HIV-Infizierten machte eine eindeutige Beurteilung schwierig. Viele Studien zeigen jedoch, daß im Vergleich zu HIV-infizierten Frauen, die nie schwanger waren, der weitere Verlauf der Erkrankung durch eine Schwangerschaft nicht beeinflußt wird. In einer Studie der UKRV-Berlin mit einem Beobachtungszeitraum von fünf Jahren waren weder Unterschiede im fortschreitenden Verlust der T4-Helfer-Zellen noch in den wesentlichen lymphozytären Funktionen nachweisbar. Diese Langzeitbeobachtungen geben damit keinen Anhalt für ein gravierendes mütterliches Risiko durch eine Schwangerschaft für den weiteren Verlauf der HIV-Infektion.

Komplikationen bei HIV-infizierten Schwangeren

Die geburtshilflichen Komplikationen leiten sich im wesentlichen von den auch außerhalb der Schwangerschaft für eine HIV-infizierte Frau durch die Einschränkung der zellvermittelten Immunabwehr bestehenden Infektionskomplikationen ab. Für die Erreger, die normalerweise durch die zellvermittelte Immunabwehr eliminiert werden, kann in der Schwangerschaft eine Häufung gefunden werden, da die Gravidität gerade diese Abwehrebene weiter einschränkt.

Eine Ausnahme bildet ein in 22% der Schwangeren zu beobachtender unterschiedlich ausgeprägter Pruritus, der meist mit einer sich nach der Entbindung zurückbildenden juckenden Follikulitis verbunden ist. Die Follikulitis ist therapeutisch schwer zu beeinflussen und kann in einigen Fällen so gravierend sein, daß eine vorzeitige Entbindung erwogen werden muß.

Als weitere typische Komplikation zeigen HIV-infizierte Schwangere in bis zu 47% zytologische Ausstriche des Muttermunds, die verdächtig für eine zervikale Dysplasie/Neoplasie sind und in Zusammenhang mit einer chronischen Infektion mit dem humanen Papilloma-Virus (HPV) stehen. Eine Verschlechterung der zytologischen und histologischen Wertung in der Gravidität ist in 10% zu erwarten. Dabei kann nach eigenen Erfahrungen in 4% wegen einer bioptisch gesicherten schweren Dysplasie oder eines Carcinoma in situ eine Konisation in der Schwangerschaft notwendig werden. In 3% wurde die rasche Entwicklung eines invasiven Karzinoms der Zervix innerhalb von wenigen Monaten in der frühen Gravidität beobachtet, nachdem vorangehende zytologische Untersuchungen nur leicht suspekte oder unauffällige Befunde ergaben. Diese Fälle eines sich in der frühen Gravidität aus leicht suspekten bzw. unauffälligen zytologischen Vorbefunden entwickelnden Zervixkarzinoms zeigen die große Bedeutung präventivmedizinisch wirksamer regelmäßiger Vorsorgeuntersuchungen bei HIV-infizierten Schwangeren. So kann das Risiko rechtzeitig erkannt und entsprechend therapiert werden, da es sich um frühe Stadien eines Muttermundkrebses handelt. Es ist wahrscheinlich, daß die durch die Schwangerschaft induzierte Immunsuppression, die durch trophoblastäre Antigene und Hormone vermittelt wird, die Disposition für die Entwicklung einer schweren zervikalen Dysplasie/Neoplasie bei HIV-infizierten Frauen verstärkt.

Histologische Untersuchungen von Plazenta und Eihäuten ergaben in 20% eine Amnion-Infektion ersten oder zweiten Grades. Verglichen mit nicht HIV-infizierten Schwangeren ergibt sich keine signifikante Häufung einer Amnion-

Infektion bei HIV-infizierten Schwangeren. Berichte aus Regionen mangelnder medizinischer Versorgung wie Afrika oder in New York verweisen jedoch auf ein erhöhtes Risiko für eine Amnion-Infektion. Dies gilt auch für Frühgeburtsbestrebungen und das Abortrisiko. Bei auch ohne Gravidität insgesamt erhöhter genitaler Infektionsbelastung der HIV-infizierten Frauen mit Anaerobiern, Chlamydia trachomatis, Mycoplasma hominis und Ureaplasma urealyticum wurden in den deutschen Studien nur gering erhöhte Risiken im Vergleich zu internationalen Studien sichtbar. Auffällig waren jedoch mit 5% eine leichte Häufung von reaktiviertem genitalem Herpes-simplex-Virus (HSV) und mit 3% von Herpes-zoster-Virus (HZV) bei HIV-infizierten Schwangeren.

Bei der ebenfalls erhöhten Inzidenz einer vaginalen Candidosis konnte, wie bei humanem Papilloma-Virus, eine Beziehung zur in der Schwangerschaft weiter eingeschränkten lymphozytären Funktion erstellt werden. Insgesamt entwickeln bis zu 33% der schwangeren HIV-infizierten Frauen eine symptomatische genitale Candidosis.

Generell ist aber trotz der aufgrund der HIV-bedingten Immunsuppression zu erwartenden Infektionsgefährdung und einer im Vergleich zu Kontrollkollektiven erhöhten Prävalenz vieler genitaler Keime keine ausgeprägte Komplikationshäufung in der Gravidität für bakterielle genitale Infektionen im Vergleich zu nicht-schwangeren HIV-infizierten Frauen zu beobachten.

Die Konsequenz dieser Beobachtungen muß die engmaschige kolposkopische und zytologische Kontrolle von HIV-infizierten Frauen durch die gesamte Schwangerschaft sein, auch wenn primär keine suspekten zytologischen Befunde oder kolposkopische HPV-Läsionen vorliegen. Virale Infektionen mit HSV und HZV sind leicht zu erkennen und sollten früh und konsequent virustatisch behandelt werden, da eine HIV-Aktivierung durch virale Genprodukte diskutiert wird. Genitale Candida-Mykosen sind bei früher Diagnostik therapeutisch bis auf die in der Schwangerschaft seltenen Fälle der fortgeschrittenen HIV-Infektion kein klinisches Problem.

Geburtshilfliche Konsequenzen

Der mögliche Transmissionszeitpunkt des HIV auf den Feten ist unverändert nicht eindeutig geklärt. Es gibt aus Untersuchungen von Abortmaterial viele Hinweise, daß eine Infektionsübertragung bereits vor der 20. Schwangerschaftswoche möglich ist. Ob es sich bei Nachweis von Virusproteinen oder Virusgenom tatsächlich um eine produktive Infektion handelt, ist nicht sicher. Vergleichsuntersuchungen, die zum Beispiel in der Plazenta vorkommende fetale Makrophagen als virushaltig nachwiesen, zeigten keinen Zusammenhang zur Entwicklung einer kindlichen HIV-Infektion. Es gibt einige Anhaltspunkte für einen möglichen späteren Übergang im letzten Trimenon der Schwangerschaft. Eindeutige Beweise stehen jedoch noch aus, so daß zur Zeit daraus keine geburtshilflichen Konsequenzen gezogen werden können. Die Transmissionsrate wird anhand verschiedener Studien mit 13 bis 30% angegeben.

Als Entbindungsmodus ist, da die vaginale Geburt bisher nicht als eindeutiges

Risiko für eine erhöhte Transmission nachgewiesen werden konnte, die Spontangeburt anzustreben. Neuere Untersuchungen zur Immunologie der Wehenentstehung legen jedoch eine aktive Teilnahme mütterlicher immunozytärer Zellen bei diesem Prozeß nahe. Grundsätzlich wäre es dadurch möglich, daß HIV-infizierte mütterliche Immunozyten lokal an der maternofetalen Grenzschicht bei der Entstehung von Wehen auch verstärkt HIV produzieren. Da bisher jedoch keine ausreichenden Untersuchungsergebnisse dazu vorliegen, kann dies derzeit noch nicht als allgemeine Empfehlung berücksichtigt werden.

Besondere Schutzmaßnahmen im Kreißsaal und Wochenbett sind bis auf die schnelle Entsorgung von potentiell kontaminiertem Material nicht geboten. Die Geburtsleitung sollte von erfahrenem Personal durchgeführt werden. Das Anlegen von Kopfschwartenelektroden und die Durchführung von Neugeborenenblutuntersuchungen sind zu vermeiden. Im Zweifelsfall sollte man sich lieber zu einer operativen Beendigung der Geburt entschließen. Im Wochenbett sollte der ohnehin mit der Problematik belasteten Mutter der enge Kontakt mit ihrem Kind durch „rooming in" ermöglicht werden. Die Mutter sollte, da eine Virusübertragung durch die Muttermilch nachgewiesen werden konnte, ihr Kind nicht stillen. Eine asymptomatische HIV-Infektion ist keine Begründung für eine isolierte Unterbringung der Patientin im Wochenbett.

11.3 Gynäkologische Komplikationen von HIV-infizierten Frauen

Bereits im asymptomatischen Intervall, bevor eine Klinik im Sinne von AIDS vorliegt, können bei weiblichen Patienten Folgen der die HIV-Infektion begleitenden Immunsuppression sichtbar werden. Diese erstrecken sich im wesentlichen auf

- eine deutliche Häufung von zervikalen Dysplasien/Neoplasien
- ein gehäuftes Risiko für opportunistische genitale Infektionen
- eine Häufung von Zyklusstörungen

Zervikale Dysplasien/Neoplasien

Den mit Abstand wichtigsten Punkt bei der Betreuung HIV-infizierter Frauen bildet die zervikale Dysplasie/Neoplasie. Wie schon bei der geburtshilflichen Beschreibung erwähnt, haben HIV-infizierte Frauen ein etwa 10fach erhöhtes Risiko für die Entwicklung einer dysplastischen Veränderung des Muttermunds und damit ein erhöhtes Risiko für die Entwicklung eines Muttermundkarzinoms. Die Prävalenzen für eine zervikale Dysplasie liegen in verschiedenen Studien zwischen 32 bis 47% mit einem Krebsrisiko von 2 bis 5%.

Die HIV-Infektion führt bereits vor der symptomatischen Erkrankung zu einer klinisch faßbaren Immunsuppression. Ihre Verbindung zu einer verstärkten Entwicklung einer zervikalen intraepithelialen Neoplasie konnte durch den Vergleich HIV-infizierter Frauen mit und ohne zervikale Dysplasie/Neoplasie demonstriert werden. Dabei korreliert das Ausmaß der Immunsuppression mit der Häufigkeit und der Schwere einer zervikalen Dysplasie/Neoplasie. Heute muß der Zusammenhang zwischen der Entstehung einer zervikalen Dysplasie/Neoplasie mit einer chronischen Infektion mit dem humanen Papilloma-Virus (HPV) epidemiologisch und funktionell als weitgehend gesichert angesehen werden. Zeichen einer HPV-Infektion und ein Virusnachweis sind bei HIV-Infizierten entsprechend deutlich erhöht. Dies gilt auch für die Inzidenz von durch HPV-bedingten sichtbaren zervikalen oder vulvären Kondylomen.

Eine manifeste Immunsuppression muß als relevanter Kofaktor für die progrediente Entwicklung einer zervikalen Dysplasie/Neoplasie angesehen werden. Diese Folgerung steht in Übereinstimmung mit den Untersuchungen, die über eine erhöhte Inzidenz von Zervixkarzinomen bei iatrogener Immunsuppression nach Nierentransplantation oder durch systemische Erkrankungen wie dem Hodgkin-Lymphom berichten. Gestützt wird diese These durch den Nachweis im Tiermodell, daß die zellvermittelte Immunantwort gegen das Virus bzw. die viral induzierten Antigene den hauptsächlichen Effektormechanismus für die Kontrolle einer Papilloma-Virus-Infektion bildet. Die HIV-induzierte Immundefizienz kann also eine aktive chronische HPV-Infektion begünstigen und so eine zervikale Dysplasie einleiten und aggravieren. Der deutlich größere Anteil von schweren CIN-Graden und invasiven Karzinomen bei HIV-Infizierten verglichen mit Kontrollkollektiven mit zervikaler Dysplasie ohne HIV-Infektion muß entsprechend gewertet werden. Diese nachgewiesene Korrelation von zervikaler Dysplasie bzw. invasivem Karzinom und Ausmaß der Immundefizienz wirft außerdem die Frage auf, ob die HPV-induzierte zervikale Dysplasie/Neoplasie nicht als eine weitere HIV-assoziierte opportunistische Erkrankung angesehen werden sollte.

Opportunistische genitale Infektionen

Neben dem erhöhten Risiko für eine HPV-Infektion zeigen HIV-infizierte Frauen Risiken für eine Aktivierung einer Vielzahl weiterer genitaler oder auf sexuellem Wege übertragbarer Erreger und der durch sie bedingten Folgen. Die in allen Untersuchungen gefundene hohe Prävalenz vieler Keime erklärt sich zum Teil aus der Risikostruktur, denn Frauen mit einer Drogenanamnese haben durch phasenweise Beschaffungsprostitution ein gravierendes Risiko für den Erwerb einer Vielzahl von Erregern. Bei Kontrolluntersuchungen an der UKRV-Frauenklinik konnte nur in 21% eine erhaltene vaginale Normalflora bei HIV-infizierten Frauen nachgewiesen werden. Diese war meist vollständig durch fakultativ pathogene anaerobe und aerobe Bakterien verdrängt. Zudem konnten gehäuft Erreger wie Chlamydia trachomatis (28%) und Mycoplasma hominis (23%) nachgewiesen werden. Auf die erhöhte Inzidenz von vaginalen Mykosen und ihren Zusammenhang zur Schädigung der Immunabwehr ist bereits im geburtshilflichen Teil hingewiesen worden.

Die klinischen Folgen dieser erhöhten polymikrobiellen vaginalen Kolonisation sind erhöhte Inzidenzen von bakteriellen Vaginosen, Zervizitiden, aszendierenden Genitalinfektionen bis hin zur akuten oder subakuten Adnexitis. Als

Spätfolgen finden sich chronischer Unterbauchschmerz, entzündliche Adhäsionen der Adnexe, Schädigungen der Eileiter mit Interfertilität bis zur Pyo- oder Hydrosalpinx. Auch hier gilt der präventivmedizinische Ansatz, die entsprechenden Erreger frühzeitig durch eine gezielte Diagnose im Rahmen regelmäßiger Vorsorgeuntersuchungen zu erkennen und eine gezielte Therapie einzuleiten, um die Morbidität zu senken.

Mit progredienter Immunsuppression treten zusätzlich genitale virale Infektionen in den Vordergrund. Hier kann die Diagnose schwierig werden, da Superinfektionen der viralen Ulzera durch verschiedene bakterielle Erreger und Candida möglich sind. Häufig sind der rezidivierende Herpes genitalis, der zum Teil untypisch oder auch mit einer foudroyanten Klinik auftreten kann. Auch dabei ist die Früherkennung und frühzeitige Behandlung für eine Milderung des klinischen Verlaufs von großer Bedeutung. Frauen mit einer HIV-Infektion sollten auch dringend darüber aufgeklärt werden, daß für sie selbst der Erwerb eines primären Herpes genitalis ein deutliches Morbiditätsrisiko darstellt, da die klinischen Verläufe der primären Herpes-Infektion im Vergleich zu immungesunden Frauen ungleich schwerer sind. Entsprechend sind Schutzmaßnahmen wie Barriere-Methoden zur eigenen Sicherheit der Patientin zu empfehlen.

Bei ausgeprägter Immunsuppression können auch genital-ulzerierende Manifestationen einer Infektion mit dem Zytomegalie-Virus beobachtet werden. Sie machen ebenfalls eine bioptische Abklärung notwendig. Wegen der möglichen viralen Wechselwirkung von Zytomegalie-Virus mit dem HIV sollte jeder unklare Fall persistierender genitaler Ulzera unverzüglich diagnostisch abgeklärt werden, um gezielte therapeutische Konsequenzen ziehen zu können.

Zyklusstörungen

Auffällig sind die bei Patientinnen mit HIV-Infektion häufigen Störungen des Menstruationszyklus, für die allerdings noch kein klarer Zusammenhang zur Immunpathologie der HIV-Infektion nachgewiesen werden konnte. Es ist also noch fraglich, ob es sich um ein HIV-spezifisches Phänomen handelt. Eine positive Korrelation konnte bisher nur zum Ausmaß der die HIV-Infektion begleitenden polyklonalen Hypergammaglobulinämie gezeigt werden. Möglich sind aber auch allgemeine Phänomene durch Streßfaktoren, die reaktiv oder durch die HIV-Infektion bedingt sind.

Frauen mit AIDS-Symptomatik sind mehrheitlich oligo- oder amenorrhoisch und haben selten ovulatorische Zyklen, was ihre geringe Repräsentanz bei Schwangeren erklärt. 37% der asymptomatischen Patientinnen zeigen Zyklusanomalien. Die Zyklusstörungen äußern sich unabhängig von einer durch Opiate bedingten Amenorrhö durch dysmenorrhoische Beschwerden und Hypermenorrhöen bis Polymenorrhöen. Gezielte endokrinologische Untersuchungen verweisen auf Störungen der hypothalamisch/ovariellen Funktionsebene und können Anlaß für eine entsprechend hormonelle Therapie sein.

Mit Progredienz der klinischen Symptomatik sistieren diese Störungen meist unter den Zeichen einer ovariellen Insuffizienz, außer wenn andere Gründe, wie zum Beispiel eine verstärkte Blutungsneigung durch Thrombozytopenie als weitere Komplikation hinzukommen.

11.4 Die Aufklärung über das sexuelle Verhalten und den Umgang mit dem infizierten oder nicht-infizierten Partner

Die Aufklärung über sexuelle Verhaltensmaßnahmen zur Verhütung der Übertragung der HIV-Infektion auf den nicht-infizierten Partner oder auch zum Schutz gegen den Erwerb anderer sexuell übertragbarer Erreger stellt ein großes Problem dar. Der gesamte sexuelle Erlebnisbereich ist sicher nur zu einem Teil einer rationalen Handhabung zugänglich und trägt so viele irrationale Momente in sich, daß der Stellenwert von Aufklärungen nicht überschätzt werden sollte. Dies reicht vom vorsätzlichen Kondomverzicht durch Freier bei Beschaffungsprostitution bis hin zur völligen Negation der bestehenden Infektionsgefahr durch den Lebenspartner einer HIV-infizierten Frau und vice versa.

Die Beobachtung, daß die HIV-Infektion, wenn nicht andere gravierende genitale Infektionen oder genitomukosale Läsionen vorliegen, wesentlich seltener übertragen wird als die klassischen sexuell übertragbaren Erkrankungen wie Syphilis etc., ist kein Argument angesichts der gravierenden Folgen einer HIV-Infektion. Außerdem liegen ausreichende Berichte über Transmissionen nach nur einem sexuellen Verkehr mit einem infizierten Sexualpartner vor. Für einen effektiven Schutz sind Barriere-Methoden wie Kondome unverzichtbar; die Patientin und ihr Partner sollten in einem möglichst gemeinsamen Gespräch über die damit verbundenen Verhaltensänderungen entsprechend aufgeklärt werden. Der Stellenwert orogenitaler Transmissionen gegenüber der genitogenitalen Transmission ist als gering anzusehen, obwohl auch hier keine absolute Sicherheit besteht. Die Frage, ob Sexualpartner, die beide HIV-infiziert sind, trotzdem einen Barriereschutz verwenden sollten, kann nicht eindeutig beantwortet werden, da die Übertragung von HIV-Varianten und anderen Infektionen wie Herpes genitalis möglich ist. Es gibt allerdings bisher keine ausreichenden Hinweise, daß der Verlauf der HIV-Infektion des einen oder anderen Partners dadurch wesentlich beeinflußt wurde.

11.5 Die Betreuung von HIV-infizierten Patientinnen mit Drogenproblemen in der Geburtshilfe und Gynäkologie

Unabhängig von vielen internationalen Methadon-Substitutionsprogrammen mit den Zielen einer Entkriminalisierung, Resozialisierung und Einschränkung der weiteren Verbreitung der HIV-Infektion liegen in geburtshilflichen Abteilungen langjährige Erfahrungen zur phasenweisen Methadon-Substitution in der Schwangerschaft vor. Neben der Entlastung vom akuten Beschaffungsdruck und einer engeren Anbindung der Graviden an die geburtshilfliche Betreuung konnten entzugsbedingte Schwangerschaftskomplikationen verringert und die intrauterine Wachstumsretardierung gesenkt werden.

Dieser Vorteil wird jedoch durch die im Vergleich zu Heroin häufigere und schwerere Ausprägung des Entzugs-Syndroms bei den Neugeborenen eingeschränkt. Methadon kann bei vier- bis sechsfach höherer Halbwertszeit im Vergleich zu Heroin und verstärkter Gewebsbindung und Plazentatransfer im Feten akkumulieren. Deshalb ist besonders zum Schutz des Neugeborenen während der Schwangerschaft das vordergründige Ziel nicht die Substitution, sondern ein protrahierter Entzug mit Methadon (Methadon-Detoxifikation) unter stufenweiser Methadon-Dosisreduktion. Dies kann die Schwere der neonatalen Entzugssymptomatik vermindern oder im günstigsten Fall bei Drogenfreiheit der Mutter zur Entbindung gänzlich vermeiden. Natürlich ist dies das Interesse der Mutter, die in ihrem Kind meist auch eine Zukunftsperspektive sieht und bei anhaltender Drogenabhängigkeit vom Sorgerechtsentzug bedroht ist. Aus den Erfahrungen dieser Betreuung wurde deutlich, daß der enge Klinikkontakt eine wesentliche Voraussetzung für eine bessere medizinische und soziale Betreuung der Betroffenen bildet.

Durch die deutliche Häufung gynäkologischer Komplikationen, wie zum Beispiel einer Dysplasie/Neoplasie der Zervix uteri und verschiedener genitaler Infektionen bei asymptomatischen und AIDS-symptomatischen Frauen, ist sowohl die Prävention durch gynäkologische Vorsorge dringend geboten, als auch die akute klinische Versorgung häufig erforderlich. Dies gilt um so mehr, als die Patientinnen durch Opiat-bedingte Analgesie meist erst bei starken Beschwerden die Klinik aufsuchen. Die notwendige medizinisch-therapeutische Maßnahme und der allgemeine Zustand der Patientin lassen dabei meist kaum einen primären Ansatz für eine gleichzeitige suchttherapeutische Intervention zu. In vielen Fällen kann deshalb eine zeitweise Substitution mit iatrogenen Ersatzdrogen indiziert sein, will man einen größeren gesundheitlichen Schaden der Patientin durch eine den Gesamtzustand belastende Entzugssymptomatik oder einen suchtbedingten Abbruch der medizinischen Versorgung verhindern. Dauerhaft durch Methadon-Substitution hochdosierte Frauen stellen bei Eintreten einer Schwangerschaft in letzter Zeit zunehmend für den Geburtshelfer, jedoch besonders für den Neonatologen wegen des zu erwartenden verstärkten neonatalen Entzugs-Syndroms, ein gravierendes Problem dar. Hier wäre im Vorfeld einer Dauersubstitution eine umfassende Kontrazeptionsberatung dringend zu empfehlen.

In einer Studie an der UKRV-Frauenklinik Berlin wurde die weitere Entwicklung der Patientinnen nach Teilnahme an Methadon-Vergaben in der Gravidität und ohne Gravidität untersucht. Die Mehrheit der Patientinnen zeigte eine langjährige Drogenabhängigkeit über sechs Jahre. In allen Fällen waren meist mehrere Versuche einer Methadon-Detoxifikation notwendig, da Entzugsversuche abgebrochen wurden oder es nach dem Entzug zu einem Rückfall kam. In einer Analyse des weiteren Schicksals und des Drogenverhaltens mit einem Beobachtungszeitraum von über einem Jahr für die einzelne Patientin, zeigten Patientinnen, die in der Schwangerschaft betreut worden waren, einen Anteil von 36% drogenfrei lebenden Müttern, die auch eigenverantwortlich für ihr Kind

Sorge trugen. Aber auch HIV-infizierte Frauen, die außerhalb einer Schwangerschaft betreut worden waren, lebten zu ca. einem Viertel drogenfrei und zeigten damit einen im Vergleich zu drogenabhängigen Frauen ohne HIV-Infektion viel höheren Anteil von Drogenfreiheit.

Dieser hohe Anteil drogenfrei lebender HIV-infizierter Frauen kann mit einer engen Anbindung an die Klinikeinrichtungen und Hilfsorganisationen durch die intensive Nachsorge in Verbindung stehen. Er spiegelt aber auch die gewachsene mütterliche Verantwortung und Besorgtheit um ihr potentiell HIV-infiziertes Kind wider. Jedoch auch ohne Gravidität scheint für einen nicht unerheblichen Teil der Patientinnen gerade aus der affektiven Auseinandersetzung mit der nun realisierten Gefährdung ihrer Gesundheit und individuellen Existenz eine zusätzliche Lebensmotivation und Bereitschaft zu bestehen.

Diese Erfahrungen zeigen, daß die Methadon-Detoxifikation für einen Entzug in der Schwangerschaft und auch bei der ambulanten oder klinischen Versorgung von drogenabhängigen Patientinnen mit HIV-Infektion eine ernsthafte Chance für sonst nicht erreichbare abhängige Frauen bildet. Sie ist jedoch grundsätzlich kein Ersatz für eine drogentherapeutische Intervention und benötigt die enge personelle Kooperation zwischen Drogentherapie, Sozialarbeit und Medizin.

12 Alternative Therapien

Jörg Gölz

Bei allen unheilbaren Erkrankungen entsteht im Patienten der Wunsch nach einem noch unentdeckten Wundermittel, das dem Schicksal eine Wendung geben könnte. Das Drängende eines solchen Wunsches macht oft blind und läßt den Betroffenen gläubig Verheißungen folgen, denen er sonst skeptisch gegenüberstünde.

Sehr oft legen HIV-Patienten ihrem behandelnden Arzt Zeitungsartikel oder Prospekte vor, in denen neue Heilmittel gegen die Erkrankung selbst oder gegen einzelne Symptome empfohlen werden. Zum Teil handelt es sich dabei um altbekannte Substanzen oder Prinzipien, zum Teil um unbekannte Behandlungsmethoden. Der Patient möchte, daß der Arzt die Methode in ihrem Wert einschätzt und den möglichen Nutzen für den Patienten beurteilt. Der ärztliche Rat in solchen Fragen ist eine häufig unterschätzte Aufgabe. Der Patient ist einem unüberschaubaren Angebot ausgesetzt und sucht Orientierung. Eine sachliche Aufklärung ist wichtig. Sie schützt den Patienten einerseits davor, große Summen Geld an fragwürdige Methoden zu verschwenden oder gesicherte schulmedizinische Therapien zugunsten ungesicherter Ansätze zu verlassen. Sie weist ihm andererseits sinnvolle zusätzliche Wege auf, seiner Krankheit zu begegnen.

Alternative Therapien sind nicht als einheitliche Methode definiert. Es werden darunter alle therapeutischen Ansätze gezählt, die nicht der naturwissenschaftlich orientierten Schulmedizin angehören. Die Einteilung der folgenden Darstellung richtet sich grob an den zugrundeliegenden Therapieprinzipien.

12.1 Naturheilkundliche Methoden

12.1.1 Ayurveda

Handelsname
Entfällt.

Therapeutisches Prinzip
„Ganzheitliche" Kombinationstherapie mit pflanzlichen Präparaten, spezieller Ernährung zur Entgiftung, Aroma-Inhalation und einer ganzen Reihe praktischer Therapieübungen.

Es handelt sich um ein altes indisches Therapiesystem, das von Maharishi Mahesh Yogi (Transzendentale Meditation) wiederaufgenommen wurde. Die ayurvedischen Pflanzenpräparate (MA 608, MA 609, MA 610), die speziell für AIDS entwickelt wurden, sind in ihrer Zusammensetzung nicht bekannt.

Bewertung
Wissenschaftliche Untersuchungen liegen nicht vor. Die berichteten günstigen Wirkungen sind sicherlich auf die physiologisch und psychologisch harmonisierend wirkenden Übungen (Yoga, Meditation, Musik- und Farbtherapie) zurückzuführen.

12.1.2 Propolis

Handelsname
Entfällt. Das Bienenkittharz ist in verschiedenen Zubereitungen bei Imkern oder alternativen Lebensmittelläden erhältlich.

Therapeutisches Prinzip
Propolis ist eine harzige Masse, die von Bienen als Abdichtmittel im Bienenstock verwendet wird. Es handelt sich dabei im wesentlichen um die klebrige Masse, die Blattknospen vor dem Austrocknen schützt. Vor allem verwesende Fremdkörper, die in den Stock hineingelangt sind, werden von den Bienen mit diesem Harz isoliert.

Die Volksmedizin leitet aus dieser Beobachtung eine keimtötende Wirkung ab. So wurde Propolis vor allem als Spülung bei Erkrankungen im Bereich der Schleimhäute und als Salbe oder Tinktur bei infizierten Hautarealen verwandt.

Bei der HIV-Infektion sind bisher erfolgreiche Anwendungen bei Mundsoor, oraler Haarleukoplakie und bei Herpes-Effloreszenzen beschrieben worden. Auch bei Stomatitis aphthosa sollen Spülungen Abhilfe geschaffen haben.

Nebenwirkung
Kontaktdermatitis.

Beurteilung
Es liegen keine wissenschaftlichen Untersuchungen über die Wirksamkeit vor.

12.1.3 Hypericin

Handelsname
Hyperforat®, Psychotonin®.

Therapeutisches Prinzip
Johanniskrautextrakt, das tierexperimentell Retroviren hemmt.

Dosierung
3 × 40 Tr. pro Tag.

Nebenwirkung
Photosensibilisierung.

Beurteilung
Es liegen noch keine wissenschaftlichen Untersuchungen über die Wirksamkeit vor.

12.1.4 Echinacea

Handelsname
Zum Beispiel Echinacin® liquidum.

Therapeutisches Prinzip
Der Preßsaft aus Echinacea purpurea (Korbblütler) ist ein häufig verordnetes „Immunstimulans". Es bewirkt eine unspezifische Stimulation des zellulären und humoralen Immunsystems. Im einzelnen wird eine gesteigerte Phagozytose durch Makrophagen, ein Anstieg und eine Aktivierung von Lymphozyten und eine vermehrte Ausschüttung von Granulozyten angegeben.

Kontraindikation
Tuberkulose.

Dosierung
Siehe Prospekt des jeweiligen Präparats.

Nebenwirkung
Keine.

Beurteilung
Ob die unspezifische Stimulation einen günstigen oder einen schädlichen Effekt bei der HIV-Infektion hat, ist wissenschaftlich nicht untersucht. Da vor allem die Aktivierung der Lymphozyten auch schädliche Auswirkungen haben könnte, sollte mit Immunstimulanzien ganz allgemein zurückhaltend therapiert werden.

12.1.5 Wobenzym

Handelsname
Wobe-Mugos®, Wobenzym®.

Therapeutisches Prinzip
Verabreichung proteolytischer Enzyme, die die im Blut zirkulierenden Immunkomplexe (CIC) spalten sollen. Die bei HIV-Infizierten erhöhten Immunkomplexe (Antikörper-Antigen-Komplexe) bewirken eine Immunsuppression durch Hemmung der Makrophagenaktivität, der Lymphozytenvermehrung und der Aktivität des Komplement-Systems.

Dosierung
30 Tabletten Wobe-Mugos® + 15 Dragees Wobenzym® pro Tag.

Nebenwirkungen
Durchfall, Oberbauchschmerzen, Schwindel, Schmerzen an der Injektionsstelle bei i.m.-Applikation.

Bewertung
Durch Studien konnte keine Wirksamkeit bei der HIV-Erkrankung nachgewiesen werden.

12.1.6 Mistelextrakte

Handelsname
Iscador®. Es gibt im Handel eine Reihe von Extrakten aus verschiedenen Mistelsorten (Apfelbaum, Kiefer, Eiche, Ulme). Die Extrakte sind zum Teil mit Schwermetallen (Arg, Cu, Hg,) angereichert.

Therapeutisches Prinzip
Es handelt sich um eine anthroposophische Therapierichtung.

Der Extrakt aus der Mistel (Viscum album) wirkt immunstimulierend und immunmodulierend und wird zur Therapie von Tumoren eingesetzt. Es soll damit eine Verlangsamung oder ein Stillstand des Tumorwachstums, eine Reduzierung der Metastasen und eine Schädigung der Tumorzellen erreicht werden.
Als Indikationen werden neben vielen anderen Tumoren auch das Sarkom und das Non-Hodgkin-Lymphom angegeben.

Kontraindikationen
Bei gesteigertem Hirndruck durch intrakranielle und intraspinale Tumoren ist die übliche subkutane Applikation kontraindiziert. Orale Verabreichung ist möglich. Die Therapie soll bei hochfieberhaften Zuständen unterbrochen werden.

Anwendung
In der Regel Serien subkutaner Injektionen in absteigender Häufigkeit und aufsteigender Konzentration. Der Patient kann angelernt werden. Einzelheiten durch Prospekt des Herstellers: Weleda AG Heilmittelbetriebe, Postfach, 7070 Schwäbisch Gmünd.

Nebenwirkungen
Lokale Entzündung im Injektionsbereich und Allergien. Eine nach der Injektion auftretende Temperaturerhöhung ist eine therapeutisch erwünschte Reaktion.

Beurteilung
Die Anwendung von Mistelextrakten hat als alleinige oder zusätzliche Therapie bei Tumoren einen festen Platz. Über die Wirksamkeit in der Therapie HIV-assoziierter Tumoren liegen noch keine wissenschaftlichen Erkenntnisse vor.

12.1.7 Krallendorn (Uncaria tomentosa)

Handelsname
Krallendorn Kapseln.

Therapeutisches Prinzip
Stimulation der Phagozytose von Makrophagen und sekundäre Lymphozytenstimulation aufgrund der Antigen-Präsentation durch die aktivierten Makrophagen.

Kontraindikation
Eingeschränkte Nierenfunktion.

Dosierung
Anfangs 3 × 1, Erhaltungsdosis 1 × 1 Kapsel.

Nebenwirkung
Diarrhö.

Beurteilung
Es liegen keine wissenschaftlich verwertbaren Untersuchungen vor.

12.1.8 PADMA 28

Handelsname
PADMA 28 Tabletten.

Therapeutisches Prinzip
Tibetanisches Heilmittel. Extrakt aus 22 Heilpflanzen, das regulierend auf die Aktivität der CD4-/CD8-Lymphozyten einwirken, die endogene Interferonbildung anregen und die Elimination von Immunkomplexen aus dem Blut beschleunigen soll.

Kontraindikation
Keine.

Dosierung
3 × 2 Tabletten.

Nebenwirkung
Keine.

Beurteilung
Es liegen keine gesicherten wissenschaftlichen Erkenntnisse vor.

12.2 Substitution körpereigener Stoffe

12.2.1 Selen

Handelsname
Selenase®, Selen plus, Seltrans® etc.

Therapeutisches Prinzip
Selen ist ein essentielles Spurenelement, das unter anderem die Phagozytoseaktivität von Granulozyten und Makrophagen stimuliert.

Kontraindikation
Keine.

Dosierung
60–180 µg/d.

Nebenwirkungen
Keine. Bei Überdosierung Haarausfall, neurologische Störungen.

Beurteilung
Da bei Patienten mit fortgeschrittenem Immundefekt Selenmangel festgestellt wurde, ist es sinnvoll, Selen zu substituieren.

12.2.2 Zink

Handelsname
Zinkorotrat, Zinkglukonat etc.

Therapeutisches Prinzip
Essentielles Schwermetall mit Auswirkungen auf verschiedene Stoffwechselvorgänge, auch im Bereich des Immunsystems.

Kontraindikation
Eingeschränkte Nierenfunktion.

Dosierung
10 mg/d.

Nebenwirkungen
Keine. Bei Überdosierung Kopfschmerz, Übelkeit, Metallgeschmack.

Beurteilung
Es liegen keine gesicherten Erkenntnisse vor.

12.2.3 Vitamin C

Handelsname
Cebion®, Cedoxon, Vitamin C Braun etc.

Therapeutisches Prinzip
L-Ascorbinsäure ist essentiell notwendig für die Kollagenbildung und die Hormone der Nebennierenrinde. Sie bewirkt eine Aktivierung der zellulär vermittelten Immunität und eine vermehrte Interferonbildung. Die Hemmung von Nitrosaminen durch Vitamin C ist Grundlage für den adjuvanten Einsatz in der Karzinomtherapie.

Kontraindikation
Keine.

Dosierung
150 mg/d, bei Rauchern 300 mg/d.

Nebenwirkung
Keine.

Beurteilung
Auch bei einer hochdosierten Verabreichung (bis 5 g/d) sind in Doppelblindstudien bisher weder virus- noch tumorhemmende Effekte nachgewiesen worden. Für die HIV-Erkrankung fehlen Untersuchungen.

12.3 Homöopathische Therapie

Die Homöopathie beruht auf der Annahme, daß hochgradig verdünnte Arzneistoffe solche Leiden und Symptome heilen können, die diese Stoffe in höherer Dosierung auslösen würden (Similia similibus curentur). Zum Beispiel löst Atropa belladonna in bestimmter Menge Krämpfe aus. Also wird bei Krampfleiden Atropa belladonna in starker Verdünnung verabreicht.

Mit homöopathischen Verabreichungen werden oft gute Erfolge bei lästigen und allopathisch schlecht beherrschbaren symptomatischen Beschwerden

(Nachtschweiß, Diarrhö, Übelkeit, Pruritus, Schwindel etc.) gesehen. Da durch die Gabe homöopathischer Mittel sicherlich keine Schäden auftreten, ist ihre Anwendung unbedenklich. Es gibt allerdings zwischen verabreichter Substanz und Erkrankung kein einfaches Zuordnungsverhältnis. Insofern sollte der mit der Homöopathie unerfahrene Kollege bei der Auswahl der Mittel einen homöopathisch erfahrenen Kollegen zu Rate ziehen.

12.4 Andere Therapieansätze

12.4.1 Ozon

Handelsname
Entfällt. Der in Druckbehältern lieferbare Sauerstoff (O_2) muß mit einem gesonderten Gerät in Ozon (O_3) umgewandelt werden.

Therapeutisches Prinzip
Das instabile Ozon besitzt mit seiner stark oxidierenden Wirkung abtötende Effekte auf Bakterien und Viren.

Kontraindikation
Keine.

Dosierung und Durchführung
Je nach Therapeut unterschiedlich.

Nebenwirkung
Keine.

Beurteilung
In mehreren Fällen ist eine Verbesserung der Immunparameter berichtet worden. Wissenschaftlich verwertbare Resultate fehlen noch.

12.4.2 Thymusfaktoren und -extrakte

Handelsname
Thymusfaktoren: Tp-1 Serono®.
Thymusextrakte: Thymus Mucos®, Thym-Uvocal®, Neythymun®, Thymo-Glanduretten etc.

Therapeutisches Prinzip
Thymuspeptide fördern die Bildung neuer Abwehrzellen im Knochenmark, regulieren körpereigene Biomodulatoren (Interleukin-2, Interferon, TNF, CSF) und wirken auf die Balance zwischen CD4- und CD8-Lymphozyten ein.

Kontraindikationen
Überempfindlichkeit, Hypothyreose, Myasthenia gravis.

Dosierung
Siehe Prospekt des Präparats.

Nebenwirkungen
Siehe einzelne Packungsprospekte.

Beurteilung
Trotz vieler Studien gibt es noch keine wissenschaftlich verwertbaren Aussagen.

12.4.3 AL 721

Handelsname
Muß selbst zubereitet werden. Am ehesten entspricht das Präparat Ovothin 120 der empfohlenen Zusammensetzung.

Therapeutisches Prinzip
Aktive Lipide, die in folgendem Verhältnis gemischt sind: sieben Teile Neutralfett (Butter), zwei Teile Phosphatidylcholin, ein Teil Phosphatidylethanolamin. Die Wirkung soll darin bestehen, daß die stark cholesterinhaltige Hülle des HI-Virus durch Entzug des Cholesterins verändert wird, und damit die Andockung an die CD4-Rezeptoren der Lymphozyten erschwert ist.

Kontraindikation
Keine.

Rezept und Dosierung
Man verrühre
- 30 g Abtei Lecithin Granulatkörner (von DROSPA)
- 3 Eigelb
- 65 g zerlassene Butter

Im Kühlschrank aufbewahren. Täglich ein bis zwei Eßlöffel einnehmen. Danach eine Stunde lang keine Nahrungsaufnahme.

Nebenwirkung
Diarrhö.

Beurteilung
Es liegen keine gesicherten wissenschaftlichen Erkenntnisse vor.

13 Das Versorgungssystem für HIV-Infizierte

13.1 Die nicht-spezialisierte Praxis

Jörg Gölz

Nachdem in den Anfangsjahren der Epidemie der überwiegende Teil der HIV-Infizierten und AIDS-Kranken in Schwerpunktpraxen oder Krankenhäusern behandelt wurde, werden in Zukunft immer häufiger die praktischen Ärzte und Allgemeinärzte, die hausärztlich tätigen Internisten, die Kinderärzte und die Gynäkologen die Grundversorgung ihrer HIV-infizierten Patienten übernehmen. Die wachsenden Patientenzahlen und die Regelungen für HIV-infizierte Drogenabhängige erzwingen eine breite Verteilung. Damit wird auch für die Patienten die belastende medizinische Ghetto-Situation aufgelöst. Vor allem in Kleinstädten bedeutet der regelmäßige Besuch einer spezialisierten Praxis die Offenbarung der Krankheit.

Die Aufgaben der Grundversorgung erfordern die in Tabelle 13-1 aufgeführten Kenntnisse und Fertigkeiten.

Tabelle 13-1 Inhalte der Grundversorgung HIV-Infizierter.

- Indikationsstellung zum HIV-Test
- Modalitäten der Mitteilung eines positiven Testergebnisses
- im Fall der HIV-Infektion die Erhebung aller Befunde, die für den späteren Verlauf von Bedeutung sein können
- vierteljährliche Verlaufskontrolle mit Blutbild und Immunstatus, körperliche Untersuchung
- primär- und sekundärprophylaktische Therapiemaßnahmen bei opportunistischen Infektionen
- Kenntnis des aktuellen Stands der antiretroviralen Therapie sowie Kenntnis der typischen Nebenwirkungen der eingesetzten Medikamente
- Kenntnis des natürlichen Verlaufs der HIV-Infektion, das heißt, grobe Orientierung, welche Krankheiten bei dem aktuellen Immunstatus des Patienten überhaupt in Frage kommen
- Erkennen der alarmierenden Symptome, die eine sofortige Überweisung zur Schwerpunktpraxis oder Klinik erfordern
- Durchführung der Substitutionsbehandlung bei der Versorgung infizierter Drogenabhängiger
- enge Zusammenarbeit mit einer Schwerpunktpraxis oder einer spezialisierten Klinik
- versorgungsrechtliche Vorschriften, soweit sie die HIV-Infektion betreffen

Man benötigt überwiegend vier Facharztgruppen zur Abklärung spezieller Fragestellungen:

- Röntgenologen
- Dermatologen
- Ophthalmologen
- Neurologen

Hier sollten die Ärzte der Grundversorgung regional Kollegen aussuchen, die bereit sind, sich mit den jeweils fachspezifischen Besonderheiten der HIV-Infektion zu befassen. Diese können dann durch gezielte Überweisungen praktische Erfahrungen sammeln.

Mit Fortschreiten der Krankheit wird der nicht-spezialisierte Arzt in die Behandlung zunehmend den Spezialisten einbeziehen, weiterhin jedoch die Koordinationsaufgaben übernehmen. Im Finalstadium der Erkrankung wird die Versorgung im Rahmen der häuslichen Krankenpflege wieder auf ihn zurückverwiesen. Die Aufgaben bestehen dann im wesentlichen in der Schmerzbekämpfung, der Überwachung von Infusionstherapien, Ernährungskontrolle sowie Versorgungsmaßnahmen beim moribunden Patienten.

13.2 Die Tagesklinik

Christoph Mayr

Bei steigenden Patientenzahlen einerseits sowie zunehmender Erfahrung mit der HIV-Erkrankung und deren klinischen Äquivalenten andererseits erweist sich die dezentrale Versorgungsstruktur mit niederschwelligen Beratungs- und Behandlungsangeboten als sinnvoll. Ein wichtiges Versorgungsprinzip stellt hierbei die teilstationäre Behandlung und Betreuung von HIV-Patienten dar. Wenngleich noch wenige Einrichtungen dieser Art sich in der Bundesrepublik Deutschland etabliert haben, belegen die fast einjährigen Erfahrungen mit der teilstationären Einrichtung des Schöneberger Modells (s. Kap. 13.5) die Vorteile und Chancen an der Schnittstelle ambulanter und stationärer Versorgungsstrukturen. Keinesfalls ersetzt die Tagesklinik den Hausarzt, noch beschneidet sie die Indikation stationärer Versorgung.

Vielmehr führt die teilstationäre Versorgung zu verkürzten stationären Liegezeiten, oder sie verhindert eine stationäre Aufnahme, die aufgrund intensiver therapeutischer Interventionen erforderlich geworden wäre. Abgesehen von wenigen sogenannten Schwerpunktpraxen, die durch ihre technische und personelle Ausstattung aufwendigere Therapien gewährleisten können, erscheinen die Möglichkeiten z.B. einer mehrtägigen Infusionstherapie begrenzt. So haben sich Infusionsbehandlungen bei schwerem Herpes zoster, CMV-Erkrankungen des Auges sowie des Gastrointestinaltrakts wie auch intravenöse Hyperalimentationstherapien als Domäne teilstationärer Indikation erwiesen. Gerade die parenterale Ernährung bei Wasting-Syndrom erfordert eine mehrstündige Laufzeit, die allein aus Platzgründen schwerlich in der Praxis geleistet werden kann. Sofern entsprechende Versorgungsstrukturen zu Hause fehlen, bietet sich hier die Tagesklinik an. Wenn es die Mobilität des Patienten erlaubt, die ambulanten Möglichkeiten jedoch nicht ausreichen, bietet sich die teilstationäre Behandlung gegenüber der stationären als kostengünstiger und patientenfreundlicher an.

Aufgrund der vielfältigen verfügbaren diagnostischen Möglichkeiten können Kontrolluntersuchungen am selben Ort durchgeführt werden. Dem eher geschwächten oder multimorbiden Patienten werden damit Wege zu den erforderlichen Fachkonsilien erspart.

In enger Zusammenarbeit mit dem Hausarzt bieten sich auch die Chemotherapien bei Kaposi-Sarkom oder Non-Hodgkin-Lymphom als Indikationen teilstationärer Behandlung an.

Mittelfristig werden sich die teilstationären Strukturen in der medizinischen Betreuung und Behandlung HIV-erkrankter Menschen als zusätzliche Versorgungseinheit durchsetzen, da sie bei gewährleisteter fachlicher Kompetenz sowie vielfältiger diagnostischer und therapeutischer Möglichkeiten wesentlich zur Entlastung des stationären Versorgungssystems beitragen. Sie ergänzen damit sinnvoll die ambulante Versorgungslandschaft. Ähnlich der Versorgung von Dialyse-Patienten ermöglicht dieses Versorgungsprinzip Kontinuität und Mobilität im Alltag des Patienten.

13.3 Die Klinik

Christoph Mayr

Die stationäre Versorgung HIV-erkrankter Menschen schließt als letztes Glied – vom Patienten noch häufig als Ultima ratio mißverstanden – das vernetzte Versorgungssystem beim erworbenen Immundefekt. Vermehrtes Wissen einerseits sowie gute Behandlungsmöglichkeiten oder Prophylaxen opportunistischer Infektionen andererseits haben die Indikationen einer stationären Behandlung entscheidend geprägt und verändert. Gleichzeitig sind die medizinisch-technischen sowie pflegerischen Erfordernisse im stationären Bereich stark gestiegen. Diese Verschiebung zugunsten einer qualitativ anspruchsvolleren Versorgung erklärt sich aus dem veränderten Krankheitsprofil wie auch der gestiegenen ambulanten Behandlungsmöglichkeiten. Neben der Akutbehandlung kurzfristig aufgetretener schwerer Infektionen werden zunehmend multimorbide Patienten mit weit fortgeschrittenem Immundefekt bei Aufnahme gesehen. Häufig erzwingen auch atypische klinische Verläufe einer opportunistischen Infektion zu einer differentialdiagnostischen Abklärung in der Klinik. Nicht zuletzt erweist sich das Krankenhaus dort als einzige Alternative, wo ambulante Versorgungsstrukturen überlastet oder – vor allem im ländlichen Bereich – lückenhaft erscheinen.

Die Vorteile liegen nach wie vor in den gebündelten diagnostischen Möglichkeiten, die eine Spezialabteilung besitzt. So ist beispielsweise bei Verdacht auf eine Pneumocystis-carinii-Pneumonie der Erregernachweis durch provoziertes Sputum oder bronchoalveoläre Lavage anzustreben. Häufig erweist es sich als sinnvoll, die Initialbehandlung einer opportunistischen Infektion stationär zu beginnen. Unter stationärer Beobachtung mit der Möglichkeit frühzeitiger Intervention, z.B. bei Medikamenten-toxischen bzw. allergischen Reaktionen, lassen sich Komplikationen schneller vermeiden bzw. behandeln.

Wie gesagt, erfolgt infolge der gestiegenen Lebenserwartung und verbesserter ambulanter Versorgungsstrukturen die stationäre Aufnahme eines HIV-Patienten mehr und mehr im multimorbiden Zustand. Diese führt zu höherem technischen sowie personellen Aufwand. Am Beispiel des Schöneberger Modells läßt sich aufzeigen, daß die akute stationäre Versorgung von AIDS-Patienten intensivmedizinische Versorgungsstrukturen verlangt.

In jedem Fall ist die stationäre Einweisung hinsichtlich der Indikation und Zielvorstellung mit dem Patienten offen zu besprechen. Mehr und mehr schwerkranke Patienten wünschen sich heute, zu Hause betreut zu werden, auch wenn dies einen erhöhten organisatorischen Aufwand bedeutet. Andererseits sollten mit dem Patienten die Grenzen der ambulanten Therapiemöglichkeiten geklärt werden. Eine verzögerte Zuführung zu invasiven Maßnahmen kann die Prognose einer sonst gut behandelbaren Erkrankung deutlich verschlechtern. Im übrigen wird sich die Notwendigkeit bzw. der Zeitpunkt der Einweisung an den Erfahrungen des Hausarztes sowie dessen technischer Ausstattung zu orientieren haben.

13.4 Das Aachener Modell

Heribert Knechten, Armin Goetzenich

Die HIV-Infektion hat die eingespielte Logik der Krankheitsversorgung verändert. Die Besonderheit der Erkrankung, neue Therapieformen und Möglichkeiten sowie der Organisationsgrad der Hauptbetroffenengruppe zogen notwendigerweise Neubestimmungen des Gesundheitssystems nach sich. Die klassischen Säulen der Gesundheitsversorgung – von der Klinik bis zum ambulanten System – haben unterschiedlich reagiert. Mittlerweile haben sich mehrere Versorgungsmodelle etabliert, die nicht nur für HIV, sondern generell für die Versorgung chronischer Krankheiten neue Momente im Gesundheitssystem darstellen.

Das Aachener Modell versucht die beteiligten Institutionen der HIV-Krankenversorgung – stationäre Versorgung, ambulante Betreuung, ambulante Pflege, soziale Dienste, Selbsthilfegruppen und weitere, kooperierende Berufszweige – von der Seite der HIV-Schwerpunktpraxis in eine optimale Kombination zu bringen. Vor allem in den Epizentren der HIV-Erkrankung gibt es bereits erfolgreiche Versorgungsmodelle, so zum Beispiel das Schwabinger und das Schöneberger Modell (s. Kap. 13.5) wie auch Tageskliniken. Im Aachener Modell ist die Leitstelle der Versorgung aber nicht das Krankenhaus, die Krankenhausambulanz oder die Poli- oder Tagesklinik, sondern die primäre Institution des Gesundheitswesens – die Arztpraxis.

Im ambulanten System ist es generell die niedergelassene Praxis, die die Aufgabe der Sicherstellung und Steuerung der kontinuierlichen Betreuung übernimmt. Es wird die Vermeidung jeglicher Hospitalisierung, Diskriminierung und Stigmatisierung sowie der Verbleib des Patienten in seinem psychosozialen Umfeld angestrebt. Studien zufolge befinden sich mehr als die Hälfte der bundesweit diagnostizierten HIV-Infizierten in der Betreuung bei niedergelassenen Ärzten.

Das Konzept einer integrativen Betreuung wurde durch die Ende der achtziger/Beginn der neunziger Jahre geänderten medizinischen Möglichkeiten noch dringender. Anstelle der anfänglichen Ohnmacht der Medizin ist zwar noch keine Heilung getreten. Die wesentlich längeren Überlebens- und Latenzzeiten sowie die erweiterten medizinischen Möglichkeiten jedoch haben AIDS zu einer behandelbaren Krankheit gemacht. Mit der längeren Restlebenszeit ist allerdings ein Anstieg der verschiedenen Krankheitsarten verbunden. Gerade bei der Behandlung der mannigfaltigen Krankheitsbilder scheint eine noch patientennähere Versorgung und eine sowenig wie möglich geänderte soziale Umwelt und Lebensqualität durch die ambulante Schiene möglich. Dabei muß das diagnostische und therapeutische Angebot mit dem der Krankenhäuser konkurrieren können.

In diesem Artikel wird erstrangig auf die Entwicklung im medizinischen Bereich eingegangen, während der pflegerische und der psychosoziale Sektor nur gestreift werden.

13.4.1 Historische Entwicklung

Die Entwicklung dieses regionalen Modells der HIV-Versorgung außerhalb der Metropolen begann 1985 in einer Gemeinschaftspraxis im Rahmen einer hämato-onkologischen Schwerpunktpraxis. Ziel war bereits hier die weitgehend ambulante Versorgung.

In der Anfangsphase stand das anonyme und kostenfreie Angebot von AIDS-Beratung und HIV-Antikörper-Tests auf freiwilliger Basis. In dieser Zeit, die gesellschaftlich von Panik und Phobie gekennzeichnet war, lag die besondere Bestrebung in der möglichst unauffälligen Abwicklung der für den HIV-Infizierten notwendigen medizinischen Maßnahmen. Das Praxiskonzept, das ein der Lebenswelt der Hauptbetroffenengruppen positiv gegenüberstehendes Konzept verfolgte, ließ sehr bald sehr viele HIV-gefährdete Patienten und bereits Erkrankte den Weg in die Praxis finden.

Ein weitgehender Schutz der Informationen über das Vorliegen einer HIV-Infektion mit abgestuften „Geheimhaltungsbereichen“ ermöglichte den Betroffenen, ohne Angst vor Diskriminierung und Ausgrenzung, im Netzwerk niedergelassener Ärzte Hilfe und Behandlung zu finden.

Zunehmende Patientenzahlen, räumliche Engpässe und der Wunsch nach einer noch spezielleren Ausrichtung ließen die hämatologisch-onkologische Schwerpunktpraxis an Grenzen kommen. Der HIV-Bereich wurde im Lauf der Zeit zu einer selbständigen organisatorischen Einheit. Als Konsequenz daraus ergab sich die Etablierung eines eigenständigen Praxiszentrums.

13.4.2 Typisierung und Definition

Der Begriff „HIV-Schwerpunktpraxis“ kann vorab bestimmt werden durch folgende Punkte:
- analog onkologischer Schwerpunktpraxen (Zusatzqualifikation durch HIV-Fortbildung, institutionalisierte Zusammenarbeit zu mitbehandelnden Stellen, Beantragung bei der KV, Ziffernanerkennung etc.)
- Selbsteinschätzung der Praxis
- Anzahl der HIV-Patienten im Quartal in Abhängigkeit von der Scheinzahl bzw. Anteil der HIV-Personen an den Tagespatienten
- Ausmaß der Praxisumstrukturierung
- Ausmaß der selbständigen Therapieentscheidung und Versorgungssteuerung
- Fachwissen der Praxis bezüglich der HIV-/AIDS-Problematik
- Aufwand an Zuwendungen, Zeit und Arbeitsintensität

Die Schwerpunktpraxis des Aachener Modells ist keine Praxis, die ausschließlich HIV-Infizierte aufnimmt, sondern eine Praxis des gemischten Typs. Die HIV-Infizierten stellen fast 40% der Gesamtscheine und zu 70% die Tagespatienten. Diese Mischform bietet für den HIV-infizierten Patienten und für den Arzt gewisse Vorteile gegenüber einer ausgesprochenen Schwerpunktpraxis:
- Durch die gemischte Klientel sind Rückzugsmöglichkeiten für den Arzt gegeben, sowohl bei der Fixierung auf die HIV-Erkrankung als auch bei der psychischen Belastbarkeit. Eine Anonymität für die HIV-Patienten kann zum Teil noch aufrechterhalten werden. Die Existenz von „Normal“-Patienten in der Praxis kann die ausschließliche und zu starke Beschäftigung mit der Krankheit vermeiden.
- Finanziell lassen sich die vielfältigen, nicht abrechenbaren Arbeitsleistungen zum Teil kompensieren. Diese gemischte Form scheint auch bei den derzeitigen abrechnungstechnischen Problemen gute Überlebenschancen zu haben.

13.4.3 Praxisorganisation und -struktur

Das Praxiszentrum gliedert sich in mehrere Bereiche:
- medizinisch-ärztlicher Bereich einschließlich EKG-Raum (auch Lungenfunktion), Sonographie
- Laborbereich einschließlich Durchflußzytometrie und Serologie
- Therapieeinheit: ambulante Infusions- und Transfusionsgabe und Inhalationsraum
- Administration einschließlich Rezeption und Datenverwaltung

Der Therapieraum verfügt über acht Liegeplätze. Somit ist ein der Tagesklinik vergleichbares Angebot geschaffen.

Labor

Das Aachener Modell tritt als hauptsächlicher Leistungsproduzent in Diagnose und Therapie auf. Hierzu ist eine über die Normalausstattung reichende Medizintechnik notwendig. Die Laborräume bestehen aus dem Routinelabor, wo Blutbilder etc. bestimmt werden, und dem Speziallabor mit Lymphozytenanalyse, Ratio-Bestimmung etc. Der Ausrichtung und Kompetenz des Praxisinhabers entsprechend ist die Praxis stärker technisch-diagnostisch geprägt und erbringt komplexe Diagnoseschritte. In Großstädten mit einem umfassenden und schnell verfügbaren Angebot an Medizintechnik kann und wird dies von diversen Anbietern geleistet.

Das Labor fungiert auch als Einsendelabor. Positiver Effekt des Labors ist es, viele bei AIDS nicht abrechenbare Leistungen in gewissem Rahmen zu kompensieren.

Bei der umfassenden Betreuung von HIV-Infizierten spielt die Diagnostik des zugrundeliegenden Immundefekts eine wesentliche Rolle. Der rasche Aufbau des Laborbereichs, der sich – als Teil der Schwerpunktpraxis – speziell mit diesem Verfahren beschäftigt, führte zur Etablierung der Durchflußzytometrie zur Bestimmung der immunkompetenten Zellen (Helfer-T4-Zellen, Suppressor-T8-Zellen u.a.). Dies bringt eine rasche Verfügbarkeit von Informationen (innerhalb von vier Stunden nach Blutentnahme vorliegende Befunde) wie auch zur Erhöhung der Diskretion (als hausinterne Information).

Der weitere Ausbau auch der serologischen Aktivitätsmarker (p24-Antigen-Titer, Beta$_2$-Mikroglobulin, Neopterin u.a.) und dem damit verbundenen Wissen um Schwierigkeiten der Methodik, insbesondere im Bereich der Durchflußzytometrie, erhöhte sowohl die kritische Distanz zu einzelnen prädikativen Werten (absolute Anzahl der T4-Zellen als alleiniger Maßstab) als auch die Wertigkeit des klinischen Gesamteindrucks (Labor und Patient als Synopse, Befinden und Befunde). Dies führt zur individuell zugeschnittenen, maßgeschneiderten Therapie.

Hausbesuche und Wochenendversorgung

Hier kommt es unter anderem auf die gute Kooperation mit den entsprechenden Hausärzten an. Die Zahl der von den Patienten geforderten Hausbesuche ist allerdings geringer als bei dieser Patientenklientel zu erwarten wäre.

Die Hausbesuche werden vom Praxisinhaber, vom Arzt im Praktikum und in Kooperation mit den Hausärzten geleistet.

Auch die Wochenenddienste sind – zum Teil auch dank der Portimplantationen – geringer als erwartet. Im Schnitt muß die Praxis jedes zweite/dritte Wochenende für Patienten zur Infusion besetzt sein.

13.4.4 Team

Neben dem Arzt und dem Arzt im Praktikum besteht das Team zu je einem Drittel aus Arzthelferinnen (Rezeption), Krankenschwestern, davon eine mit onkologischer Zusatzqualifikation (Therapie), und medizinisch-technischen Assistentinnen (Labor), ergänzt durch zwei Arbeitskräfte in der Organisation und Verwaltung.

Mitarbeiterfortbildungen finden einmal im Monat statt sowie Teambesprechungen zu Organisation und Praxisabläufen. Supervisionen für das Team bezüglich der spezifischen Problembelastungen in einer HIV-Praxis werden zur Zeit noch nicht gemeinschaftlich in der Praxis durchgeführt. Es gibt aber bereits außerhalb der Praxis Einzelsitzungen. Die Arbeitszeiten, vor allem im Bereich der Therapie, sind aufgrund der besonderen Patientenklientel und des Krankheitsbilds sehr flexibel zu halten.

Die Versorgung durch die Praxis des spezialisierten niedergelassenen Arztes bietet im Gegensatz zum oftmals wechselnden Personenkreis im Krankenhaus stets die gleichen Personen, die mit Krankheits- und Krankengeschichte gleichermaßen vertraut sind. Die Gesamtheit der Personen in der Praxis und ihr gewachsenes Verhältnis zu den Patienten hat stabilisierende und cntlastende Funktionen für den Patienten. Sie kann zwar nicht professionelle Hilfe bei psychischen Krisen ersetzen, hierfür ist und bleibt der Psychologe zuständig. Aber die Schwelle, über schwerwiegende und auch kleinere Probleme mit dem Team zu reden, ist oftmals niedriger als die zum Professionellen. Diese Möglichkeit wird auch häufig genutzt.

13.4.5 Arzt-Patient-Verhältnis

HIV-/AIDS-Patienten sind jünger und – von ihren sozialen und biographischen Voraussetzungen – unterscheidbar von der oftmals älteren Patientenklientel in den Allgemeinarztpraxen. Sie sind medizinisch interessante Fälle und stellen für den Arzt eine Herausforderung dar. Bedingt durch eine gute Kenntnis und Informiertheit über die Therapieformen wie auch über alternative und noch nicht zugelassene Behandlungsformen, stehen die HIV-Infizierten dem Arzt anders gegenüber als andere Patienten. Dieses hohe Patientenexpertentum führt dazu, daß die Therapie mehr zusammen mit den Patienten durchgesprochen und weniger verordnet wird.

Das spezifische Verhältnis zum Arzt ist weiterhin geprägt durch die Vielzahl der psychischen Probleme und eine engere Bindung zum Arzt. Die Beratungs- und Behandlungszeiten sind länger, intensiver und problematischer als üblich.

13.4.6 Medizinisches Programm

Diagnostik

Unabhängig vom Krankheitsbild wird einmal pro Quartal eine komplette Diagnostik durchgeführt.

Beim Erstkontakt wird prinzipiell ein Check-up bei fast allen in Frage kommenden Ärzten durchgeführt. Dieser Check-up wird regelmäßig wiederholt.

In der Initialzeit war die Pneumocystis-carinii-Pneumonie eine zu klärende Hauptdiagnose. Die Zusammenarbeit mit ortsansässigen Pneumologen war daher der erste Schritt. Die Röntgenuntersuchung des Thorax und die Blutgasanalyse war die diagnostische Erstmaßnahme bei Immundefekt und Fieber, Tachykardie und Dyspnoe. Bei vielen Patienten konnte durch die Pneumologen, die sich in diese spezielle Problematik eingearbeitet hatten, entweder der Verdacht bestätigt oder widerlegt werden. Die rasche ambulante Durchführung von Bronchoskopien mit BAL (bronchoalveolärer Lavage) wurde zur Absicherung durchgeführt. In Fällen hohen Risikos (zu niedriger pO_2, schlechter Allgemeinzustand) wurde jedoch auf die stationäre Diagnostik zurückgegriffen. Mit der raschen Übernahme der PcP-Prophylaxe mit Pentamidin-Inhalationen entwickelte sich die PcP von einer häufigen zu einer seltenen Komplikation. Sie hat jedoch als Durchbruchs-PcP nach langjähriger Inhalationsprophylaxe ihre Tücken in Diagnostik und Therapie neu behauptet.

Die Möglichkeiten der Diagnostik beruhen auf der Kooperation mit Laborärzten und Pathologen, die für spezielle Fragen sensibilisiert werden mußten. Der Nachweis zum Beispiel von PcP-Erregern und CM-Viren erfuhr in den Jahren der ständigen Auseinandersetzung und dem differenzierten Nachfragen eine ständig verfeinerte Diagnosetechnik, die von Labor und Pathologie gleichermaßen vorangetrieben wurde. PCR-Analyse und In-situ-Hybridisierung sind hier an erster Stelle zu nennen. Die Entwicklung eines PCR-Labors im Rahmen der hämatologisch-onkologischen Praxis war daher eine folgerichtige Entwicklung.

Therapie

Die Standardtherapie ist häufig nicht die ambulant günstigste Therapieform. Dies läßt sich an Beispielen eindrucksvoll darstellen:

- Die PcP-Therapie ist standardmäßig die Hochdosis Trimethoprim-Sulfamethoxazol. Sie wird viermal täglich intravenös verabreicht und führt zu eindrucksvollen Remissionen. Für leichtere und mittelschwere Fälle ist diese Therapie ambulant jedoch wenig praktikabel. Als Alternativprogramm ist besser die Kombination von oralem und intravenösem Clindamycin mit oralem Primaque ggf. plus Cortison geeignet.
- Bei Hirntoxoplasmose war die Bestätigung des Verdachts durch Kernspintomographie des Gehirns Indikation zum stationären Aufenthalt. Mittlerweile hat sich aber auch ein Vorgehen etabliert, das auf ambulanter Gabe von oralem und intravenösem Clindamycin in Kombination mit Pyrimethamin und Folinsäure beruht. Die zusätzliche Gabe von NSAR bei Hirnödem geringen Ausmaßes, ggf. Dexamethason initial, verbessert die lokale Symptomatik.
  Eine Gefahr dieses Vorgehens besteht in dem möglichen Auftreten von Krampfanfällen. Dieses Risiko muß abgewogen werden. Bisher sind derartige Krampfanfälle unter der geschilderten Vorgehensweise selten und kontrollierbar gewesen.
- Bei Versagen der geschilderten Therapie und insbesondere bei toxischen oder allergischen Reaktionen, insbesondere der Sulfonamid-Standardtherapie, läßt sich auf jeden Fall bei Patienten mit Compliance die Gabe von Atovaquon (BW 566 C 80) oral evtl. in Kombination mit Pyrimethamin plus Folinsäure

als außergewöhnlicher lebensnotwendiger Medikamenteneinsatz rechtfertigen. Unter dieser Therapie haben sich eindrucksvolle langfristige Remissionen gezeigt. Die Bioverfügbarkeit von Atovaquon variiert jedoch stark, und ein Therapieversagen ist oft auf mangelnde Plasmaspiegel zurückzuführen. Die Einnahme mit Mahlzeiten erhöht die Bioverfügbarkeit.

Atovaquon ist auch gegen PcP-Erreger wirksam. Dieser Umstand läßt es zu einer interessanten weiteren prophylaktischen Therapie werden.

13.4.7 Kooperation zu ärztlichen und nicht-ärztlichen Berufen

Eine der notwendigen Grundlagen eines HIV-Praxismodells auf niedergelassener Basis ist die Zusammenarbeit von medizinischen und nicht-medizinischen Berufsgruppen sowie weiteren, an der Versorgung maßgeblich beteiligten Instanzen. Kontakte zu den Fachärzten und den Hausärzten müssen hergestellt und verfestigt werden. Ohne den Hausarzt vor Ort ist ein qualitatives Versorgungskonzept nicht zu leisten.

Heute ist das Praxiszentrum Koordinationsstelle sowohl zu den verschiedenen Kliniken (Köln, Düsseldorf, Aachen) als auch für die Hausärzte und die hinzugezogenen Fachärzte. Genau wie in den anderen Modellen ist es meist der informelle Kontakt, der hier Versorgungsstrukturen etablieren kann. Häufige Kontakte bestehen zu Gastroenterologen, Radiologen, Augenärzten, Pneumologen, Dermatologen, Psychologen, Neurologen und Chirurgen.

Ausgehend von den bestehenden Kooperationen mit Kollegen aller Fachrichtungen erfolgte die Zusammenarbeit mit speziell engagierten Kollegen aufgrund von Gesprächen und – in geringem Maße – auch über das Feedback von Betroffenen.

Bei der Zusammenarbeit sowohl mit herkömmlichen Pflegediensten und Sozialstationen als auch mit den AIDS-Hilfen wird die Präferenz mehr bestimmt durch den persönlichen Kontakt als durch den institutionellen Status.

Vielleicht führt auch die Vermeidung einer Hospitalisierung und die Belassung im gewohnten sozialen Umfeld bei den Patienten zu einer zusätzlichen Motivation. Zur Zeit ist keiner der ca. 200 HIV-Patienten bettlägerig; der Anteil der sich im Krankenhaus oder in permanenter Hauspflege befindlichen HIV-Patienten beträgt an der gesamten Zahl der HIV-Infizierten weniger als 10%.

Die Kooperation zu den ärztlichen Berufen, also die Zusammenarbeit zwischen Regionalpraxis, Spezialisten und Hausarzt läßt sich am eindrucksvollsten an der Behandlung der CMV-Retinitis demonstrieren:

- Bei dem regelmäßigen Monitoring von HIV-Infizierten werden bei denen, deren CD4-Zellzahl unter 250/µl abfällt, monatliche Pentamidin-Prophylaxen angeraten. Gleichzeitig erfolgt die quartalsweise Vorstellung beim Augenarzt. Bei CD4-Zellen < 100 erfolgt die monatliche Kontrolle, insbesondere bei Vorliegen von CMV-Antikörpern. Die Diagnose einer CMV-Retinitis ist daher im Initialstadium möglich.
- Die erfolgreiche Cymeven-Induktionstherapie wird im Zentrum durchgeführt,

wobei schon initial der Arzt vor Ort um Übernahme der zweiten Infusion des Tages gebeten wird. Blutbildkontrollen werden zweitätig im Zentrum durchgeführt.
- Die weitere Erhaltungstherapie macht häufig die Implantation eines Port-Systems erforderlich. Ein erfahrener engagierter Gefäßchirurg vor Ort implantiert diese unter Assistenz des Anästhesisten in Vollnarkose. Der Patient kann nach wenigen Stunden wieder nach Hause. Der Einsatz von Pump-Systemen und speziellen schwerkraftunabhängigen Infusionsflaschen sowie die Integration des Patienten und seines Umfelds verbessert die Unabhängigkeit vom Zentrum, so daß Patienten vereinzelt wieder voll berufstätig werden konnten.
- Bei der Erhaltungstherapie übernehmen häufig die Hausärzte einen Teil der Arbeit vor Ort. Dafür ist eine besondere Schulung über Port-Systeme notwendig. An Kooperationsbereitschaft hat bisher kein Mangel bestanden.
- Im Rezidiv oder bei Progression wird die Gabe von Cymeven durch Foscavir abgelöst, wobei die Induktion und Erhaltungstherapie sich aufwendiger gestaltet. Die Toxizität scheint höher. Trotz des Überlebensvorteils muß bei der Abwägung des Therapieeinsatzes die Lebensqualität miteinbezogen werden.

Die Zusammenarbeit mit den Gastroenterologen stellt ein weiteres Feld dar, auf dem ambulant ein großer Teil der erforderlichen Diagnostik und Therapie machbar ist. Hier zeigt sich auch die recht eindrucksvolle Leistungsfähigkeit der nachfolgenden niedergelassenen Ärzte, wie Pathologen und Mikrobiologen, auf dem Gebiet der CMV-Diagnostik, Mykobakteriose-PCR etc.

Mit Hilfe der Psychiater lassen sich zumindest teilweise die chronischen Dekompensationen des HIV-Infizierten auffangen.

Die neurologische Diagnostik und Therapie hat sich insbesondere auf dem Gebiet der vielfältigen neurologischen Funktionsstörungen als unerläßlich erwiesen. Die quartalsweise Vorstellung beim Facharzt ist ein Ziel, das insbesondere bei mittelschwerem oder schwerem Immundefekt angestrebt wird.

Probleme der HIV-infizierten Frauen bedürfen der Mithilfe der Gynäkologen. Neoplastische Entwicklungen sind häufig. Sie bedürfen – in leidvoller Erfahrung gelernt – der besonderen Aufmerksamkeit. Die AIDS-assoziierten Krankheiten bei Frauen werden sicher in näherer Zukunft Untersuchungen und daraus folgende Konsequenzen für die Einteilung der Stadien mit sich bringen.

Da HIV-infizierte Kinder eine eigenständige Krankheitsidentität darstellen, ist die Mitarbeit von engagierten Kinderärzten unbedingt erforderlich.

Die vielfältigen dermatologischen Probleme HIV-Infizierter haben bereits früh im Aachener Modell zur Integration der Fachkollegen geführt. Besonders auf dem Gebiet der Betreuung bei Kaposi-Sarkom stellt sich die Kooperation eindrucksvoll dar. Hier ist die Zusammenarbeit Internist–Dermatologe–Pathologe unerläßlich.

Die Möglichkeiten der ambulanten Schmerztherapie und Sterbebegleitung sind ebenfalls durch das Zusammenspiel von Anästhesisten, AIDS-Spezialisten und Hausarzt sowie der Integration von Pflegedienst und psychosozialen Hilfsorganisationen weiter ausbaufähig.

Die Grenze dieser Aktivitäten liegt häufig in den finanziellen Beschränkungen, besonders im Bereich der pflegerischen und psychosozialen Betreuung. Da jedoch die individuelle Betreuung zu Hause in dem Therapiekonzept einen Teil eines ineinandergreifenden Räderwerks darstellt, stört jede auch noch so geringe Beeinträchtigung eines Bereichs das Ganze.

13.4.8 Fortbildung

Ohne den Austausch an Erfahrungen ist das hier vorgestellte Modell nicht realisierbar. Auf verschiedensten Ebenen wird dem Rechnung getragen. Der „Arbeitskreis AIDS" der Stadt Aachen ist eine davon. Hier fanden sich Vertreter der AIDS-Hilfe, des Gesundheitsamts, des Jugendamts und der Wohlfahrtsverbände, insbesondere den Vertretern der Sozialstationen, und engagierten Ärzten und Krankenhausvertretern zu Gesprächen am runden Tisch zusammen. Parallel dazu wurde ein breites Informationsangebot im „AIDS-Telefon" und im „Seminarwerk AIDS" entwickelt. Mit vielen Vorträgen, Workshops und Veranstaltungen – auch zu den Grenzgebieten der Sexualität – konnte eine große Informationsfülle geboten werden.

In regelmäßigen Abständen werden Fortbildungen, Seminare, Rundtischgespräche etc. durchgeführt, die zum Teil im Praxiszentrum stattfinden. Die Praxisaufteilung (mit integrierter Leinwand) bietet im Empfangsbereich die Möglichkeit, Fortbildungen, Weiterbildungen und Seminare für mehr als 50 Personen durchzuführen. Die Fortbildungen haben verschiedene Ebenen und sprechen ein unterschiedliches Publikum an:
- das Praxisteam
- kooperierende nicht-medizinische Berufsgruppen
- die medizinisch interessierte Öffentlichkeit
- den niedergelassenen Arzt mit HIV-Patienten

Die Fortbildung ist ein unerläßlicher Bestandteil des Versorgungskonzepts. Ohne Erfahrungsaustausch über neueste Entwicklungen, praktische Lösungen, Therapiestrategien etc. ist solch ein Modell nicht umsetzbar. Der Austausch muß stattfinden zwischen niedergelassenen, in der Versorgung engagierten Kollegen, zwischen Schwerpunktpraxis und Mitbehandler, zwischen Klinik und ambulanter Schiene. Das sich sehr schnell ändernde Wissen wie auch die Möglichkeit, vielleicht schon vor einer endgültigen, klinischen Prüfung an vielversprechende Medikamente zu kommen, braucht ausführliche Informationen und Wissenstransfer. Neben diesen Effekten fördern die Fortbildungen, Seminare und Workshops auch den Kontakt zwischen Kliniken und Niedergelassenen. So kann den lange gehegten Polaritäten zwischen diesen beiden Versorgungssäulen entgegengewirkt werden.

Neben dem „Arbeitskreis AIDS", „Seminarwerk AIDS" und „AIDS-Telefon" existiert auch die Arbeitsgemeinschaft niedergelassener Ärzte Nordrhein in der Versorgung HIV-Infizierter e.V. (NÄAGNO e.V.) als auch die bundesweite Dachorganisation „Deutsche Arbeitsgemeinschaft niedergelassener Ärzte in der

Versorgung HIV-Infizierter e.V. (DAGNÄ)“ mit eigenen Seminar- und Fortbildungsreihen.

13.4.9 Finanzierung und Forschung

Die Finanzierung einer Schwerpunktpraxis ist schwierig. Da die finanzielle Absicherung notwendig ist für die Existenz dieses Modells, ist die Suche nach tragfähigen Lösungen von Interesse.

AIDS-Patienten sind kostenintensive Patienten. Die diversen Leistungen sind nicht immer abrechenbar. Die Arzneikosten liegen sehr schnell zu mehreren 100% über den Vergleichswerten. Es gibt noch kein einheitliches System für Sonderabrechnungsziffern; dies ist bisher erst in drei Bundesländern durchgesetzt. Viele Leistungen fallen völlig aus dem Rahmen und sind zudem sehr zeitintensiv. Hierzu zählen viele Aufgaben der Versorgungssteuerung mit kooperierenden Berufsgruppen, Familien, Freunden usw. Der organisatorische Aufwand, sich zu organisieren und bei den Kassenärztlichen Vereinigungen Sonderziffern geltend zu machen, ist nicht unbeträchtlich.

Forschungsgelder der Industrie und staatlicher Institutionen sind notwendige Kompensationsfinanzierungen. Studien und Verlaufsbeobachtungen sind in Schwerpunktpraxen die Regel.

13.4.10 Problemfelder

Die gleichzeitige Behandlung des Drogen- und HIV-Problems stößt nicht nur in der Schwerpunktpraxis auf Probleme. Die meisten der HIV-Ärzte lehnen die gleichzeitige Substitutionsbehandlung ab. Die substituierenden Praxen wollen nicht noch einen zusätzlichen Schwerpunkt in der HIV-/AIDS-Behandlung auf sich nehmen. Diese Haltungen sind für ein integratives Versorgungskonzept problematisch. Die suchtkranken HIV-Patienten in Übereinstimmung zu bringen mit dem Praxismanagement einer HIV-Schwerpunktpraxis erscheint schwierig. Hier sind sicher noch Neuerungen zu erwarten und eine Fülle von Problemen zu lösen.

13.5 Das Schöneberger Modell

Jörg Gölz

Das Schöneberger Modell (benannt nach dem Berliner Stadtteil Schöneberg) ist ein Modell für eine Versorgung von HIV-Infizierten innerhalb einer Großstadt. Abbildung 13-1 zeigt die Verknüpfung der beteiligten Institutionen auf.

In den ersten Jahren der AIDS-Epidemie haben sich in Berlin mehrere HIV-Schwerpunktpraxen gebildet. Die niedergelassenen Kollegen gründeten einen Arbeitskreis, um sich gegenseitig fortzubilden und die verschiedenen Versorgungsinstanzen organisatorisch miteinander zu verknüpfen. Ein zentrales Problem war die Zusammenarbeit mit einem stationären Bereich, der auf die beson-

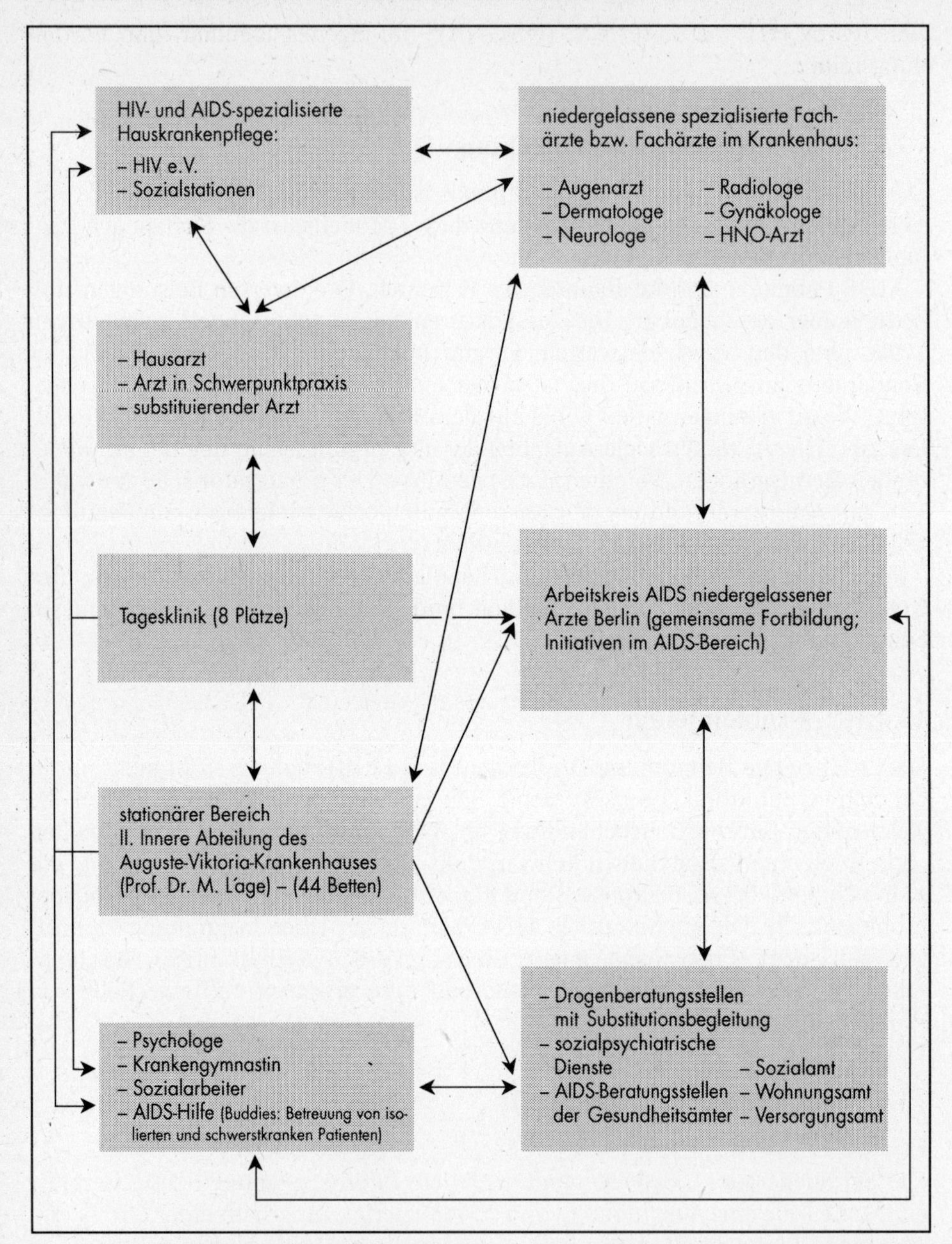

Abb. 13-1 Verknüpfung der beteiligten Institutionen beim Schöneberger Modell zur Versorgung von HIV-Infizierten innerhalb einer Großstadt.

deren Erfordernisse in der Versorgung dieser Patienten eingestellt war. Hier bot sich für die niedergelassenen Ärzte die Kooperation mit der Infektionsabteilung des Auguste-Viktoria-Krankenhauses in Berlin-Schöneberg an.
Die Ziele des Schöneberger Modells sind:
- enge Verzahnung von ambulanter und stationärer Therapie
- stationäre Versorgung so kurz wie nötig, Versorgung im häuslichen Rahmen so lang wie möglich
- konzentrierter Erfahrungsaustausch, gemeinsame Fortbildung und Teilnahme an Forschungsvorhaben

Aufgabenverteilung

Schwerpunktpraxen
- spezialisierte Diagnostik und Therapie bei HIV-Infizierten
- Differentialdiagnostik und Therapiebegleitung bei zugewiesenen HIV-Patienten
- Infusionstherapie, Transfusionstherapie, evtl. Chemotherapie bei Tumoren, spezielle Prophylaxemaßnahmen (z.B. Pentamidin-Inhalation)
- Organisation der häuslichen Versorgung durch Krankenpflege und andere Hilfsdienste, Hausbesuche
- Koordination aller medizinischen, pflegerischen und psychosozialen Leistungen

Klinik
Die klinische Abteilung weist einige Abweichungen von der normalen Stationsorganisation auf:
- freiwillige Entscheidung zur Arbeit in der Abteilung bei allen Mitarbeitern (Ärzte, Pflegepersonal, Psychologen, Sozialarbeiter, Krankengymnasten, Mitarbeiter der AIDS-Hilfe)
- keine festen Besuchszeiten
- Möglichkeit zum „rooming in“ für Partner und Angehörige
- Dokumentation unter Datenschutzbedingungen
- Transparenz bei diagnostischen und therapeutischen Maßnahmen

Funktionen des klinischen Bereichs:
- Gastroenterologie, Infektiologie, kardiopulmologische Intensivabteilung, Röntgen-Abteilung mit CT, Dermatologie, Neurologie/Psychiatrie, ophthalmologischer Konsiliardienst mit Diagnostikraum, großes Labor, Mikrobiologie, Pathologie
- intensivmedizinisch ausgebildete Ärzte mit Erfahrung in Endoskopie und Bronchoskopie, hohe Motivation zur Weiterbildung, Betreuung klinischer Forschungsprojekte, Teamarbeit mit anderen Berufsgruppen
- Krankenpflegepersonal mit speziellem Training in Versorgung und Hygiene
- Supervision des Teams
- psychologische Krisenintervention bei Patienten und Partnern/Angehörigen

- Integration der Berliner AIDS-Hilfe in das Versorgungskonzept über Kontaktpersonen
- Training des Pflegepersonals der Sozialstationen für die Aufgaben der häuslichen Krankenpflege bei AIDS-Patienten
- enge Zusammenarbeit mit sozialen und medizinischen Hilfsdiensten bzw. Institutionen außerhalb der Klinik

Tagesklinik
- Verkürzung stationärer Liegezeiten
- Verhinderung stationärer Aufnahme
- zeitlich konzentrierte Diagnostik
- aufwendige Infusionstherapien bei CMV-Retinitis, Herpes zoster, bakteriellen Infektionen, Hyperalimentationstherapie beim Wasting-Syndrom, Chemotherapie bei Tumoren (diese Aufgaben werden übernommen, sofern der Hausarzt dies nicht durchführt oder Schwerpunktpraxen aktuell keine ausreichende Kapazität besitzen)

Zusammenarbeit
Das effektive Zusammenwirken der verschiedenen Institutionen und Berufsgruppen kann nur aufrechterhalten werden, wenn regelmäßig institutionalisierte Treffen der Beteiligten stattfinden und die bei der Arbeit auftretenden Probleme untereinander offen besprochen werden.

13.6 Modellprojekt Prenzlauer Berg
Jörg Gölz

In Berlin leben circa 10 000 intravenös Drogenabhängige. Davon sind nach Schätzungen etwa 2 000 bis 3 000 HIV-infiziert. Bis heute erhalten 300 von ihnen im Rahmen der ärztlichen Behandlung Methadon. Die große Mehrheit der HIV-infizierten Drogenabhängigen erscheint nur kurzfristig bei hochakuten Krankheitszuständen im Krankenhaus und in der Arztpraxis.

Die Versorgung HIV-infizierter Drogenabhängiger gestaltet sich überaus schwierig. Dafür gibt es zwei Ursachen:
Psychodynamisch begründete Störungen der Interaktion:
Niedergelassene Ärzte, Krankenhausärzte, Praxispersonal und Krankenpflegepersonal sind in der Regel ungeübt im angemessenen Umgang mit Drogenabhängigen. Das oft undisziplinierte und impulsive Verhalten der Patienten stört den medizinischen Routinebetrieb und provoziert Wut und Ablehnung. Ärzte und Pflegepersonal reagieren mit rigidem Verhalten und überschießenden Einschränkungen. Dagegen lehnen sich die Patienten auf. Es entsteht ein ermüdender Kreislauf aus Revolte und noch mehr Kontrolle. Ihre eigene Hilf- und Ratlosigkeit externalisieren die Patienten durch Ablehnung diagnostischer und therapeutischer Maßnahmen. Die Therapeuten fühlen sich hilf- und ratlos, weil ihre professionelle Kompetenz entwertet wird.

Probleme der psychosozialen Entwurzelung:
- Wohnungslosigkeit
- fehlende finanzielle Versorgung (außer über Geldbeschaffung durch Kriminalität oder Prostitution)
- fehlende Ausbildung
- Arbeitslosigkeit
- fehlende Kontakte außerhalb der Drogenszene
- Unfähigkeit, soziale Hilfsangebote in Anspruch zu nehmen
- Unfähigkeit zur Selbstorganisation

Nur in einem multidisziplinären Ansatz, in dem gleichermaßen für beide Problemkreise Lösungen gesucht werden, kann eine sinnvolle und dann auch befriedigende Arbeit geleistet werden.

Einen solchen Versuch unternimmt das Modellprojekt Prenzlauer Berg. Die II. Innere Abteilung (Infektionsabteilung mit hepatologischem Schwerpunkt) im Krankenhaus Prenzlauer Berg hat sich mit verschiedenen Trägern der Drogen-Hilfe und AIDS-Hilfe und niedergelassenen Ärzten zusammengetan, um im Verbund die Versorgung drogenabhängiger HIV-Infizierter zu sichern (Abb. 13-2).

Aufgabenverteilung

Im folgenden werden die Funktionen der einzelnen Bereiche stichpunktartig zusammengefaßt:

Klinischer Bereich

- Prinzip: stationäre Behandlung so kurz wie möglich
- medizinische Versorgung HIV-infizierter Drogenabhängiger, die von niedergelassenen Ärzten eingewiesen werden, direkt von der Drogenszene kommen oder nach Haftentlassung übernommen werden
- Fortführung der Substitution bzw. Aufnahme der Substitution zur Herstellung der Behandlungsfähigkeit
- Behandlung auf gemischten Stationen der Infektionsabteilung, um Ghetto-Bildung zu vermeiden
- Behandlung auf einer Infektionsabteilung mit hepatologischem Schwerpunkt zur Therapie der häufigsten Begleiterkrankungen
- nahtloser Übergang in ambulante Versorgung (Tagesklinik, Hausarzt)
- Schaffung einer legalen Existenz (Wohnung, Sozialhilfe)
- Fortsetzung der Methadonsubstitution nach Entlassung bis zur Vermittlung an niedergelassenen Arzt

Tagesklinik

- s. Schöneberger Modell (Kap. 13.5)

ad hoc e.V., HIV e.V. (Hauskrankenpflege)

- Hauskrankenpflege für Drogenkonsumenten mit HIV-Infektion und AIDS

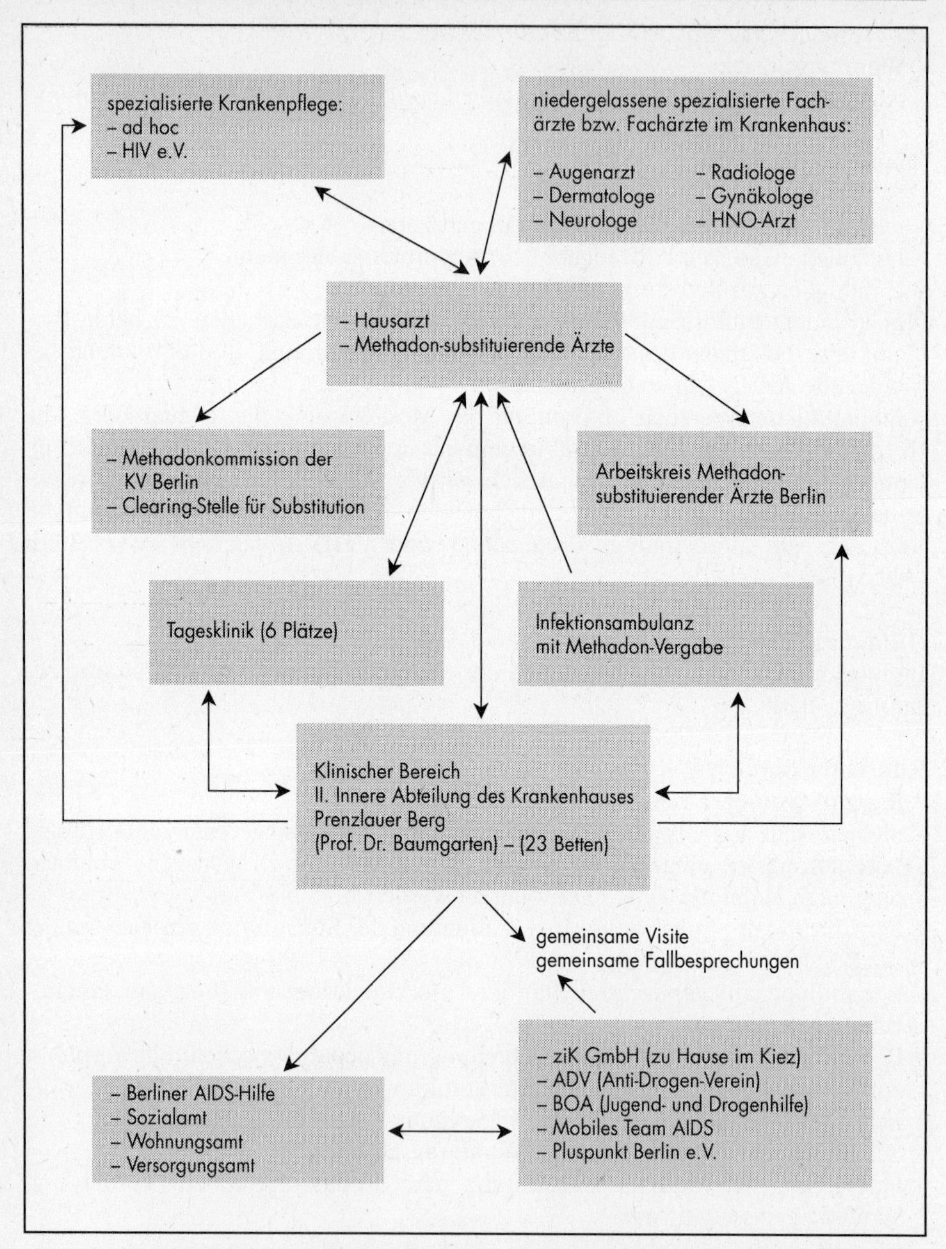

Abb. 13-2 Verknüpfung der beteiligten Institutionen beim Modell Prenzlauer Berg zur Versorgung HIV-infizierter Drogenabhängiger.

ziK (zu Hause im Kiez) gGmbh
- Wohnungsprojekt für Menschen mit HIV und AIDS
- psychosoziale Betreuung
- häusliche Pflege
- Förderung von Nachbarschafts- und Selbsthilfe der Bewohner
- Sprechstunden zu allen Fragen der Wohnraumbeschaffung

ADV (Anti-Drogen-Verein)
- psychosoziale und gesundheitliche Versorgung von Drogenkonsumenten
- Therapievermittlung für Abstinenztherapie
- drei therapeutische Wohngemeinschaften (23 Personen)
- Nachsorgewohngemeinschaften, Einzelwohnungen für Menschen mit HIV und AIDS
- Ausbildungs- und Qualifizierungsmaßnahmen für ehemalige Drogenkonsumenten

BOA e.V. (Jugend- und Drogenhilfe)
- Beratung, Therapievermittlung (Abstinenztherapie und Methadon-gestützte Therapie)
- Betreuung substituierter Klienten
- Einzel- und Gruppengespräche, Gruppen für Substituierte, Workshops für Shiatsu, Malen, Kochen und Sport
- Fortbildung in Fragen der betreuten Substitution
- Spritzentausch
- Wohnprojekt für HIV-infizierte Heroinkonsumenten

Mobiles Team AIDS für ambulante Dienste
- multidisziplinäres Team (1 Arzt, 1 Psychologe, 1 Sozialpädagoge)
- aufsuchende ärztliche Tätigkeit (Hausbesuche, Streetwork)
- psychologische Beratung von Patienten, Partnern, Angehörigen
- Krisenintervention
- Gesprächs- und Gestalttherapie
- Gruppen- und Teamsupervision von Mitarbeitern ambulanter Dienste
- Vermittlungsfunktion zwischen stationärer Versorgung und häuslicher Pflege für HIV-Erkrankte
- sozialrechtliche Beratung
- Substitutionsbegleitung

pluspunkt berlin e.V. (Selbsthilfegruppe Ostberlin)
- Kontaktcafe, Veranstaltungen, Information
- Freizeitangebote für HIV-Positive (Yoga, Atemgruppe)
- Sozialrechtsberatung
- persönliche Begleitung HIV-Erkrankter durch ehrenamtliche Mitarbeiter
- Qualifizierung und Schulung ehrenamtlicher Mitarbeiter

Zusammenarbeit

Die Verknüpfung der einzelnen Bereiche findet im wesentlichen durch zwei institutionalisierte Kontakte statt:

- wöchentlich stattfindende Fallbesprechungen zwischen Klinikpersonal und den Mitarbeitern der außerklinischen Projekte für Drogenabhängige
- Erfahrungsaustausch im Arbeitskreis methadonsubstituierender Ärzte mit Vertretern der Drogenhilfe, Klinikärzten und niedergelassenen Ärzten

13.7 Häusliche Krankenpflege und Hospiz

Gerd Bauer

13.7.1 Häusliche Krankenpflege

Qualifizierung der Pflegekräfte

Wie die Modelle Aachen, Schöneberg und Prenzlauer Berg (Kap. 13.4–13.6) verdeutlichen, ist in dem Zusammenspiel zwischen Klinik, Tagesklinik und Arztpraxis eine weitreichende häusliche Versorgung Schwerkranker nur dann möglich, wenn qualifiziertes Krankenpflegepersonal im ambulanten Bereich zur Verfügung steht. In den letzten Jahren hat sich ein flächendeckendes Netz von Pflege- und Sozialstationen entwickelt, das jedoch vornehmlich auf die Pflege alter Menschen ausgerichtet ist. Grundpflege, Mobilisation, Überwachung der Medikamenteneinnahme und behandlungspflegerische Maßnahmen sind deren Hauptaufgaben. Neben Insulin- und Analgetika-Injektionen kommen kaum medizinisch-therapeutische Verrichtungen vor.

Bei den AIDS-Patienten, die häuslicher Pflege bedürfen, leidet nahezu jeder zweite an einer Zytomegalie-Infektion. Dies bedeutet, daß er lebenslang eine Infusionstherapie erhalten muß. Die Infusionstherapie wird mindestens dreimal pro Woche, meist jedoch fünf- bis siebenmal pro Woche durchgeführt. Die Pflegekraft muß daher mit dem sterilen Zubereiten und dem Anlegen von Infusionen über periphere oder zentrale Zugänge vertraut sein. Viele Patienten haben einen Port (implantierter zentralvenöser Katheter). Lege artis ist nach jeder Infusion die Nadel aus dem Port zu entfernen, um Infektionen zu vermeiden. In der Praxis wird die Port-Nadel über mehrere Tage belassen. Dies ist ein vertretbarer Kompromiß, da sich nur wenige Pflegekräfte das Legen einer Port-Nadel zutrauen. Bei Patienten, die noch über gute Venen verfügen, muß das jeweilige Neuanlegen der Infusion mittels einer Butterfly beherrscht werden.

In der Praxis empfiehlt es sich, mit einigen wenigen Sozial- oder Pflegestationen zusammenzuarbeiten, die dann wiederholt AIDS-Kranke betreuen. So haben die Pflegekräfte bereits Erfahrungen in der häuslichen Infusionstherapie und sind zusätzlich an die Betreuung von AIDS-Patienten gewöhnt.

Pflegekräftemangel

Die Pflege- und Sozialstationen haben großen Bedarf an intensivmedizinisch ausgebildeten Krankenschwestern bzw. Pflegern. Deshalb ist es fast immer schwer zu organisieren, daß der AIDS-Patient stets von einer entsprechend ausgebildeten Kraft versorgt wird.

Die adäquate medizinisch-pflegerische Versorgung ist im Einzelfall mit großem Aufwand verbunden. So leidet der AIDS-Patient oft unter massiven Diarrhöen, Schwierigkeiten bei der Nahrungsaufnahme oder fortgeschrittenen hirnorganischen Störungen (HIV-Enzephalopathie, Zustand nach zerebraler Toxoplasmose, Zustand nach zerebralen Non-Hodgkin-Lymphomen).

Die psychische Barriere, die nach wie vor viele Pflegekräfte abhält, die Versorgung eines AIDS-Kranken zu übernehmen, ist ein zusätzliches Problem bei der Suche nach einer geeigneten Pflegestation. Selbst wenn der betreuende Arzt eine Fortbildungsveranstaltung in der Pflegestation abhält, zeigt sich oft, daß ein Teil der Mitarbeiter nicht bereit ist, den AIDS-Patienten zu versorgen. Krankenschwestern verweisen nicht selten darauf, daß sie prinzipiell dazu bereit wären, ihr Mann es ihnen aber strengstens verboten habe.

Finanzierung

Sind die medizinisch-logistischen Probleme gelöst, die Pflegekräfte der Sozialstation bereit, den Patienten zu versorgen, ergeben sich nach einiger Zeit Probleme mit der Krankenkasse. Üblicherweise wird die häusliche Krankenpflege nur für einen Zeitraum von vier Wochen gewährt. Es muß im Einzelfall dann stets erläutert werden, daß zu Hause eine aufwendige Betreuung stattfindet, damit dem Patienten die stationäre Behandlung erspart wird. In kritischen Phasen kann auch eine Tages- und Nachtpflege verordnet werden. Allerdings ergeben sich dann wieder oft Probleme mit den personellen Ressourcen der Sozialstation.

13.7.2 Hospiz

Die Hospiz-Bewegung, die in England seit Jahren ein Netz von Versorgungseinrichtungen für todkranke Patienten geschaffen hat, entwickelt sich nun langsam auch in Deutschland. Die zentrale Vorstellung dabei ist, schwerkranke Patienten ohne therapeutische Optionen für die Verbesserung ihres Leidens in menschenwürdiger Weise den letzten Lebensabschnitt verbringen zu lassen. Bei der Betreuung im Hospiz stehen deshalb optimale Pflege und Schmerzfreiheit im Vordergrund.

Durch die Fortschritte in der Prophylaxe und Behandlung opportunistischer Infektionen wird die Überlebenszeit mit einer AIDS-Vollbild-Diagnose immer länger. Trotzdem verfallen die Patienten oft zusehends, und es wird der Punkt erreicht, an dem durch weitere Therapie keine Verbesserung der Lebensqualität mehr erreicht werden kann. Stehen nicht Freunde und Verwandte zur Verfügung, die eine Pflegestation bei der häuslichen Versorgung unterstützen, können diese Patienten nicht zu Hause betreut werden. Gegenwärtig kann man nur wünschen, daß auch in Deutschland zunehmend Hospize entstehen, die finalkranke AIDS-Patienten aufnehmen.

14 Psychologische Probleme

Klaus Bröker

Ein Charakteristikum von AIDS ist, daß die Behandlung dieser Krankheit als ein rein somatisches Leiden unter Ausblendung der Problematik des menschlichen Schicksals kaum möglich ist. Notgedrungen ist der Arzt immer auch mit den psychosozialen und somatopsychischen Begleiterscheinungen der HIV-Infektion und ihren Folgeerkrankungen konfrontiert.

Diese Konfrontation mit dem individuellen Leidensprozeß wird „ermöglicht" durch die rasante Entwicklung der medizinischen Wissenschaft. Aufgrund der Therapierbarkeit vieler opportunistischer Infektionen und des Kaposi-Sarkoms hat die Verbindung von AIDS und Tod sehr viel an Unmittelbarkeit verloren, obwohl AIDS nach wie vor eine infauste Prognose aufweist. Mit der längeren Lebenserwartung und verbesserten Lebensqualität von AIDS-Erkrankten entsteht eine enge, oft mehrjährige Beziehung zum Arzt. Der Arzt wird aufgrund dieser engen Bindung zunehmend mehr in die Lebensprobleme seiner Patienten involviert.

Der Arzt muß deshalb neben der Rezeption der neueren Ergebnisse der Medizin zusätzlich Gesprächsoffenheit und Professionalität im Umgang mit den ihm fremden Lebenswelten der HIV-Patienten entwickeln. Ganz unabhängig von der Frage, wie stark sich der Anteil der auf heterosexuellem Weg Infizierten steigern wird, muß bei ihm die Bereitschaft vorhanden sein, sich mit den Problemen der Hauptbetroffenengruppen, das heißt, der Entwicklung einer homosexuellen Identität sowie der prämorbiden Persönlichkeitsstruktur von Süchtigen, auseinanderzusetzen.

Professionalität im Umgang mit Patienten bedeutet auch, die notwendige Distanz und Zurückhaltung zu wahren. Dies ist wichtig im Interesse der Erhaltung der eigenen Gesundheit und dient auch dem Schutz der Würde des Patienten vor allzu zudringlichen Fragen.

Entgegen diesen Forderungen reagieren jedoch die meisten Ärzte auf die AIDS-Problematik mit Vermeidung, während die wenigen, die sich engagieren, zur Überidentifikation neigen.

Die folgenden Betrachtungen geben Hinweise auf die psychischen Belastungen der Betroffenen. Dadurch soll sowohl der Ignoranz auf der einen Seite als auch der emotionalen Erschöpfung als eine Folge des burn-out auf der anderen Seite entgegengewirkt werden.

14.1 Innerpsychische Probleme der Anpassung an ein Leben mit HIV und AIDS

Klaus Bröker

Es lassen sich verschiedene Phasen der psychischen Verarbeitung der Diagnose HIV-positiv und des Auftretens erster Krankheitsmanifestationen unterscheiden [3]. Diese Phasen können in ähnlicher Form auch nach der Mitteilung einer anderen schweren körperlichen Erkrankung, wie z.B. Krebs [4], oder nach einer psychischen Traumatisierung durch den plötzlichen Verlust einer vertrauten Person [2] auftreten.

14.1.1 Akute Schockreaktion

In der ersten Phase kann es zu einer Schockreaktion kommen. Sie findet immer dann statt, wenn traumatisierende Ereignisse unvorbereitet und plötzlich „wie aus heiterem Himmel" eintreffen. Viele homosexuelle Männer haben sich mit der Möglichkeit, infiziert zu sein, schon lange vor dem Test oder dem Zeitpunkt erster Krankheitsmanifestationen emotional auseinandergesetzt. Sie nehmen die Mitteilung der Infektion schon fast gelassen als Bestätigung einer lange vorhandenen Ahnung entgegen. Es gibt jedoch Patienten, die die Möglichkeit der eigenen Infektion systematisch verleugnet haben und fassungslos sind, wenn ihnen im Krankenhaus der Verdacht auf eine HIV-spezifische Erkrankung mitgeteilt wird. Während homosexuelle Männer beim Thema AIDS alarmiert sind und spontan einen emotionalen Selbstbezug herstellen, da die Bedrohung durch HIV zu einem Teil Ihres Lebens geworden ist, sind auf heterosexuellem Weg Infizierte in der Regel von dieser Mitteilung überrascht.

Die Schockreaktion besteht darin, daß der Patient zwar intellektuell realisiert, was ihm mitgeteilt wird, ohne aber den dazugehörigen Affekt spüren zu können. Die Mitteilung findet noch keinen Eingang ins Erleben und wirkt geradezu unwirklich. Psychodynamisch beruht die Schockreaktion auf der Aktivität des Ich, mit Hilfe des Abwehrmechanismus der Affektisolierung die emotionalen Konsequenzen der mit HIV-assoziierten bedrohlichen Vorstellungsinhalte strikt abzublocken. Es handelt sich hier um eine Notfalltechnik, die dem Patienten Zeit gibt, sich mit den bedrohlichen Ereignissen nach und nach auseinanderzusetzen.

Für den Arzt ist es wichtig zu bedenken, daß die äußere Ruhe des Patienten noch kein Indiz dafür ist, daß er auch innerlich die Diagnose gelassen annimmt. Die Vereinbarung eines weiteren Gesprächstermins sollte deshalb obligatorisch sein.

14.1.2 Angst und Depression

Sobald der Schockzustand nach wenigen Stunden oder Tagen überwunden ist, drängen in einem zweiten Schritt auch die affektiven Anteile der bedrohlichen

Vorstellungsinhalte mit Macht in das psychische Erleben. Es stehen Gefühle der Angst, Ohnmacht und Ausweglosigkeit im Vordergrund. Wahrnehmung und Denken können eingeengt sein auf die Vorstellung, daß der Tod in kurzer Zeit bevorstehe, wie ein Beispiel zeigt:

Ein 52jähriger Malermeister verkauft unmittelbar nach der Mitteilung der HIV-Diagnose sein Geschäft und bucht für ca. 100 000 DM Reisen, die sukzessiv für das nächste Jahr geplant sind, um – wie er sagt – von der Welt noch etwas zu sehen. Im Gespräch gelingt es, seine Vorstellung vom bevorstehenden Tod etwas zu relativieren. Er verteilte die Reisen auf zwei Jahre.

Man sieht, wie die übermäßige Angst durch die Kurzschlußreaktion der Geschäftsveräußerung und erhöhte Aktivität kompensiert wird.

Viele andere dagegen verharren über Monate im Zustand tiefster Depression, gepeinigt von der angstvollen Vorstellung, bald sterben zu müssen. Einigen wird irgendwann plötzlich bewußt, daß sie immer noch leben, obwohl sie ja nach ihrer Vorstellung dem Tode so nahe sind. Die Verwunderung darüber ist der erste Schritt aus der Depression heraus und die Möglichkeit zu neuer Initiative.

Zu einer dramatischeren Entwicklung der Gefühle von Ohnmacht und diffuser Angst kann es in kritischen Phasen manifester Erkrankung kommen. Beispielhaft ist hier die Pneumocystis-carinii-Pneumonie zu nennen. In den schweren Verläufen kommt es zu hohem Fieber, respiratorischer Insuffizienz und körperlicher Schwäche. Gerade die Atemnot verursacht ein Gefühl unmittelbarer vitaler Bedrohung, das von starker innerer Unruhe begleitet wird. Die Hilflosigkeit gegenüber dem Krankheitsgeschehen führt zu einer Einschränkung der Fähigkeit zur Realitätsprüfung. Charakteristisch für die psychisch angespannte Situation des Patienten ist seine Frage: „Werde ich das Krankenhaus noch einmal verlassen?“ Er signalisiert damit nicht die Bereitschaft zur emotionalen Auseinandersetzung mit der existenziellen Bedrohung, sondern einzig den Wunsch, Hilfe angesichts eines stark bedrohten Sicherheitsgefühls zu erhalten.

In dieser Phase existenzieller Angst braucht der Patient „mächtige Helfer“, das heißt, er braucht das unbedingte Vertrauen in die helfende Funktion des Arztes und die Anwesenheit emotional nahestehender Bezugspersonen.

14.1.3 Trauer und Verleugnung

Nachdem die akute Phase der Depression überwunden, die Gefahr der konkreten Lebensbedrohung im Krankheitsfall gebannt ist und die alles dominierenden Gefühle der Ohnmacht und Hilflosigkeit etwas in den Hintergrund treten, wird die Frage gestellt, welche Bedeutung die Diagnose hat. Die Fragestellung hilft, in den Prozeß der Trauer um verlorene Zukunftschancen und Lebensmöglichkeiten einzutreten.

Eine Folge der Diagnose HIV-positiv besteht darin, Abschied nehmen zu müssen von der Vorstellung einer unbegrenzten Zukunft. Es muß immer noch von einer zwangsläufigen Erkrankung ausgegangen werden, nach einem individuell sehr unterschiedlich langem Zeitraum der Symptomfreiheit. Aufgrund der rasanten Entwicklung der medizinischen Wissenschaft hat die Verbindung von AIDS und Tod sehr viel an Unmittelbarkeit, Stringenz und Schrecken verloren. Sie ist deshalb aber nicht weniger zwangsläufig geworden. Die zweite Bedeutung der HIV-Infektion besteht deshalb in einer tiefen Verunsicherung des Lebensgefühls. Aufgrund der jeder Zeit drohenden Gefahr einer möglichen Erkrankung wird das basale Vertrauen in das eigene Handeln, in die Stabilität und Kontinuität der bisherigen Lebensführung im Kern erschüttert. Die potentielle Bedrohung macht sich z.B. in folgenden, immer wiederkehrenden Fragen und Einfällen bemerkbar:

- Wie lange werde ich noch leben?
- Sollte ich nicht besser die Beförderung ablehnen und beruflich kürzertreten oder sogar ganz aufhören zu arbeiten?
- Lohnt es sich überhaupt noch, Geld zu sparen, die Wohnung zu renovieren oder neue Anschaffungen zu tätigen?
- Ich muß dringend einen neuen Pyjama kaufen für den Fall, daß ich ins Krankenhaus komme.

Die Unsicherheit ist schwerer zu ertragen als ein eindeutiges Verlusterlebnis, wenn es nicht gelingt, die anhaltende Angst vor Erkrankung durch den Abwehrmechanismus der Verleugnung zumindest partiell und phasenweise beiseite zu schieben, um an ihre Stelle etwas von der alten Unbekümmertheit zurückzugewinnen. Für viele bedeutet es tatsächlich eine psychische Erleichterung, wenn dann schließlich eine Erkrankung eintritt. Mit dem identifizierbaren Feind wie z.B. einer CMV-Infektion läßt sich manchmal leichter umgehen als mit einer latenten Bedrohung.

Ich möchte an dieser Stelle ausdrücklich auf etwas hinweisen: Der Arzt sollte Betroffene darin unterstützen, sich möglichst viele AIDS-freie Lebensräume zu erhalten. Sie trauen sich häufig nicht, die Fernsehsendung über AIDS einfach abzuschalten, da allenthalben die Auseinandersetzungspflicht wie ein kategorischer Imperativ verinnerlicht ist. Es hat nicht unbedingt etwas mit Verdrängung zu tun, wenn man in keine Selbsthilfegruppe geht und möglichst wenig über AIDS reden möchte. Es bedeutet einen notwendigen Schutz vor dem anhaltenden Terror einer immer wieder aufkeimenden fundamentalen Lebensverunsicherung.

Für den bereits Erkrankten besteht der Prozeß der Trauer in der frustrierenden Erfahrung, Abschied nehmen zu müssen von eingeübten Verhaltensweisen, Weltbezügen und sozialen Kontakten. Der Prozeß vollzieht sich in dem intrapsychischen Konflikt, nicht wahrhaben zu können, daß große Anteile des bisherigen Lebensstils, Vorstellungen vom eigenen Selbstkonzept bis hin zu liebgewonnenen Tätigkeiten nicht mehr möglich sind. Der Weg zur Einsicht, daß die Zukunft begrenzt ist, die Berufsausübung bald nicht mehr möglich sein wird und zeitweilig selbst das Essen nicht mehr schmeckt, wird von harten emotionalen Schlägen begleitet, auf die der Patient mit den unterschiedlichen Gefühlen der Depression, Wut und Verzweiflung reagiert [7].

Erschwerend ist, daß die von AIDS betroffenen Menschen in der Regel sehr jung sind. Sie befinden sich in einer Lebensphase, die gekennzeichnet ist durch Vitalität, Zukunftsentwürfe und aktiver Aneignung von sozialen Kompetenzen. Infolgedessen wird die Anpassung an das Krankheitsgeschehen zu einer kaum zu bewältigenden Belastung. Sie müssen in wenigen Monaten oder Jahren gleichsam im Zeitraffer das lernen, wofür Menschen gewöhnlich im Rhythmus des natürlichen Alterungsprozesses Jahrzehnte benötigen.

Der Trauerprozeß wird durch die Fähigkeit des Erkrankten zur Verleugnung unterstützt. Wie schon erwähnt, besitzt der Abwehrmechanismus der Verleugnung einen hohen Adaptationswert für die Anpassung an die Krankenrolle. Er kann in unterschiedlichen Graden wirksam werden und bietet dem Ich Schutz vor der Wahrnehmung einer als zu schmerzhaft erlebten Realität. Sobald dieser Schutzmechanismus versagt, kann es zu einem Anstieg von Angst und Depressionen kommen [8]:

Ein bereits an einer Pneumocystis-carinii-Pneumonie erkrankter Dermatologe zeigt dem behandelnden Arzt ein Kaposi-Sarkom, das er schon vor Wochen bemerkt hatte, mit der Frage: „Was könnte das sein?" Obgleich der Patient über alle AIDS-spezifischen Krankheitsbilder gut informiert ist, kann er das Kaposi am eigenen Körper nicht wahrnehmen. Der behandelnde Arzt ist über die motivgelenkte Wahrnehmungslücke des Patienten so erstaunt, daß er an einen enzephalopathischen Prozeß denkt und ein CT anordnet.

Das Beispiel soll deutlich machen, welche Formen die Verleugnung annehmen kann und welche Irritationen sie häufig auslöst. Die Reaktion des behandelnden Arztes zeigt, wie schwer es ist, mit dem scheinbar widersprüchlichen Verhalten des Patienten umzugehen. Das paradox anmutende Verhalten ist dadurch bedingt, daß die Informationsverarbeitung, das Wissen um die Krankheit, nicht nach den Regeln der formalen Logik verläuft. Durch den Selbstbezug dieses Wissens ist es den Bedingungen der emotionalen Verarbeitung unterworfen.

So erscheint es unter logischen Gesichtspunkten widersprüchlich, wenn ein Patient in einem Moment darüber klagt, daß er nicht mehr gesund werden wird, und im nächsten Moment darüber nachdenkt, ob er die in Aussicht gestellte Beförderung annehmen soll. Wenn wir jedoch den emotionalen Gesichtspunkt berücksichtigen, daß es für den Patienten gar nicht möglich ist, mit einem Schlag seine neue Situation vollständig zu begreifen, dann ist in den oft über lange Zeit disparat nebeneinanderstehenden Verhaltensweisen und Kognitionen der innere Kampf des Patienten zu erkennen, eine Integration seiner neuen Erfahrung als Kranker in seine bisherige Lebensgeschichte zu erkennen.

Der Mechanismus der Verleugnung kann aber auch so massiv sein, daß er dysfunktional wird. Ein Röntgenologe, der sich wissenschaftlich mit der Diagnose der Pneumocystis-carinii-Pneumonie (PcP) beschäftigt hat, bagatellisiert die eigene Erkrankung hartnäckig als Grippe. Als sein Freund ihm gegenüber die Vermutung einer PcP offen ausspricht, kommt es zu einem heftigen Streit, der sogar zum zeitweiligen Abbruch der langjährigen Beziehung führt. Statt sich durch eine genaue Untersuchung Klarheit zu verschaffen, fährt der Patient zu seiner Mutter und läßt sich pflegen. Als sich sein körperliches Befinden verschlimmert, begibt er sich im Zustand panischer Angst doch in das Krankenhaus. Obgleich die PcP in der Regel gut behandelt werden kann, was der Patient weiß, ist der Krankheitsprozeß inzwischen so weit fortgeschritten, daß er nicht mehr gerettet werden kann.

Das Beispiel zeigt, daß Informiertheit noch kein Kriterium bietet für den Grad der emotionalen Akzeptanz einer Erkrankung. Manchmal kann das Wissen sogar zu einem lebensbedrohlichen Hindernis werden. Darüber hinaus wird deutlich, daß ein zunächst sinnvoller Abwehrmechanismus wie die Verleugnung dann pathologisch wird, wenn er zu einer selbstschädigenden Wahrnehmungseinschränkung führt.

14.2 Eingeschränkte Möglichkeiten der Sexualität

Klaus Bröker

Eine weitere psychische Belastung, die aus der HIV-Diagnose erwächst, sind die eingeschränkten Ausdrucks- und Befriedigungsmöglichkeiten der Sexualität. Die Möglichkeit der Weitergabe der Infektion hat einen erheblichen Einfluß auf die Gestaltung der Liebesbeziehung innerhalb der Partnerschaft und die sexuelle Erlebnisfähigkeit.

Das bedrückende Gefühl, eine lebensbedrohliche Gefahr für den Sexualpartner zu sein, kann zu einer Einschränkung der sexuellen Liebesfähigkeit führen. Viele Menschen mit HIV berichten, daß sie von der unerträglichen Vorstellung gequält werden, sie könnten ihren Freund bzw. ihre Freundin infizieren. Durch die Angst, den Sexualpartner über die Infektion in Lebensgefahr zu bringen, wird die Entwicklung und Befriedigung sexueller Lust gestört. Die Modifikation der sexuellen Begegnung im Sinn des safer sex durch Kondombenutzung oder überhaupt der Verzicht auf riskante Praktiken, wie z.B. Anal- oder Vaginalverkehr, wirkt zwar angstreduzierend, löst die Angst aber nicht auf. Darüber hinaus wird die erzwungene Einengung sexueller Ausdrucksmöglichkeiten als weniger befriedigend, als Hemmnis der Sexualität erlebt. Infolgedessen kann es zu Erektionsstörungen, Libidoverminderung bis hin zu sexueller Inappetenz und einem generellen sexuellen Vermeidungsverhalten kommen. In den Paarbeziehungen führt die über einen längeren Zeitraum andauernde sexuelle Unzufriedenheit zu Spannungen und nicht selten zur Trennung.

Um weitere frustrierende Erfahrungen zu vermeiden und den Belastungen einer Sexualität innerhalb der durch die Infektion gesteckten Grenzen aus dem Weg zu gehen, haben sich viele Infizierte entschlossen, nur noch einen ebenfalls infizierten Partner zu wählen.

Die Brisanz der Angst, den Partner zu gefährden, erfährt jeder Berater über safer-sex-Praktiken an sich selbst. Während die aufklärenden Diskussionen – sei es im Einzelgespräch oder in der Schulklasse – in der Regel in einer ausgelassen spielerischen Atmosphäre verlaufen, bekommt das Gespräch mit dem hilfesuchenden Infizierten sofort einen todernsten Charakter. Der Verantwortungsdruck wird unmittelbar gespürt und überträgt sich auf den Berater selbst.

Manchmal ist auch der nicht-infizierte Partner aufgrund unausgesprochener latenter Infektionsängste Ursache der gestörten Sexualbeziehung. Er hat nicht den Mut, sein Mißtrauen gegenüber bestimmten Sexualpraktiken oder den Kondomgebrauch offen zur Sprache zu bringen. Da es sich tatsächlich häufig um irrationale Ängste handelt, die einer Kritik unter dem Aspekt der realen Gefährdung gar nicht standhalten würden, fürchtet er, durch ihre Preisgabe den/die Freund/in zu verletzen. Entgegen verbalen Äußerungen, daß alles o.k. sei und es keine Probleme mit der HIV-Infektion des Partners gebe, führt dies Verhalten letztlich zu einer Art innerer Emigration und zum Rückzug aus der Beziehung.

Irrationale Infektionsängste werden nach meiner Erfahrung auch deshalb häufig verschwiegen, weil mit ihrer Thematisierung zugleich tieferliegende Trennungsängste mobilisiert werden. Ihre Verbalisierung bedeutet zugleich, die Grenzen der Beziehung insgesamt, also auch das Trennende genauer anzusprechen. Es hängt von der emotionalen Reife der beiden Partner und vom Entwicklungsstand der Beziehung ab, ob es gelingt, vorhandene Ängste und auch die Trauer um begrenzte sexuelle Ausdrucks- und Befriedigungsmöglichkeiten zulassen zu können.

Ganz anders dagegen ist der Libidoverlust zu bewerten, der nach den ersten Krankheitsmanifestationen auftritt. Fast alle AIDS-Patienten berichten, daß sie auch in den Phasen, wenn es ihnen körperlich gut gehe, keine sexuelle Lust verspürten. Hier handelt es sich nicht um eine sexuelle Funktionsstörung, sondern darum, daß das Bedürfnis nach Sexualität aufgrund der existenziellen Probleme einfach versiegt. An seine Stelle tritt das vermehrte Bedürfnis nach Zärtlichkeit und körperlicher Nähe.

14.3 Psychologische Motive des „unsafe sex“ und „unsafe use“

Jörg Gölz

Trotz breiter und langjähriger Aufklärungskampagnen über Infektionswege setzen sich Menschen immer wieder dem vermeidbaren Risiko der Ansteckung aus. So haben zum Beispiel ein Drittel aller Homosexuellen in den USA regelmäßig ungeschützten Analverkehr, 40 000 von ihnen infizieren sich pro Jahr neu. In der BRD benutzt ein großer Teil der Kunden von drogenabhängigen Prostituierten kein Kondom.

Selten resultiert das Risikoverhalten aus purem Mangel an Information. So zum Beispiel bei dem gerade aus Rumänien angereisten Strich-Jungen, der aus einer dörflichen Umgebung kommt und die Vorstellung hat, AIDS sei eine Krankheit, die nur Deutsche bekommen können. Überwiegend wird das Risiko der Ansteckung in triebgesteuerten Lebenssituationen mit psychischen Abwehrmanövern bagatellisiert oder aus unbewußten Motiven in Kauf genommen oder sogar gesucht. Beide Verhaltensweisen sind der Aufklärung schwer zugänglich. Die Verleugnung der Gefahr geschieht am häufigsten im Zustand starker sexueller Lust, im Zustand der frischen Verliebtheit sowie der Angst vor dem Entzugs-Syndrom. Unter dem Drang nach sexueller Befriedigung, in der rauschhaften

Kritiklosigkeit des Verliebten und der Gier nach der Injektion läßt sich das realitätsprüfende Ich von einfachsten Rationalisierungen beschwichtigen: Mit dem/der kann ich ohne Kondom schlafen bzw. die Spritze benutzen, weil der/die ja noch ganz jung ist oder ganz gesund aussieht. Von dem einen Mal werde ich mich ja nicht gleich anstecken, etc. Auf der gleichen Ebene funktioniert die „raffinierte" Logik des Sex-Touristen, der sich nur mit „Jungfrauen" einläßt, da die ja nicht infiziert sein können. Die Lust etwas zu tun, führt zu einer starken Vereinfachung des Denkens. Wo die pure Dummheit herrscht, geht es noch einfacher: Ein Thailand-Flieger erzählt ganz stolz, daß er sich nicht infiziert haben könne, da er jeden Tag ein Gramm Vitamin C zu sich genommen habe. Das schütze sicher gegen alle Virusinfekte.

Drogenabhängige greifen zur „Bewältigung" äußerer Gefahren auf primitive Abwehrmechanismen wie Verleugnung und Spaltung zurück. Oft „schützen" sie sich auch mit Phantasien der eigenen Unverletzlichkeit: Mir kann nichts passieren, mein Körper ist immun gegen Ansteckung. Nur mit solchen seelischen Strategien ist es möglich, täglich mehrmals mit anderen die Spritze gemeinsam zu benutzen, ohne ständig in Panik zu sein. Der Prävention zugänglich sind diejenigen Drogenabhängigen, die zwar zunächst keinen Ausstieg aus ihrer Sucht sehen, sich aber dennoch vor der HIV-Infektion schützen wollen.

Der ungeschützte Verkehr bei drogenabhängigen Paaren hat die Bedeutung der „anderen, wahren Liebe". Da die Frau anschaffen geht, hat der Verkehr mit Kondom die Bedeutung eines reinen Gelderwerbs. Die Versicherung der wahren Zugehörigkeit und Intimität wird bewiesen durch sexuellen Verkehr ohne Kondom. Der Freund wäre sonst mit dem Freier auf gleicher Stufe.

Überraschend ist manchmal die Erleichterung, mit der langjährig Drogenabhängige die Mitteilung einer HIV-Infektion aufnehmen. Sie sind sozial, körperlich und seelisch in so desolater Verfassung, so ausgebrannt und ohne irgendeine Hoffnung für sich selbst, daß sie die mit der Infektion verbundene Basisversorgung (Wohnung, Sozialhilfe, Methadon) als eine entscheidende Verbesserung ihrer Situation erleben. Mehr haben sie vom Leben nicht mehr erwartet. Sie haben einen Status erreicht, wo sich andere um sie kümmern müssen und unabweisbare Versorgungsansprüche an die Gesellschaft bestehen.

Riskante Sexualpraktiken können auch Ausdruck kontraphobischer Reaktionen sein. Hierbei wird die Angst vor Ansteckung auf paradoxe Weise bekämpft: Man sucht riskante Kontakte, setzt sich der Ansteckung aus und versucht gerade dadurch die Angst und Hilflosigkeit gegenüber der tödlichen Gefahr zu meistern. Man verhält sich so, als gäbe es nichts zu befürchten.

Ungeschützter Sexualverkehr geschieht auch aus Rebellion und Selbstbehauptung gegen die Fülle an Vorschriften und Verboten zum sexuellen Verhalten, mit denen die Risikogruppen in der Öffentlichkeit ständig bedacht werden. Die sexuelle Bevormundung regt zu entgegengesetztem Handeln an, vor allem, wenn sie aus dem Munde politischer und kirchlicher Repräsentanten kommt, die sich in den Augen der Betroffenen selbstgefällig einer „natürlichen" oder „gottgewollten" Ordnung zugehörig fühlen.

Ein beschädigtes Selbstwertgefühl oder die mangelhafte Selbstakzeptanz mit autoaggressiven bzw. suizidalen Tendenzen kann ebenfalls unbewußtes Motiv für ein erhöhtes Risikoverhalten gegenüber Ansteckung sein. Dies geschieht bei denen, die die gesellschaftliche Diskriminierung von Homosexualität oder Drogenabhängigkeit übernehmen und gegen sich selbst richten. Wer nicht eine ausreichende Selbstachtung besitzt, ist ohne inneren Schutz gegen diese Diskriminierung. Er identifiziert sich mit dem Angreifer und gerät in Gefahr, sich mit der Ansteckung selbst zu vernichten.

Die Techniken des safer sex stören die Unmittelbarkeit des körperlichen Umgangs und das Erleben körperlicher Intimität. Technische Details erfordern sachliche Aufmerksamkeit und dämpfen damit auch das Gefühl der Nähe. Die Atmosphäre unbeschwerten Vertrauens, als Voraussetzung der Hingabe und der Verschmelzung stellt sich unter den Bedingungen des Ansteckungsschutzes schwer ein. So schwingt bei der Benutzung des Kondoms unausgesprochen immer auch die Bedeutung mit: Ich traue dir nicht, du könntest mich töten. Ein Gefühl also, das diametral dem durch die Sexualität erstrebten Zustand entgegengesetzt ist: Wie soll man sich öffnen und dem anderen hingeben, wenn dessen Körpersekrete eine tödliche Gefahr sein können?

Bei homosexuellen Männern entstehen auch Motive, die mit der Zugehörigkeit zur „gay community" zusammenhängen. Wie in anderen durch massenhaften Tod bedrohten Gruppen entstehen irrationale Gefühle der Schuld, die anderen zu überleben. Weiterleben und Überleben bedeutet, seine menschliche Heimat durch den Tod der anderen zu verlieren und hoffnungsloser Einsamkeit entgegenzugehen. Nur der eigene Tod kann einen wieder mit den Gestorbenen vereinen. Als Infizierter bleibt man bei den Anderen verbunden und geht gemeinsam ihren Weg.

14.4 Psychosoziale Anpassungsprobleme

Klaus Bröker

Die psychosozialen Anpassungsprobleme an ein Leben mit HIV oder AIDS können sehr unterschiedlicher Natur sein und hängen von vielen individuellen, sozialen und auch geographischen Gegebenheiten ab. So ist z.B. die Situation infizierter Bluter oder Homosexueller auf dem flachen Land aufgrund der sozialen Kontrolle und schlechteren medizinischen Versorgung schwieriger als in der Stadt. Ich möchte mich hier darauf beschränken, zunächst die Probleme zu beschreiben, die aus dem HIV-positiven Testergebnis resultieren können. Erst im nächsten Abschnitt werden die krankheitsbedingten Herausforderungen von AIDS thematisiert.

Das positive Testergebnis ist zunächst – wie beschrieben – bedeutsam unter den Gesichtspunkten seiner innerpsychischen Verarbeitung und den zwangsläufigen Veränderungen in der Gestaltung der Sexualität. Hingegen scheint es auf den ersten Blick nur eine begrenzte Relevanz für die psychosoziale Situation zu besitzen.

Deutliche soziale Einschränkungen bestehen zum Beispiel darin, daß es nun kaum mehr möglich ist, einen Versicherungsvertrag mit einer privaten Krankenversicherung oder einer Lebensversicherung abzuschließen. Die Empfehlungen der Ärzte zur Stabilisierung des Immunsystems greifen dagegen kaum in die gewohnte Lebensführung ein. Aus der HIV-Infektion entstehen keine neuen Aufgaben für das Gesundheitsverhalten etwa im Sinne erhöhter Vorsichtsmaßnahmen bei sozialen Kontakten, einer Einschränkung der Leistungsfähigkeit am Arbeitsplatz oder dem Verzicht auf bestimmte Sportarten. Natürlich wird sich jeder Betroffene unter dem Eindruck einer möglicherweise lebensbedrohlichen Erkrankung verstärkt mit der Frage der Sinnhaftigkeit seiner Lebenspraxis auseinandersetzen. Wahrscheinlich wird er auch in der Bewertung seines Gesundheitsverhaltens kritischer werden und Veränderungen anstreben. Er wird sich zum Beispiel fragen, ob er nicht beruflich zurücktreten sollte, um mehr Zeit für die Familie, Freunde und sich selbst zu haben. Es handelt sich hier jedoch um Überlegungen und Verhaltensmodifikationen, die durch das positive Testergebnis nur verstärkt wieder ins Bewußtsein getreten sind, sonst aber für alle anderen Menschen auch in gleicher Weise gelten. Aufgrund der HIV-Infektion allein besteht in der Regel keine Notwendigkeit, Lebensgewohnheiten zu verändern.

Nachhaltige Probleme kann der Betroffene jedoch dann bekommen, wenn er das Bedürfnis hat, mit anderen Menschen über seine HIV-Infektion zu sprechen. Die Mitteilung, HIV-positiv zu sein, löst nicht nur Betroffenheit beim anderen aus, sondern macht ihm auch Angst. Diese Angst kann sich in Besorgnis verwandeln, sie kann aber auch – als unbewußte Abwehr – zur motivationalen Basis von Vorurteilen und Ablehnung werden. Die Reaktionen reichen von sublimen Verletzungen über offene Ablehnung bis hin zur realen Verfolgung und Psychoterror. Es ist leider nicht selten, daß die HIV-Infektion zum Anlaß für Arbeitsplatz- oder Wohnungsverlust geworden ist. Offenbar ist es trotz umfangreicher Aufklärungsversuche seitens der Bundesregierung bislang nicht ausreichend gelungen, eine innere Bereitschaft in der Bevölkerung zu entwickeln, mit HIV-Infizierten und AIDS-Erkrankten in der gleichen Weise solidarisch zu sein wie mit Krebskranken.

Wie kommt diese ablehnende, gelegentlich sogar feindselige Haltung zustande? Wie müßte eine Aufklärung konzipiert sein, die Mitgefühl und Solidarität bewirkt? Wie vor allem sollte sich der Betroffene in dieser Situation verhalten? Es ist zu betonen, daß es im Hinblick auf soziale Kontakte weder eine rechtliche noch eine moralisch begründete Offenbarungsverpflichtung gibt. Im Gegenteil ist es sogar erlaubt, etwa beim Einstellungsgespräch gegenüber dem Arbeitgeber ein positives Testergebnis zu bestreiten. Andererseits wäre es aus gesundheitspolitischer Sicht, aus Gründen der Solidarität mit bereits Erkrankten und im Interesse einer langfristig anzustrebenden Normalisierung der Krankheit AIDS zu begrüßen, wenn sich Betroffene offen zu ihrer Infektion bekennen. Dies kann jedoch angesichts des derzeitigen politischen und sozialen Klimas und wegen der zu befürchtenden Nachteile von niemandem erwartet werden.

In Beratungsgesprächen sollte deshalb genau überlegt und differenziert werden, mit wem und aus welchen Motiven über das positive Testergebnis gesprochen werden kann. Für den Betroffenen ist es nicht leicht, projizierte Befürchtungen von real möglichen Diskriminierungen zu unterscheiden. Aus dem Bedürfnis nach Verständnis und Mitgefühl sowie dem Wunsch, mit Freunden über die neue Lebenssituation zu sprechen, entsteht ein starkes Mitteilungsbedürfnis. Es kann dazu verführen, Menschen miteinzubeziehen, die dies Vertrauen enttäuschen oder mißbrauchen. Erfahrungsgemäß sind Ängste, mit emotional nahestehenden Personen wie Eltern oder Freunden, über die Infektion zu sprechen, weniger begründet, als zum Beispiel die Befürchtung von Diskriminierung und realen Nachteilen am Arbeitsplatz.

Verursacht werden die Probleme eines öffentlichen Umgangs mit der HIV-Infektion nach wie vor durch die gleichzeitige Frage nach der Infektionsursache und den irrationalen Ängsten vor Ansteckung. Hinsichtlich der Übertragungswege von HIV sei an dieser Stelle nur angemerkt, daß soziale Kontakte kein Infektionsrisiko darstellen. Obgleich inzwischen bekannt ist, daß der Kontakt mit Speichel, Tränenflüssigkeit, Schweiß oder Urin keine Infektionsgefahr mit sich bringt, bestehen die irrationalen Ansteckungsängste weiter. Selbst gut informierte Freunde vermeiden plötzlich den gewohnten Begrüßungskuß auf den Mund oder sogar den häuslichen Besuch.

Offenbar reicht rationale Aufklärung nicht aus, um die emotional verankerten irrationalen Ängste zu beseitigen. Menschen, die beruflich oder auch privat mit Infizierten Kontakt haben, machen in der Anfangsphase häufig die Erfahrung, daß sie sich wider besseres Wissen – obwohl keine Exposition für eine Infektion bestanden hat – bei der ängstlichen Frage ertappen: „Hast Du Dich nicht vielleicht doch infiziert?" Dieser Angstimpuls ist ein ubiquitäres Übergangsphänomen in der Initialphase der Kontaktaufnahme mit Infizierten. Es ist deutlich zu machen, daß diese anfänglichen Berührungsängste etwas ganz Normales sind und nicht tabuisiert werden sollten. Die irrationalen Berührungsängste können sich gerade durch die reale Beziehung recht schnell verflüchtigen. Zu fordern ist also einerseits die Toleranz, daß jeder Angst haben darf, und andererseits die Bereitschaft, sie in der wirklichen Begegnung zu überwinden. Hier sind die AIDS-Selbsthilfegruppen gefragt, entsprechende Begegnungsmöglichkeiten zu schaffen.

Hinsichtlich der Infektionsursache sind zur Zeit immer noch vorwiegend homosexuelle Männer und i.v.-Drogenabhängige von dem HI-Virus betroffen. Da i.v.-Drogenkonsumenten durch den täglichen Kampf der Drogenbeschaffung schnell an die Grenze der körperlichen und sozialen Verelendung geraten, haben sie keine Hemmung, über die eventuell bestehende Infektion zu sprechen. Das ändert sich erst, wenn durch die Substitution mit Methadon eine gewisse gesundheitliche und soziale Stabilisierung eingetreten ist.

Ganz anders dagegen ist die Situation homo- und bisexueller Männer. Die Möglichkeit, mit der Infektion offen umzugehen, hängt entscheidend davon ab, inwieweit es gelungen ist, eine homosexuelle Identität zu entwickeln. Vielen schwulen Männern gelingt es nicht, ihre homosexuelle Neigung in ihr Selbstbild zu integrieren. Latenter Selbsthaß und ein labiles Selbstwertgefühl sind eine häufige Folge. In diesen Fällen wird die HIV-Infektion meist schuldhaft verarbeitet, geht sie doch auf das Konto einer verpönten Lust. Die AIDS-Erkrankung bewirkt eine persönliche Krise: Es ist nicht nur das Trauma einer lebensbedrohlichen Erkrankung zu bewältigen, sondern auch das erzwungene coming out gegenüber Eltern, Arbeitskollegen und Freunden, manchmal auch der Ehefrau.

Die von AIDS betroffenen Menschen müssen sich nicht nur mit den Drohungen krankheitsbedingter Belastungen, Sterben und Tod auseinandersetzen. Sie können außerdem als eine weitere Folge der sexuell übertragenen Infektion in schwer belastende Beziehungskrisen geraten, die zu einem kumulativen Trauma führen:

Eine 42jährige Frau wird mit einer Sepsis, die im Zusammenhang ihrer Immundefizienz aufgetreten ist, auf die Intensivstation gebracht. Obwohl von vielen Ärzten als hoffnungslos eingeschätzt, kann sie gerettet werden. Die Anamnese ergibt, daß sie seit zwölf Jahren verheiratet ist und mit ihrem Mann eine gemeinsame Tochter hat. Beide sind beruflich erfolgreich und führen eine insgesamt befriedigende Ehe. Die Tatsache, daß ihr Mann bisexuell ist, ist ihr bereits vor der Heirat bekannt gewesen und kann, zwar mit Konflikten, aber dennoch für beide zufriedenstellend, in das gemeinsame Eheleben integriert werden. Eine schwere Belastungsprobe für die Beziehung ist gewesen, als sie vor fünf Jahren erfuhr, daß ihr Mann sie infiziert hat. Sie lebt von diesem Zeitpunkt in der Hoffnung und Sorge, als Mutter für die Erziehung der Tochter möglichst lange genug zur Verfügung stehen zu können. Sie bleibt trotz dieser Belastung in den folgenden Jahren körperlich und seelisch stabil. Das ändert sich schlagartig, als sie von ihrem Mann, der inzwischen in einem fortgeschrittenen Krankheitsstadium ist und bald darauf verstirbt, erfährt, daß auch die gemeinsame Tochter infiziert ist. Sie gibt diesen Schock über das traurige Schicksal der Tochter, die ohne ihr Wissen seit der Geburt infiziert ist, als Ursache für ihren körperlichen Zusammenbruch an.

Das Beispiel zeigt die ganze Tragik menschlicher Beziehungsschicksale, die durch die sexuelle Übertragbarkeit der Infektion ausgelöst werden kann. Die vertikale Transmission durch die infizierte Mutter stellt eine weitere Dimension der Belastung von Sozialbeziehungen dar. In der Bundesrepublik sind derzeit etwa 5000 auf diesem Weg HIV-exponierte Kinder bekannt [6]. AIDS ist im Unterschied zu Krebs nicht nur eine lebensbedrohliche Erkrankung, sondern kann darüber hinaus zu schweren Traumatisierungen von Sozialbeziehungen führen.

14.5 Krankheitsbedingte Formen der Abhängigkeit und Selbstwertverlust

Klaus Bröker

Mit dem Fortschreiten der Immundefizienz und dem vermehrten Auftreten opportunistischer Infektionen werden die durch die Krankheitssituation bedingten

Belastungen immer größer. Es werden nachfolgend einige der Herausforderungen benannt, die durch das Kranksein entstehen und das Erleben des Patienten bestimmen [5].

An erster Stelle sind die Einschränkungen von Autonomiebestrebungen und die Akzeptanz krankheitsbedingter Abhängigkeit zu nennen. Erschwerend wirkt sich aus, daß die Patienten relativ jung sind und sich in einer Lebensphase befinden, die durch expansive Bestrebungen nach Selbstverwirklichung und Selbstbehauptung gekennzeichnet ist. Vielen gelingt es nicht, die krankheitsbedingten Autonomie- und Kontrollverluste in ein verändertes Selbstkonzept zu integrieren. Sie reagieren hierauf mit suizidalen Phantasien und tiefen Depressionen.

Patienten mit einer CMV-Infektion, die eine lebenslange Erhaltungstherapie mit Ganciclovir benötigen, müssen an mehreren Tagen in der Woche eine Infusion erhalten. Dadurch wird ihre Bewegungsfreiheit erheblich eingeschränkt. Das Management der medizinischen Versorgung (Arztbesuche, Blutkontrolle, Infusionen) bestimmt den ganzen Tagesablauf. Viele Patienten gehen trotz dieser Belastung weiterhin zur Arbeit. In einem manchmal heroisch anmutenden Kampf gegen die medizinische Okkupation ihres Alltags versuchen sie, möglichst lange ihre Selbständigkeit zu bewahren.

Weitere Einschränkungen der Selbständigkeit entstehen aus dem Verlust der körperlichen Selbstkontrolle aufgrund neurologischer Veränderungen, die z.B. durch zerebrale Toxoplasmose hervorgerufen werden. Schwindel, motorische Störungen, Sprachstörungen und vor allem Krampfanfälle bewirken eine starke Verunsicherung, auf die mit Angst und sozialem Rückzug reagiert wird.

Eine als besonders unangenehm erlebte Form körperlicher Kontrollverluste besteht in der Inkontinenz und anhaltenden Durchfällen, wie sie z.B. durch Kryptosporidien hervorgerufen werden. Die Patienten reagieren mit intensiven Schamgefühlen, die in Selbsthaß umschlagen können. Viele berichten, wie unangenehm und peinlich es ihnen sei, wenn sie eingenäßt haben und sie sich dann am liebsten prügeln würden.

Eine noch größere Abhängigkeit entsteht durch körperliche Schwäche. Selbst die Befriedigung elementarer Bedürfnisse, wie zum Beispiel Körperpflege, muß delegiert werden. Auffällig ist, wie wenig selbst in einer solchen Situation die mit der Krankenrolle gemeinhin verbundenen Gratifikationen pflegerischer Zuwendung und Entlastung von sozialen Verpflichtungen angenommen werden können. Statt dessen erleben sich die Patienten als eine Zumutung für das Pflegepersonal.

Störungen im vitalen Körpererleben erzeugen nicht nur Abhängigkeit, sondern labilisieren außerdem das narzißtische Gleichgewicht. Veränderungen im Körperschema durch Deformierungen und körperliche Verfallsprozesse sowie bleibende Invalidität haben eine starke Beeinträchtigung des Selbstwertgefühls zur Folge. So wird etwa das Kaposi-Sarkom mit seinen entstellenden Hautveränderungen als Verlust der körperlichen Integrität und als Stigmatisierung erlebt. Die Identität der Betroffenen ist in zweifacher Weise bedroht:

- Zunächst müssen sie lernen, die negative Selbstwahrnehmung, die mit dem ausgebildeten Körperschema und Ich-Idealen in Konflikt gerät, in ein neues Körperbild zu integrieren. Erschwert wird dies dadurch, daß ein ausgeprägtes Kaposi-Sarkom bei Außenstehenden häufig Abscheu und Kontaktvermeidung auslöst.
- Darüber hinaus laufen sie durch die wahrnehmbaren Kennzeichen der Erkrankung Gefahr, jeder Zeit als AIDS-Kranke identifiziert und damit sozial diskriminiert zu werden. Indem durch das Kaposi-Sarkom die homosexuelle Orientierung offenkundig wird, gerät das für die homosexuelle Identität gleichsam als Überlebenstechnik ausgebildete komplizierte Gleichgewicht zwischen diskreten Erkennungssignalen und Strategien der Täuschung und Distanzierung aus dem Gleichgewicht.

Die vielfältigen Belastungen, die durch die Krankheit entstehen und den Patienten in seiner gesamten Persönlichkeit betreffen, können ihm zwar nicht abgenommen, aber gemildert werden. Die Konfrontation des Patienten im Rahmen der erforderlichen medizinischen Behandlung mit dem ihm fremden Stationspersonal und einer neuen Umgebung im Krankenhaus sowie den neuen Erwartungen und Verhaltensregeln an seine Krankenrolle kann durch das Entgegenbringen von menschlicher Wärme gemildert werden. In Krisensituationen sollte ihm die Möglichkeit psychotherapeutischer Hilfe angeboten werden können. Darüber hinaus ist eine enge Vernetzung von ambulanten und stationären Versorgungseinrichtungen notwendig, um den vielfältigen Intervallen von Gesundheits- und Krankheitsphasen gerecht werden zu können.

14.6 Probleme der Arzt-Patient-Interaktion

Wenn hier von Arzt-Patient-Beziehung gesprochen wird, so ist das gesamte Umfeld gemeint. Dazu gehören auf der einen Seite die Freunde und Angehörigen des Patienten, auf der anderen Seite alle anderen beruflichen Bezugspersonen wie die Arzthelferin in der Praxis, das Pflegepersonal und sonstige nicht-ärztliche Mitarbeiter. Zwar bildet das Arzt-Patient-Verhältnis die Hauptachse in der Behandlung von Krankheit in dem Sinn, daß hier die Vereinbarungen getroffen werden, wie alle anderen Beziehungen zu organisieren sind. Diese sind jedoch nicht weniger bedeutsam. Gerade bei der Behandlung terminaler Erkrankungen ist der pflegerische Einsatz nicht hoch genug einzuschätzen.

Die bisher angeführten Überlegungen machen deutlich, daß die HIV-Infektion und AIDS-Erkrankung viele psychische, soziale und existenzielle Probleme mit sich bringt. Es sind zu viele Probleme, als daß es dem behandelnden Arzt oder der Hauskrankenpflege möglich wäre, die Behandlung allein von den objektiven Gesichtspunkten der medizinischen Versorgung leiten zu lassen. Die Konfrontation mit Tod und Sterben, Gefühlen der Hilf- und Hoffnungslosigkeit sowie der Intimsphäre des Patienten verlangt Einfühlungsvermögen und ein Problembewußtsein, das über die distanzierte Haltung nüchterner Organdiagnostik und Therapieplanung hinausgeht.

Es sollen drei Konflikte herausgestellt werden, die in der Interaktion mit dem Patienten immer wieder auftreten und zu einer Dauerbelastung führen können. Diese Konfliktsituationen sind mitverantwortlich für eine höhere „drop-out“-Quote von Patienten, die den Arzt, die Klinik oder die Sozialstation wechseln. Außerdem verstärken diese Konflikte das inzwischen viel beklagte „burn-out“-Syndrom.

Diagnostischer Aufwand und therapeutische Möglichkeiten

Ein generelles Problem bei der medizinischen Behandlung von HIV-Infizierten und AIDS-Erkrankten besteht in dem Mißverhältnis zwischen diagnostischem Aufwand und therapeutischen Möglichkeiten. Dieser Konflikt durchzieht die gesamte Patientenkarriere. Er beginnt schon mit der schwierigen Frage der Testindikation und setzt sich dann fort in dem sogenannten „Staging“ [1], dem regelmäßigen Erheben von Laborparametern in einem Stadium, in dem noch gar keine Erkrankung vorliegt. Auch für die Behandlung von AIDS-Patienten im Krankenhaus ist dieser Konflikt zentral: Je unspezifischer im fortgeschrittenen Krankheitsbild die klinischen Symptome sind (z.B. Fieber unklarer Genese), desto aufwendiger werden die diagnostischen Maßnahmen. Schließlich kommt es im Terminalstadium zu der schwierigen Frage, was dem Patienten überhaupt noch an Diagnostik zugemutet werden kann. Ich will mich hier auf die Erörterung des „Staging“ beschränken.

Die Erfahrung hat gezeigt, daß Ärzte und Patienten nach dem positiven Testergebnis ein Beziehungsarrangement eingehen, das darauf angelegt ist, den therapeutischen Nihilismus durch einen gewissen Aufwand an diagnostischen Untersuchungen zu überwinden. So werden neben körperlichen Untersuchungen in regelmäßigen Abständen Laborbefunde erhoben und in diesem Zusammenhang auch immer wieder die Helferzellzahlen bestimmt. Dieses Vorgehen ist auf seiten des Arztes meist dadurch motiviert, um seine therapeutische Ohnmacht zu überwinden. Vielleicht ist es auch durch ein gewisses Schuldgefühl veranlaßt, dem Patienten nach der Mitteilung des Testergebnisses keine weitere medizinische Hilfe anbieten zu können. Dem Patienten wiederum gibt es das Gefühl, daß überhaupt etwas getan wird. Zumindest in der Initialphase nach dem Test können durch das regelmäßige Abfragen der Helferzellzahlen auftretende Ängste und Unsicherheiten gebunden werden. Der ritualisierte Arztbesuch gibt für eine gewisse Zeit Orientierung und beruhigt. Nachdem aber der erste Schock überwunden und eine gewisse Anpassung an das Leben mit dem HI-Virus eingetreten ist, bedeutet es eine unnötige psychische Belastung, wenn in regelmäßigen Abständen die Helferzellzahl bestimmt wird. Immer wieder lösen geringfügige Veränderungen der Laborwerte starke psychische Stimmungsschwankungen aus. Schon im Vorfeld der Untersuchung kommt es zu heftigen Streßsituationen, wenn der Patient wie das paralysierte Kaninchen vor der Schlange den neuen Laborwerten entgegensieht.

Darüber hinaus manövrieren sich Arzt und Patient in einen spannungsgeladenen Wartezustand hinein, der dazu führen kann, daß es für beide geradezu eine psychische Erleichterung bedeutet, wenn endlich etwas passiert. Sobald die Immundefizienz weit genug fortgeschritten ist, kann die antivirale Therapie mit AZT oder die Primärprophylaxe mit Pentamidin zum Einsatz kommen.

Um diese unnötigen psychischen Belastungen zu vermeiden, sollte der Arzt den Patienten ermuntern, den Mut zu haben, zu der ursprünglichen Unbekümmertheit und Unbefangenheit in der Lebensführung zurückzufinden und sich auf das eigene Gesundheitsgefühl zu verlassen. Er sollte die Bereitschaft signalisieren, jeder Zeit auch für die bestehenden Unsicherheiten und Ängste als Gesprächspartner zur Verfügung zu stehen. Im Zweifelsfall besteht auch die Möglichkeit der Absprache, veränderte Laborwerte nur dann mitzuteilen, wenn daraus die Indikation für eine therapeutische Maßnahme folgt.

Fehlerwartungen

Ein weiterer Konflikt resultiert aus den „Fehlerwartungen" der Patienten, die vom behandelnden Arzt und Pflegepersonal häufig als Überforderung erlebt werden. Der Patient erwartet zu Recht von allen Akteuren des medizinischen Versorgungssystems fachliche Kompetenz und verantwortliches Handeln. Dagegen muß er in seinem menschlich verstehbaren, aber dennoch naiven Wunsch an den Hausarzt oder die Klinik auf Heilung häufig enttäuscht werden. Viele Erkrankungen können nicht geheilt, sondern nur gebessert werden. Anhaltende unrealistische Erwartungen, zum Beispiel auf Genesung, können erhebliche Probleme in der Kooperation von Arzt und Patient verursachen:

Ein 35jähriger HIV-Patient kommt mit Fieber unklarer Genese ins Krankenhaus. Trotz umfangreicher diagnostischer Maßnahmen und schließlich verschiedener therapeutischer Anbehandlungen kann die Ursache nicht geklärt werden. Da davon ausgegangen werden muß, daß das Fieber durch das HI-Virus selbst verursacht ist und kausal nicht beeinflußt werden kann, entscheidet der Arzt, den Patienten nach Abklärung der ambulanten Versorgung zu entlassen. Nachdem ein Hausarzt und eine Sozialstation für die häusliche Krankenpflege gefunden waren, weigerte sich der Patient am Tag der geplanten Entlassung, das Krankenhaus zu verlassen. Da er nicht begreifen kann, daß für ihn im Krankenhaus nichts mehr getan werden kann, richtet er schwere Vorwürfe gegen den behandelnden Arzt, er wolle ihn abschieben.

Das Beispiel zeigt, daß anhaltende Fehlerwartungen, z.B. auf Genesung, beim Arzt- oder Pflegepersonal auf Dauer Ungeduld und feindselige Abwehr dem Patienten gegenüber bewirken können. Wichtig ist, daß Ärzte und Pflegepersonal selbst die Behandlungsmöglichkeiten realistisch einschätzen und letale Krankheitsverläufe zu akzeptieren lernen. Dann haben sie auch die notwendige Kraft, sich nicht durch die Fehlerwartungen der Patienten zu falschen Versprechungen verführen und unter Druck setzen zu lassen. Nur unter dieser Voraussetzung können sie sich das Verständnis für ihren Wunsch nach Heilung bewahren.

Fehleinschätzungen

Auch die Fehleinschätzungen der Patienten über ihren tatsächlichen Gesundheitszustand führen zu Konflikten im Umgang. Es wurde bereits ausgeführt, daß die Anpassung an die Krankenrolle einen langen Lernprozeß bedeutet, der nur mit Hilfe von Verleugnungstendenzen möglich ist. Diese eigentümliche Koexistenz von intuitivem Wissen über die Bedeutung der Erkrankung für das eigene Leben und gleichzeitigem Nicht-Wissen, da das Denken, Handeln und Fühlen dem häufig widerspricht („middle-knowledge", Weisman), stellt alle Bezugspersonen auf eine harte Geduldsprobe. Man sollte beiden Bedürfnissen des Patienten Rechnung tragen: Weder sollte man dem Wunsch nach Verleugnung widersprechen („Mach Dir doch nichts vor"), noch sollte man sich dem Bedürfnis nach einer offenen Aussprache über den Tod entziehen.

Literatur

1. Becker, S., U. Clement: HIV-Infektion und AIDS. In: Uexküll, Th.v. (Hrsg.): Lehrbuch der psychosomatischen Medizin. Urban & Schwarzenberg, München–Wien–Baltimore 1990.
2. Bowlby, J.: Verlust, Trauer und Tod. Fischer, Frankfurt/M. 1987.
3. Clement, U.: Psychische Folgen der HIV-Infektion. Med. Welt 42 (1991), 360–364.
4. Gaus, E., K. Köhle: Psychische Anpassungs- und Abwehrmechanismen bei lebensbedrohlich Erkrankten. Uexküll, Th.v. (Hrsg.): Lehrbuch der psychosomatischen Medizin. Urban & Schwarzenberg, München–Wien–Baltimore 1981.
5. Heim, E., J. Willi: Psychosoziale Medizin. Springer, Heidelberg 1986.
6. Rosendahl, C.: HIV-Infektion und AIDS bei Kindern und Neugeborenen. In: Läge-Stehr, J., E. B. Helm (Hrsg.): AIDS und seine Vorstadien. Ein Leitfaden für die Praxis und Klinik. Springer, Berlin–Heidelberg–Toronto 1992.
7. Spiegel, Y.: Der Prozeß des Trauerns. Analyse und Beratung. Kaiser, München 1989.
8. Steffens, W., H. Kächele: Abwehr und Bewältigung, Vorschläge zu einer integrativen Sichtweise. Psychother. Med. Psychol. 83 (1988), 3–7.

15 Sozialrechtliche Aspekte in der Versorgung von Menschen mit HIV und AIDS

Christine Christmann

Menschen mit HIV und AIDS werden mit vielfältigen Problemen konfrontiert. Sie haben nicht nur gegen die Angst vor Erkrankung, Sterben und Tod zu kämpfen, sondern in vielen Fällen geraten die Betroffenen noch zusätzlich in wirtschaftliche Not. Dies betrifft insbesondere die Menschen, die aufgrund längerer Krankheit arbeitslos werden, ihre Wohnung verlieren oder nach Ablauf des Krankengeldes Erwerbsunfähigkeitsrente beziehen. Sie sind plötzlich auf materielle Hilfe angewiesen.

Sozialhilfe in Anspruch nehmen zu müssen, empfinden die meisten Menschen als etwas sehr Entwürdigendes, da aufgrund der finanziellen Abhängigkeit vom Staat Wertvorstellungen wie Selbstbestimmung und Autonomie nur noch in einem eingeschränkten Maße möglich sind. In der Regel bedeutet diese Abhängigkeit eine einschneidende Veränderung der Lebenssituation und des Lebensstandards.

Ärzte können im Rahmen ihrer ambulanten medizinischen Versorgung dazu beitragen, akute Notlagen zu verhindern oder finanziellen Schwierigkeiten entgegenzuwirken, indem sie HIV-Positive und an AIDS erkrankte Menschen rechtzeitig über sozialrechtliche Leistungen informieren oder an entsprechende Beratungsstellen weitervermitteln.

Die aufgeführten Leistungen können nicht in allen Einzelheiten dargestellt werden, sondern geben einen Überblick über verschiedene Hilfen, die in Anspruch genommen werden können.

15.1 Leistungen der Krankenkassen

Seit dem 1.1.1989 gilt das Gesundheitsreformgesetz. Die Grundlage für das Krankenversicherungsgesetz bildet das Sozialgesetzbuch V in Verbindung mit den jeweiligen Satzungen der Krankenkassen. Das neue Gesundheitsstrukturgesetz ist mit den ersten Sparmaßnahmen zum 1.1.1993 in Kraft getreten. Im folgenden werden die Veränderungen der Strukturreform im Gesundheitswesen berücksichtigt.

Als Mitglied einer Krankenkasse können Leistungen zu folgenden Bereichen in Anspruch genommen werden:

- zur Förderung der Gesundheit
- zur Verhütung von Krankheiten
- zur Früherkennung von Krankheiten
- zur Behandlung von Krankheiten

15.1.1 Krankengeld §§ 44–52 SGB V

Als sozialversicherte/r Arbeitnehmer/in besteht im Krankheitsfall nach sechs Wochen – sofern keine Kündigung vorhanden ist – ein Anspruch auf Krankengeld. Die Krankenkassen zahlen 80% des letzten Brutto-Verdiensts. Der Betrag darf allerdings den Netto-Verdienst nicht überschreiten.

Die gesetzlichen Krankenkassen zahlen wegen derselben Krankheit längstens 78 Wochen Krankengeld innerhalb von je drei Jahren. Bei der Krankheit AIDS werden die HIV-assoziierten Infektionen zu ein und derselben Krankheit gezählt, so daß eine Verlängerung der Leistungsdauer nicht möglich ist.

Nach den bisherigen Erfahrungen wird beim Krankheitsbild AIDS die Zahlung des Krankengelds vorzeitig beendet. Die Krankenkasse hat nach § 51 SGB V das Recht, bei längerer Arbeitsunfähigkeit die Erwerbsfähigkeit zu überprüfen. In den meisten Fällen werden die Betroffenen innerhalb einer Frist von zehn Wochen aufgefordert, einen Antrag auf Rehabilitation zu stellen. Wird die Frist versäumt, erfolgt eine Unterbrechung der Krankengeldzahlung bis zur Antragsstellung.

Die Rehabilitationsmaßnahme wird in der Regel bei AIDS von den Trägern der Rentenversicherungen immer noch abgelehnt und in einen Antrag auf Erwerbsunfähigkeitsrente umgewandelt. Da die meisten Menschen mit HIV und AIDS nur geringe oder keine Rentenansprüche haben, hat dies nicht nur finanzielle Auswirkungen auf den bisherigen Lebensstandard, sondern auch soziale und gesellschaftliche Folgen.

15.1.2 Ärztliche und zahnärztliche Behandlung einschließlich Versorgung mit Zahnersatz §§ 28 und 30 SGB V

Die Krankenkassen übernehmen sämtliche Kosten einer ambulanten und stationären Behandlung.

Bei medizinisch verordnetem Zahnersatz übernimmt die Kasse 60% der anfallenden Kosten, wenn eine nachweisbare Zahnprophylaxe erfolgte, andernfalls nur 50%.

Wenn der Verdacht auf eine HIV-Infektion besteht, werden die Kosten für den HIV-AK-Test voll übernommen. Das gleiche gilt im Rahmen einer Schwangerschaftsvorsorge.

15.1.3 Versorgung mit Arznei-, Verband-, Heil- und Hilfsmitteln §§ 31–36 SGB V

Ab 1993 erfolgt bei Medikamenten mit Festbeträgen eine gestaffelte Selbstbeteiligung. Bei einem Gesamtbetrag von DM 30,– werden DM 3,– erhoben, bei DM 50,– sind es DM 5,– und ab einer Summe von DM 50,– erhöht sich der Betrag auf DM 7,–. Die Kosten für Mittel, die zur Eigenversorgung (Acetylsalicylsäure, Grippemittel) dienen, werden von den Kassen nicht mehr übernommen.

Bei ambulanten Vorsorge- und Rehabilitationskuren zahlt die Krankenkasse als Mehrleistung einen Zuschuß bis zu DM 15,– pro Tag für Verpflegung und Unterkunft. Für Bäder, Massagen, Krankengymnastik oder Bestrahlungen müssen 10% der Kosten vom Patienten selbst getragen werden.

Für Hilfsmittel (z.B. Hörgeräte, Prothesen, Rollstühle usw.) gibt es ebenfalls Festbeträge. Einige Hilfsmittel können über die Krankenkasse kostenlos ausgeliehen werden.

Beim Brillengestell werden, falls ein teureres als das Kassengestell ausgewählt wird, DM 20,– von der Kasse zugezahlt. Für einfache optische Brillengläser entfällt eine Selbstbeteiligung.

Die sogenannte Astronautenkost, wie Fresubin und Resobin, für AIDS-Erkrankte wird von der Krankenkasse übernommen, wenn ein ärztliches Attest vorliegt.

Bemerkung

Die Zuzahlungsbeträge sind in den neuen Bundesländern etwas niedriger, werden aber in den kommenden Jahren den Alt-Bundesländern angepaßt.

Ausnahmen

Versicherte mit geringem Einkommen können von der Selbstbeteiligung befreit werden. Die sogenannte Härtefallregelung nach § 61 SGB V gilt für alle gesetzlichen Krankenkassen. Die Eigenbeteiligung entfällt bei:

- Empfängern von Sozialhilfe, Arbeitslosenhilfe oder BAFÖG
- Heimbewohnern (mit ergänzender Sozialhilfe)
- Alleinstehenden mit einem monatlichen Einkommen bis zu DM 1400,– brutto; in den neuen Bundesländern sind es DM 840,– (Stand: 1992)

Die Einkommensgrenze erhöht sich entsprechend, wenn Angehörige im Haushalt mitleben.

Eine weitere teilweise Befreiung der Zuzahlung ist in § 62 SGB V, Abs. 2, Nr. 2 und 3, geregelt.

15.1.4 Häusliche Krankenpflege § 37 SGB V

Die häusliche Krankenpflege hat unter anderem zum Ziel, Krankenhausbehandlung zu vermeiden oder zu verkürzen. Sie umfaßt in der Regel Grund- und Behandlungspflege sowie hauswirtschaftliche Versorgung. Der Anspruch besteht bis zu vier Wochen je Krankheitsfall, und in Ausnahmefällen kann die häusliche Krankenpflege verlängert werden, wenn der Medizinische Dienst dem zustimmt. In den meisten Fällen wird bei AIDS-Erkrankungen eine Verlängerung problemlos genehmigt.

Anspruch auf häusliche Krankenpflege besteht, wenn eine im Haushalt lebende Person den kranken Menschen in dem erforderlichen Umfang nicht pflegen und versorgen kann. Diese Leistung steht Alleinlebenden ebenfalls zur Verfügung.

Häusliche Krankenpflege wird von einigen AIDS-Hilfen, gemeinnützigen Pflegeprojekten, Sozialstationen und privaten Pflegestationen angeboten.
Die häusliche Krankenpflege beinhaltet folgende Schwerpunkte:
- Grundpflege (z.B. Waschen, Betten, Körperpflege)
- Behandlungspflege (z.B. Injektion, Verbandwechsel, Infusionsüberwachung)
- Betreuungsaufgaben (z.B. Mahlzeiten zubereiten)

Die häusliche Krankenpflege muß vom behandelnden Arzt verschrieben werden. Dafür gibt es Vordrucke von der Krankenkasse, auf denen die Art und Dauer der Pflege vermerkt ist.

Die Entgeltsätze für die erbrachten Leistungen der Pflegeeinrichtungen werden mit den Krankenkassen abgerechnet und sind in den jeweiligen Bundesländern unterschiedlich hoch angesetzt.

Ausnahmen
Nur wenige Sozialstationen, gemeinnützige Projekte und private Pflegeeinrichtungen sind in der Lage, eine 24-Stunden-Pflege (z.B. im Rahmen von Sterbebegleitungen) durchzuführen, da die Rund-um-die-Uhr-Versorgung mit enormen Kosten und einem hohen personellen Aufwand verbunden ist.

Pflegestationen, die der Arbeitsgemeinschaft Ambulante Versorgung in der Deutschen AIDS-Hilfe angeschlossen sind und eine 24-Stunden-Pflege übernehmen, können aus dem Anhang entnommen werden (s. Kap. 17.1.3).

15.1.5 Haushaltshilfe § 38 SGB V

Diese Leistung wird gewährt, wenn der/die Betroffene seinen/ihren Haushalt nicht weiterführen kann und keine andere Person im Haushalt lebt, die diese Tätigkeit übernehmen könnte.

Der § 38 SGB V weist außerdem darauf hin, daß diese Hilfe nur in Anspruch genommen werden kann, wenn mindestens ein Kind im Haushalt lebt, das jünger als acht Jahre oder behindert ist und Unterstützung benötigt.

Im Rahmen der Haushaltshilfe werden Tätigkeiten verrichtet, die für die Weiterführung des Haushalts notwendig sind. Dazu gehört unter anderem die Betreuung und Beaufsichtigung von Kindern. Diese Hilfe kann insbesondere für Mütter mit HIV und AIDS von großer Bedeutung sein.

Die Haushaltshilfe kann von Angehörigen, Freunden und Lebenspartner/innen geleistet werden, wird jedoch von der Krankenkasse nicht vergütet. Fahrkosten und Verdienstausfall werden ersetzt, wenn sie sich in einem angemessenen Rahmen befinden.

Haushaltshilfen benötigen in der Regel für diese Tätigkeit keine besondere Qualifikation. Im AIDS-Bereich wird dieser Personenkreis mit dem Krankheitsbild beziehungsweise den Besonderheiten der Krankheit AIDS vertraut gemacht.

Bemerkung
Zur Problemvermeidung soll hier ausdrücklich darauf hingewiesen werden, daß eine Verlängerung der häuslichen Krankenpflege und Haushaltshilfe davon abhängig ist, wie ausführlich und genau der behandelnde Arzt die Verordnung ausfüllt.

15.1.6 Häusliche Pflegehilfe § 53–57 SGB V

Ab 1.1.1991 haben Krankenversicherte Anspruch auf häusliche Pflegehilfe, wenn sie nach ärztlicher Begutachtung durch den Medizinischen Dienst sich selbst nicht mehr versorgen können und auf Dauer in hohem Maß auf Hilfe angewiesen sind.

In der Bundesrepublik leben derzeit ca. 2,5 Millionen schwerpflegebedürftige Menschen, die in der Regel von Angehörigen oder Lebensgefährten/innen versorgt werden. Zur Entlastung der pflegenden Personen können die Betroffenen bei einer festgelegten Vorversicherungszeit häusliche Pflegehilfe als Sachleistung oder Geldleistung beantragen. Die Sachleistung beinhaltet monatlich DM 750,–, das heißt, pro Kalendermonat können maximal 25 Pflegeeinsätze (ein Pflegeeinsatz umfaßt ca. 1 Stunde) über eine Pflegestation berechnet werden.

Zur häuslichen Pflegehilfe gehört die Grundpflege und die hauswirtschaftliche Versorgung. Wenn der oder die Schwerpflegebedürftige die Pflege selbst organisiert, erstattet die zuständige Krankenkasse eine Geldleistung in Höhe von DM 400,–.

Eine weitere Erleichterung in der Betreuung von Schwerpflegebedürftigen ist die Übernahme der gesamten häuslichen Pflege bis zu vier Wochen bei einer Geldleistung in Höhe von DM 1800,–. Dies gilt auch, wenn die Versorgung außerhalb des eigenen Haushalts erfolgt. Dadurch ist die Versorgung des Pflegebedürftigen gesichert, wenn zum Beispiel Angehörige oder Lebenspartner/innen selbst krank sind oder in Urlaub fahren. Voraussetzung dafür ist, daß die Pflegekraft die/den Schwerpflegebedürftige/n bereits zwölf Monate vor der Inanspruchnahme versorgt hat.

Die Leistungen für Schwerpflegebedürftige werden bei der Krankenkasse beantragt.

Seit dem 1.8.1992 existiert eine neue Regelung bei der Geldleistung der Krankenkasse nach § 57 SGB V. Es erfolgt eine Anrechnung des Pflegegelds von DM 200,– im Rahmen des § 69 BSHG, Hilfe zur Pflege.

15.1.7 Krankenhausbehandlung § 39 SGB V

Im Rahmen der Krankenhausbehandlung werden folgende Leistungen erbracht:
- ärztliche Behandlung
- Krankenpflege
- Versorgung mit Arznei-, Heil- und Hilfsmitteln
- Unterkunft und Verpflegung

Die Einweisung in ein Krankenhaus erfolgt in der Regel über den behandelnden Arzt. Wird ohne ersichtlichen Grund ein anderes als das nächstliegende Krankenhaus ausgewählt, besteht die Möglichkeit, daß die Mehrkosten ganz oder teilweise von dem/der Betroffenen zu tragen sind. Der/die Versicherte muß seit dem 1.1.1993 in den alten Bundesländern pro Tag und längstens für 14 Tage im Kalenderjahr bei stationärer Krankenhausbehandlung DM 11,– als Eigenbeteiligung zahlen (1994 wird der Betrag auf DM 12,– erhöht). In den neuen Bundesländern wurde der Betrag von DM 5,– auf DM 8,– erhöht.

15.1.8 Kuren – Leistungen zur Rehabilitation § 40 RVO

Noch vor Jahren vertraten die Träger der Rehabilitationseinrichtungen die Ansicht, daß Menschen mit AIDS nicht kurfähig sind, weil mit einer Wiederherstellung der Erwerbsfähigkeit nicht mehr zu rechnen sei. Inzwischen besteht durchaus die Möglichkeit, daß Betroffene unter bestimmten Bedingungen eine Kur bewilligt bekommen. Voraussetzung dafür ist ein ärztliches Attest. Die Kosten übernehmen entweder die Rentenversicherungsträger oder die Krankenkassen. Für eine erfolgreiche Übernahme der Kosten durch die Krankenkassen sollte der Arzt möglichst die Begleiterkrankungen angeben. Das Attest wird vom Medizinischen Dienst gegengeprüft.

15.1.9 Fahrkosten § 60 SGB V

Bei einer Einweisung ins Krankenhaus übernimmt die Krankenkasse die Fahrkosten, wenn der Betrag von DM 20,– je einfache Fahrt überschritten wird. Keine Erstattung erfolgt bei ambulanter Behandlung mit Ausnahme von Rettungsfahrten und Krankenwagentransporten, die aus medizinischen Gründen erforderlich sind. Der/die Versicherte hat also in jedem Fall einen Eigenanteil in Höhe von DM 20,– pro Fahrt zu bezahlen.

15.1.10 Sterbegeld §§ 58 und 59 SGB V

Ein Anspruch auf Sterbegeld besteht in den Alt-Bundesländern für diejenigen Personen, die bereits vor dem 1.1.1989 versichert waren. Die gesetzlichen Krankenkassen zahlen ein einheitliches Sterbegeld in Höhe von DM 2100,–, für mitversicherte Angehörige werden DM 1050,– gezahlt. In den neuen Bundesländern beträgt der Sterbegeldfestbetrag DM 1078,– und für familienversicherte Personen DM 539,– (Stand: 1992).

15.2 Sozialrecht – Sozialhilfe

Die rechtliche Grundlage des Anspruchs auf Sozialhilfe regelt das Bundessozialhilfegesetz, BSHG § 1, Abs. 2:

„Aufgabe der Sozialhilfe ist es, dem Empfänger der Hilfe die Führung eines Lebens zu ermöglichen, das der Würde des Menschen entspricht. Die Hilfe soll ihn soweit wie möglich befähigen, unabhängig von ihr zu leben; hierbei muß er nach seinen Kräften mitwirken."

Menschen, die materiell in Not geraten, erhalten Sozialhilfe, wenn alle anderen Einkommensquellen (z.B. Arbeitsamt, Rentenversicherungsträger) ausgeschöpft sind, nicht ausreichen oder nicht vorhanden sind. Sozialhilfe steht auch jungen Menschen zu, die nicht mehr in der Lage sind, sich selbst zu helfen und staatliche Hilfe benötigen, um ein menschenwürdiges Leben zu führen. Aus welchen Gründen Menschen in Not geraten, spielt dabei keine Rolle. Sie haben Anspruch auf Hilfe zum Lebensunterhalt.

Nach den Erfahrungen aus der Beratung und Betreuung von Menschen mit HIV und AIDS reicht in vielen Fällen die Erwerbsunfähigkeitsrente oder das Krankengeld nicht aus, um den täglichen Lebensbedarf finanziell zu decken. Dieser Personenkreis hat Anspruch auf ergänzende Sozialhilfe. Darüber hinaus können einmalige Hilfen nach § 21, Abs. 2 BSHG beantragt werden.

15.2.1 Beantragung von Sozialhilfe

Für die Sozialhilfegewährung ist in der Regel das Sozialamt zuständig, in dessen Wohnbezirk die/der Betroffene polizeilich gemeldet ist. Mit der Antragsstellung, die schriftlich oder persönlich beim Sozialamt erfolgen kann, besteht ein Anspruch auf Sozialhilfe.

Für den Antrag auf Hilfe zum Lebensunterhalt oder Hilfe in besonderen Lebenslagen werden folgende Unterlagen benötigt:

- Personalausweis oder Meldebescheinigung
- Mietvertrag und Mietquittungen (Heizkostenabrechnung, Nebenkostenabrechnung)
- Einkommensnachweise über Rentenbescheide oder Krankengeld oder Bescheide des Arbeitsamts
- Schwerbehindertenausweis
- Wohngeldbescheid
- Schwangerschaftstest (aufgrund von zusätzlichen Leistungen)
- Kindergeldbescheid
- Belege über Zahlungsverpflichtungen bei Krankenkassen und Versicherungen
- Pfändungstitel und Schuldverpflichtungen

Grundsätzlich muß Sozialhilfe nicht zurückgezahlt werden, außer die Geldleistung wurde als Darlehen oder Vorschuß (z.B. bei Überbrückung bis zur Zahlung der Erwerbsunfähigkeitsrente oder des Arbeitslosengelds) gezahlt. Eltern oder Ehepartner können als Unterhaltspflichtige herangezogen werden. Für

Menschen mit HIV und AIDS bedeutet dies häufig eine zusätzliche emotionale Belastung, da die Diagnose AIDS den Angehörigen oftmals nicht bekannt war bzw. nicht vermittelt werden sollte.

Bemerkung
Eheähnliche Gemeinschaften werden beim Sozialamt wie verheiratete Paare behandelt, das heißt, das Einkommen der/des Partnerin/Partners wird berücksichtigt. Eine Wohngemeinschaft ohne Wirtschaftsgemeinschaft wird nicht als eheähnliche Gemeinschaft bewertet.

15.2.2 Hilfe zum Lebensunterhalt § 11 ff. BSHG

Hilfe zum Lebensunterhalt beinhaltet laufende und einmalige Leistungen. Die laufende Leistung zum Lebensunterhalt umfaßt:
- Regelsätze
- Kosten der Unterkunft und Heizung
- Mehrbedarfszuschläge
- Sonderleistungen (z.B. Übernahme der Kosten für die Krankenversicherung)

Regelsätze
Der Regelsatz dient zur Existenzabsicherung des täglichen Lebensunterhalts. Ab 1.7.1992 gelten für die Bundesrepublik die in Tabelle 15-1 aufgeführten Regelsätze.

Kosten für Unterkunft und Heizung
Das Sozialamt übernimmt die tatsächlichen Aufwendungen für Miete und Heizung. Erhaltenes Wohngeld wird auf die Miete angerechnet. In jedem Fall sollte bei der entsprechenden Behörde Wohngeld beantragt werden.

Antragsteller/innen mit Ofenheizung erhalten Brennstoffhilfe, die bei einem erhöhten Bedarf (z.B. Krankheit, schlecht beheizte Räume) über den normalen Satz hinausgeht. Kosten für Strom sind bereits im Regelsatz enthalten.

Mehrbedarfszuschläge
Zusätzlich zur Hilfe zum Lebensunterhalt können Mehrbedarfszuschläge, §§ 23 und 24 BSHG, geltend gemacht werden, um die Lebenssituation zu verbessern. Folgende Personengruppen haben Anspruch auf einen Mehrbedarf von 20% auf den maßgebenden Regelsatz:
- Personen, die das 60. Lebensjahr vollendet haben
- Personen, die unter 60 Jahre und erwerbsunfähig im Sinn der gesetzlichen Rentenversicherung sind
- auch wenn keine Erwerbsunfähigkeitsrente bezogen wird, aber aufgrund der Krankheit eine Arbeit nicht mehr möglich ist oder nur geringfügige Einkünfte erwirtschaftet werden können, besteht ein Anspruch auf Mehrbedarf. Die Erwerbsunfähigkeit kann vom Amtsarzt festgestellt werden

Tabelle 15-1 Regelsätze der Hilfen zum Lebensunterhalt.

	Haushaltsvorstände und Alleinstehende	sonstige Haushaltsangehörige				
		bis zur Vollendung des 7. Lebensjahres	bis zur Vollendung des 7. Lebensjahres beim Zusammenleben mit einer Person, die allein für die Pflege und Erziehung des Kindes sorgt	vom Beginn des 8. bis zur Vollendung des 14. Lebensjahres	vom Beginn des 15. bis zur Vollendung des 18. Lebensjahres	vom Beginn des 19. Lebensjahres an
Land	**DM**	**DM**	**DM**	**DM**	**DM**	**DM**
Baden-Württemberg	510	255	281	332	459	408
Bayern*	492	246	271	320	443	394
Berlin, westliche Bezirke	509	255	280	331	458	407
Berlin, östliche Bezirke	494	247	272	321	445	395
Brandenburg	490	245	270	319	441	392
Bremen	511	256	281	332	460	409
Hamburg	509	255	280	331	458	407
Hessen	510	255	281	332	459	408
Mecklenburg-Vorpommern	486	243	267	316	437	389
Niedersachsen	509	255	280	331	458	407
Nordrhein-Westfalen	509	255	280	331	458	407
Rheinland-Pfalz	509	255	280	331	458	407
Saarland	509	255	280	331	458	407
Sachsen	486	243	267	316	437	389
Sachsen-Anhalt	490	245	270	319	441	392
Schleswig-Holstein	509	255	280	331	458	407
Thüringen	486	243	267	316	437	389

* Von der obersten Landessozialbehörde festgesetzte Mindestbeträge. Die Höhe der Regelsätze bestimmen die örtlichen Träger der Sozialhilfe.

- werdende Mütter ab dem 6. Schwangerschaftsmonat
- Personen, die mit einem Kind unter 7 Jahren oder mit zwei oder drei Kindern unter 16 Jahren zusammenleben und allein für deren Pflege und Erziehung zuständig sind

Mehrbedarfszuschläge in Höhe von 40% werden geleistet bei:

- Personen, die mit vier oder mehr Kindern unter 16 Jahren zusammenleben und allein für deren Pflege und Erziehung zuständig sind
- Behinderten, die das 15. Lebensjahr vollendet haben und denen Eingliederungshilfe nach § 40, Abs. 1, Nr. 3 bis 5 BSHG gewährt wird

Einen Mehrbedarf in angemessener Höhe erhalten:

- Erwerbstätige, die trotz eingeschränkten Leistungsvermögens einer Arbeit nachgehen
- Personen, die wegen Krankheit, Behinderung oder drohender Krankheit oder Behinderung bzw. Genesung eine kostenaufwendigere Ernährung brauchen

Die Mehrbedarfszuschläge gelten nicht für alle Personengruppen in den neuen Bundesländern. Sämtliche Mehrbedarfszuschläge können nebeneinander gewährt werden.

Bemerkung
Bei Hilfen in besonderen Lebenslagen besteht kein Anspruch auf Mehrbedarfszuschläge. Es gibt im Bundesgebiet keinen einheitlichen Mehrbedarfszuschlag für Erwerbstätige. Bei Berufsunfähigkeit besteht kein Anspruch.

15.2.3 Besondere Leistungen für Menschen mit HIV und AIDS

HIV-positive und AIDS-erkrankte Menschen erhalten eine Ernährungszulage, vorausgesetzt sie beziehen Hilfe zum Lebensunterhalt. Ein solcher Mehrbedarf wegen kostenaufwendiger Ernährung wurde bei verschiedenen Krankheiten anerkannt und mittlerweile auch bei HIV und AIDS. Die Ernährungszulage beträgt zwischen DM 80,– und DM 100,– je nach Bundesland.

In Einzelfällen kann ein erhöhter Regelsatz im Rahmen von Sonderbedarf, § 22, Abs. 1, Satz 2 BSHG, gewährt werden. Bei HIV-Positiven und AIDS-Erkrankten wird in der Regel inzwischen ein erhöhter Hygienebedarf anerkannt.

Menschen mit HIV und AIDS, die weiterhin erwerbstätig sind, haben Anspruch auf einen zusätzlichen Mehrbedarf.

In einigen Bundesländern war die Beantragung von Spezialkondomen und Gleitmitteln erfolgreich. Als Rechtsgrundlage kann der § 36, Abs. 1 BSHG, Vorbeugende Gesundheitshilfe, herangezogen werden. Darüber hinaus können auch Erholungskuren gewährt werden.

Bei geringem Einkommen besteht die Möglichkeit der Befreiung von Rundfunk- und Fernsehgebühren und ermäßigten Telefongebühren in Höhe von DM 5,–. Im Rahmen der Hilfe zum Lebensunterhalt können Telefonanschlußkosten und -grundgebühren ganz übernommen werden, wenn Menschen allein leben und an einer Krankheit leiden, die sich lebensbedrohend verschlimmern kann und eine Teilnahme am Leben in der Gemeinschaft kaum oder nur unzureichend möglich ist.

Bemerkung
Nicht alle Hilfen sind Soll- oder Muß-Leistungen. Viele Leistungen sind Kann-Leistungen, die von der Entscheidung der jeweiligen Behörde abhängig sind. Sämtliche Leistungen gelten ebenfalls für Krankheiten, die vom Gesetzgeber bestimmt wurden.

15.2.4 Hilfen in besonderen Lebenslagen §§ 27 ff. BSHG

Wie bereits erwähnt, haben viele HIV-Positive und AIDS-Erkrankte Anspruch auf Hilfe in besonderen Lebenslagen aufgrund ihrer oft nicht ausreichenden finanziellen Existenzsicherung (z.B. kleine Rente, minimales Arbeitslosengeld).

Das Sozialamt übernimmt unter bestimmten Voraussetzungen die Kosten, die normalerweise von den gesetzlichen Krankenkassen (gemäß § 13, Abs. 2 BSHG) zu tragen sind. In den meisten Fällen handelt es sich um Personen, die nicht versichert sind.

Für Menschen mit HIV und AIDS kommen in der Regel folgende Hilfen in Betracht:

- Krankenhilfe § 37: Sie umfaßt ärztliche und zahnärztliche Behandlung, Versorgung mit Arzneimitteln, Verbandmitteln und Zahnersatz, Krankenhausbehandlung sowie erforderliche Leistungen zur Genesung, Besserung oder Linderung der Krankheitsfolgen.
- Eingliederungshilfe §§ 39 ff. BSHG: HIV-Positive und AIDS-Erkrankte können aufgrund ihrer stark emotional belastenden Situation in eine seelische Krise kommen. Um ihren Lebensalltag besser bewältigen zu können, haben sie die Möglichkeit, Einzelfallhilfe zu beantragen. Darüber hinaus soll die Eingliederungshilfe diesem Personenkreis die Teilnahme am Leben in der Gemeinschaft ermöglichen bzw. erleichtern.
- Hilfe zur Pflege §§ 68 und 69 BSHG: Diese Hilfe erhalten Personen, die aufgrund einer Krankheit so hilflos sind, daß sie Pflege benötigen, aber nicht finanzieren können. Ziel der häuslichen Pflege ist es, kranke Menschen in der gewohnten Umgebung zu versorgen.
  Die Pflege kann sowohl über Angehörige, Lebenspartner/innen oder Nachbarn geleistet werden als auch über Hauspfleger/innen von Pflegeeinrichtungen. In beiden Fällen übernimmt das Sozialamt unter bestimmten Voraussetzungen die Kosten.
  Menschen, die besonders pflegebedürftig sind, haben Anspruch auf Pflegegeld. Der Amtsarzt bestimmt den Grad der Pflegebedürftigkeit. Danach wird die Höhe des Pflegegelds bemessen. Zur Zeit beträgt das Pflegegeld zwischen DM 350,- und DM 955,- in den alten Bundesländern. Für die neuen Bundesländer wurden die Beträge auf DM 255,- und DM 696,- festgesetzt.
  Im Rahmen der Hilfe zur Pflege übernimmt das Sozialamt die Beiträge zur Altersversorgung der Pflegepersonen, die Kosten für Hilfsmittel (z.B. Rollstuhl), Telefonanschlußkosten einschließlich Grundgebühr und den Anschluß an ein Telefon-Notrufsystem.
  Wenn in einem größeren Umfang Hilfe und Pflege erforderlich ist (wie z.B. Rund-um-die-Uhr-Betreuung oder Sterbebegleitung), kann nach Überprüfung des Einzelfalls zusätzlich zur geleisteten Krankenpflege nach § 37 SGB V häusliche Pflege beantragt werden.
  Zur Durchsetzung dieser Leistung ist es ratsam, gemeinsam mit dem Arzt einen genauen Pflegeplan zu erstellen.
- Hilfe zur Weiterführung des Haushaltes § 70 BSHG: Diese Hilfe umfaßt die im Haushalt erforderlichen Tätigkeiten.
  Dazu kann auch die Beaufsichtigung von Kindern gehören. Falls dies auch nachts notwendig ist, muß über die Höhe der Kosten extra verhandelt werden.

Bemerkung
Alle Leistungen, die hier aufgeführt sind, kommen nach dem Bundessozialhilfegesetz nur in Betracht, wenn kein anderer Träger (z.B. Krankenkasse) finanziell in Frage kommt. Ebenfalls sind die Leistungen abhängig vom Einkommen und Vermögen des/der Anspruchstellers/Anspruchstellerin.

15.2.5 Einmalige Beihilfen

Die laufende und ergänzende Hilfe zum Lebensunterhalt reicht nur für die notwendigen Bedürfnisse des alltäglichen Lebens. Alles, was darüber hinausgeht, wie Bekleidung, Einrichtungsgegenstände, Renovierungskosten, Weihnachtsbeihilfe, Reparaturen, Umzug, Familienfeiern, Reisen aus gesundheitlichen Gründen usw. kann durch „Einmalige Beihilfen" einmal, unregelmäßig oder in größeren Abständen abgedeckt werden. Diese Leistungen können auch Menschen in Anspruch nehmen, die nur über ein geringes Einkommen verfügen und knapp über der Einkommensgrenze liegen, die nach dem Bundessozialhilfegesetz als Bedarf für den Einzelfall festgelegt wurde. Das Einkommen wird entsprechend angerechnet. Alleinerziehende haben einen höheren Anspruch auf einmalige Beihilfe als kinderlose Sozialhilfeempfänger.

Bemerkung
Der/die Antragsteller/Antragstellerin sollte sich vor dem Kauf bzw. Renovierung vom Sozialamt beraten lassen, da die Behörden in der Regel keine Schulden übernehmen.

15.2.6 Sonderleistungen

In verschiedenen Bundesländern existieren Gesetze, die für Blinde und/oder Pflegebedürftige/Schwerstbehinderte – unabhängig vom Einkommen – in Frage kommen. Es sollen hier drei Beispiele genannt werden, die AIDS-Erkrankte im Rahmen von Landespflegegeldgesetzen und Landesblindengeldgesetzen beantragen können.

Tabelle 15-2 Staffelung des Pflegegelds nach Art und Umfang.

	Berlin Ost (DM)	Berlin West (DM)
Stufe I	281,–	350,–
Stufe II	442,–	552,–
Stufe III	764,–	953,–
Stufe IV	808,–	1010,–
Stufe V	1045,–	1306,–
Stufe VI	1290,–	1613,–

Stand 1992

- In Berlin wird auf der Grundlage des Gesetzes über Pflegeleistungen eine Geldleistung gewährt, die Pflegebedürftige erhalten, wenn in erheblichem Umfang für die gewöhnlichen und regelmäßig wiederkehrenden Verrichtungen fremde Hilfe erforderlich ist.
  Das Pflegegeld ist je nach Art und Umfang der Hilfe in sechs Stufen gestaffelt (Tab. 15-2).
  Nach den bisherigen Erfahrungen erhalten AIDS-Erkrankte je nach Krankheitszustand die Stufe I bis III. Der behandelnde Arzt sollte die Hilfsbedürftigkeit im Attest möglichst genau und ausführlich beschreiben.
  Um den Grad der Hilflosigkeit festzulegen, kommt ein „externer Gutachter" des Ärztlichen Dienstes vom Landesamt für Soziale Aufgaben (die Bezeichnung der Behörde ist in den jeweiligen Bundesländern unterschiedlich) nach Hause. Es ist anzuraten, daß beim Gutachtertermin eine Pflegeperson anwesend ist.
- Die Stadt Bremen verfügt ebenfalls über ein Gesetz zur Gewährung von Pflegegeld an Blinde und Schwerstbehinderte. Diese Leistungen können aufgrund des Krankheitsbilds Menschen mit AIDS beantragen, wenn sie die Voraussetzungen dafür erfüllen. Im Gegensatz zu Berlin gewährt Bremen ein einheitliches Pflegegeld nach dem Landespflegegeldgesetz in Höhe von DM 738,– (Stand: 1992).
- Für das neue Bundesland Brandenburg sieht das Landespflegegeldgesetz seit 1.6.1992 Leistungen von Pflegegeld an Schwerbehinderte vor. Das Pflegegeld wird in Höhe der im Land Brandenburg geltenden Sätze des Pflegegelds nach § 69 BSHG gewährt. Entsprechend dem Grad der Pflegebedürftigkeit erhalten die Antragsteller/innen eine Pflegegeldleistung nach einem bestimmten Punktesystem.

Im Rahmen des Landesblindengeldgesetzes haben AIDS-Erkrankte mit einer CMV-Infektion in verschiedenen Bundesländern die Möglichkeit, eine Geldleistung in Anspruch zu nehmen. Dafür reicht die eingeschränkte Sehfähigkeit aus.

Ausnahmen

In fast allen Bundesländern werden Kürzungen des Pflegegelds vorgenommen, wenn der/die Pflegebedürftige sich in teilstationärer oder stationärer Einrichtung befindet.

Der anspruchsberechtigte Personenkreis ist in den Bundesländern nicht einheitlich definiert. Entsprechend unterscheidet sich auch die Höhe der Leistungen. Alle Leistungen müssen schriftlich beantragt werden.

15.3 Hilfen für Schwerbehinderte

Menschen mit HIV und AIDS haben selbstverständlich Anspruch auf einen Schwerbehindertenausweis. Die Ursache der Behinderung ist nach dem Schwerbehindertengesetz ohne Bedeutung.

Schwerbehindert im Sinne des Schwerbehindertengesetzes sind Personen, die infolge körperlicher, geistiger oder seelischer Behinderung nicht nur vorübergehend, sondern länger als sechs Monate beziehungsweise dauernd behindert sind und dadurch nicht hinreichend in die Gesellschaft eingegliedert werden können.

Der Grad der Behinderung wird nach fachärztlicher Begutachtung oder nach Aktenlage vom Versorgungsamt festgestellt. Bei AIDS-Erkrankten reichen in der Regel die dafür üblichen Unterlagen aus.

Der Grad der Behinderung nach der AIDS-Stadieneinteilung des Ärztlichen Sachverständigenrats vom Bundesministerium Arbeit und Sozialordnung ist in Tabelle 15-3 aufgeführt.

Eine HIV-Infektion ohne klinische Symptomatik rechtfertigt nach den gesetzlichen Bestimmungen noch keine Anerkennung einer Schwerbehinderung. Berücksichtigt werden allerdings seelische Belastungen, wenn sie einer speziellen ärztlichen Behandlung bedürfen.

Der Grad der Behinderung nimmt im Lauf der AIDS-Erkrankung zu, so daß eine großzügige Bemessung erfolgen sollte, da die Bearbeitung und Ausstellung des Schwerbehindertenausweises oft Monate dauert.

Tabelle 15-3 Grad der Behinderung nach der AIDS-Stadieneinteilung des Ärztlichen Sachverständigenrats vom Bundesministerium für Arbeit und Sozialordnung.

	Grad der Behinderung
HIV-Infektion ohne Symptome	entfällt
Lymphadenopathie-Syndrom (LAS)	
– keine oder nur geringe Leistungseinschränkung	30–40%
– stärkere Leistungseinschränkung	50%
AIDS-relatedcomplex (ARC)	50–80%
AIDS	100%

15.3.1 Beantragung eines Schwerbehindertenausweises

Die Anerkennung auf Schwerbehinderung wird beim zuständigen Versorgungsamt beantragt.

Folgende Unterlagen sind erforderlich:
- ausgefülltes Antragsformular
- ärztliches Attest
- Krankenhausberichte, wenn vorhanden
- Meldebescheinigung bei schriftlicher Antragsstellung, Personalausweis bei persönlicher Beantragung
- Paßbild

Der Schwerbehindertenausweis ist hilfreich bei der Beantragung von zusätzlichen sozialrechtlichen Leistungen (z.B. Wohngeld oder Pflegegeld)

15.3.2 Rechte im Rahmen der Schwerbehinderung

Um bestimmte Vorteile in Anspruch nehmen zu können, müssen besondere „Merkzeichen" im Schwerbehindertenausweis eingetragen sein (Tab. 15-4).
Es gibt zwei Arten von Schwerbehindertenausweisen:
- Einen grünen Ausweis erhalten Behinderte, wenn der Grad der Behinderung mindestens 50% beträgt.
- Mit einem Behinderungsgrad von 50% und mehr sowie dem Zusatz H, G oder aG hat der Ausweis einen orangefarbenen Flächenaufdruck (Freifahrtausweis s.u.), der besondere Vergünstigungen beinhaltet.

Tabelle 15-4 Merkzeichen und Voraussetzungen für die Eintragung im Schwerbehindertenausweis.

Merkmale	**Voraussetzungen**
H = Hilflosigkeit	Für die Verrichtung im täglichen Leben wird in erheblichem Umfang fremde Hilfe benötigt.
G = erhebliche Gehbehinderung	Die Bewegungsfähigkeit ist in erheblichem Maß im Straßenverkehr beeinträchtigt.
aG = außergewöhnliche Gehbehinderung	Die Fortbewegungsfähigkeit ist aufgrund der Schwere des Leidens nur mit fremder Hilfe oder großer Anstrengung möglich.
B = ständige Begleitung	Bei Benutzung von öffentlichen Verkehrsmitteln ist der Kranke auf ständige Begleitung angewiesen.
Bl = Blindheit	Bei hochgradiger Sehbehinderung oder Blindheit.
RF	Befreiung von Rundfunkgebühren und Gebührenermäßigung beim Fernsprechanschluß, wenn eine Behinderung von mindestens 80 % vorliegt.

15.3.3 Rechte und Vergünstigungen

Die unterschiedlichen Merkzeichen (H, G, aG) einschließlich Farbaufdruck im Schwerbehindertenausweis bestimmen unter anderem die entgeltliche oder unentgeltliche Nutzung von öffentlichen Verkehrsmitteln und Bundesbahn. Auch hier gilt die Regel: Eine Kostenbeteiligung entfällt bei Schwerbehinderten mit geringem Einkommen.
Weiterhin haben Schwerbehinderte zusätzliche Rechte am Arbeitsplatz. Folgende Vergünstigungen können in Anspruch genommen werden:
- Zusatzurlaub von fünf Tagen im Jahr
- erhöhter Kündigungsschutz

Eine Kündigung ist nur mit Zustimmung der Hauptfürsorgestelle möglich. Der/die Arbeitnehmer/in muß allerdings länger als sechs Monate ohne Unterbrechung beschäftigt sein.
- Freistellung von der Mehrarbeit
- finanzielle Unterstützung bei der Beschaffung eines behindertengerechten Autos, wenn zum Beispiel der Arbeitsplatz nur mit einem behindertengerechten Auto zu erreichen ist
- Steuervergünstigungen oder -befreiung (z.B. Kfz-Steuerbefreiung)

Um Behinderten mit Rollstuhl oder außergewöhnlicher Gehbehinderung (aG) die Teilnahme am Leben der Gemeinschaft zu erleichtern, besteht die Möglichkeit der Telebus- und Taxibeförderung. Die Beförderungsberechtigung ist per Antrag bei der entsprechenden Behörde einzuholen.

Bei einer anerkannten Schwerbehinderung können AIDS-Erkrankte gemäß § 9, Abs. 1, Nr. 4 SGB V einer gesetzlichen Krankenkasse innerhalb einer Frist von drei Monaten beitreten. In diesem Fall geben die Krankenkassen eine Altersbegrenzung von 50 Jahren an.

Bei Veranstaltungen, Benutzung von Schwimmbädern und Museen zahlen Schwerbehinderte ermäßigte Eintrittspreise. Ebenfalls gibt es Vergünstigungen im innerdeutschen Reiseverkehr mit der Bundesbahn und bei einigen Fluggesellschaften.

Bemerkung

Immer wieder kommt es zu Schwierigkeiten bei der Festsetzung des Grades der Behinderung und bei der Vergabe von Merkzeichen, da viele Ärzte mit der Anwendung des Schwerbehindertengesetzes zuwenig oder keine Erfahrung haben und nicht ausreichend bedacht wird, daß es sich um eine progrediente Erkrankung handelt.

Deshalb ist es notwendig, daß Menschen mit HIV und AIDS bei der Beantragung eines Schwerbehindertenausweises rasch und unbürokratisch Hilfe erhalten.

15.4 Gesetzliche Rentenversicherung

Für viele AIDS-Erkrankte bedeutet der Rentenbezug eine endgültige soziale und gesellschaftliche Ausgrenzung. Unter normalen Umständen haben Menschen nach einem arbeitsreichen Leben Anspruch auf eine Altersversorgung bzw. Rente. AIDS-Erkrankte dagegen sind meist in einem Lebensalter zwischen 25 und 40 Jahren, in dem Selbständigkeit, Unabhängigkeit und beruflicher Erfolg im Vordergrund stehen. Der Gedanke, zukünftig auf Erwerbsunfähigkeitsrente angewiesen zu sein, wird häufig als letzte Lebensstation angesehen. Rente zu beziehen heißt auch, der Tod rückt in erreichbare Nähe, da der Verlauf der Krankheit AIDS den Betroffenen durchaus bekannt ist. Deshalb ist es sinnvoll, frühzeitig Gespräche mit den Betroffenen über sämtliche Leistungen, die für sie in Frage kommen, zu führen.

15.4.1 Rehabilitationsmaßnahmen §§ 1236 ff. RVO

Unter Rehabilitation werden alle Maßnahmen verstanden, die das Ziel haben, körperlich, geistig oder seelisch Behinderte in die Lage zu versetzen, eine Beschäftigung aufzunehmen oder wiederaufzunehmen und sie von der Hilfe anderer weitgehend unabhängig zu machen.

Nach Möglichkeit sollte das Krankengeld voll ausgeschöpft werden, da in den meisten Fällen die Erwerbsunfähigkeitsrente niedriger liegt. Wie bereits unter Abschnitt 15.1.1 erwähnt, werden Menschen mit HIV und AIDS, die Krankengeld beziehen, innerhalb einer Frist von zehn Wochen aufgefordert, einen Rehabilitationsantrag zu stellen. Medizinische, berufsfördernde und ergänzende Leistungen zur Rehabilitation erhalten Versicherte, um eine gefährdete oder bereits geminderte Erwerbsfähigkeit wesentlich zu verbessern bzw. sie wiederherzustellen. Besteht bereits eine geminderte Erwerbsfähigkeit, hat diese Maßnahme zum Ziel, Berufsunfähigkeit oder Erwerbsunfähigkeit abzuwenden. In beiden Fällen kann diese Leistung nur in Anspruch genommen werden, wenn entsprechende Leistungsvoraussetzungen der gesetzlichen Rentenversicherung erfüllt sind.

Medizinische Maßnahmen sind Heilbehandlungen, die in Kur- und Spezialkliniken durchgeführt werden.

Berufsfördernde Maßnahmen werden unter anderem zur Erhaltung oder Erlangung eines Arbeitsplatzes geleistet.

Ergänzende Leistungen zur Rehabilitation beinhalten vor allem die Übernahme von Kosten, die mit den Maßnahmen einer Berufsförderung im Zusammenhang stehen (z.B. Übergangsgeld, Reisekosten).

In der Regel sind Menschen mit einer AIDS-Erkrankung nach den Grundsätzen der Rentenversicherungsträger nicht rehabilitationsfähig. Medizinische und berufsfördernde Maßnahmen werden fast immer abgelehnt. Bei gesunden HIV-positiven Menschen ist eine stationäre Heilbehandlung durchaus möglich, wenn Rehabilitationsfähigkeit vorliegt.

Bemerkung

Wenn medizinische Maßnahmen zur Rehabilitation vom Rentenversicherungsträger abgelehnt werden, sollte ein entsprechender Antrag bei den Krankenkassen gestellt werden. Die Krankenkassen haben andere versicherungsrechtliche Voraussetzungen als die Rentenversicherungsträger.

15.4.2 Rente wegen Berufsunfähigkeit § 1246 RVO

Berufsunfähig ist ein/eine Versicherter/Versicherte, wenn seine/ihre Arbeitskraft aus gesundheitlichen Gründen und unter Berücksichtigung der Arbeitsmarktsituation um mehr als die Hälfte gesunken ist. Berufsunfähigkeit bedeutet zwar Leistungsminderung, aber es besteht die Möglichkeit, im Rahmen der noch verbliebenen Erwerbsfähigkeit zu arbeiten und Geld zu verdienen, ohne die Rente zu verlieren.

Dem Rentenversicherungsträger ist jede Berufsfähigkeit zu melden. Die Rente wird entzogen, wenn Berufsunfähigkeit nicht mehr besteht. Wird die Arbeitsaufnahme dem Rentenversicherungsträger nicht gemeldet, kann die Rente auch rückwirkend entzogen werden.

15.4.3 Erwerbsunfähigkeitsrente § 1247 RVO

Erwerbsunfähigkeitsrente erhalten Versicherte, die aufgrund ihres Gesundheitszustands nicht mehr regelmäßig arbeiten können oder nur geringfügige Einkünfte (DM 500,–) durch Erwerbstätigkeit erzielen. Aus diesen Gründen ist die Erwerbsunfähigkeitsrente um die Hälfte höher als die Berufsunfähigkeitsrente. Auch hier gilt die Meldepflicht gegenüber dem Rentenversicherungsträger, wenn eine Berufstätigkeit aufgenommen wird.

In den meisten Fällen erhalten AIDS-Erkrankte eine Rente wegen Erwerbsunfähigkeit aufgrund ihres Gesundheitszustands. Die Voraussetzung für den Bezug einer Berufs- oder Erwerbsunfähigkeitsrente sind die gesetzlich vorgeschriebenen Wartezeiten. Daher ist es sinnvoll, schon im voraus einen Rentenverlauf abzurufen, um die Arbeitszeiten zu überprüfen und eventuell zu ergänzen.

AIDS-Erkrankte müssen häufig neben der Erwerbsunfähigkeitsrente Sozialhilfe beantragen, da in der Regel die Menschen jung sind und die erforderlichen Wartezeiten nicht erfüllen. Insbesondere sind Drogenabhängige, Strafentlassene sowie Selbständige davon betroffen, die noch keine Altersversorgung abgeschlossen haben.

Bemerkung
Voraussetzung für beide Rentenarten sind 60 Monate Beitragszeiten, wovon 36 Monate Pflichtbeiträge sein müssen, die vor dem Eintritt des Versicherungsfalls geleistet wurden.

Ausnahmen
Selbständige Erwerbstätigkeit führt in jedem Fall – unabhängig vom Einkommen – zum Wegfall der Erwerbsunfähigkeitsrente. Nach dem Gesetz ist jemand nicht erwerbsunfähig, wenn er eine selbständige Erwerbstätigkeit ausübt.

15.5 Schlußbemerkung

Sämtliche Hilfen, die hier aufgeführt sind, können nur in Anspruch genommen werden, wenn der behandelnde Arzt ein auf die beantragte Leistung abgestimmtes Attest ausschreibt.

Da viele Ärzte kaum oder gar nicht über die sozialrechtlichen Leistungen für Menschen mit HIV und AIDS informiert sind, kommt es häufig zu Verzögerungen oder zu Ablehnungen bei Antragstellungen. Dies zu verhindern, ist ein wichtiger Beitrag zur Verbesserung der Lebensqualität von Menschen mit HIV und AIDS. Eine ökonomisch unbelastende Lebenssituation hat mit Sicherheit eine stabilisierende Wirkung auf den Gesundheitszustand der Betroffenen.

Literatur

1. Bundessozialhilfegesetz, Textausgabe. Kleinere Schriften des Deutschen Vereins für öffentliche und private Fürsorge. 17. Aufl. Eigenverlag des Deutschen Vereins für öffentliche und private Fürsorge, Frankfurt 1991.
2. Deutscher Bundestag, Referat Öffentlichkeitsarbeit (Hrsg.): AIDS: Fakten und Konsequenzen, Endbericht der Enquete-Kommission des 11. Bundestages „Gefahren von AIDS und wirksame Wege zu ihrer Eindämmung“. Bonn 1990.
3. Hauptfürsorgestelle: Behinderung und Ausweis. Berlin 1990.
4. Rentenversicherung. Bundesversicherungsanstalt für Angestellte und Landesversicherungsanstalten im Verband Deutscher Rentenversicherungsträger, Berlin April 1988.
5. Rundschreiben: Leistungsrechtliche Vorschriften des Gesundheitsreformgesetzes. Spitzenverbände der Krankenversicherungen, 1988.
6. Schellhorn, W.: Sozialhilferecht. Luchterhand, Neuwied bei Darmstadt 1987.
7. Sozialgesetzbuch, Stand: Oktober 1990/Januar 1991. Haarfeld, Essen 1991.
8. Wolff, J., S. Mehlem, S. Reiß: Rechtsratgeber AIDS Konfliktfälle im Alltag. Rowohlt, Reinbeck bei Hamburg 1988.

16 Arztrechtliche Fragen bei HIV und AIDS

Jörg Gölz

16.1 Behandlungspflicht des Kassenarztes

Der Behandlungsvertrag zwischen Arzt und Patient, der mit Beginn des ersten Kontakts entsteht, ist ein Dienstvertrag mit Vertrags- und Abschlußfreiheit für beide Seiten. Beide Parteien sind frei, den Vertrag einzugehen und wieder aufzulösen. Diese Freiheit ist zwischen Kassenarzt und Kassenpatient insofern eingeschränkt, als der Arzt in diesem Fall verpflichtet ist, den ihn aufsuchenden Patienten zu behandeln (§ 95 Abs. 4 SGB V). Die Behandlung kann nur in begründeten Ausnahmesituationen abgelehnt werden, z.B. bei Störung des Vertrauensverhältnisses oder aber bei Behandlungswünschen, denen sich der Arzt fachlich nicht gewachsen fühlt. Der Kassenarzt ist also verpflichtet, die Behandlung der HIV-Infektion bei einem Kassenpatienten zu übernehmen. Befürchtungen wegen der Infektionsgefährdung oder der Abwanderung anderer Patienten sind keine ausreichenden Gründe, die Behandlung abzulehnen.

Solche Gründe können aber vorliegen, wenn der Patient seine Vertragspflichten verletzt, indem er zum Beispiel durch Verweigerung diagnostischer und therapeutischer Maßnahmen eine sachgerechte ärztliche Arbeit verhindert. Der Arzt kann auch aufgrund mangelnder Erfahrung bei fortgeschrittenem Krankheitsbild die Behandlung durch Überweisung an einen Fachkollegen abgeben. Auch eine tiefgreifende Störung des Vertrauensverhältnisses (z.B. Diebstahl in der Praxis) rechtfertigt den Abbruch der Behandlung.

16.2 Anzeige- oder Meldepflicht

Weder das Geschlechtskrankheiten-Gesetz noch das Bundesseuchengesetz enthalten die HIV-Infektion als anzeigepflichtige übertragbare Erkrankung. Eine Anzeige- oder Meldepflicht besteht also für den behandelnden Arzt nicht. Dies ist nach langer Diskussion von Für und Wider so entschieden worden, da bei einer gesetzlich vorgeschriebenen Meldepflicht befürchtet wurde, daß die Testbereitschaft rapide sinken würde. Die epidemiologischen Erfordernisse sind durch die anonyme Laborberichtspflicht an das AIDS-Zentrum des BGA berücksichtigt. Freiwillig ist der Bericht des behandelnden Arztes über die in seiner Patientenklientel auftretenden AIDS-Erkrankungs- und -Todesfälle auf dem besonderen Vordruck an das AIDS-Fallregister des BGA (Abb. 16-1).

SEHR GEEHRTE FRAU KOLLEGIN! SEHR GEEHRTER HERR KOLLEGE!

*Das **Aids-Fallregister** am BGA ist auf Ihre **freiwillige** Mitarbeit durch Übermittlung von Aids-Fallberichten angewiesen. Um Mehrfachzählungen zu vermeiden, bitten wir, für den Patienten eine **standardisierte anonymisierte Kennzeichnung** anzugeben. Es sollte nur über Patienten berichtet werden, die **klinisch** ein **erworbenes Immundefektsyndrom** haben, entsprechend der jeweils gültigen CDC-Definition* für **manifestes Aids**.*
(Hinweise finden Sie auf der Rückseite des letzten Durchschlages. Die gültige Aids-Falldefinition ist beim BGA zu beziehen.)*

bitte hier nichts eintragen

Vertraulicher AIDS-Fallbericht

Arztbericht

bitte hier nichts eintragen

Bericht vom ☐☐ Tag ☐☐ Monat ☐☐ Jahr

Erstbericht ☐ ja ☐ nein Früherer Bericht vom ☐☐ Monat ☐☐ Jahr

Name und Anschrift des **berichtenden Arztes**:

Klinik:

Ort:

Telefon:

PATIENT

○ ☐ Familienname ○ ☐ Vorname

Vor- und Familiennamen des Patienten werden **anonymisiert!** Bitte von Vor- und Familiennamen je nur den **dritten** Buchstaben in den Kreis und die Anzahl der Buchstaben in das Kästchen eintragen. Bei mehr als 9 Buchstaben bitte eine Null in das Kästchen! Umlaute werden als zwei Buchstaben gezählt. Beispiel: Müller, Sabine ⓔ 7 ⓑ 6

Geschlecht ☐ männlich ☐ weiblich

Staatsangehörigkeit ☐ deutsch ☐ andere, welche:

Geburtsjahr ☐☐ Jahr

Wohnsitz Bundesland ☐☐ Ort *(bitte nur die ersten 2 Ziffern der Postleitzahl angeben)*

Falls Pat. verstorben, Sterbedatum: ☐☐ Monat ☐☐ Jahr Obduktion erfolgt? ☐ ja ☐ nein

LABOR

Wurde bei Pat. eine **HIV-Infektion** nachgewiesen? ☐ ja ☐☐ erstmals im Jahr ☐ nein ☐ unbekannt

Niedrigste T-Helfer-Zellzahl/Mikroliter ☐☐☐☐ T-Helfer / T-Suppressor (T_4/T_8) ☐,☐

ANAMNESE

Infektionsrisiko

Als Infektionsrisiko wird vermutet ☐

ist bekannt ☐

- homosexuelles Verhalten ☐
- i. v. Drogenabhängigkeit ☐
- Gabe von Gerinnungsfaktoren ☐
- Bluttransfusionen ☐
  Datum der Transfusion
- berufliche Exposition ☐
- heterosexuelle Kontakte ☐
- Prae- oder perinatale Infektion ☐

Risiko des Partners oder der Mutter

- bisexuell ☐
- drogenabhängig ☐
- Transfusion ☐
- beruflich ☐
- heterosexuell ☐
- aus Endemiegebiet ☐

HIV-Infektion des Partners oder der Mutter

nicht untersucht ☐ bekannt ☐ nicht bekannt ☐

Das Infektionsrisiko ist nicht zu ermitteln ☐

Bemerkungen

Abb. 16-1 Formular für das freiwillige AIDS-Fallregister des BGA.

Krankheiten, die bei einem erworbenen Immundefektsyndrom auftreten (bei Erwachsenen *und* Kindern)

1. OPPORTUNISTISCHE INFEKTIONEN

a) gesichert (histologisch bzw. mikrobiologisch)*

	Diagnosedatum Monat	Jahr
Pneumocystis carinii Pneumonie	☐☐	☐☐
Candidiasis des Oesophagus	☐☐	☐☐
Cerebrale Toxoplasmose	☐☐	☐☐
Cytomegalo-Virusinfektion anderer Organe als Leber, Milz oder Lymphknoten	☐☐	☐☐
Herpes simplex-Virusinfektion > 1 Mon. pers. Ulcera, Bronchitis, Pneumonie, Oesophagitis	☐☐	☐☐
Mykobakteriose, disseminiert M. avium, M. kansasii	☐☐	☐☐
Tuberkulose, extrapulmonal oder generalisiert	☐☐	☐☐
Andere, welche?*	☐☐	☐☐

b) Verdachtsdiagnose bei gesicherter HIV-Infektion*

	Monat	Jahr
Pneumocystis carinii Pneumonie	☐☐	☐☐
Candidiasis des Oesophagus	☐☐	☐☐
Cerebrale Toxoplasmose	☐☐	☐☐
Cytomegalo-Retinitis mit Verlust der Sehkraft	☐☐	☐☐
Mykobakteriose, disseminiert	☐☐	☐☐

2. KAPOSI-SARKOM

	Monat	Jahr
Klinischer Verdacht	☐☐	☐☐
Histologisch gesichert	☐☐	☐☐

3. AIDS-assoziierte Lymphome bei gesicherter HIV-Infektion

Welche? ______

	Monat	Jahr
Histologisch gesichert	☐☐	☐☐

4. ANDERE MALIGNOME

Welche? ______

	Monat	Jahr
Histologisch gesichert	☐☐	☐☐

5. HIV-ENZEPHALOPATHIE

Symptome ______

	Monat	Jahr
Diagnosedatum	☐☐	☐☐

6. HIV-KACHEXIE-SYNDROM

Bemerkungen ______

	Monat	Jahr
Diagnosedatum	☐☐	☐☐

7. KRANKHEITSBILDER *NUR* BEI KINDERN ≤ 13 Jahre

	Monat	Jahr
Bakterielle Infektionen, multiple, rezidivierend (> 2 innerhalb von 2 Jahren)	☐☐	☐☐
Chron. lymphoide interstitielle Pneumonie, pulmonal. Hyperplasie	☐☐	☐☐
Klinischer Verdacht	☐☐	☐☐

Besonderheiten

* = siehe auch Rückseite des letzten Durchschlages

Wir danken für Ihre Mitarbeit! Der Durchschlag dieses Berichts ist für Ihre Akten bestimmt. Bitte senden Sie das Original an:

Prof. Dr. Meinrad A. Koch
– AIDS-Zentrum im Bundesgesundheitsamt –
Reichpietschufer 74 · 1000 Berlin 30

Bei Nachfragen wenden Sie sich bitte telefonisch an uns: **Telefon (030) 25 00-94 20 / 21**

Abb. 16-1 Fortsetzung

16.3 Aufklärungs- und Beratungspflicht

Im Rahmen des Behandlungsvertrags kommt der Aufklärungspflicht beim HIV-Test eine besondere Bedeutung zu. Es gibt eine Reihe von Verstößen mit straf-, zivil- und berufsrechtlichen Folgen, die bei der Behandlung anderer Erkrankungen unbekannt sind. Tabelle 16-1 faßt die wichtigsten Punkte zusammen.

Tabelle 16-1 Aufklärungs- und Dokumentationspflicht beim HIV-Test.

- Vorgespräch über die Konsequenzen eines positiven Tests
- ausdrückliche Einwilligung des Patienten zum Test
- Mitteilung eines positiven Tests, nur nach erfolgtem Bestätigungstest (Western Blot, IFT)
- persönliche Mitteilung eines positiven Testergebnisses durch den Arzt (keine telefonische oder postalische Mitteilung, keine Mitteilung durch dritte Personen)
- Unterlassung der Aufklärung über positiven Test aufgrund therapeutischer Rücksichten nicht erlaubt
- schriftliche Dokumentation des Vorgesprächs, der Einwilligung zum Test und der Mitteilung des positiven Testergebnisses

Da ein positives Testergebnis einen fundamentalen Einschnitt im Leben des Betroffenen bedeutet, werden besondere Anforderungen an die Sicherheit der Befunderhebung und das Setting der Mitteilung gestellt. Es hat sich bewährt, daß das Ergebnis eines HIV-Tests in jedem Fall persönlich mitgeteilt wird und der Patient dazu einen Gesprächstermin bekommt. Werden nämlich die negativen Tests telefonisch mitgeteilt und der Patient nur bei den positiven Tests in die Praxis gebeten, entsteht allein durch dieses Vorgehen eine unbeabsichtigte indirekte Aufklärung: Wer zum Gespräch bestellt wird, ist positiv.

Während der Arzt bei Tumoren oder anderen Erkrankungen mit infauster Prognose das therapeutische Privileg besitzt, den Patienten nicht oder nur teilweise aufzuklären, muß dem HIV-Infizierten die Diagnose mitgeteilt werden, da der unwissende Patient sonst andere gefährden könnte.

16.4 Schweigepflicht

Die ärztliche Schweigepflicht gilt ohne Einschränkung gegenüber Dritten, auch über den Tod hinaus. Zur Information Dritter, auch solcher Personen, die selbst der Schweigepflicht unterliegen, muß der behandelnde Arzt ausdrücklich von seiner Schweigepflicht entbunden werden. Dies ist immer in der Karteikarte zu vermerken. In der Regel sollte abgesprochen sein, welche Familienangehörigen von der Erkrankung wissen dürfen. Daneben muß geklärt werden, ob bestimmte mitbehandelnde Ärzte informiert werden dürfen. Bei substituierten Patienten muß man sich im Behandlungsvertrag von der Schweigepflicht gegenüber dem Drogenberater und der KV-Kommission befreien lassen.

Der Bruch der Schweigepflicht geschieht oft unabsichtlich durch Routinetätigkeiten in der Praxis: Arztbrief, Beschriftung von Untersuchungsmaterial mit namentlicher Zuordnung, Eintrag auf dem Dauerdiagnosenfeld der Karteiakte, Überweisungsschein für mitbehandelnden Kollegen. Wegen der oft unabsehbaren sozialen Folgen einer zufälligen Offenbarung ist hier größte Vorsicht geboten.

Der Vertrauensschutz durch die Schweigepflicht endet dort, wo hochrangige Rechtsgüter anderer Personen gefährdet sind. Darunter zählt z.B. die leibliche Unversehrtheit bzw. das Leben Dritter. Typische Anlässe für die Aufhebung der Schweigepflicht im Zusammenhang mit der HIV-Infektion sind die offensichtliche oder vermutete Gefährdung unaufgeklärter Intimpartner sowie die Gefährdung anderer durch die Teilnahme am Straßenverkehr bei hirnorganischer Schädigung. Liegt ein rechtfertigender Notstand für den Bruch der Schweigepflicht vor, muß zunächst versucht werden, den Patienten selbst zur notwendigen Offenbarung oder Unterlassung zu bewegen. Wenn der Arzt feststellt, daß der Patient trotz mehrfacher Aufforderung seiner Verantwortung für andere nicht nachkommt, ist der Arzt berechtigt zu handeln. In Zweifelsfällen sollte man sich rechtlich beraten lassen.

17 Serviceteil

17.1 Wichtige Adressen

Gerd Bauer

17.1.1 Schwerpunktpraxen und Praxen mit Erfahrung in der Behandlung HIV-Infizierter

Die im folgenden angeführte Adressenliste enthält einmal die spezialisierten Schwerpunktpraxen und -krankenhäuser. Daneben enthält sie die Adressen niedergelassener Ärzte und Krankenhäuser außerhalb der Ballungsgebiete, die bereits HIV- und AIDS-Patienten behandeln, ohne im engeren Sinne spezialisiert zu sein.

Die Liste erhebt nicht den Anspruch auf Vollständigkeit. Die Herausgeber freuen sich über weitere Mitteilungen, um das Versorgungsnetz transparent und flächendeckend darstellen zu können.

Baden-Württemberg

Germersheim
Dr. M. H. Schneider/
Dr. B. Schneider
(Innere Medizin)
Ludwigstr. 7
W-6728 Germersheim
Tel.: 07274/761-32

Heidenheim
Dr. Albrecht Charisius
(Allgemeinmedizin)
Brenzstr. 33
W-7920 Heidenheim
Tel.: 07321/229-49

Heilbronn
Christian Ritsert
(Praktischer Arzt)
Paulinenstr. 12
W-7100 Heilbronn
Tel.: 07131/161-060

Karlsruhe
Dr. Dieter Geiger
(Innere Medizin)
Drosselsangweg 6
W-7500 Karlsruhe
Tel.: 0721/611-751

Dr. Stefan E. Heinrich
(Allgemeinmedizin)
Wolfartsweierer Str. 3
W-7500 Karlsruhe 1
Tel.: 0721/697-536

Dr. Knut Hoffmann
(Gynäkologie)
Rheinstr. 41
W-7500 Karlsruhe 21
Tel.: 0721/556-481

Inge Sibler
(Praktische Ärztin)
Schumannstr. 8
W-7500 Karlsruhe
Tel.: 0721/558-320

Pforzheim
Dr. Alfred Scheld
(Allgemeinmedizin)
Ebersteinstr. 12
W-7530 Pforzheim
Tel.: 07231/322-45

Martin Straube
(Arzt)
Untere Augasse 2
W-7530 Pforzheim
Tel.: 07231/676-66

Stuttgart
Dr. Susanne Mantel
Dr. Eiko Schnaitmann
(Allgemeinmedizin)
Reinsburgstr. 62
W-7000 Stuttgart 1
Tel.: 0711/610-828
Fax: 0711/615-9216

Dr. Albrecht Ulmer
(Praktischer Arzt)
Schwabstr. 26
W-7000 Stuttgart 1
Tel.: 0711/626-308
Fax: 0711/610-074

Bayern

Augsburg
Dr. Dieter Gabany
Singerstr. 1
W-8900 Augsburg
Tel.: 0821/577-024

Hornberg
Dr. Stefan Thürmer
(Hals-Nasen-Ohren)
Königstr. 23
W-8500 Hornberg 1
Tel.: 0911/224-462

München
Dr. Hans Jäger
(Innere Medizin)
Karlsplatz-Stachus 8
W-8000 München 2
Tel.: 089/631-9035

Dr. P. Christian Vogel
(Psychiatrie/Psychotherapie)
Adalbertstr. 104
W-8000 München 40
Tel.: 089/273-0700

Dr. Z. Lichtenstein
(Innere Medizin)
Rablstr. 26
W-8000 München 80
Tel.: 089/448-4757

Nürnberg
Dr. Petra Gassong
Hessestr. 5–7
W-8500 Nürnberg
Tel.: 0911/286-489

Regensburg
Dr. Vera Schnell
Dr. Eduard Boniakowski
Bölckestr. 17
W-8400 Regensburg
Tel.: 0941/999-293

Berlin

Dr. Jörg Gölz
(Praktischer Arzt)
Kantstr. 33
W-1000 Berlin 12
Tel.: 030/313-7092
Fax: 030/883-8575

Dr. Jürgen Wiederholt
(Innere Medizin)
Grolmanstr. 51
W-1000 Berlin 12
Tel.: 030/312-3630

Dr. Hartmut Tiel
(Dermatologie/Allergologie)
Joachimsthaler Str. 21
W-1000 Berlin 15
Tel.: 030/881-4009

Dr. Jürgen Kölzsch
(Dermatologie)
Landsberger Allee 49
O-1017 Berlin
Tel.: 030/4221-4016

Dr. Gerd Bauer
(Innere Medizin/Hämatologie/Onkologie)
Dr. Arend Moll
(Innere Medizin/Naturheilverfahren)
Kaiserdamm 24
W-1000 Berlin 19
Tel.: 030/302-9034

Dr. Hans-Dieter Heil
(Innere Medizin)
Uhlandstr. 162
W-1000 Berlin 31
Tel.: 030/881-8581

Dr. Cord Schauenburg
(Innere Medizin)
Reichenberger Str. 121
W-1000 Berlin 36
Tel.: 030/612-6643

Dr. Thomas Anders
(Innere Medizin)
Augsburger Str. 21
W-1000 Berlin 21
Tel.: 030/218-8169

Dr. Eugen Baranowski
(Innere Medizin)
Turmstr. 76a
W-1000 Berlin 21
Tel.: 030/391-1021

Dr. Peter Noltebaum
(Dermatologie/Proktologie)
Hochstr. 1
W-1000 Berlin 65
Tel.: 030/465-8045

Dr. Bernd Reuter
(Innere Medizin/Gastroenterologie/Tropenmedizin)
Tauentzienstr. 1
W-1000 Berlin 30
Tel.: 030/218-7059

Dr. Dietrich Sternberg
(Innere Medizin)
Karl-Marx-Str. 223
W-1000 Berlin 44
Tel.: 030/684-3463

Dr. Bernhard Kammerau
(Dermatologie)
Hohenzollerndamm 47a
W-1000 Berlin 31
Tel.: 030/861-5252

Dr. Cord Ebeling
(Praktischer Arzt)
Dr. Martin Kübler
(Innere Medizin)
Innsbrucker Str. 35
W-1000 Berlin 62
Tel.: 030/781-1009

Dr. Stephan Dupke
(Innere Medizin)
Driesener Str. 11
O-1071 Berlin
Tel.: 030/231-7708,
231-7709

Bremen

Dr. Hermann Holzhüter
Dr. Sigrid Weber
(Innere Medizin/
Hämatologie)
Dobbenweg 6
W-2800 Bremen
Tel.: 0421/740-96
Fax: 0421/740-99

Dr. Georg Tull
(Innere Medizin)
Vor dem Steintor 60
W-2800 Bremen
Tel.: 0421/702-424

Detlef Schäfer
(Allgemeinmedizin)
Ostertorsteinweg 4
W-2800 Bremen
Tel.: 0421/702-200

Hamburg

Dr. Michael Begemann
(Innere Medizin/
Hämatologie)
Eppendorfer Landstr. 42
W-2000 Hamburg 20
Tel.: 040/460-2001

Dr. Gerhard Schmidt-
Hartnack
(Innere Medizin)
Dammtorstr. 27
W-2000 Hamburg 36
Tel.: 040/343-880

Dr. Ludwin Weitner
(Praktischer Arzt)
Brenner Str. 71
W-2000 Hamburg 1
Tel.: 040/280-1772

Hessen

Darmstadt
Dr. Johannes Raida
(Nervenarzt)
Rheinstr. 25
W-6100 Darmstadt
Tel.: 06151/232-22

Dr. Werner Tenbiek
(Innere Medizin)
Hübelstr. 43
W-6100 Darmstadt
Tel.: 06151/247-95

Frankfurt/Main
Dr. Helga Jürgen-Lohmann
Grüneburgweg 51
W-6000 Frankfurt 1
Tel.: 069/729-666

Dr. Zlatko Prister
(Innere Medizin)
Münchener Str. 12
W-6000 Frankfurt 1
Tel.: 069/231-860
Fax.: 069/237-563

Dr. Juliane Sacher
(Ärztin)
Große Friedberger
Str. 44–46
W-6000 Frankfurt 1
Tel.: 069/284-245

Dr. Stefan Schlesinger
(Allgemeinmedizin)
Seckenbacher Landstr. 24
W-6000 Frankfurt 60
Tel.: 069/451-359

Kassel
Olaf Weber
(Innere Medizin)
Königsplatz 36b
W-3500 Kassel
Tel.: 0561/718-66

Mannheim
Dr. Jürgen Brust
(Innere Medizin)
Dr. Dieter Schuster
(Hämatologie/Onkologie)
Q 1, 17–18
W-6800 Mannheim 1
Tel.: 0621/224-30
Fax: 0621/284-33

Dr. Georg Scheer
Dr. Elisabeth Haege-Kübler
(Allgemeinmedizin)
Schwarzwaldstr. 1
W-6800 Mannheim 1
Tel.: 0621/823-450

Wiesbaden
Wolfgang Starke
(Allgemeinmedizin)
Goebenstr. 31
W-6200 Wiesbaden
Tel.: 06121/449-314

Niedersachsen

Braunschweig
Dr. Jürgen Kaeferstein
(Innere Medizin)
Südstr. 4–5
W-3300 Braunschweig
Tel.: 0531/161-51

Hannover
Marcus Stürner
(Praktischer Arzt)
Lutherstr. 55
W-3000 Hannover 1
Tel.: 0511/816-410
Fax: 0511/816-492

Lüneburg
Rolf Hermann Schmahl
(Innere Medizin)
W-2120 Lüneburg
Tel.: 04131/480-21

Oldenburg
Dr. Hans-Fokke Hinrichs
Ofener Str. 12
W-2900 Oldenburg
Tel.: 0441/716-94

Nordrhein-Westfalen

Aachen
Dr. Frank Bergmann
(Neurologie/Psychiatrie/Psychotherapie)
Theaterplatz 17
W-5100 Aachen
Tel.: 0241/363-30

Dr. Heribert Knechten
(Innere Medizin)
Blondelstr. 9
W-5100 Aachen
Tel.: 0241/470-970

Dr. W. Siebert
(Dermatologie)
Alexanderstr. 121
W-5100 Aachen
Tel.: 0241/278-79
Fax: 0241/278-99

Bielefeld
Dr. Haubold
Dr. v. Malottke
(Laboratoriumsmedizin/Mikrobiologie/Epidemiologie)
Tel.: 0521/144-3715
Prof. Dr. Mars
(Nuklearmedizin)
Dr. E. Schäfer
(Innere Medizin/Hämatologie)
Tel.: 0521/964-7530
Fax: 0521/964-7533
Welle 20
W-4800 Bielefeld 1

Dortmund
Dr. Peter Götte
(Innere Medizin)
Burgwall 8
W-4600 Dortmund 1
Tel.: 0231/579-268

Düsseldorf
Dr. Wolfgang Hollub
(Innere Medizin)
Marschallstr. 12
W-4000 Düsseldorf 30
Tel.: 0211/492-0371

Dr. Ulrich Marder
(Innere Medizin)
Lindemannstr. 29
W-4000 Düsseldorf
Tel.: 0211/672-283

Dr. Kurt G. Schultze
(Augenheilkunde)
Duisburger Str. 133
W-4000 Düsseldorf 30
Tel.: 0211/491-2935

Essen
Dr. R. Rudolph
(Innere Medizin/Onkologie)
Kapstadtplatz 5
W-4300 Essen 1
Tel.: 0201/223-638

Köln
Dr. Jürgen Stechel
(Innere Medizin)
Bonner Str. 244
W-5000 Köln 51
Tel.: 0221/373-747

Armin Stroms
(Praktischer Arzt)
Auguststr. 52
W-5000 Köln 60
Tel.: 0221/721-115

Dr. Jürgen Laudert
Detlev Gudemann
(Innere Medizin)
St.-Tönnis-Str. 57
W-5000 Köln 71
Tel.: 0221/271-9457

Langenfeld
Hartmut Ewig
(Praktischer Arzt)
Friedhofstr. 8
W-4018 Langenfeld
Tel.: 02173/776-76

Mönchengladbach
Dr. Andreas Hoff
(Innere Medizin)
Dr. Ulrich Heinen
(Gastroenterologie)
Annakirchstr. 51–53
W-4050 Mönchengladbach 1
Tel.: 02161/891-40/891-49

Dr. S. Stürtzbecher
(Innere Medizin)
Regentenstr. 13
W-4050 Mönchengladbach 1
Tel.: 02161/260-83

Münster
Dr. Rüdiger Gippert
(Allgemeinmedizin)
Nordstr. 22
W-4400 Münster
Tel.: 0251/250-25

Paderborn
Dr. Dorothea Bothe
(Innere Medizin)
Alte Torgasse 10
W-4790 Paderborn
Tel.: 05251/240-81

Wuppertal
Dr. Manfred Grab
(Urologie/Psychotherapie)
Rudolf-Ziersch-Str. 17
W-5600 Wuppertal 2
Tel.: 0202/571-938
Fax: 0202/572-039

Rheinland-Pfalz

Koblenz
Dr. Hans F. Endris
(Allgemeinmedizin)
Stegemannstr. 33-41
W-5400 Koblenz
Tel.: 0261/336-40

Trier
Dr. R. Krapp
(Dermatologie)
Südallee 37e
W-5500 Trier
Tel.: 0651/459-10

Saarland

Saarbrücken
Dr. Johannes Bunge
(Allgemeinmedizin)
Bismarckstr. 45
W-6600 Saarbrücken
Tel.: 0681/650-08

Schleswig-Holstein

Flensburg
Dr. Christa Müller
(Praktische Ärztin)
Toosbüystr. 8
W-2390 Flensburg
Tel.: 0461/244-99

Kiel
Dr. H.-H. Schroer
(Urologie)
Am Markt 11
W-2300 Kiel 1
Tel.: 0431/928-27

Dr. M. Bröcker
(Innere Medizin)
Karlstal 25
W-2300 Kiel 14
Tel.: 0431/732-571

Dr. S. Özdemir
(Praktischer Arzt)
Elisabethstr. 41
W-2300 Kiel 14
Tel.: 0431/738-181

17.1.2 Ambulanzen, Tageskliniken und Krankenhäuser

Baden-Württemberg

Freiburg
Medizinische
Universitätsklinik
Immunologie
Hugstetter Str. 55
W-7800 Freiburg
Tel.: 0761/270-3421

Heidelberg
Universitätsklinik
Heidelberg,
Hautklinik
Voßstr. 2
W-6900 Heidelberg 1
Tel.: 06221/564-958

Karlsruhe
Städtisches Klinikum
II. Medizinische Klinik/
Hämato-onkologische
Ambulanz
Moltkestr. 14
W-7500 Karlsruhe
Tel.: 0721/797810

Mannheim
Klinikum Mannheim
Onkologisches Zentrum
W-6800 Mannheim
Tel.: 0621/3830

Stuttgart
Zentrum für Innere Medizin
Abteilung für Allgemeine
Innere Medizin
Katharinenhospital
(Klinik und Ambulanz)
Kriegbergstr. 1
W-7000 Stuttgart 1
Tel.: 0711/2780

Ulm
Universitätsklinik Ulm
Abteilung
Innere Medizin III
Robert-Koch-Str. 8
W-7900 Ulm
Tel.: 0731/50201

Bayern

Erlangen
Medizinische Klinik III
Krankenhausstr. 12
W-8520 Erlangen
Tel.: 09131/853891

München
Ludwig-Maximilians-
Universität
Dermatologische Klinik
und Poliklinik
Frauenlobstr. 9–11
W-8000 München 2
Tel.: 089/5160-4659

Medizinische Klinik
Innenstadt
Ziemssenstr. 1
W-8000 München 2
Tel.: 089/5160-0

Universitätsklinik München
Medizinische Klinik
und Poliklinik
Pettenkoferstr. 8a
W-8000 München 2
Tel.: 089/5160-3550

Städtisches Krankenhaus
München Schwabing
IV. Medizinische Abteilung
(Klinik/Ambulanz)
Kölner Platz 1
W-8000 München 40
Tel.: 089/3068-601,
3068-7433/-7443

Technische Universität
München
Dermatologische Klinik
und Poliklinik
Biedersteiner Str. 29
W-8000 München 40
Tel.: 089/3849-1

Nürnberg
Klinikum Nürnberg
Zentrum Innere Medizin
Flurstr. 17
W-8500 Nürnberg 90
Tel.: 0911/398-2448

Würzburg
Medizinische Universitäts-
klinik
Luitpoldkrankenhaus
Josef-Schneider-Str. 2
W-8700 Würzburg
Tel.: 0931/201-3118, -3188

Berlin
Freie Universität Berlin
Universitätsklinikum
Rudolf Virchow
Kinderklinik
Heubnerweg 6
W-1000 Berlin 19
Tel.: 030/3035-0

Freie Universität Berlin
Universitätsklinikum
Rudolf Virchow
Standort Charlottenburg
Innere Medizin
und Poliklinik
Spandauer Damm 130
W-1000 Berlin 19
Tel.: 030/3035-0

Auguste-Viktoria-
Krankenhaus (AVK)
II. Innere Abteilung
Rubensstraße 125
W-1000 Berlin 41
Tel.: 030/7903-2331, -2341,
-1607 u. -2609 (Tagesklinik)

Freie Universität Berlin
Universitätsklinikum
Steglitz
Medizinische Klinik
Hindenburgdamm 30
W-1000 Berlin 45
Tel.: 030/7982-676

Krankenhaus Prenzlauer
Berg
Klinik und Poliklinik für
Infektionskrankheiten
Fröbelstr. 15
O-1055 Berlin
Tel.: 030/43590

Freie Universität Berlin
Universitätsklinikum
Rudolf Virchow
Standort Wedding
II. Innere Abteilung
Augustenburger Platz 1
W-1000 Berlin 65
Tel.: 030/4505-0

Bremen

Zentralkrankenhaus
St.-Jürgen-Straße
Innere Medizin I
St.-Jürgen-Straße
W-2800 Bremen
Tel.: 0421/497-5240

Hamburg

Allgemeines Krankenhaus
St. Georg
Dermatologische Klinik I
Medizinische
Abteilung/HIV-Ambulanz
Lohmühlenstr. 5
W-2000 Hamburg 1
Tel.: 040/2488-0

Universitätsklinik
Eppendorf
Medizinische Kernklinik
und Poliklinik/HIV-
Ambulanz
Martinistr. 52
W-2000 Hamburg 20
Tel.: 040/4717-2928, -2969

Bernhard-Nocht-Institut
Bernhard-Nocht-Str. 74
W-2000 Hamburg 36
Tel.: 040/31182-390/-391

Hessen

Frankfurt/M.
Klinikum der Johann-Wolf-
gang-Goethe-Universität
Zentrum der
Inneren Medizin
(Station: Haus 68;
Ambulanz: Haus 33)
W-6000 Frankfurt 70
Tel.: 069/6301-6608, -6613,
6301-7684, -7680

Kassel
Städtische Kliniken Kassel
Medizinische Klinik I
Mönchbergstr. 41-43
W-3500 Kassel
Tel.: 0561/9800-2500

Offenbach/M.
Städtische Kliniken
Medizinische Klinik II
Starkenburgring 66
W-6050 Offenbach
Tel.: 069/8405-1

Mecklenburg-Vorpommern

Rostock
Universität Rostock
Dermatologische Klinik
und Poliklinik
Augustenstr. 80
O-2500 Rostock
Tel.: 0381/37551

Niedersachsen

Göttingen
Universitätsklinik Göttingen
Medizinische Klinik und Poliklinik
Robert-Koch-Str. 40
W-3400 Göttingen
Tel.: 0511/390

Hannover
Medizinische Hochschule Hannover
Immunologische Ambulanz
Konstanty-Gutschow-Str. 8
W-3000 Hannover 61
Tel.: 0511/5321

Nordrhein-Westfalen

Bochum
Uniklinik St.-Joseph-Hospital
Medizinische Klinik
Gudrunstr. 56
W-4630 Bochum 1
Tel.: 0234/5091

Bonn
Universitätsklinik Bonn
Medizinische Klinik
Sigmund-Freud-Str. 25
W-5300 Bonn 1
Tel.: 0228/280-2507

Universitätsklinik Bonn
Zentrum für Kinderheilkunde
Adenauerallee 119
W-5300 Bonn 1
Tel.: 0228/287-3253

Dortmund
Städtische Klinik Westfalendamm
Medizinische Klinik
Westfalendamm 403–407
W-4600 Dortmund 1
Tel.: 0231/4509-0

Düsseldorf
Diakoniewerk Kaiserswerth
Medizinische Klinik/
Pneumologische Klinik
Kreuzbergstr. 79
W-4000 Düsseldorf
Tel.: 0211/409-2500

Universitätsklinik Düsseldorf
Kinderklinik
Moorenstr. 5
W-4000 Düsseldorf 1
Tel.: 0211/311-7674, -6170, -8297

Universitätsklinik Düsseldorf
Medizinische Klinik und Poliklinik
Moorenstr. 5
W-4000 Düsseldorf 1
Tel.: 0211/311-6151

Essen
Universitätsklinik Essen
Dermatologie
Hufelandstr. 55
W-4300 Essen
Tel.: 0201/723-2239

Herdecke
Gemeinschaftskrankenhaus
Beckweg 4
W-5804 Herdecke
Tel.: 02330/621

Köln
Universitätsklinik Köln
Hautklinik
Joseph-Stelzmann-Str. 9
W-5000 Köln 41
Tel.: 0221/478-4523

Universitätsklinik Köln
Medizinische Klinik I und Tagesklinik
Joseph-Stelzmann-Str. 9
W 5000 Köln 41
Tel.: 0221/478-4433

Krefeld
Städtische Krankenanstalten Krefeld
Dermatologische Klinik
Lutherplatz 40
W-4150 Krefeld 1
Tel.: 02151/322-893

Münster
Westf. Wilhelms-Universität
Medizinische Klinik und Poliklinik
Domagkstr. 5
W-4400 Münster
Tel.: 0251/565-02

Wuppertal
Ferdinand-Sauerbruch-Klinikum
Medizinische Klinik
Arrenberger Str. 20
W-5600 Wuppertal 1
Tel.: 0202/3941

Rheinland-Pfalz

Mainz
Klinikum der Johannes-Gutenberg-Universität
I. Medizinische Klinik und Poliklinik
W-6500 Mainz
Tel.: 06131/177197

Saarland

Homburg/Saar
Universitätsklinik Homburg
Medizinische Klinik I
W-6650 Homburg/Saar
Tel.: 06841/163064

Sachsen

Chemnitz
Städtisches Krankenhaus Küchwald
Bürgerstr. 2
O-9003 Chemnitz
Tel.: 0371/332650

Dresden
Medizinische Akademie
„Carl Gustav Carus"
Zentrale HIV-Beratungs-/
Betreuungsstelle
Fetscherstr. 74
O-8019 Dresden
Tel.: 0351/458-3431
Fax: 0351/458-3878

Leipzig
Städtisches Klinikum
St. Georg
Klinik für Infektions-/
Tropenmedizin
O-7010 Leipzig
Tel.: 0341/565-2600, -2615

Universität Leipzig
Bereich Medizin
AIDS-Konsultationszentrum
Klinik und Poliklinik für
Hautkrankheiten
Liebigstr. 21
O-7010 Leipzig
Tel.: 0341/397-433

Sachsen-Anhalt

Halle
Bezirkskrankenhaus Halle
Hautklinik
Am Harz 42–44
O-4020 Halle
Tel.: 0345/38586

Martin-Luther-Universität
Klinik und Poliklinik für
Hautkrankheiten
Ernst-Kromeyer-Str. 5–8
O-4020 Halle
Tel.: 0345/37777

Magdeburg
Medizinische Akademie
Magdeburg
Hautklinik
Leipziger Str. 44
O-3090 Magdeburg
Tel.: 0391/672267

Schleswig-Holstein

Kiel
Städtisches Krankenhaus
Kiel
II. Medizinische Klinik der
Universität
HIV-Ambulanz
Chemnitzstr. 33
W-2300 Kiel
Tel.: 0431/1697-297

Thüringen

Erfurt
Medizinische Hochschule
Erfurt
Poliklinik für Innere
Medizin
Nordhäuser Str. 84
O-5010 Erfurt
Tel.: 0361/792-762, -080
Fax: 0361/792-010

Jena
Universität Jena
Hautklinik
Erfurter Str. 35
O-6900 Jena
Tel.: 03641/822-2047, -2048
Fax: 03641/822-2026

17.1.3 Organisationen für die häusliche Pflege AIDS-Kranker

Die aufgeführten Institutionen sind Mitgliedsorganisationen der Arbeitsgemeinschaft ambulante Versorgung in der Deutschen AIDS-Hilfe (AGAV).

HIG e. V.
Ansprechpartner:
Jörg-Martin Adler
(Geschäftsführer)
Andreas Wilbat
(Pflegedienstleitung)
Revaler Str. 46
W-2000 Hamburg 1
Tel.: 040/244933
Fax: 040/249066

AIDS-Hilfe Bremen
Ansprechpartner:
Rüdiger Schumacher
(Geschäftsführer)
Am Dobben 66
W-2800 Bremen 1
Tel.: 0421/71925

SIDA e. V.
Ansprechpartner:
Friedhelm Dobben
(Geschäftsführer und
Pflegekoordination)
Bernadette Vollmers
(Vertretung)
Johannsenstr. 8
W-3000 Hannover 1
Tel.: 0511/324321

AIDS-Hilfe Göttingen
Ansprechpartner:
Tina Micko
(Sozialarbeiterin)
Obere Karspüle
W-3400 Göttingen
Tel.: 0511/43735
Fax: 0511/4107

HIV e. V.
Ansprechpartner:
Bernd Vielhaber
(Geschäftsführer)
Hermann Janssen und Horst Gellert (Pflegedienstleitung)
Heimstr. 17
W-1000 Berlin 61
Tel.: 030/6918033
Fax: 030/6943349

AD HOC e.V.
Ansprechpartner:
Barbara Bunde
(Geschäftsführung und Pflegedienstleitung)
Chamissoplatz 5
W-1000 Berlin 61
Tel.: 030/6941260 oder 6944260

Ambulanter Pflegedienst AIDS-Hilfe Kassel e.V.
Ansprechpartner:
Frank Schmidhofer (Pflege)
Frankfurter Str. 65
W-3500 Kassel
Tel.: 0561/283898

AIDS-Hilfe Gießen e.V.
Ansprechpartner:
Peter Balz (Pflege)
Edelgard Diehl
(Sozialarbeiterin)
Diezstr. 8
W-6300 Gießen
Tel.: 0641/390226

AIDS-Hilfe Düsseldorf
Ansprechpartner:
Frank Glettenberg
(Pflegekoordinator)
Oberbilker Allee 310
W-4000 Düsseldorf 1
Tel.: 0211/7260536

Schwule Initiative für Pflege und Soziales SCHWIPS e.V.
Ansprechpartner:
Franz Schmitz
(Geschäftsführer)
Michael Nusch und
Christiane Sautter
(Pflegedienstleitung)
Pipinstr. 7
W-5000 Köln 1
Tel.: 0221/212780
Fax: Stiftung Positiv Leben: 0221/237657

Regenbogendienst
Ansprechpartner:
Stefan Majer
(Geschäftsführer)
Claudia Spahn
(Pflegedienstleitung)
Eiserne Hand 12
W-6000 Frankfurt 1
Tel.: 069/591393
Fax: 069/5976056

Ambulanter Dienst Münchener AIDS-Hilfe
Ansprechpartner:
Wolfgang Tittmann
(Geschäftsführung)
Dirk Lenz
(Pflegedienstleitung)
Tom Mangeler (Hauswirtschaft – Einsatzleitung)
Herzog-Heinrich-Str. 13
W-8000 München 2
Tel.: 089/5438060

Ambulante Hilfen AIDS-Hilfe Nürnberg–Erlangen–Fürth e.V.
Ansprechpartner:
Micki Schneider (Sozialarbeiterin und Koordinatorin)
Carmen Schoujean (Pflege)
Hessestr. 5–7
W-8500 Nürnberg 70
Tel.: 0911/266191 oder 266252

Landesverein für Gesundheitspflege Niedersachsen e.V.
Fenskerweg 2
W-3000 Hannover 1
Tel.: 0511/3500052

AIDS-Hilfe Duisburg/Kreis Wesel e.V.
Ansprechpartner:
Reinhard Heikamp
Friedenstr. 100
W-4100 Duisburg 1
Tel.: 0203/666633

17.1.4 AIDS-Hilfen

Bundesverband

Deutsche AIDS-Hilfe e.V.
Nestorstr. 8–9
W-1000 Berlin 31
Tel.: 030/896906-0
Fax: 030/89690642
(keine Beratung)

Regionale AIDS-Hilfen

AIDS-Hilfe Aachen e.V.
Zollemstr. 1
W-5100 Aachen
Bürotelefon: 0241/532558
Beratungstelefon:
0241/19411

AIDS-Hilfe Ahaus e.V.
Windmühlentor 6
Postfach 1120
W-4422 Ahaus
Bürotelefon: 02561/67192
Beratungstelefon:
02561/67192

AIDS-Hilfe Ahlen e.V.
Königstr. 9
W-4730 Ahlen
Bürotelefon: 02382/3193
Beratungstelefon:
02382/4650
Fax: 02382/81179

Augsburger AIDS-Hilfe e.V.
Ludwigstr. 20
Postfach 11 01 25
W-8900 Augsburg 11
Bürotelefon: 0821/156693
Beratungstelefon:
0821/19411

AIDS-Hilfe Bamberg e.V.
Eisgrube 18
W-8600 Bamberg
Bürotelefon: 0951/52255

BASIS Projekt e.V.
St. Georgs Kirchhof 26
2000 Hamburg 1
Bürotelefon: 040/249694

pluspunkt Berlin e.V.
Ueckermünder Str. 1a
O-1026 Berlin
Büro-/Beratungstelefon:
030/4486219
Fax: 030/4486720

jedermann e.V.
Greifenhagener Str. 6
O-1058 Berlin
Bürotelefon: 030/4481170
AIDS-Forum
c/o Gerda Hansen
Wilhelmshavener Str. 28
W-1000 Berlin 21
Bürotelefon: 030/3958777
Landesverband (LaBAS) c/o
Berliner AIDS-Hilfe e.V.
Meinekestr. 12
W-1000 Berlin 15
Bürotelefon: 030/8833017
Beratungstelefon:
030/19411
Fax: 030/8825194

Kommunikations- und Beratungszentrum homosexueller Frauen und Männer
2. Hinterhof, 4. Etage
Kulmer Str. 20 a
W-1000 Berlin 30
Bürotelefon: 030/215-3742
Beratungstelefon:
030/215-9000 Männer,
-2000 Frauen

Mann-O-Meter
Motzstr. 5
W-1000 Berlin 30
Bürotelefon: 030/2168008
Fax: 030/2157078

ad hoc e.V.
Chamissoplatz 5
W-1000 Berlin 61
Bürotelefon: 030/6941260
Fax: 030/6186564

HIV e.V.
Heimstr. 17
W-1000 Berlin 61
Bürotelefon: 030/6918033
Fax: 030/6942249

AIDS-Hilfe Bielefeld e.V.
Stapenhorststr. 5
W-4800 Bielefeld 1
Bürotelefon: 0521/133388
Beratungstelefon:
0521/19411

AIDS-Hilfe Bochum e.V.
Bergstr. 115
W-4630 Bochum 1
Bürotelefon: 0234/51910
Beratungstelefon:
0234/51919

AIDS-Hilfe Bonn e.V.
Weberstr. 52
W-5300 Bonn 1
Bürotelefon: 0228/219021
Beratungstelefon:
0228/19411
Fax: 0228/219024

AIDS-Hilfe Bottrop e.V.
Gerichtsstr. 3
W-4250 Bottrop
Bürotelefon: 02041/24144
Beratungstelefon:
02041/19411

Humanitas e.V. Gefangenen- und AIDS-Hilfe Brandenburg
Geschwister-Scholl-Str. 20
O-1800 Brandenburg
Bürotelefon: 03381/23917

Braunschweiger AIDS-Hilfe e.V.
Echternstr. 15
W-3300 Braunschweig
Bürotelefon: 0531/14141
Beratungstelefon:
0531/19411

AIDS-Hilfe Bremen e.V.
Am Dobben 66
W-2800 Bremen 1
Bürotelefon: 0421/702012
Beratungstelefon:
0421/19411

Rat & Tat Zentrum für Homosexuelle e.V.
Theodor-Körner-Str. 1
W-2800 Bremen 1
Bürotelefon: 0421/700007
Beratungstelefon:
0421/704170

Cellesche AIDS-Hilfe e.V.
Großer Platz 12
W-3100 Celle
Bürotelefon: 05141/23646
Beratungstelefon:
05141/19411

AIDS-Hilfe Chemnitz
Agnesstr. 3
O-9002 Chemnitz
Bürotelefon: 0371/221986
Fax: 0371/415223

AIDS-Hilfe Darmstadt
Hindenburgstraße 35
W-6100 Darmstadt
Bürotelefon: 06151/311177
Beratungstelefon:
06151/19411

AIDS-Hilfe Dortmund e.V.
Klosterstr. 14
W-4600 Dortmund 1
Büro-/Beratungstelefon:
0231/527637

AIDS-Hilfe Dresden e.V.
Wiener Str. 41
O-8020 Dresden
Bürotelefon: 0351/4640248
Fax: 0351/4640247

AIDS-Hilfe Duisburg/Kreis Wesel e.V.
Friedenstr. 100
W-4100 Duisburg 1
Bürotelefon: 0203/666633
Beratungstelefon:
0203/19411

AIDS-Hilfe Düsseldorf e.V.
Oberbilker Allee 310
W-4000 Düsseldorf 1
Bürotelefon: 0211/7260526
Beratungstelefon:
0211/19411
Fax: 0211/7260526

AIDS-Hilfe für den Kreis Pinneberg/Steinfurt e.V.
Vormstegen 25
Postfach 422
W-2200 Elmshorn
Bürotelefon: 04121/65058
Beratungstelefon:
04121/19411

AIDS-Hilfe Thüringen e.V.
Albrechtstr. 42
Postfach 50
O-5026 Erfurt
Bürotelefon/Fax:
0361/601841

AIDS-Hilfe Essen e.V.
Vamhorststr. 17
W-4300 Essen 1
Bürotelefon:
0201/236096-97
Beratungstelefon:
0201/19411

AIDS-Hilfe Flensburg e.V.
Kompanietor Schiffbrücke 12
Postfach 1111
W-2390 Flensburg
Bürotelefon: 0461/25599
Beratungstelefon:
0461/19411

AIDS-Hilfe Frankfurt e.V.
Eschersheimer Landstraße 9
W-6000 Frankfurt 1
Bürotelefon: 069/590012
Beratungstelefon:
069/19411
Fax: 069/591101

AIDS-Hilfe Frankfurt/O e.V.
Postfach 755
O-1200 Frankfurt/Oder
Bürotelefon: 0335/321051

Freiburger AIDS-Hilfe e.V.
Habsburgerstr. 79
Postfach 1755
W-7800 Freiburg
Bürotelefon: 0761/276924
Beratungstelefon:
0761/288112
Fax: 0761/288112

AIDS-Hilfe Ansbach/Dinkelsbühl e.V.
c/o Georg Großeibel
Raustetten 9
W-8864 Fremdingen
Bürotelefon: 0981/88445

AIDS-Hilfe Fulda e.V.
Friedrichstr. 4
W-6400 Fulda
Büro-/Beratungstelefon:
0661/77011

AIDS-Hilfe Gelsenkirchen e.V.
c/o Kontaktzentrum
Husemannstr. 39–41
W-4650 Gelsenkirchen
Bürotelefon: 0209/25526

AIDS-Hilfe Gießen e.V.
Diezstraße 8
W-6300 Gießen
Bürotelefon: 0641/390226
Beratungstelefon:
0641/19411

AIDS-Arbeitskreis-Göttinger AIDS-Hilfe e.V.
Obere Karspüle 14
Postfach 1114
W-3400 Göttingen
Bürotelefon: 0551/43735
Beratungstelefon:
0551/19411

AIDS-Hilfe Hagen e.V.
Christian-Rohlfs-Str. 1
W-5800 Hagen 1
Bürotelefon: 02331/338833
Beratungstelefon:
02331/19411

AIDS-Hilfe Halberstadt e.V.
Finckenstr. 7
O-3600 Halberstadt

AIDS-Hilfe Halle
Magdeburger Str. 34
O-4020 Halle
Bürotelefon/Fax:
0345/36419

Beratungsstelle Intervention e.V.
St.-Georgs-Kirchhof 26
W-2000 Hamburg 1
Bürotelefon: 040/240402
Beratungstelefon:
040/240402

Hein & Fiete
Gurlittstraße 47
W-2000 Hamburg 1
Bürotelefon: 040/240333

Palette Hamburg e.V.
Im Schanzenhof
Bartelsstr. 12
W-2000 Hamburg 36
Bürotelefon: 040/4302777

AIDS-Hilfe Hamburg e.V.
– Strunensee Centrum –
Paul-Roosen-Straße 43
W-2000 Hamburg 50
Bürotelefon: 040/3196981
Beratungstelefon:
040/19411
Fax: 040/3196984

AIDS-Hilfe Hamm e.V.
Werler Str. 105
W-4700 Hamm 1
Büro-/Beratungstelefon:
02381/20880

Hannöversche AIDS-Hilfe e.V.
Johannssenstr. 8
W-3000 Hannover 1
Bürotelefon: 0511/327771
Beratungstelefon:
0511/19411

AIDS-Hilfe Westküste e.V.
Kreuzstr. 38
Postfach 1306
W-2240 Heide
Bürotelefon: 0481/7676

AIDS-Hilfe Heidelberg e.V.
Bunsenstr. 19
Postfach 101243
W-6900 Heidelberg
Bürotelefon: 06221/161700
Beratungstelefon:
06221/19411

AIDS-Hilfe Unterland e.V.
Wilhelmstraße 3
Postfach 1146
W-7100 Heilbronn
Bürotelefon: 07131/89064
Beratungstelefon:
07131/19411

AIDS-Hilfe Herne e.V.
Hauptstr. 94
W-4690 Herne 2
Bürotelefon: 02325/60990

Hildesheimer AIDS-Hilfe e.V.
Einumer Str. 74
W-3200 Hildesheim
Bürotelefon: 05121/516612
Beratungstelefon:
05121/19411
Fax: 05121/510051

AIDS-Hilfe Kaiserslautern e.V.
Pariser Str. 23
(Eing. Bleichstr.)
W-6750 Kaiserslautern
Bürotelefon: 0631/18099
Beratungstelefon:
0631/19411

AIDS-Initiative Karlsruhe e.V.
Sophienstr. 58
W-7500 Karlsruhe 1
Bürotelefon: 0721/26424
Beratungstelefon:
0721/19411

AIDS-Hilfe Kassel e.V.
Frankfurter Str. 65
W-3500 Kassel
Büro-/Beratungstelefon:
0561/283907

AIDS-Hilfe Kiel e.V.
Goethestr. 23
W-2300 Kiel 1
Bürotelefon: 0431/551054
Beratungstelefon:
0431/19411

AIDS-Hilfe Koblenz e.V.
Löhrstr. 53
Postfach 133
W-5400 Koblenz
Bürotelefon: 0261/16699
Beratungstelefon:
0261/19411

AIDS-Hilfe Köln e.V.
Beethovenstr. 1
W-5000 Köln 1
Bürotelefon: 0221/202030
Beratungstelefon:
0221/19411
Fax: 0221/230325

Junkie-Bund-Köln e.V.
Beethovenstr. 1
W-5000 Köln 1

SCHWule Initiative für Pflege und Soziales e.V.
Pipinstr. 7
W-5000 Köln 1
Tel.: 0221/2582353
oder 324209

AIDS-Hilfe Konstanz e.V.
Friedrichstr. 21
W-7750 Konstanz
Bürotelefon: 07531/56062
Beratungstelefon:
07531/19411

AIDS-Hilfe Krefeld e.V.
Steinstr. 46
Postfach 108
W-4150 Krefeld 1
Bürotelefon: 02151/775020
Beratungstelefon:
02151/19411

AIDS-Hilfe Landau e.V.
Weißenburger Str. 2 b
W-6740 Landau
Bürotelefon: 06341/88688
Beratungstelefon:
06341/19411

AIDS-Hilfe Saar-Lebach e.V.
Im Bahnhof
W-6610 Lebach 1
Büro-/Beratungstelefon:
06881/522222

AIDS-Hilfe Leipzig e.V.
Karl-Tauchnitz-Str. 3
Postfach 852
O-7010 Leipzig
Bürotelefon/Fax:
0341/326120

AIDS-Hilfe Leverkusen e.V.
c/o Volker Linhart
Okerstr. 30
W-5090 Leverkusen

AIDS-Hilfe Emsland e.V.
Karolinenstr. 2
W-4450 Lingen
Bürotelefon: 0591/54121

Lübecker AIDS-Hilfe e.V.
Ebeling-Haus
Engelsgrube 16
Postfach 1931
W-2400 Lübeck 1
Bürotelefon: 0451/72551
Beratungstelefon:
0451/19411

AIDS-Hilfe im Märkischen Kreis e.V.
Duisburgeweg 3
W-5880 Lüdenscheid
Bürotelefon: 04131/403550
Beratungstelefon:
04131/19411

AIDS-Hilfe Magdeburg e.V.
Otto-von-Guericke-Str. 56 b
O-3010 Magdeburg
Bürotelefon: 0391/343364

AIDS-Hilfe Mainz e.V.
Hopfengarten 19
Postfach 1173
W-6500 Mainz 1
Bürotelefon: 06131/222275
Beratungstelefon:
06131/19411

AIDS-Hilfe Mannheim e.V.
Jungbuschstr. 24
Postfach 120113
W-6800 Mannheim 1
Bürotelefon: 0621/28600
Beratungstelefon:
0621/19411

AIDS-Hilfe Marburg e.V.
Bahnhofstr. 38
W-3550 Marburg
Bürotelefon: 06421/64523
Beratungstelefon:
06421/19411

AIDS-Hilfe Herzogtum Lauenburg e.V.
Wasserkrüger Weg 14
W-2410 Mölln
Büro-/Beratungstelefon:
04542/6063

AIDS-Hilfe Mönchengladbach/Rheydt e.V.
Erzberger Str. 8
W-4050 Mönchengladbach 1
Bürotelefon: 02161/45055
Beratungstelefon:
02161/19411

Münchner AIDS-Hilfe e.V.
Corneliusstr. 2
Postfach 140465
W-8000 München 5
Bürotelefon: 089/278071
Beratungstelefon:
089/19411
Fax: 089/263455

AIDS-Hilfe Münster e.V.
Herwarthstr. 2
W-4400 Münster
Bürotelefon: 0251/43031
Beratungstelefon:
0251/19411

AIDS-Hilfe Neubrandenburg e.V.
Ziegelbergstr. 1
O-2000 Neubrandenburg
Bürotelefon/Fax:
0395/443083

AIDS-Hilfe Neuss e.V.
Adolf-Flecken-Str. 10
W-4040 Neuss 1
Büro-/Beratungstelefon:
02101/222925

AIDS-Hilfe Grafschaft Bentheim e.V.
Bentheimer Str. 35
Postfach 1120
W-4460 Nordhom
Bürotelefon: 05921/76590
Beratungstelefon:
05921/19411

AIDS-Hilfe Nürnberg/Erlangen/Fürth e.V.
Hessestr. 5–7
W-8500 Nürnberg 70
Bürotelefon: 0911/266252
Beratungstelefon:
0911/19411
Fax: 0911/2419988

AIDS-Hilfe Oberhausen e.V.
Langemarckstr. 12
W-4200 Oberhausen
Bürotelefon: 0208/6518

AIDS-Hilfe Offenbach e.V.
Frankfurter Str. 48
W-6050 Offenbach
Bürotelefon: 069/883688

Oldenburgische AIDS-Hilfe e.V.
Nadorsterstr. 24
W-2900 Oldenburg
Bürotelefon: 0441/883010
Beratungstelefon: 0441/19411

AIDS-Hilfe Kreis Olpe e.V.
Kampstraße 26
W-5690 Olpe
Bürotelefon: 02761/40322
Beratungstelefon: 02761/19411

AIDS-Hilfe Osnabrück e.V.
Kokschc Str. 4
W-4500 Osnabrück
Bürotelefon: 0541/801024
Beratungstelefon: 0541/19411

AIDS-Hilfe Paderborn e.V.
Riemekestr. 15
Postfach 1168
W-4790 Paderborn
Bürotelefon: 05251/21959
Beratungstelefon: 05251/19411

AIDS-Hilfe Pforzheim e.V.
Frankstr. 143
Postfach 124
W-7530 Pforzheim
Bürotelefon: 07231/43330
Beratungstelefon: 07231/41110

AIDS-Hilfe Potsdam e.V.
Haus der Jugend
Berliner Str. 49
O-1570 Potsdam
Bürotelefon: 0331/22065

AIDS-Hilfe Regensburg e.V.
Bruderwöhrstr. 10
W-8400 Regensburg
Bürotelefon: 0941/791266
Beratungstelefon: 0941/19411

AIDS-Hilfe Kreis Steinfurt e.V.
c/o Waltraud Rohlmann
Thiemauer 42
W-4440 Rheine
Bürotelefon: 05971/54023

Rat & Tat e.V.
Haus der Demokratie
Ernst-Barlach-Str. 2
O-2500 Rostock 1
Bürotelefon/Fax: 0381/453156

AIDS-Hilfe Saar e.V.
Nauwieser Str. 19
W-6600 Saarbrücken 3
Bürotelefon: 0681/31112
Beratungstelefon: 0681/19411

AIDS-Hilfe Schwerin e.V.
Seestr. 25
O-2756 Schwerin
Bürotelefon/Fax: 0385/865643

AIDS-Hilfe Siegen-Wittgenstein
Sandstr. 12
5900 Siegen 1
Bürotelefon: 0271/22222

AIDS-Telefon, Verein zur Beratung und Betreuung e.V.
c/o Goßmann
Stockweg 105
W-6059 Siegen 21
Büro-/Beratungstelefon: 069/636036

AIDS-Hilfe Soest e.V.
c/o Jugendcafe
Siechenstraße
Postfach 1101
W-4770 Soest
Bürotelefon: 02921/2888

AIDS-Hilfe Solingen e.V.
Postfach 19014
W-5650 Solingen 19
Bürotelefon: 0212/332992

AIDS-Hilfe Stuttgart e.V.
Silberburgstr. 145 B
W-7000 Stuttgart 1
Bürotelefon: 0711/610849
Beratungstelefon: 0711/19411
Fax: 0711/616504

AIDS-Hilfe Trier e.V.
Paulinstr. 114
Postfach 2022
W-5500 Trier
Bürotelefon: 0651/25076
Beratungstelefon: 0651/19411
Fax: 0651/25595

AIDS-Hilfe im Rhein-Sieg-Kreis e.V.
Am Bürgerhaus 3
Postfach 1110
W-5210 Troisdorf 1
Bürotelefon: 02241/78018
Beratungstelefon: 02241/19411

AIDS-Hilfe Tübingen-Reutlingen e.V.
Herrenberger Str. 9
Postfach 1122
W-7400 Tübingen
Bürotelefon: 07071/49922
Beratungstelefon: 07071/19411

AIDS-Hilfe Ulm/Neu-Ulm/Alb-Donau e.V.
Futtenbachstr. 14
Postfach 1670
W-7900 Ulm
Büro-/Beratungstelefon: 0731/37331

AIDS-Hilfe Kreis Unna e.V.
Nordring 21
W-4750 Unna
Bürotelefon: 02303/16898
Beratungstelefon:
02303/19411

AIDS-Hilfe Kreis Viersen e.V.
Lambersartstr. 29
W-4060 Viersen 1
Bürotelefon: 02162/34987

AIDS-Hilfe Weimar e.V.
Erfurter Str. 17
Postfach 510
O-5300 Weimar
Bürotelefon: 03643/61451
Fax: 03621/59636

AIDS-Hilfe Duisburg/Kreis Wesel e.V.
Zweigstelle Wesel
Fluthgrafstr. 21
W-4230 Wesel
Bürotelefon: 0281/29980
Beratungstelefon:
0281/19411

AIDS-Hilfe Wiesbaden e.V.
Karl-Gläsing-Str. 5
Postfach 1141
W-6200 Wiesbaden
Bürotelefon: 0611/309211
Beratungstelefon:
06121/19411

Wilhelmshavener AIDS-Hilfe e.V.
Bremer Straße 139
W-2940 Wilhelmshaven
Büro-/Beratungstelefon:
04421/21149

AIDS-Hilfe Wolfsburg e.V.
Schachtweg 5a
W-3180 Wolfsburg 1
Bürotelefon: 05361/13332
Beratungstelefon:
05361/19411

AIDS-Hilfe Wuppertal e.V.
Hofaue 9
W-5600 Wuppertal 1
Bürotelefon: 0202/450004
Beratungstelefon:
0202/19411

AIDS-Hilfe Würzburg e.V.
Nigglweg 2
W-8700 Würzburg
Büro-/Beratungstelefon:
0931/44467

Zwickauer AIDS-Hilfe
Schlobigplatz 24
O-9550 Zwickau
Bürotelefon:
0375/83-524/-525
Beratungstelefon:
0375/781017
Fax: 0375/3216

17.2 Interaktionen und Nebenwirkungen wichtiger Medikamente in der Behandlung der HIV-Erkrankung

Christoph Mayr

17.2.1 Antiretrovirale Therapie

AZT (Azidothymidin, Zidovudin; Retrovir®)

Nebenwirkungen
Übelkeit, Erbrechen, Schlaflosigkeit, Zephalgien, Abdominalbeschwerden, Appetitsteigerung, evtl. Fieber; Myopathie (selten); dosisabhängig (meist nach vier bis sechs Wochen): Anämie, Leukopenie, Thrombopenie.

Wechselwirkungen
Additive Hämatotoxizität durch Dapson, Doxorubicin, Vincristin, Vinblastin, Ganciclovir, Foscarnet, Interferone, Flucytosin, Pentacarinat, Pyrimethamin, Trimethoprim/Sulfamethoxazol (Co-trimoxazol), Ketoconazol, Paracetamol, seltener durch Fluconazol und Itraconazol; additive Nephrotoxizität durch Aminoglykoside, Amphotericin B, Foscarnet, Pentacarinat.

DDC (Dideoxycytidin, Zalcitabin, Hivid®)

Nebenwirkungen
Periphere Polyneuropathie, Fieber, Mundulzerationen, Stomatitis, Hautausschlag.

Wechselwirkungen
Additive periphere Neurotoxizität durch AZT, Isoniazid, Vinca-Alkaloide.

DDI (Dideoxyinosin, Videx®)

Nebenwirkungen
Periphere Neuropathie, Pankreatitis.

Wechselwirkungen
Additive Hämatotoxizität durch Interferone, Vinca-Alkaloide; erhöhte Inzidenz einer Pankreatitis durch Pentacarinat.

17.2.2 Medikamente bei opportunistischen Infektionen

Pentamidin (Pentacarinat®)

Nebenwirkungen
Pankreatitis, Niereninsuffizienz, Hypokaliämie, Hyperkaliämie, Hypoglykämie, Hyperglykämie, Diabetes mellitus, Hyperkalziämie, Hypotonie, Herzrhythmusstörungen, selten Hepatitis. Bei Inhalation: Husten.

Wechselwirkungen
Erhöhte Gefahr einer Pankreatitis bei gleichzeitiger DDI-Therapie.

Ganciclovir (DHPG; Cymeven®)

Nebenwirkungen
Neutropenie, Thrombozytopenie, Anämie, Exantheme, Fieber, Übelkeit, Erbrechen, Diarrhöen, Krämpfe, Zephalgien, selten Psychosen; Transaminasenanstieg sowie Erhöhung von alkalischer Phosphatase und Kreatinin.

Wechselwirkungen
Additive Hämatotoxizität mit AZT, Dapson, Doxorubicin, Bleomycin, Flucytosin, Pentacarinat, Pyrimethamin, Trimethoprim/Sulfamethoxazol (Co-trimoxazol), Vinca-Alkaloide; additive Nephrotoxizität mit Amphotericin B, Pentacarinat.

Foscarnet (Foscavir®)

Nebenwirkungen
Einschränkung der Nierenfunktion, Niereninsuffizienz (Kreatinin!), Elektrolytverschiebungen (Kalium, Kalzium), Leukozytopenie, Anämie; selten epileptische Anfälle, Zephalgien, Erbrechen; Penisulzerationen; Thrombophlebitis (Cave: niemals unverdünnt infundieren!).

Wechselwirkungen
Additive Hämatotoxizität mit Dapson, Pyrimethamin, Interferonen, Doxorubicin, Vinca-Alkaloiden, AZT(!), Trimethoprim/Sulfamethoxazol (Co-trimoxazol), Flucytosin, Fluconazol, Pentacarinat; additive Nephrotoxizität mit Amphotericin B, Aciclovir, cis-Platin, Pentacarinat, Aminoglykosiden, Vancomycin, Pentacarinat.

Amphotericin B (Ampho-Moronal®, Amphotericin B Squibb)

Nebenwirkungen
Fieber, Schüttelfrost, Erbrechen, Appetitlosigkeit, Abdominalkrämpfe, Diarrhöen; Einschränkung der Nierenfunktion(!), Hypokaliämie, Kreatininerhöhung; Thrombophlebitis an der Injektionsstelle; selten anaphylaktische Reaktionen, Arrhythmien.

Wechselwirkungen
Additive Nephrotoxizität mit Aminoglykosiden, Schleifendiuretika, AZT, Foscarnet, Ganciclovir, Vancomycin, Zytostatika (cis-Platin, Cyclophosphamid); verstärkte Wirkung der Herzglykoside (über Hypokaliämie!); additive Hämatotoxizität mit Foscarnet, Ganciclovir; verstärkte Wirkung der Muskelrelaxanzien.

Fluconazol (Diflucan®)

Nebenwirkungen
Gastrointestinale Beschwerden (Übelkeit, Erbrechen, Diarrhöen) insgesamt selten; evtl. Transaminasenanstieg.

Wechselwirkungen
Additive Hepatotoxizität mit Isoniazid; verstärkte Phenytoin-Toxizität; verstärkte Wirkung der Antidiabetika vom Sulfonylharnstoff-Typ; Wirkungsverlust durch Rifampicin.

Itraconazol (Sempera®)

Nebenwirkungen
Übelkeit, Erbrechen, Schwindel, Zephalgien, Sodbrennen.

Wechselwirkungen
Wirkungsminderung durch gleichzeitige Gabe von Rifampicin.

Ketoconazol (Nizoral®)

Nebenwirkungen
Nausea, Übelkeit, Erbrechen, Diarrhöen; selten Transaminasenerhöhung, Hepatitis, Zephalgien; Schwindel, Parästhesien, Juckreiz, Exantheme, Somnolenz, Photophobie; Gynäkomastie, Libidoverlust; anaphylaktischer Schock.

Wechselwirkungen
Verstärkung der Toxizität von Phenytoin, Resorptionsverminderung durch Antazida und H_2-Rezeptorenblocker; additive Hämatotoxizität durch AZT, Dapson; additive Hepatotoxizität durch Dapson; verstärkter Abbau durch Isoniazid

und Rifampicin; verstärkte Wirkung von Antidiabetika, Phenytoin, Antikoagulanzien.

Clarithromycin (Klacid®)

Nebenwirkungen
Übelkeit, Brechreiz, Diarrhö, Völlegefühl, abdominale Beschwerden; selten Zephalgien, allergische Exantheme; evtl. Transaminasenerhöhungen.

Wechselwirkungen
Verminderte Ausscheidung von Carbamazepin und Theophyllin; keine Kombination mit anderen Makrolid-Antibiotika.

Co-trimoxazol (Bactrim®, Eusaprim®)

Nebenwirkungen
Häufig allergische Hautexantheme, selten Stevens-Johnson-Syndrom; Phlebitis (bei i.v.-Gabe); myelotoxischer Effekt (Granulozytopenie, Thrombozytopenie); Krampfanfälle, Halluzinationen, Zephalgien, depressive Verstimmungen.

Wechselwirkungen
Verstärkte Wirkung von Antikoagulanzien und Sulfonyl-Harnstoffen.

Clindamycin (Sobelin®)

Nebenwirkungen
Gastrointestinale Symptome (Diarrhö, abdominelle Schmerzen), Appetitlosigkeit; pseudomembranöse Kolitis, evtl. blutige Stühle; erhöhte Leberwerte; Myelosuppression; Urtikaria, makulo-papulöses Exanthem.

Wechselwirkungen
Keine.

Ciprofloxacin (Ciprobay®)

Nebenwirkungen
Gastrointestinale Beschwerden (Übelkeit, Erbrechen, Diarrhöen); Schwindel, Müdigkeit, Zephalgien, Erregtheit, Sehstörungen, Krampfanfälle; Exantheme, Gesichtsödeme; Kreislaufregulationsstörungen; selten Thrombophlebitis; selten psychotische Schübe.

Wechselwirkungen
Verminderte Resorption durch mineralische Antazida; Erhöhung der Theophyllinspiegel.

Ofloxacin (Tarivid®)

Nebenwirkungen
Gastrointestinale Störungen; zentralnervöse Beschwerden (Zephalgien, Schlafstörungen, Schwindel, Zittern, Parästhesien, Gangunsicherheit, Halluzinationen), Psychosen, Angstzustände; gelegentlich allergische Exantheme, petechiale Hautblutungen; selten Gelenkschmerzen und Blutbildveränderungen.

Wechselwirkungen
Verminderte Resorption durch mineralische Antazida.

Isoniazid (INH; Isozid, tebesium®)

Nebenwirkungen
Störungen des ZNS (Schwindel, Zephalgien, Unruhe, Zittern, Krämpfe, Parästhesien, Optikusneuritis); gastrointestinale Störungen (evtl. Ikterus, Transaminasenanstieg; Diarrhöen); allergische Exantheme, Fieber, Gelenkbeschwerden; Blutbildungsstörungen, Gefäßwandschädigung (Blutungsbereitschaft!), Pellagra, Akne.

Wechselwirkungen
Alkoholintoleranz; verstärkte hepatotoxische Wirkung durch Rifampicin; verstärkte Wirkung von Barbituraten und Diphenylhydantoin.

Rifampicin (Rifa®)

Nebenwirkungen
Hepatotoxische Eigenschaft (Transaminasen!), Juckreiz, gastrointestinale Störungen; Schläfrigkeit, Ataxie, Sehstörungen, Muskelschwäche, Taubheitsgefühl, Schmerzen in den Extremitäten, Parästhesien; selten interstitielle Nephritis, Nierenversagen.

Wechselwirkungen
Unsicherer Konzeptionsschutz durch Ovulationshemmer bei Kombination mit Rifa; gesteigerter Abbau von Methadon (!), oralen Antidiabetika, Digitalis, Chinidin, Kortikosteroiden; additive Hepatotoxizität mit Ketoconazol und anderen Antimykotika.

Ethambutol (Myambutol®)

Nebenwirkungen
Retrobulbäre Neuritis der Nervi optici (initial Störung des Grün-Sehens, Gesichtsfeldausfälle, Sehnervenatrophie); selten periphere Neuritis, allergische Exantheme, ZNS-Störungen, Harnsäureanstieg (Gicht!), Leberfunktionsstörungen.

Wechselwirkungen
Erhöhte Toxizität bei Niereninsuffizienz.

Pyrazinamid (Pyrafat®)

Nebenwirkungen
Leberfunktionsstörungen, Gichtanfall, Hyperurikämie, Hyperglykämie; gastrointestinale Beschwerden; Photosensibilisierung.

Wechselwirkungen
Cave: Kombination mit Allopurinol (Harnsäureanstieg!) und oralen Antidiabetika (verstärkte Hypoglykämie!).

Dapson (Dapson-Fatol)

Nebenwirkungen
Hämolyse, Methämoglobinämie; allergische Reaktionen, gastrointestinale Störungen; selten periphere Neuropathie; Erythema nodosum leprosum.

Wechselwirkung
Additive Hämatotoxizität durch Pyrimethamin; verminderter Serumspiegel durch Rifampicin.

Clofazimin (Lampren®)

Nebenwirkungen
Rote bis braunschwarze Verfärbung der Haut; Verfärbung von Haaren, Konjunktiven, Körperexkrementen; Ichthyosis, Photosensibilität; unspezifische Hautexantheme; gastrointestinale Beschwerden.

Wechselwirkungen
Keine.

Pyrimethamin (Daraprim®, Fansidar®)

Nebenwirkungen
Myelotoxizität (Leukozytopenie, Thrombozytopenie, Anämie); gastrointestinale Symptome, v.a. Diarrhöen, Übelkeit, Appetitlosigkeit, Erbrechen; Tremor, Ataxie, Krampfanfälle; Dosisreduktion bei Niereninsuffizienz; selten Hautexantheme.

Wechselwirkungen
Cave bei Patienten mit Niereninsuffizienz, Asthma bronchiale, G6PD-Mangel, Epileptikern; immer gleichzeitig Folsäure substituieren!

Sulfadiazin (Sulfadiazin-Heyl®)

Nebenwirkungen
Übelkeit, Erbrechen, Stomatitis, Appetitlosigkeit; allergisches Exanthem, anaphylaktische Reaktion; Zephalgien, Depression, Krämpfe, Halluzination; Hämaturie; aplastische Anämie, Leukozytopenie, Thrombozytopenie, Agranulozytose, Superinfektionen durch Mykosen und Bakterien; Ikterus, Serumkrankheit.

Wechselwirkungen
Verstärkung der Wirkung von oralen Antidiabetika und Antikoagulanzien; Wirkungsverstärkung von Pyrimethamin und Trimethoprim (meist erwünscht!).

Aciclovir (Zovirax®)

Nebenwirkungen
Übelkeit, Erbrechen, allergisches Exanthem, Diarrhö; selten Transaminasen-, Kreatinin-, Bilirubinanstieg; selten zentralnervöse Symptome (Krampfanfälle, Halluzinationen, Verwirrtheit), Phlebitis (Injektionsstelle!); Nierenfunktionsstörungen (Hämaturie, Kreatininerhöhung); Cave bei neurologischen Krankheiten sowie Dehydratationszuständen.

Wechselwirkungen
Verminderte Ausscheidung bei gleichzeitiger Gabe von Probenecid.

17.2.3 Zytostatika

Vincristin

Nebenwirkungen
Neurotoxizität (Sensibilitätsstörungen, Hirnnervenausfälle, Schädigung motorischer Nerven, paralytischer Ileus); geringe Knochenmarkssuppression.

Wechselwirkung
Verstärkung der neurotoxischen Wirkung anderer Medikamente.

Vinblastin

Nebenwirkungen
Haarausfall (reversibel!); Knochenmarksdepression; geringe Neurotoxizität.

Wechselwirkungen
Additive Myelotoxizität anderer Medikamente.

Bleomycin

Nebenwirkungen
Lungenfibrose (bei Gesamtdosis über 400 mg), Hyperpigmentation, Hyperkeratose; geringe Immunsuppression bzw. Myelotoxizität. Fieberschub nach Injektion.

Wechselwirkung
Additive Toxizität in Kombination mit Methotrexat und Cyclophosphamid; Wirkungsverstärkung durch Vincristin, Amphotericin B sowie Verapamil.

Doxorubicin

Nebenwirkungen
Myelotoxizität. Übelkeit, Erbrechen; Kardiotoxizität (Sinustachykardie, Herzrhythmusstörungen), Kardiomyopathie (Dosis > 500 mg/m^2); Haarausfall; ausgeprägte Nekrosen bei paravasaler Injektion.

Wechselwirkung
Additive Kardiotoxizität mit Cyclophosphamid.

17.2.4 Interferon alfa 2a (Intron A®, Roferon®-A 3)

Nebenwirkungen
Fieber, Schüttelfrost relativ häufig; gastrointestinale Beschwerden (Übelkeit, Erbrechen, Diarrhöen), Zephalgien, Muskelschmerzen, Hypotonie, Hyperventilation selten; Blutbildveränderungen (Hb-Abfall, Neutropenie, Thrombozytopenie), Verlängerung der PTT, Transaminasenanstieg.

Wechselwirkungen
Keine.

17.3 Tabellarische Übersicht über Prophylaxe- und Therapieschemata opportunistischer Infektionen bei der HIV-Erkrankung

Christoph Mayr

Diese tabellarische Übersicht erhebt keinen Anspruch auf Vollständigkeit. Sie gibt die im Erfahrungsbereich gebräuchlichen Therapie- und Prophylaxeschemata wieder. Es wird hier in der Regel nicht auf Prüfsubstanzen eingegangen.

17.3.1 Pneumocystis-carinii-Pneumonie (PcP)

Tabelle 17-1 Prophylaxe- und Therapieschemata bei Pneumocystis-carinii-Pneumonie.

Medikament	Dosis	Applikation	Dauer	Indikation
Prophylaxe				
Pentacarinat*	200 mg 2wöchentlich	p.i.	immer	CD4 < 200
	300 mg 4wöchentlich	p.i.	immer	CD4 < 200
Trimethoprim/Sulfamethoxazol (Co-trimoxazol)**	3–7 × 960 mg/ Woche	p.o.	immer	CD4 < 200 + Pentacarinat-Unverträglichkeit
Sekundärprophylaxe: idem, Beginn nach Akuttherapie!				
Primärprophylaxe: initial Aufsättigung mit 3maliger Inhalation (an 3 aufeinanderfolgenden Tagen!)				
Therapie				
Trimethoprim/Sulfamethoxazol (Co-trimoxazol)*	20/100 mg/kg KG/d (= 1 Amp./4 kg KG)	i.v.	3 Wochen	Nachweis/Verdacht
Pentacarinat*	4 mg/kg KG/d	i.v.	ca. 5 Tage	Nachweis/Verdacht
	sodann 2 mg/kg KG/d	i.v.	ca. 16 Tage	
Trimethoprim/Sulfamethoxazol (Co-trimoxazol)**	20/100 mg/kg KG/d	p.o.	3 Wochen	Nachweis/Verdacht
Pentacarinat**	2 × 300 mg/d	p.i.	3 Wochen	Nachweis/Verdacht
Methylprednisolon 4 × 60 mg/d i.v. bei $pO_2 < 60$ über 5 Tage als adjuvante Therapie!				
Begleitende Antibiose bei Therapie e × juvantibus dringend empfohlen (z.B. Erythromycin, Clarithromycin!)				

* Therapie der 1. Wahl
** Therapie der 2. Wahl

17.3.2 Toxoplasmoseenzephalitis

Tabelle 17-2 Prophylaxe- und Therapieschemata bei Toxoplasmoseenzephalitis.

Medikament	Dosis	Applikation	Dauer	Indikation
Prophylaxe				
Pyrimethamin + Sulfadoxin (Fansidar®)	2 × 1 Tbl./Woche	p.o.	immer	CD4 < 100 zu empfehlen
+ Folinsäure	2 × 1 Tbl./Woche	p.o.		
Pyrimethamin (Daraprim®)	3 × 50 mg/Woche	p.o.	immer	CD4 < 100
+ Dapson	3 × 50 mg/Woche	p.o.	immer	CD4 < 100 (Studie!)
+ Folinsäure	3 × 15 mg/Woche	p.o.		
Trimethoprim/Sulfamethoxazol (Co-trimoxazol)	7 × 960 mg/Woche	p.o.	immer	CD4 < 100

Primärprophylaxe s.o.
Sekundärprophylaxe: Pyrimethamin 2 × 25 mg/d o. 3 × 50 mg/Woche (Mo, Mi, Fr) + Dapson 1 × 50 mg/d o. 3 × 100 mg/Woche p.o. (Empfehlung! Bisher keine gesicherten Studienergebnisse!)
Immer begleitend Folinsäure geben!

Medikament	Dosis	Applikation	Dauer	Indikation
Therapie				
Pyrimethamin (Daraprim®)	4 × 25 mg/d	p.o.	3–6 Wochen	Nachweis/Verdacht
	o. 3 × 50 mg/d	p.o.		
+ Sulfadiazin (Sulfadiazin-Heyl®)*	3–4 × 1 g	p.o.	3–6 Wochen	(max. 6 g/d)
Pyrimethamin (Daraprim®)	4 × 25 mg/d	p.o.	3–6 Wochen	Nachweis/Verdacht
	o. 3 × 50 mg/d	p.o.		
Clindamycin (Sobelin®)**	4 × 600 mg/d bis 3 × 50 mg/d	p.o.	3–6 Wochen	

Folinsäure (z.B. Rescuvolin®) 2–3 × 15 mg/d begleitend immer in der Akuttherapie!
Dexamethason (z.B. Fortecortin®) 4 × 8 mg/d begleitend über ca. 7 Tage bei Hirndruckzeichen!

* Therapie der 1. Wahl
** Therapie der 2. Wahl

17.3.3 Soorösophagitis

Tabelle 17-3 Prophylaxe- und Therapieschemata bei Soorösophagitis.

Medikament	Dosis	Applikation	Dauer	Indikation
Prophylaxe				
Primärprophylaxe nicht Usus!				
Sekundärprophylaxe: bei häufigen Rezidiven u. CD4 < 100!				
Fluconazol (Diflucan®)	1 × 50 mg/d o. 3 × 100 mg/Woche	p.o.		
Ketokonazol (Nizoral®)	1 × 50 mg/d	p.o.		
Empfohlen auch als Begleittherapie unter Antibiose und rezidivierendem Soor in der Anamnese!				
Therapie				
Fluconazol (Diflucan®)	2–4 × 100 mg/d	p.o.	5 Tage	Nachweis/Verdacht
sodann	1–2 × 100 mg	p.o.	9 Tage	insgesamt ca. 14 Tage! S. Beschwerdebesserung!
Ketokonazol (Nizoral®)	2–3 × 200 mg/d	p.o.	ca. 14 Tage	Nachweis/Verdacht
Itraconazol (Sempera®)	4 × 100 mg/d o. 4 × 10 ml/d (Studie!)	p.o.	ca. 10 Tage	Therapieversagen
Amphotericin B	0,3–0,5 mg/kg KG/d	i.v.	ca. 10 Tage	Therapieversagen

17.3.4 CMV-Erkrankung

Tabelle 17-4 Therapie- und Erhaltungsschemata bei CMV-Erkrankung.

Medikament	Dosis	Applikation	Dauer	Indikation
Therapie				
Ganciclovir (Cymeven®)*	2 × 5 mg/kg KG/d	i.v.	ca. 3 Wochen	Nachweis/Verdacht
Foscarnet (Foscavir®)*	3 × 60 mg/kg KG/d	i.v.	ca. 3 Wochen	Nachweis/Verdacht
Langsame Infundierung über 2 h! Infusomat zu empfehlen! Kalzium-Substitution bei Foscarnet (10 ml 10%/Einzeldosis)! Anschließend 1000 ml NaCl 0,9% Spülflüssigkeit!				
Erhaltung				
Ganciclovir (Cymeven®)*	1 × 5 mg/kg KG/d	i.v.	immer	nach Akuttherapie
Foscarnet (Foscavir®)*	90–120 mg/kg KG/d	i.v.	immer	nach Akuttherapie
Kalzium-Substitution und Spülung (1000 ml NaCl 0,9%) s.o.! Lebenslange Suppressionstherapie bei CMV-Retinitis! Auslaßversuch bei CMV-Gastroenteritis indiziert, nach schwerer Akuterkrankung Erhaltung über 2–6 Wochen, 3–7×/Woche.				

* Therapie der 1. Wahl

17.3.5 Tuberkulose

Tabelle 17-5 Prophylaxe- und Therapieschemata bei Tuberkulose.

Medikament	Dosis	Applikation	Dauer	Indikation
Prophylaxe				
Primärprophylaxe:				
INH	300 mg/d	p.o.	immer	CD4 < 150 o. nach Kontakt
Rifampicin (RMP)	3 × 600 mg/d	p.o.	3 Monate	CD4 < 150 o. nach Kontakt
Clarithromycin **	2 × 250 mg/d	p.o.	3 Monate	CD4 < 150 o. nach Kontakt
Therapie				
INH	5 mg/kg KG	p.o.	6–9 Monate	Nachweis/Verdacht
+ Rifampicin (RMP)	10 mg/kg KG	p.o.	6–9 Monate	
+ Ethambutol (EMB)	25 mg/kg KG	p.o.	6 Monate	
+ Pyrazinamid	25 mg/kg KG	p.o.	2 Monate	
o. Streptomycin	3–7 × 1 g/Woche	i.m.	bis 30 g	
Ofloxacin*	2 × 200 mg/d	p.o.	4–6 Monate	bei Unverträglichkeit
o. Ciprofloxacin*	2 × 500 mg/d	p.o.	4–6 Monate	
+ PeTeHa (PTH)*	5–10 mg/kg KG/d	p.o.	4–6 Monate	

Adjuvante Therapie mit Vitamin B_6: 100–300 mg/d bei INH!
Adjuvante Therapie mit Methylprednisolon: 5–50 mg/d!

* Therapie bei Versagen des erstgenannten Regimes
** Prophylaxe nicht gesichert

17.3.6 Atypische Mykobakteriose

Tabelle 17-6 Prophylaxe- und Therapieschemata bei atypischer Mykobakteriose.

Medikament	Dosis	Applikation	Dauer	Indikation
Prophylaxe				
Primärprophylaxe:				
Rifabutin	300 mg/d	p.o.	immer	CD4 < 100
o. Clarithromycin	2 × 250 mg/d	p.o.	immer	CD4 < 100
Sekundärprophylaxe/Suppressionstherapie:				
Clarithromycin	4 × 250 mg/d	p.o.	immer	nach Akuttherapie
+ Ethambutol (EMB)	25 mg/kg KG/d	p.o.	immer	
Suppression bei Symptomatik/Rezidiv empfohlen!				
Therapie				
Clarithromycin	4 × 250 mg/d	p.o.		Nachweis von Wasting-Syndrom,
+ Ethambutol (EMB)	25 mg/kg KG/d	p.o.		FUO > 4 Wochen und CD4 < 100
+ Clofazimin	100–200 mg/d	p.o.		
o. Ofloxacin	2 × 200 mg/d	p.o.		Nachweis von Wasting-Syndrom,
o. Ciprofloxacin	2 × 500 mg/d	p.o.		FUO > 4 Wochen und CD4 < 100
Rifabutin	450–600 mg/d	p.o.		Unverträglichkeit der anderen Medikamente
3–4fach-Therapie empfohlen!				

17.3.7 Herpes-/Varicella-Zoster-Infektionen

Tabelle 17-7 Prophylaxe- und Therapieschemata bei Herpes-/Varicella-Zoster-Infektionen.

Medikament	Dosis	Applikation	Dauer	Indikation
Prophylaxe				
Primärprophylaxe nicht obligat.				
Sekundärprophylaxe/Suppressionstherapie:				
Aciclovir	2–5 × 200 mg	p.o.	immer	3. Rezidiv u. mehr
Therapie				
Aciclovir*	5 × 400–800 mg	p.o.	10–14 Tage	Nachweis
Aciclovir*	3 × 10 mg/kg KG	i.v.	10–14 Tage	Nachweis
Foscarnet**	3 × 40 mg/kg KG o. 2 × 90 mg/kg KG	i.v.	10–14 Tage	Aciclovir-Resistenz
Bei schwerem Verlauf i.v.-Therapie obligat!				

* Therapie der 1. Wahl
** Therapie der 2. Wahl

17.3.8 Kryptokokkenmeningitis

Tabelle 17-8 Prophylaxe- und Therapieschemata bei Kryptokokkenmeningitis.

Medikament	Dosis	Applikation	Dauer	Indikation
Therapie				
Amphotericin B	0,5 mg/kg KG/d (über 2–4 h)	i.v.	6–8 Wochen	Nachweis
+ 5-Flucytosin	150 mg/kg KG/d	i.v. o. p.o.	6–8 Wochen	
+ Fluconazol	2 × 200 mg/kg KG/d	p.o.	6–8 Wochen	
Adjuvante Therapie: Heparin 5000 IE/Infusion bei Amphotericin B; Methylprednisolon 50–100 mg/d bei Allergie.				
Prophylaxe				
Sekundärprophylaxe:				
Fluconazol	2 × 200 mg	p.o.	immer	direkt nach Akuttherapie
o. Amphotericin B	0,5 mg/kg KG		1-2wöch.	bei Fluconazol-Resistenz

17.4 Abrechnung in der Kassenpraxis

Gerd Bauer, Jörg Gölz

17.4.1 Pauschaler Zuschlag

Für die Versorgung von HIV-Infizierten gibt es in einigen KV-Bereichen Positionen, die als pauschaler Zuschlag pro Quartal abgerechnet werden, sofern der Patient mindestens das Stadium CDC IV A, Walter-Reed 3 oder Stadium 2b der Frankfurter Einteilung erreicht hat. Dies gilt nur für die Primärkassen, entsprechende Verhandlungen mit den Ersatzkassen sind noch zu führen.

Für die Abrechnung bedarf es einer Qualifikation, die bei der jeweiligen KV zu erfragen ist. In Berlin ist diese Qualifikation durch die regelmäßige Teilnahme an den Fortbildungsveranstaltungen des „Arbeitskreises AIDS der niedergelassenen Ärzte e.V." erbracht.

Bisher sind folgende Regelungen in Kraft:

KV Berlin	Pos. 9053	(120,– DM)
KV Hamburg	Pos. 9020	(120,– DM)
KV Hessen	Pos. 9200	(200,– DM)

In Hessen sind allerdings neben der 9200 die Positionen 1, 2, 3, 10, 11, 825, 850 und 851 im ganzen Quartal nicht abrechenbar.

17.4.2 Häufige Positionen mit Beispielen

Pos. 10: Antiretrovirale Therapie. Primär- und Sekundärprophylaxe. Chronische Komplikationen wie Diarrhö, Gewichtsverlust, rezidivierendes Fieber, Wasting-Syndrom. Interpretation eines veränderten Immunstatus. Umstellung der Medikamente nach Krankenhausentlassung. Erläuterung der Therapie opportunistischer Infektionen.

Pos. 11: Mitteilung positiver Tests. Prognostisch relevante Komplikationen. Auftreten opportunistischer Tumoren und Infektionen. Wasting-Syndrom.

Pos. 13: Beratung über safer sex. Körperlich und seelisch bedingte Störungen der Libido, der Erektion, der Lubrifikation etc. Sexualkonflikte bei Paaren mit positivem und negativem Partner.

Pos. 60: Untersuchung der Verlaufskontrolle. Fieber unklarer Genese. Gewichtsverlust.

Pos. 61: Interkurrente Infekte. Verlaufskontrolle opportunistischer Infektionen und Tumoren. Abklärung von Nebenwirkungen durch Medikamente.

Pos. 820: Abklärung neu aufgetretener psychiatrischer Symptome wie Verwirrtheit, psychotische Episoden, Depression, Depersonalisation, Derealisation etc.

Pos. 800: Abklärung neu aufgetretener neurologischer Ausfälle.

Pos. 801: Verlaufskontrolle neurologischer Krankheitsbilder, wie z.B. Polyneuropathie.
Pos. 850: Abklärung psychosomatisch bedingter Symptome.
Pos. 825: Verbale Intervention überwiegend bei depressiven Verstimmungen im Rahmen der Erkrankung.
Pos. 826: Intervention bei Suizidalität, psychotischer Dekompensation.
Pos. 851: Verbale Intervention bei psychosomatisch bedingten Störungen im körperlichen Bereich, z.B. Zephalgien, rezidivierende Gastritis, Ulkus, Kolitis, Atemnot.
Pos. 830: Fremdanamnese bei HIV-Enzephalopathie oder psychischen Dekompensationsereignissen.
Pos. 835: Unterweisung von Angehörigen und Pflegepersonal bei HIV-Enzephalopathie, Zustand nach zerebraler Toxoplasmose oder Hirntumor.
Pos. 836: Therapeutische und soziale Maßnahmen im Zusammenhang mit der häuslichen Versorgung und Infusionstherapie.
Pos. 271: Intravenöse Infusion von zehn bis 30 Minuten Dauer, z.B. Antibiotika.
Pos. 272: Intravenöse Infusion von mehr als 30 Minuten Dauer, z.B. bei generalisiertem Herpes, Zytomegalie-Retinitis, Immunglobulin-Infusion.
Pos. 280: Transfusion einer Blutkonserve oder Erythrozyten-Konzentrats.
Pos. 282: Transfusion der zweiten oder weiterer Blutkonserven.
Pos. 501: Pentamidin-Inhalation. Keine angemessene Vergütung für den Aufwand. Muß neu verhandelt werden.
Pos. 691, 692: Spirographische Untersuchung bei Pentamidin-Inhalation.

Häufig sind Hausbesuche durch die Arzthelferin bei bettlägerigen Patienten nötig (Methadonverabreichung, Blutentnahmen, Injektionen etc.). Die Abrechnungspositionen sind von KV zu KV unterschiedlich oder gar nicht vereinbart.

Die Leistungen nach den Positionen 60, 61 und 10 werden bei HIV-Infizierten in fortgeschrittenem Stadium mehrfach im Quartal notwendig. Dabei bedarf die zweite 60, die dritte und weitere 61 und die zweite und weitere 10 jeweils einer Begründung. Die begründende Kennzeichnung der Positionen auf dem Krankenschein ist in jeder KV anders geregelt.

In den KV-Bereichen, in denen bisher keine zusätzliche Pauschale abgerechnet werden kann, empfiehlt es sich, daß sich die HIV- und AIDS-behandelnden Kollegen zu einem Arbeitskreis zusammenschließen und mit Verweis auf Berlin, Hamburg und Hessen in Verhandlungen mit KV und Primärkassen diese Vergütung durchsetzen. Verhandlungen mit den Ersatzkassen, die nur auf Bundesebene zu erreichen sind, werden zur Zeit durch die DAGNÄ e.V. (Deutsche Arbeitsgemeinschaft Niedergelassener Ärzte in der Versorgung HIV-Infizierter) geführt. Das Gewicht der DAGNÄ ist um so größer, je mehr Ärzte dieser Vereinigung angehören.

17.4.3 Abrechnung der Methadonsubstitution

Die Abrechnung des methadonsubstituierten Patienten unterliegt einigen Sonderregelungen. Auf dem Originalkrankenschein werden nur die Positionen abgerechnet, die nicht mit der Substitution in Zusammenhang stehen. Für die Leistungen in Zusammenhang mit der Substitution legt man sich Überweisungsscheine an, in deren Diagnosenfeld nur der Großbuchstabe „M" steht. Hierauf werden alle Positionen eingetragen, die unmittelbar durch die Substitutionsbehandlung erbracht worden sind. Im Diagnosenfeld des Originalscheins muß neben den anderen Diagnosen noch vermerkt sein: Methadonsubstitution nach 2.2 der NUB-Richtlinien. Diese getrennte Abrechnung ist notwendig, weil die Leistungen der Substitution zu einem festen Punktwert vergütet werden.

Im folgenden sind die Positionen aufgeführt, die in der Regel durch die Substitution entstehen.

Pos. 58: Verabreichung des Methadons.
Pos. 59: Zuschlag für die Verabreichung an Wochenenden und Feiertagen.
Pos. 3863: Drogensuchtest im Urin. Wird pro Substanz in Ansatz gebracht. Substanz muß jeweils hinter der Ziffer genannt werden.
Pos. 820: Bei Intoxikation oder neuen psychiatrischen Auffälligkeiten.
Pos. 825: Psychiatrisch-therapeutisches Gespräch. Häufigste Position neben der 58.
Pos. 826: Krisenintervention.
Pos. 830: Fremdanamnese vom Drogenberater.
Pos. 835: Unterweisung Drogenberater/Personal der häuslichen Krankenpflege.
Pos. 836: Koordination therapeutischer und sozialer Maßnahmen.

Hausbesuche durch Praxispersonal (Methadonabgabe bei bettlägerigem Patienten) haben im jeweiligen KV-Gebiet unterschiedliche Ziffern. Das gleiche gilt für die Abrechnung des Antrags auf Substitution. In KV-Gebieten, wo keine Regelung besteht, kann die Position 77 für den Antrag sinngemäß abgerechnet werden. Die Position 72 ist üblich für die Meldung des Patienten an KV-Kommission und Kasse (Beispiel für ein Quartal einer Substitutionsbehandlung s. Abb. 17-1).

Quartal: II 19 92

Diagnosen (ggf. Abrechnungsbegründungen): Heroinabhängigkeit, Methadon-Substitution, HIV-Infektion, CDC IV A, Asthma bronchiale, rezidivierende Diarrhö, Herpes analis, rezidivierende Bronchitits, Suizidalität, Abszeß re. Unterschenkel, PCP-Prophylaxe

M | F | R

Mit-/Weiterbehandlung · Konsiliaruntersuchung · Rahmenauftrag · Zielauftrag · andere Gründe

Tag		Tag		Tag	
6	61,253, 252	10	4, 407, 2145,	19	60, 10 B,
	10	13	2021		501, 691, 692
18	4	14	2021	20	4
		15	2021	27	8, 9053
		16	2021		
		21	2020		
		22	2020		
		30	61		

Lfd. Nr.

Stationäre belegärztliche Behandlung von ______ bis ______

Mutmaßlicher Tag der Entbindung

Unfall, Unfallfolgen

Versorgungsleiden (BVG)

Nicht zu verwenden bei Arbeitsunfällen und Berufskrankheiten

Kassenarztstempel

Quartal: II 19 92

Diagnosen (ggf. Abrechnungsbegründungen)

M

M | F | R

Mit-/Weiterbehandlung · Konsiliaruntersuchung · Rahmenauftrag · Zielauftrag · andere Gründe

Tag		Tag		Tag	
2	58	17	58	23	58
3	58	18	58	24	58
4	58		3863 Polamidon	25	58
5	58, 825		3863 Heroin	26	58, 825
6	58		3863 Kokain	27	58
9	58		3863 Amphet-	30	58
10	58		amine	31	58
11	58		3863 Barbitu-		
12	58		rate		
13	58		3863 Benzodi-		
14	58		azepine		
15	58, 59	19	58		
16	58, 59	20	58		

Lfd. Nr.

Stationäre belegärztliche Behandlung von ______ bis ______

Mutmaßlicher Tag der Entbindung

Unfall, Unfallfolgen

Versorgungsleiden (BVG)

Nicht zu verwenden bei Arbeitsunfällen und Berufskrankheiten

Kassenarztstempel

Quartal II 19 92

Diagnosen (ggf. Abrechnungsbegründungen)

M

M F R

☐ Mit-/Weiterbehandlung ☐ Konsiliaruntersuchung

☐ Rahmenauftrag ☐ Zielauftrag

☐ andere Gründe

Tag		Tag		Tag	
1	58	22	58	28	58
2	58	23	58	29	58
3	58		3863 Polamidon	30	58
6	58		3863 Heroin		
7	58		3863 Amphet-		
8	58, 825		amin		
9	58		3863 Barbitu-		
10	58		rate		
13	58		3863 Benzodi-		
14	58, 59		azepine		
15	58, 59	24	58		
16	58, 825	27	58		
21	58				

Lfd. Nr.

Stationäre belegärztliche Behandlung

von ______ bis ______

Mutmaßlicher Tag der Entbindung

☐ Unfall, Unfallfolgen

☐ Versorgungsleiden (BVG)

Nicht zu verwenden bei Arbeitsunfällen und Berufskrankheiten

Kassenarztstempel

Quartal II 19 92

Diagnosen (ggf. Abrechnungsbegründungen)

M

M F R

☐ Mit-/Weiterbehandlung ☐ Konsiliaruntersuchung

☐ Rahmenauftrag ☐ Zielauftrag

☐ andere Gründe

Tag		Tag		Tag	
4	58, 825	19	58		3863 Barbitu-
5	58	20	58, 826		rate
6	58	21	58, 836, 830		3863 Benzodi-
7	58	22	58		azepine
8	58	25	58		
9	58	26	58		
10	58, 59	27	58		
11	58, 59	29	58		
12	58		3863 Polamidon		
13	58		3863 Heroin		
14	58		3863 Kokain		
15	58		3863 Amphet-		
18	58		amine		

Lfd. Nr.

Stationäre belegärztliche Behandlung

von ______ bis ______

Mutmaßlicher Tag der Entbindung

☐ Unfall, Unfallfolgen

☐ Versorgungsleiden (BVG)

Nicht zu verwenden bei Arbeitsunfällen und Berufskrankheiten

Kassenarztstempel

17.5 Die Kosten der Behandlung

Jürgen Gölz

17.5.1 Globale Zahlen

Krankheiten verursachen direkte Kosten (ambulante Behandlung, Krankenhausbehandlung, Medikamenten- und Hilfsmittelkosten) und indirekte Kosten durch gesamtgesellschaftliche Produktivitätsverluste. Sowohl die direkten als auch die indirekten Kosten sind für die HIV-Erkrankung besonders hoch. Die direkten Kosten werden vor allem durch die überaus teuren Medikamente, vermehrte Arztbesuche, die kostenintensive differentialdiagnostische Abklärung, Hausbesuche, häusliche Krankenpflege und Krankenhausaufenthalte verursacht. Die indirekten Kosten sind deshalb hoch, weil nahezu ausschließlich jüngere Berufstätige von der Krankheit betroffen sind.

Auf dem AIDS-Kongreß in Amsterdam berichtete Dr. Fred Hellinger von der US-Agency for Health Care Policy über die neuesten Analysen der direkten Kosten: 1992 kostete die Behandlung eines AIDS-Kranken in den USA ca. 38 300 US-Dollar pro Jahr, die Behandlung eines HIV-Infizierten vor Erreichen des Endstadiums kostete ca. 10 000 US-Dollar pro Jahr. Die Prognose von Hellinger lautete, daß die Behandlungskosten von 10,3 Milliarden US-Dollar in 1992 bis 1995 um 48% auf 15,2 Milliarden US-Dollar steigen werden (Anwachsen der Zahl der Infizierten, überaus teure medikamentöse Therapien bei verlängerter Überlebenszeit). Im Durchschnitt gibt der AIDS-Kranke pro Monat 3000 bis 4000 US-Dollar allein für Medikamente aus. Zum Vergleich: In den von der Epidemie am stärksten betroffenen Gebieten Afrikas liegen die jährlichen Behandlungskosten pro AIDS-Erkranktem bei ca. 350 US-Dollar.

Die indirekten Kosten lassen sich weniger exakt berechnen. Schätzungen gehen davon aus, daß bis zum Jahr 2000 der Weltwirtschaft Verluste zwischen 356 bis 514 Milliarden US-Dollar entstehen werden (ca. 1,4% des Bruttosozialprodukts der ganzen Welt). Allerdings sind die Entwicklungsländer relativ stärker von diesen Verlusten betroffen als die Industriestaaten.

17.5.2 Kosten der medikamentösen Behandlung der HIV-Erkrankung

Für den niedergelassenen Arzt sind wegen der Arzneimittel-Budgetierung Vorstellungen über die Kosten der von ihm verordneten Medikamente wichtig. Die Tabelle 17-9 zeigt die am häufigsten verordneten Medikamente und Packungsgrößen. Dabei sind auch Medikamente aufgenommen, die in der nicht-spezialisierten Praxis nur in Ausnahmefällen verordnet werden (z.B. Erypo, Neupogen®, Roferon®, Intraglobin®). In großstadtfernen Gegenden wird aber immer wieder der Hausarzt auch solche Therapien übernehmen müssen, um den Patienten weiter in häuslicher Umgebung zu belassen.

Tabelle 17-9 Kosten der einzelnen Medikamente.

Nemexin® 50 Tbl.	473 DM	Zovirax® 400 70 Tbl.	496 DM
L-Polamidon® Hoechst 50 ml	14 DM	Zovirax® 800 35 Tbl.	496 DM
Retrovir® 250 mg 40 Kps.	542 DM	Ampho-Moronal® 100 Tbl.	212 DM
Videx 25 mg 60 Tbl.	87 DM	Nizoral® 20 Tbl.	81 DM
Videx 50 mg 60 Tbl.	164 DM	Diflucan® 100 20 Kps.	356 DM
Videx 100 mg 60 Tbl.	324 DM	Sempera® 30 Kps.	280 DM
Videx 150 mg 60 Tbl.	486 DM	Cymeven® Inj. Fl. 500 mg	157 DM
Hivid 0,75 mg 100 Tbl.	674 DM	Foscavir® 6 Inj. Fl.	1009 DM
Pentacarinat 300 mg 5 Fl.	385 DM	250 ml = 6 g	
Lederfolat® 90 Tbl.	80 DM	Foscavir® 6 Inj. Fl.	1683 DM
(5 mg Folinsäure/Tbl.)		500 ml = 12 g	
Leucovorin® 10 Tbl.	165 DM	Roferon®-A 3 20 Inj. Fl.	1794 DM
(15 mg Folinsäure/Tbl.)		Roferon®-A 18 20 Inj. Fl.	8307 DM
Daraprim® 30 Tbl.	12 DM	Neupogen® 30	1634 DM
Dapson-Fatol 50 Tbl.	18 DM	Neupogen® 48	2473 DM
Fansidar® Tbl. 20 Tbl.	42 DM	Erypo 2000 6 Inj. Fl.	488 DM
Bactrim® forte 20 Tbl.	25 DM	Erypo 4000 6 Inj. Fl.	975 DM
Zovirax® 10 Fl. à 250 mg	700 DM	Erypo 10 000 6 Inj. Fl.	2439 DM
Zovirax® 10 Fl. à 500 mg	1332 DM	Intraglobin® F 100 ml Inf. Fl.	739 DM
Zovirax® 400 35 Tbl.	329 DM	Intraglobin® F 200 ml Inf. Fl.	1476 DM

17.5.3 Medikamentenkosten pro Erkrankungsfall bzw. Quartalskosten bei Dauertherapie

Behandlung der Drogenabhängigkeit

Nemexin®

7 Tabletten/Woche	Quartalskosten	850 DM

L-Polamidon®

Tagesdosis 25 mg	Quartalskosten	630 DM
Tagesdosis 50 mg	Quartalskosten	1260 DM
Tagesdosis 75 mg	Quartalskosten	1890 DM

Primär- und Sekundärprophylaxen, Suppressionstherapien

PcP-Prophylaxe

3 Inhalationen zu 300 mg Pentamidin + 3 Inhalationssysteme
Quartalskosten 306 DM

Toxoplasmose-Prophylaxe

2 × 1 Fansidar® +		
2 × 1 Leucovorin®/Woche	Quartalskosten	444 DM
3 × 2 Daraprim +		
3 × 1 Dapson-Fatol +		
3 × 1 Leucovorin®/Woche	Quartalskosten	600 DM

Prophylaxe bei rezidivierendem Soor

3 × 1 Diflucan® 100/Woche	Quartalskosten	640 DM
3 × 1 Tbl. Nizoral®/Woche	Quartalskosten	144 DM

Sekundärprophylaxe bei Kryptokokken-Meningoenzephalitis

2 × 1 Diflucan® 100/d	Quartalskosten	3200 DM

Sekundärprophylaxe bei Histoplasmose/Kokzidiomykose

2 × 1 Nizoral®/d	Quartalskosten	729 DM

Sekundärprophylaxe bei CMV-Retinitis

5 mg Cymeven®/kg KG		
50 kg schwerer Patient:		
3 Tage/Woche	Quartalskosten	2 826 DM
5 Tage/Woche	Quartalskosten	4 710 DM
7 Tage/Woche	Quartalskosten	7 065 DM
75 kg schwerer Patient:		
3 Tage/Woche	Quartalskosten	4 239 DM
5 Tage/Woche	Quartalskosten	7 065 DM
7 Tage/Woche	Quartalskosten	10 600 DM
100 mg Foscavir®/kg KG/d		
50 kg schwerer Patient	Quartalskosten	10 518 DM
60 kg schwerer Patient	Quartalskosten	12 622 DM
70 kg schwerer Patient	Quartalskosten	14 726 DM

Antiretrovirale Therapie

Zidovudin (AZT)

2 × 1 Kps. Retrovir® 250 mg/d	Quartalskosten	2065 DM

Didanosin (DDI)

35–49 kg schwerer Patient:		
2 × 125 mg Videx/d	Quartalskosten	1233 DM
50–75 kg schwerer Patient:		
2 × 200 mg Videx/d	Quartalskosten	1994 DM
> 75 kg schwerer Patient:		
2 × 300 mg Videx/d	Quartalskosten	2916 DM

Zalcitabin (DDC)

3 × 1 Tbl. Hivid/d	Quartalskosten	1800 DM

Kombinationstherapie AZT/DDC

	Quartalskosten	3874 DM

Beispiele für die Behandlung akuter Erkrankungen:

Herpes

Aciclovir oral

Bei Herpes zoster:	
5 × 1 Tbl. Zovirax® 800 mg/d an 7 Tagen	496 DM

Aciclovir als Infusionstherapie (Beispiele für 50 kg schweren Patienten)

Bei Herpes simplex:	
3 × 500 mg Zovirax®/d an 7 Tagen	2800 DM
Bei Herpes zoster, Herpes-Enzephalitis:	
3 × 1000 mg Zovirax®/d an 7 Tagen	5600 DM

Soor

2 × 1 Tbl. Nizoral®/d an 10 Tagen	81 DM
4 × 2 Tbl. Ampho-Moronal®/d an 21 Tagen	356 DM
1 × 4 und 7 × 2 Tbl. Diflucan® 100	356 DM

Leichte PcP

600 mg Pentamidin/d per Inhalation über 14 Tage	2156 DM
4 × 2 Tbl. Bactrim® forte über 21 Tage	210 DM

17.5.4 Neues Gesundheitsstrukturgesetz und ambulante Behandlungskosten für HIV und AIDS

Ausgehend von einer Praxis mit 1000 Krankenscheinen pro Quartal und einer durchschnittlichen Medikamentenverordnung von 100 DM pro Schein können schon wenige HIV-Patienten erhebliche Überschreitungen hervorrufen. Ein Drogenabhängiger, der mit 50 mg Polamidon substituiert wird und zusätzlich Retrovir® und eine Pentamidin-Prophylaxe erhält, verursacht allein 3631 DM Kosten für medikamentöse Behandlung pro Quartal. Durch diesen Patienten steigt beim behandelnden Arzt die durchschnittliche Verordnung pro Patient um 3,60 DM auf 103,60 DM pro Fall. Hätte er zehn solche Patienten, läge sein durchschnittlicher Fallwert schon bei 136 DM.

Angenommen, seine Fachgruppe verordnet durchschnittlich Medikamente für 100 DM pro Fall, hätte er allein durch die Übernahme dieser zehn Patienten den Durchschnitt seiner Fachgruppe um 36% übertroffen und käme automatisch in die Prüfung. Nach den neuen Prüfungsrichtlinien wird schon bei 15% Überschreitung geprüft, bei 25% Überschreitung muß der Vertragsarzt den Mehraufwand ohne Prüfung den Krankenkassen erstatten, wenn er diesen Mehraufwand nicht durch Praxisbesonderheiten begründen kann.

Deshalb muß schon bei der Betreuung weniger HIV- oder AIDS-Patienten eine entsprechende Mitteilung an das Prüfbüro der zuständigen KV gemacht werden, damit bei der Prüfung der Wirtschaftlichkeit die Kosten für diese Patienten aus der Berechnung herausgenommen werden.

Ab 1.1.1993 werden in den alten Bundesländern die Ausgaben für Arznei- und Heilmittel auf dem Niveau von 1991 budgetiert. Für Überschreitungen haften die Vertragsärzte bis zu 280 Millionen DM. Dieses Budget ist für 1993 vom Gesetzgeber festgelegt auf einen Betrag, der 1,4% unter den tatsächlichen Ausgaben von 1991 liegt. Für die Folgejahre werden dann die Landesverbände der Krankenkassen mit den Kassenärztlichen Vereinigungen das Budget vereinbaren. Bei Überschreitungen des Budgets haftet aber nicht global die Kassenärzteschaft, sondern nur die Ärzte in den KV-Bereichen, in denen die Überschreitung stattgefunden hat. Diese Regelung hat möglicherweise Auswirkungen auf die Einhaltung des Medikamentenbudgets in einzelnen KV-Bereichen.

Nach den kumulierten Fallzahlen des AIDS-Zentrums im BGA ergibt sich nämlich eine Konzentration der HIV- und AIDS-Fälle auf fünf großstädtische Ballungsgebiete innerhalb der BRD (Tab. 17-10).

In den fünf Epizentren der Epidemie leben also 68% der HIV-Infizierten und 72% der AIDS-Kranken.

Aktuelle Berechnungen über die jährlichen Medikamentenkosten für HIV-Infizierte und AIDS-Kranke in der BRD liegen nicht vor. Um ein Gefühl für die Dimensionen zu erhalten, muß man sich vergegenwärtigen, daß jeder Patient mit einer Zellzahl unter 250 mindestens zwischen 7000 DM (DDI/Pentamidin) und 17 000 DM (AZT/DDC/Pentamidin) pro Jahr für die Basismedikation kostet. Wird er zusätzlich mit Methadon substituiert, kommen nochmals durchschnittlich 5000 DM pro Jahr hinzu. Von daher scheint es realistisch, bei HIV-Infizierten durchschnittlich 5000 DM/Jahr, bei AIDS-Kranken 10 000 DM/Jahr für reine Medikamentenkosten anzusetzen. Das bedeutet insgesamt also ca. 350 Millionen DM an Medikamentenkosten für diese Patientengruppe. Ungefähr 70% (245 Millionen) davon fallen in 5 KV-Gebieten an.

Tabelle 17-10 Verteilung der HIV-Infizierten und der AIDS-Fälle.

Region	HIV-Infizierte	AIDS-Fälle
BRD gesamt	53 989	8 892
Berlin	8 950	1 889
München	9 012	1 111
Hamburg	5 351	823
Großraum Frankfurt	5 853	913
Großraum Köln/Dortmund	7 222	1 561

Da pro Jahr ca. 2000 neue HIV-Infektionen hinzukommen, die Überlebenszeiten durch neue Therapien und Prophylaxen steigen und ein großer Teil der infizierten Drogenabhängigen noch nicht in Therapie ist, werden diese Kosten noch erheblich steigen. Das könnte unter den Bedingungen des GSG dazu führen, daß sich bei niedergelassenen Ärzten die Tendenz zeigt, diese Patienten nicht mehr ambulant zu behandeln, sofern keine Sonderregelungen für diese Epizentren vereinbart werden.

17.6 Vorgehen bei Nadelstichverletzungen

Christoph Mayr

Weder tierexperimentelle Untersuchungen noch klinische Beobachtungen am Menschen haben eindeutige und zuverlässige Ergebnisse darüber erbracht, ob die akzidentielle Inokulation von Blut eines HIV-Infizierten durch antiretrovirale Medikamente verhinderbar ist. Aus ethischen Gründen ist aber alles zu unternehmen, was nach theoretischer und logischer Überlegung eine HIV-Infektion nach Nadelstichverletzungen verhindern könnte.

Folgende Vorgehensweise empfiehlt sich nach akzidentiellen Nadelstichverletzungen am Arbeitsplatz:

- Stichwunde bluten lassen, gegebenenfalls Blutung induzieren bzw. durch Inzision Stichkanal vergrößern
- Desinfektion der Wunde durch vom BGA zugelassene Desinfektionsmittel (erwiesene Viruzidie)
- Einnahme von Zidovudin 4 × 250 mg/d über zwei bis vier Wochen. Kamps (1992) schlägt die initiale Gabe von Zidovudin 200 mg in 250 ml 0,9%iger

Kochsalzlösung per infusionem vor. Die Gabe soll in der ersten Stunde nach Verletzung erfolgen
- Abnahme von Blut zur HIV-Testung („präexpositionell")
- unverzügliche Einleitung eines BG-Verfahrens, da die Verletzung am Arbeitsplatz geschehen ist und im Fall einer Serokonversion die bestehende HIV-Erkrankung als Arbeitsunfall gewertet werden kann. Spätere diesbezügliche Rentenansprüche gründen auf dem Nachweis, daß der/die Betroffene vor der Nadelstichverletzung nachgewiesenermaßen HIV-negativ war. Für die D-Arztmeldung wichtige Informationen sind Zeit und Ort der Nadelstichverletzung, Art und Menge des inokulierten Bluts sowie der Patientenname.
- Abnahme von Patientenblut, um weitergehende Gefährdungen hinsichtlich Lues und Hepatitis auszuschließen. HIV-Antigenbestimmung beim Patienten.
- HIV-Testung nach vier bis sechs Wochen zum Ausschluß einer Serokonversion. Die HIV-Antigenbestimmung ist nach frühestens zwei Wochen aussagekräftig. Gegebenenfalls (Sicherheitsgefühl des Betroffenen, fragliches Testergebnis) ist die Wiederholung des Tests nach weiteren sechs Wochen empfohlen.

Mehrere Untersuchungen belegen die geringe Gefahr einer Infektion nach Kontamination mit HIV-infiziertem Blut. Die Gefahr einer Serokonversion nach Inokulation HIV-infizierten Bluts liegt unter 1%, bei reinem Haut-/Schleimhautkontakt noch deutlich niedriger.

Bei der Verarbeitung HIV-infizierten Bluts sollten immer Handschuhe getragen werden, ebenso bei Kontakt mit anderen Körpersekreten. Bei invasiven Maßnahmen (z.B. Endoskopie) ist ein weitreichenderer Schutz durch Schutzkittel, Mundschutz sowie Schutzbrille dringend zu empfehlen.

Sorgfältige Händewaschung und -desinfektion nach Kontakt mit Verunreinigungen bzw. Körpersekreten versteht sich von selbst.

18 Glossar

ACT-UP:	*A*IDS *C*oalition *T*o *U*nleash *P*ower; politische Interessen- und Aktionsgemeinschaft für HIV-Infizierte.
AIDS-Demenz:	Bezeichnung für schwere Konzentrationsstörungen, Verwirrtheit, Abgestumpftheit oder Gereiztheit und Beeinträchtigung intellektueller Fähigkeiten, die bei HIV-Befall des Gehirns auftreten können; zusammen mit HIV-Enzephalopathie auch (engl.) AIDS dementia complex.
AIDS-related complex (ARC):	AIDS-bezogene Krankheitszustände. Zur Zeit der Entstehung der inzwischen ersetzten Bezeichnung war HIV noch nicht als Erreger von AIDS bekannt. Definitionsgemäß lag ARC vor beim Auftreten von mindestens zwei Symptomen (z.B. hohes, anhaltendes Fieber oder Fieberschübe, Gewichtsverlust) und gleichzeitig mindestens zwei Laborveränderungen (z.B. verminderte Helferzellenzahl oder keine Reaktion im Hauttest).
Antiretrovirale Therapie:	Anwendung von chemischen Verbindungen, die die Reproduktion bzw. Vermehrung von Retroviren auf verschiedene Weise und durch unterschiedliche Wirkungsmechanismen hemmen, z.B. durch Hemmung der reversen Transkriptase.
Beta$_2$-Mikroglobulin:	Protein von 11 500 Dalton, das mit Klasse-I-MHC-Glykoproteinen (= HLA-A, -B-, -C-Molekülen) auf der Zelloberfläche gebunden ist.
Beschaffungsprostitution:	Prostitution i.v.-Drogenabhängiger zur Finanzierung der Sucht.
Broken home:	Zerrüttete Familienverhältnisse.
Bunker:	Szenejargon für Drogenversteck.
CDC:	Center for Disease Control, oberste amerikanische Gesundheitsbehörde.
CDC-Klassifikation:	Stadieneinteilung von AIDS nach der Falldefinition der *C*enters for *D*isease *C*ontrol; Stadium I: akute HIV-Infektion; Stadium II: asymptomatische HIV-Infektion; Stadium III: andere, mit einer HIV-Infektion

in Zusammenhang stehende Erkrankungen (A – Allgemeinsymptome, ARC; B – neurologische Symptome; C – sekundäre Infektionskrankheiten; D – bösartige Erkrankungen; E – andere Erkrankungen). Neue Klassifikationsempfehlung der CDC s. Kap. 5.2.1.

CD4-Lymphozyten: Subpopulation der T-Lymphozyten mit dem Oberflächenmarker CD4. Sie besitzen eine steuernde Funktion in der Immunreaktion. HIV kann sich an CD4-Rezeptor binden.

CD8-Lymphozyten: Zytotoxische T-Lymphozyten, tragen den Oberflächenmarker CD8. Sie sind unmittelbar an der zellulären Immunreaktion beteiligt, indem sie Antigentragende Zellen abtöten.

CD4-/CD8-Ratio: Quantitatives Verhältnis von CD4- zu CD8-Zellen. Ein niedriger Wert ist prognostisch ungünstig.

CIN: *C*ervical *I*ntraepithelial *N*eoplasia; Frühform des Zervix-Karzinoms, gehäuft bei Frauen mit HIV-Infektion.

ELISA: *E*nzyme-*L*inked *I*mmuno*S*orbent *A*ssay; Test zum Nachweis von Antikörpern (u.a. HIV-Antikörpern) durch Antigen-Antikörper-Reaktion und Enzymreaktion, die durch eine enzymatisch katalysierte Farbreaktion sichtbar gemacht werden; hohe Sensitivität (99,8%, d.h. kaum falsch-negative Ergebnisse). Anwendung bei der HIV-Diagnostik als Suchtest.

Erythropoetin: In der Niere gebildete Substanz, die die Erythropoese anregt. Anwendung als Medikament bei bestimmten Formen von Blutarmut.

Fist fucking: Einführen der Hand bzw. Faust in den Enddarm. Bei entsprechender Übung, ausreichendem Gleitschutzmittelgebrauch und Vermeidung von Verletzungen (z.B. durch kurze Fingernägel) ungefährliche Sexualpraktik.

Frankfurter Klassifikation: Klinische Stadieneinteilung der HIV-Infektion, ähnlich der Walter-Reed-Klassifikation. Stadium 1a: Person aus einer Hauptbetroffenengruppe ohne HIV-Antikörpernachweis; Stadium 1b: HIV-Infektion; Stadium 2a: Lymphknotenvergrößerung, mäßiger Immundefekt, T4-Zellzahl > 350; Stadium 2b: T4-Zellzahl < 350, zusätzliche Abschwächung der Hautreaktion vom verzögerten Typ oder keine Reaktion im Hauttest oder Mundsoor; AIDS-Vollbild nach der CDC-Klassifikation.

front loading: Aufziehen des gekochten Heroins aus der (blutkontaminierten) Spritze eines anderen. Praxis, um beim gemeinsamen Aufkochen größte Verteilungsgerechtigkeit walten zu lassen.

gay community: Fester Begriff aus dem Amerikanischen, bezeichnet politische und gesellschaftliche Kultur der Homosexuellen.

HIV-1: 1983 als Erreger von AIDS identifiziert (zunächst als LAV-1 o. HTLV-III bezeichnet).

HIV-2: 1986 entdeckter weiterer Virusstamm; ähnelt HIV-1; weltweite Verbreitung (Häufung in Zentralafrika).

Immunkompetenz: Fähigkeit des Organismus zur Immunreaktion auf Antigene.

Immunmodulator: Substanz zur Aktivitätsanregung des Immunsystems, z.B. Interferon, Echinacin. Bei fortgeschrittenem Immundefekt ist eine Anwendung vermutlich nicht mehr sinnvoll.

Immunstatus: Kurzbezeichnung für den Zustand des Immunsystems und Fähigkeit zur Immunreaktion. Beurteilung u.a. anhand der Lymphozytenzahl, CD4-Zellen, CD4-/CD8-Ratio, Hauttest, Immunglobuline, Zunahme zirkulierender Immunkomplexe, Interleukin. Bei HIV-Infektion kann ein verschlechterter Immunstatus Indikation zur Einleitung von Therapiemaßnahmen sein.

Immunstimulatoren, Immunstimulanzien: Substanzen, die die Aktivität v.a. des geschwächten Immunsystems anheben, z.B. Sera, Thymusfaktoren, Interferon, Interleukine etc.

Immunsuppression: Künstliche Unterdrückung von Immunreaktionen, z.B. bei Transplantation; Nebenwirkung: verminderte o. fehlende Abwehrkraft gegen Infektionen.

Immunsystem: „Organ" des Körpers zum Schutz gegen Antigene; zugehörige Zellen sind Lymphozyten, Monozyten, Makrophagen und Granulozyten.

Interferon, IFN: Nach Infektion mit Viren gebildete niedermolekulare Proteine, die als Hemmstoffe der intrazellulären Virusreplikation wirken; klinische Anwendung v.a. von Alpha-Interferon, z.B. bei bösartigen Tumoren und auch des Kaposi-Sarkoms.

Junkie: Drogenabhängiger mit intravenösem Gebrauch, meist für die am weitesten Heruntergekommenen benutzt.

Karnofsky-Index: Index zur Beurteilung des körperlichen Zustands anhand alltäglicher Tätigkeiten.

Kofaktor: Umstand, der eine Infektion, die Latenzzeit, den Zeitpunkt oder das Auftreten einer Krankheit beeinflussen kann. Bei der Entwicklung der HIV-Erkrankung werden verschiedene Kofaktoren diskutiert.

kick:	Szenejargon für die initiale Euphorie nach der Heroin- oder Kokaininjektion.
Killerzellen, K-Zellen:	Zytotoxisch aktiver T-Lymphozyt.
L-Polamidon:	Levomethadon, vollsynthetisches Opioidanalgetikum.
Lymphadenopathie-Syndrom, LAS:	überholte Bezeichnung eines Vorstadiums von AIDS mit allgemeiner Schwellung der Lymphknoten ohne Anzeichen einer akuten Infektion in den zugehörigen Körperarealen.
Lymphokine:	Stoffe, die v.a. von T-Lymphozyten nach Kontakt mit ihrem Antigen freigesetzt werden u. die zellvermittelten Immunreaktionen wesentlich beeinflussen, v.a. durch Aktivierung unspezifischer Zellen; z. B. Interleukine, Interferone etc.
Meter:	Szenejargon für einen Milliliter Polamidon.
Methadon:	Vollsynthetisches Opioidanalgetikum, Racemat aus rechtsdrehender (biologisch unwirksam) und linksdrehender (biologisch wirksam) Form des Methadonmoleküls.
Needle sharing:	Gemeinsames Benutzen von Nadeln und Spritzen bei i.v.-Drogenabhängigen. Hauptübertragungsweg für HIV in dieser Gruppe.
Neopterin:	Abbauprodukt aus dem Stoffwechsel von Makrophagen. Im Verlauf einer HIV-Infektion können erhöhte Serumkonzentrationen als Marker für eine Krankheitsprogression auftreten.
NMR, nuclear magnetic resonance, Kernspintomographie:	Computergestütztes nicht-invasives bildgebendes diagnostisches Verfahren; beruht auf dem Prinzip der Magnetresonanz.
p24-Antigen:	Protein aus der Hülle von HIV; p24-Antigen-Werte dienen als Parameter für die aktive Vermehrung von HIV im Körper.
PCR:	*P*olymerase *C*hain *R*eaction; Methode zum Nachweis von DNS; Anwendung z.B. zum Nachweis (auch inaktiver) Krankheitserreger.
PEG:	*P*erkutane *e*ndoskopische *G*astrostoma.
PID:	*P*elvic *I*nflammatory *D*isease; Entzündungen im Bereich der Beckenorgane bei Frauen; gehäuft bei HIV-Infektion.
Pola:	Szenejargon für L-Polamidon.
Pumpe:	Szenejargon für Spritze.
Recall-Antigene:	Aus Bakterien u. Pilzen gewonnene Antigene, die bei einem hohen Anteil gesunder Probanden eine Immunreaktion hervorrufen; dienen zur Prüfung der zellvermittelten Immunität im Intrakutan-Test.

Retrovirus: Virus mit RNS-Erbinformation, die als Grundlage für die Bildung von DNS verwendet wird; Untergruppen: Onkoviren, Lentiviren, Spumaviren; HIV gehört zu den Lentiviren.

safer sex: Vorsichtsmaßnahmen zur Verhinderung der HIV-Übertragung bei Sexualkontakten.

safer use: Vorsichtsmaßnahmen bei Injektion von Drogen, um die Übertragung von HIV und Hepatitis zu verhindern und injektionsbedingte Organschäden sowie lokale Defekte zu vermeiden.

Schleppscheiße: Szenejargon für Impetigo contagiosa bzw. Ecthyma simplex, durch Staphylokokken und Streptokokken hervorgerufene Eiterflechte bzw. scharfrandige Geschwüre der Hautoberfläche.

Schuß: Szenejargon für intravenöse Injektion.

Serokonversion: Auftreten von Antikörpern in bisher Antikörper-freiem Serum als Immunantwort auf ein Antigen (Infektion, Impfung).

turkey: Szenejargon für Drogenentzug.

Walter-Reed-Klassifikation: Überholte klinische Stadieneinteilung der HIV-Infektion von den Walter-Reed-Instituten, ähnlich der Frankfurter Klassifikation. WR0: Angehörige einer Hauptbetroffenengruppe ohne HIV-Antikörpernachweis; WR1: HIV-Infektion; WR2: Lymphknotenvergrößerung; WR3: T4-Zellzahl < 400; WR4: zusätzliche Abschwächung der Reaktion vom verzögerten Typ im Hauttest; WR5: keine Reaktion im Hauttest oder Mundsoor; WR6: Vollbild AIDS.

Wasting-Syndrom: HIV-wasting-syndrome, slim disease, HIV-Kachexie-Syndrom: Krankheitsbild mit starkem Gewichtsverlust und Diarrhö ohne zuordenbaren Auslöser; tritt bei fortgeschrittenem Immundefekt, Enteropathie und Fieber auf.

Western-Blot: Spezifischer Nachweis von Antikörpern im Serum durch Bindung an elektrophoretisch aufgetrennte Virusbestandteile; Bestätigungstest bei positivem HIV-Befund bei ELISA.

19 Abkürzungen

AIDS	acquired immunodeficiency syndrome
ARC	AIDS-related complex
AZT	Azidothymidin (Zidovudin)
BAL	bronchoalveoläre Lavage
BtMG	Betäubungsmittelgesetz
BSeuchG	Bundes-Seuchengesetz
CD	cluster of differentiation
CD4, -8	T-Zell-Rezeptoren
CDC	Centers for Disease Control, Atlanta
CML	chronische myeloische Leukämie
CMV	Zytomegalie-Virus
CSF	colony stimulating factor
DDC	Dideoxycytidin
DDI	Dideoxyinosin
DHC	Dihydrocodein
DHPG	Dihydroxy-Propoxylmethyl-Guanin (Ganciclovir)
EBV	Epstein-Barr-Virus
ELISA	enzyme-linked immunosorbent assay
FUO	fever of unknown origin
GRID	gay-related immunodeficiency
HIV	human immunodeficiency virus
HPV	humanes Papilloma-Virus
HRP	high risk partner
HSV	Herpes-simplex-Virus (-1, -2)
Ig	Immunglobulin
ITP	idiopathische thrombozytopenische Purpura
IVD	injection drug user
IVDA	intravenous drug abuser
IVDU	intravenous drug user
KS	Kaposi-Sarkom
LAS	Lymphadenopathie-Syndrom
LTS	Long-Term-Survivers
MAI	Mycobacterium avium intracellulare
NHL	Non-Hodgkin-Lymphom
NK-Zelle	Natural-Killer-Zelle

OHL	orale Haarleukoplakie
OI	opportunistische Infektion
PcP	Pneumocystis-carinii-Pneumonie
PID	pelvic inflammatory disease
PML	progressive multifokale Leukenzephalopathie
STD	sexually transmitted disease
TCGF	T-cell growth factor
TNF	Tumor-Nekrose-Faktor
VZV	Varicella-Zoster-Virus
WB	Western-Blot
WR	Walter Reed

20 Register

B

C

D

Q, R

T

U

V

W

X, Y, Z

Peter, Klinische Immunologie

Wertvolles Wissen für jeden Arzt

Die Grundlagen

Allergien, Immundefekte, Autoimmunerkrankungen - Erkrankungen des Immunsystems werden immer häufiger. Die klinische Immunologie füllt die Lücke der klassischen Fachgebiete. Sie wird zu einer Schlüsseldisziplin der modernen Medizin. "Peter, Klinische Immunologie" macht die Erkenntnisse dieser jungen Disziplin jedem Arzt unmittelbar zugänglich. An den Anfang gestellt sind die pysiologischen und pathophysiologischen Grundlagen der Immunantwort, sowie die häufigen Symptome.

Diagnose, Therapie und Fallbeispiele

Teil B beschreibt die diagnostischen und therapeutischen Verfahren für alle Erkrankungen des Immunsystems, daran anschließend finden sich aktuelle Kasuistiken: An konkreten Fallbeispielen werden die wichtigsten Krankheitsbilder kurz und prägnant verdeutlicht.

Der „Peter" folgt in seiner Gliederung konsequent dem Entscheidungsweg des Arztes und bekommt so unmittelbar praktischen Nutzen.

Die Problembereiche der Immunologie – übersichtlich dargestellt

Im Teil C werden schließlich die 4 großen Problembereiche der Immunologie abgehandelt: Immundefekte, Autoimmunerkrankungen, allergische Erkrankungen und maligne Erkrankungen des Immunsystems. Didaktisch hervorragende Darstellungen machen den Arzt effizient mit den typischen Krankheitsbildern vertraut.

Das Referenzwerk der klinischen Immunologie:

Kaum ein Buch hilft so effizient wie der „Peter", Erkrankungen des Immunsystems schneller zu erkennen und wirksamer zu behandeln. Denn mehr als 640 Fließschemata, Diagramme, Abbildungen und Tabellen schaffen auf einen Blick Klarheit.

Peter (Hrsg.), Klinische Immunologie, Innere Medizin der Gegenwart, Bd. 9, 1991. 672 Seiten, 383 z. T. vierfarb.Abb., 249 Tab. Kunststoff, Schuber.
ISBN 3-541-14891-8
(Stand Mai 93)

Urban &Schwarzenberg
Verlag für Medizin - München · Wien · Baltimore